全国高等院校数字化课程规划教材

供临床医学及相关专业使用

儿 科 学

主　　编　崔明辰
副 主 编　左学军　张丽卓　李　锋　何　方
编　　者　（以姓氏汉语拼音为序）
　　　　　崔明辰　漯河医学高等专科学校
　　　　　邓全敏　四川德阳市人民医院
　　　　　何　方　南阳医学高等专科学校
　　　　　洪　昆　岳阳职业技术学院
　　　　　李　锋　唐山职业技术学院
　　　　　王　锐　承德医学院附属医院
　　　　　王　燕　承德医学院
　　　　　王凤枝　漯河医学高等专科学校
　　　　　颜　婷　淄博职业学院
　　　　　张丽卓　白城医学高等专科学校
　　　　　左学军　廊坊卫生职业学院
编写秘书　王凤枝

科学出版社
北　京

内 容 简 介

本教材紧密结合专科层次临床医学专业的人才培养目标,结合临床工作岗位要求,以基层常见病、多发病的诊治、预防和保健为重点,认真选定教学内容,突出实用性、针对性和先进性,兼顾学生的可持续发展需求,强化基本技能、人文素养和职业精神的培养,基层应用特色突出。本教材分为绪论、儿科基础、儿童保健、儿科疾病诊治概论、营养性疾病、新生儿及新生儿疾病、呼吸系统疾病、消化系统疾病、循环系统疾病、泌尿系统疾病、血液系统疾病、神经系统疾病遗传代谢内分泌疾病、免疫性疾病、感染性疾病、儿科急症,共16章。教材在体例结构上新颖,每章下以"引言"启发学生学习兴趣;重要章节以"案例分析"引导学习;在正文相关内容处插入"链接"或"医考链接",以开阔学生视野,加深对知识的理解;每章结束附有自测题;止文后还附有实训指导、教学基本要求等。

本教材的适用对象为三年制临床医学及相关专业学生,也可作为医学教师和临床医师的参考书。

图书在版编目(CIP)数据

儿科学 / 崔明辰主编. —北京:科学出版社,2019.3
全国高等院校数字化课程规划教材
ISBN 978-7-03-060401-9

Ⅰ. 儿… Ⅱ. 崔… Ⅲ. 儿科学 - 高等职业教育 - 教材 Ⅳ. R72

中国版本图书馆 CIP 数据核字(2019)第 008007 号

责任编辑:丁海燕 丁彦斌 / 责任校对:贾娜娜
责任印制:徐晓晨 / 封面设计:金舵手世纪

科学出版社 出版
北京东黄城根北街16号
邮政编码:100717
http://www.sciencep.com

北京虎彩文化传播有限公司 印刷
科学出版社发行 各地新华书店经销

*

2019年3月第 一 版　开本:787×1092 1/16
2019年3月第一次印刷　印张:19 1/4
字数:470 000

定价:59.80元
(如有印装质量问题,我社负责调换)

前　言

为了贯彻落实《国家中长期教育改革和发展规划纲要（2010—2020年）》《"健康中国2030"规划纲要》《国务院办公厅关于深化医教协同进一步推进医学教育改革与发展的意见》的重要精神，进一步适应医药卫生体制改革的需要和医学专科教育临床医学专业人才培养的要求，编者结合儿科学理论研究和临床实践成果，精心组织了本教材的编写。

本教材遵循党和国家的教育方针、卫生工作方针，坚持以立德树人为根本任务，积极适应教育供给侧结构性改革和医学模式的转变，以培养合格的应用型医学人才为宗旨，参照教育部最新《高等职业学校专业教学标准》，认真遴选确定教材内容。教材既注重儿童常见病、多发病的诊断和治疗，又注重儿童健康促进、疾病预防和康复保健；既注重基本理论、基本知识，又注重医教协同、理实一体、强化基本技能；既注重传承固化性知识，又注重吸收儿科学的创新成果。同时，遵循儿科学教学规律，将医学伦理和职业道德融入教材，将人文素养、职业精神、职业技能融入教材，做到知识教育与素质教育相结合，体现了较强的思想性、科学性、先进性、启发性、适用性、实用性、功能性，基层应用特色突出。

本教材分为绪论、儿科基础、儿童保健、儿科疾病诊治概论、营养性疾病、新生儿及新生儿疾病、呼吸系统疾病、消化系统疾病、循环系统疾病、泌尿系统疾病、血液系统疾病、神经系统疾病遗传代谢内分泌疾病、免疫性疾病、感染性疾病、儿科急症，共16章。本教材的适用对象为三年制临床医学及相关专业学生，也可作为医学教师和临床医师的参考书。本教材概括起来有4个特点：①结构新颖。重要章节穿插案例分析，以案例引导学习；为了开阔学生视野，提升学习兴趣，在正文相关内容处插入"链接"；每章结束附有自测题，书末附有自测题选择题参考答案；除正文外，教材后还附有实训指导、教学基本要求等。②对接岗位。紧密结合临床工作岗位需求，紧扣国家执业助理医师资格考试内容，合理选取教材内容，在适当处插入"医考链接"，以考查学生对知识的理解掌握，培养临床思维能力。③资源拓展。积极适应教育信息化技术应用与发展，致力打造数字化教材，在纸质教材基础上，拓展学习资源，提供配套PPT课件，并将教材内容的重点和难点配以视频或图片，在科学出版社"爱一课"互动教学平台上呈现。④兼顾个性需求。将容易理解的知识（如寄生虫病等）或发病虽少但需重视的疾病（如新生儿破伤风等）列为自学内容（名称后加△），以满足学生个性化学习需求。

本教材在编写过程中，吸收了具有丰富一线临床经验的高年资儿科医师和儿科教师的智慧，也认真吸纳了儿科专家的意见和建议，这些对于保证教材质量起到了很重要的作用。在此一并致谢。欢迎有关专家和广大读者对本教材提出宝贵意见。

编　者

2018年3月

目 录
CONTENTS

绪论 / 1
第一节　儿科学的任务和范围　/ 1
第二节　儿科学的特点　/ 2
第三节　儿科学的发展与展望　/ 4

第一章　儿科基础 / 6
第一节　小儿年龄分期及各期特点　/ 6
第二节　生长发育　/ 7
第三节　儿童营养与喂养　/ 14

第二章　儿童保健 / 20
第一节　各年龄期儿童保健重点　/ 20
第二节　儿童保健原则　/ 23

第三章　儿科疾病诊治概论 / 30
第一节　儿科病史采集和体格检查　/ 30
第二节　儿科疾病治疗原则　/ 33
第三节　儿童液体疗法　/ 37

第四章　营养性疾病 / 46
第一节　蛋白质-能量营养障碍　/ 46
第二节　维生素 D 缺乏症　/ 52
第三节　锌缺乏症　/ 59

第五章　新生儿及新生儿疾病 / 63
第一节　新生儿概述　/ 63
第二节　正常足月儿和早产儿的特点及护理　/ 64
第三节　新生儿窒息　/ 68
第四节　新生儿缺氧缺血性脑病　/ 72

第五节　新生儿颅内出血　/ 75
第六节　新生儿呼吸窘迫综合征　/ 77
第七节　新生儿黄疸　/ 79
第八节　新生儿感染性肺炎　/ 83
第九节　新生儿败血症　/ 84
第十节　新生儿破伤风△　/ 86
第十一节　新生儿寒冷损伤综合征　/ 87

第六章　呼吸系统疾病 / 91
第一节　儿童呼吸系统解剖生理特点　/ 91
第二节　急性上呼吸道感染　/ 93
第三节　急性感染性喉炎　/ 95
第四节　急性支气管炎　/ 96
第五节　肺炎　/ 98
第六节　支气管哮喘　/ 106

第七章　消化系统疾病 / 113
第一节　儿童消化系统解剖生理特点　/ 113
第二节　口炎　/ 114
第三节　腹泻病　/ 115
第四节　胃炎和消化性溃疡△　/ 123

第八章　循环系统疾病 / 130
第一节　儿童心血管系统解剖生理特点　/ 130
第二节　先天性心脏病　/ 132
第三节　病毒性心肌炎　/ 141

第九章　泌尿系统疾病 / 144
第一节　儿童泌尿系统解剖生理特点　/ 144
第二节　急性肾小球肾炎　/ 146
第三节　肾病综合征　/ 150
第四节　泌尿道感染　/ 155

第十章　血液系统疾病 / 160
第一节　儿童造血和血液特点　/ 160

第二节 小儿贫血 / 162
第三节 免疫性血小板减少症 / 170
第四节 急性白血病△ / 172

第十一章 神经系统疾病 / 177
第一节 儿童神经系统解剖生理特点 / 177
第二节 化脓性脑膜炎 / 178
第三节 病毒性脑炎 / 183
第四节 癫痫 / 186
第五节 脑性瘫痪 / 191

第十二章 遗传代谢内分泌疾病 / 196
第一节 唐氏综合征 / 196
第二节 苯丙酮尿症 / 198
第三节 先天性甲状腺功能减退症 / 200
第四节 儿童糖尿病△ / 204

第十三章 免疫性疾病 / 211
第一节 概述 / 211
第二节 过敏性紫癜 / 214
第三节 皮肤黏膜淋巴结综合征 / 217
第四节 风湿热 / 220
第五节 幼年特发性关节炎 / 225
第六节 儿童艾滋病△ / 228

第十四章 感染性疾病 / 233
第一节 麻疹 / 233
第二节 水痘 / 236
第三节 流行性腮腺炎 / 238
第四节 传染性单核细胞增多症 / 240
第五节 手足口病 / 242
第六节 结核病 / 244
第七节 寄生虫病△ / 253

第十五章 儿科急症 / 257
第一节 急性呼吸衰竭 / 257
第二节 儿童心肺复苏 / 259
第三节 心力衰竭 / 263
第四节 惊厥 / 267
第五节 急性中毒 / 269
第六节 感染性休克 / 272

实训指导 / 277
实训 1 体格生长常用指标测量 / 277
实训 2 儿科病史采集和体格检查 / 278
实训 3 光照疗法 / 279
实训 4 腹泻 / 280
实训 5 缺铁性贫血 / 281
实训 6 腰椎穿刺术 / 282
实训 7 结核菌素试验 / 284
实训 8 心肺复苏术 / 285

参考文献 / 287
附录 / 288
教学基本要求 / 294
自测题选择题参考答案 / 299

绪 论

引言：从胎儿初成，人的生命便有了雏形。胎儿和出生后各年龄期的儿童，遵循着成长自身、适应内外环境、胜优汰劣的规律，对于人的个体而言，谁都无法避开这一规律，都必须从"儿科"经过。那么，儿科学究竟是做什么的？它在保护人的健康成长方面有着什么样的作用？让我们通过下面的学习找到答案。

儿科学（pediatrics）是一门研究从胎儿至青少年生长发育成熟过程中的身心健康和疾病防治的医学科学，是融自然科学与人文社会科学于一体的重要的临床学科，属临床医学范畴中的二级学科，是临床医学专业学生的必修课。

第一节 儿科学的任务和范围

一、儿科学的任务

儿科学的研究对象是从胎儿至青春期的儿童。因此，儿科学的任务是不断探索儿科医学理论并在实践中总结经验，提高疾病防治水平，降低儿童发病率和死亡率，促进儿童体质、心理和社会适应能力全面发展。概括地说，可以归结为两大任务，即健康保护和健康促进。通过任务的达成，实现儿童的生存、保护和发展三个目标。

二、儿科学的范围

儿科学的范围很广，凡是涉及儿童健康保护和疾病防治的问题都属于儿科学的范畴。其主要内容包括：

1. **预防儿科学** 突出"预防为主"，强调预防在儿童时期的重要性。不仅包括对传染病的预防，还包括提高儿童免疫功能、增强体质、保护儿童心理健康、防止意外伤害、防止出生缺陷及筛查和处理遗传性疾病等内容。

2. **发育与行为儿科学** 侧重于研究儿童运动、语言、认知、情绪和社会发展的规律与特点，以及环境、生物、社会因素的影响作用。包括儿童生长发育规律，识别儿童发育与行为的正常、偏离、问题或障碍，并进行咨询、诊断、干预和治疗等。

3. **临床儿科学** 主要研究儿童时期各种疾病的发生发展规律及其诊断、治疗、康复理论和技术，降低疾病发生率和死亡率，提高儿童生存质量。随着医学研究和技术的发展，儿科学不断向三级学科细化发展，临床上可细分为儿童呼吸病学、儿童心血管病学、儿童血液病学、儿童肾脏病学、儿童神经病学、儿童肝脏病学、儿童内分泌代谢病学、儿童先天遗传病学、儿童感染和传染病学、儿童急救医学、儿童康复医学、儿童精神和心理等学科。近年来，围产医学迅速发展，儿科和产科学者密切合作、共同研究和处理医学问题成为围产医学的重要模式。

随着医学科学的不断进步，儿科学领域新的学科和边缘性学科将应运而生。为了更好地保障儿童健康，儿科学应通过多学科间的相互协作诊治和预防疾病。

第二节　儿科学的特点

儿童始终处于不断生长发育的过程中，因而存在个体差异、年龄差异和性别差异，无论是对健康状态的评价，还是对疾病的诊断治疗，都不可机械应用单一的标准去衡量。儿科学以胎儿和各年龄期儿童为研究对象，这就决定了它与其他临床学科相比，有其自身特点。

一　解剖特点

随着年龄的增长和体格生长发育的进展，儿童身体各部位逐渐长大，体重、身长、身体各部比例等都在发生改变，如头身比例逐渐由大到小；骨骼生长也有一定规律，如颅缝及囟门的闭合、骨化中心的出现、牙齿的萌出和脱落等，都有其自身特点；内脏（如心、肝、脾、肾等）的大小和位置也随年龄增长在不断变化，如肝脏右下缘位置，在3岁前可在右肋缘下触及2cm，3岁后位置逐渐上移，6～7岁后在正常情况下右肋缘下不应触及。

二　生理特点

各系统器官的功能也随年龄增长逐渐发育成熟，因此，不同年龄儿童的生理、生化正常值各自不同。例如，心率、呼吸，年龄越小频率越快；血压常随年龄的增长而逐渐升高。此外，某个年龄段器官的功能不成熟常是疾病发生的内在因素，如年龄越小，生长发育越快，代谢越旺盛，所需要的营养物质和液体总量相对较高，而器官功能相对不成熟，胃肠的消化吸收功能尚不完善，故婴儿时期容易发生消化功能紊乱、营养失调及水、电解质紊乱。

三　病理特点

对同一致病因素，儿童和成人的病理反应与疾病过程有相当大的差异，即便是不同年龄段的儿童之间也会出现这种差异。例如，肺炎链球菌所致的肺炎，临床上婴幼儿常表现为支气管肺炎，而成人和年长儿则多表现为大叶性肺炎；维生素D缺乏时，婴儿易患佝偻病，而成人则表现为骨软化症。

四　免疫特点

低龄儿童的非特异性免疫、体液免疫和细胞免疫功能都不成熟，因此抗感染能力比成人和年长儿低下，易患感染性疾病。例如，因IgM不能通过胎盘，新生儿血清中其浓度很低，易患革兰氏阴性细菌感染；婴幼儿时期分泌型IgA（SIgA）和IgG水平均较低，故容易患呼吸道和消化道感染性疾病。

五、心理行为特点

儿童时期是心理、行为形成的基础阶段，可塑性非常强。不同年龄的儿童具有不同的心理行为特征。应根据不同年龄儿童的心理特点，提供合适的环境和条件，通过训练予以调适，给予耐心的引导和正确的教养。

六、疾病种类

儿童疾病发生的种类与成人有很大差别，如心血管疾病，儿童以先天性心脏病为主，成人则以冠状动脉粥样硬化性心脏病为多；儿童白血病以急性淋巴细胞白血病占多数，成人则以粒细胞白血病居多。此外，不同年龄儿童的疾病种类也有相当差异，如新生儿疾病常与先天遗传和围生期因素有关，婴幼儿期则以感染性疾病占多数。

七、临床表现

儿童发病临床表现的特点是起病急、变化快、症状重，容易累及多个系统。年龄越小，这个特点越突出。年幼体弱儿童对疾病的反应差，且年龄越小，临床表现越不典型，常无明显的定位症状和体征。婴幼儿患急性感染性疾病后，感染容易扩散或发展成败血症，使病情加重和复杂化，甚至出现多器官功能损害。

八、诊断

儿童常不能自述病情或表达不准确，详细倾听家长陈述病史及全面准确的体格检查对于临床诊断非常重要，有时甚至是关键性的。发病的年龄和季节，以及流行病学史往往有助于某些疾病的诊断。同一症状对不同年龄患儿的诊断线索可能有很大不同，如婴幼儿惊厥多考虑高热惊厥、中枢神经系统感染，3岁以上的无热惊厥则应考虑癫痫。不同年龄儿童的检验正常值也有不同，应予注意。

九、治疗

儿科疾病应强调综合治疗，不仅要重视对主要疾病的治疗，也要注意及时处理各种并发症。实施临床药物治疗的同时要重视细致的护理和支持疗法。注意根据儿童的用药特点，严格掌握用药适应证和剂量的准确性，选择最佳的给药途径，重视根据儿童液体出入量采用适当的液体疗法。

十、预后

儿科疾病往往来势凶猛，但如能及时处理，度过危重期后，恢复也较快，且较少转成慢性或留下后遗症。因此，临床的早期诊断和治疗特别重要，适时正确的处理有助于控制病情发展，使患儿转危为安。

十一、预防

目前，已有不少急性传染病通过预防接种而遏制其发生，因此计划免疫是儿科工作的重点。还应注意筛查发现先天遗传性疾病，防止儿童意外伤残；重视成人疾病的儿童期预防，如成人期的冠状动脉粥样硬化性心脏病、高血压和糖尿病等都与儿童时期的饮食有关，成人的心理问题也与儿童时期的环境条件和心理卫生有关。

第三节　儿科学的发展与展望

　　与西方医学比较而言，我国中医儿科学的起源更早。自扁鹊为"小儿医"以来已有2400余年的历史。唐代已在太医署开始培养5年制少小科医师。隋唐时期有多部儿科专论问世，孙思邈著的《备急千金要方》，已按症状将儿科疾病分类。宋代儿科高度发展，出现钱乙等儿科名医，著有《小儿药证直诀》等儿科文献。明清两代也出现过不少儿科医家和专著。

　　19世纪下半叶，西方儿科学发展迅速，并传入我国。20世纪30年代，西医儿科学在我国开始受到重视，至20世纪40年代儿科临床医疗规模初具，当时的工作重点在于诊治各种传染病和防治营养不良。1943年，我国现代儿科学的奠基人诸福棠教授主编的《实用儿科学》首版问世，成为我国第一部大型的儿科医学专著，标志着我国现代儿科学的建立。

　　中华人民共和国成立后，各级政府十分重视儿科医疗和儿童保健工作，各地纷纷建立和逐步完善了儿科医疗机构，同时，遵循预防为主的方针在全国大多数地区建立了妇幼保健机构。通过这些措施，儿童的生长发育监测、先天遗传性疾病的筛查、疫苗的预防接种、"四病"的防治得以较好落实，儿童常见病、多发病能够得到较为及时的诊治，对于保障我国儿童的健康和提高儿童的生命质量起到了至关重要的作用。2013年我国5岁以下儿童死亡率为12.0‰，婴儿死亡率为9.5‰。

　　随着经济社会的快速发展和工业化、城镇化、现代化、信息化时代的到来，儿童健康也面临着许多新的问题和挑战。突出表现在环境因素、社会因素、人们的行为和生活方式对儿童的影响，不仅影响儿童期的健康，还会对儿童发育、成长构成复杂影响，甚至伴随终身，形成多因素致病的模式，传统的应对单一因素致病的策略和处置方法已经不能适应新的变化的需要。现阶段，以往严重威胁儿童生命和健康的传染性疾病及感染性疾病依然存在，艾滋病等新的传染病在世界范围内迅速传播；新的病毒、新的菌种不断出现，滥用抗生素和细菌耐药菌株广泛产生和扩散；流动人口中儿童传染病的防治乏力，留守儿童、残疾儿童、孤儿等弱势群体儿童的健康问题得不到有效保障等。这些变化昭示着我国儿科工作者所肩负的重大责任和光荣使命；昭示着我们不仅要注重儿科疾病的临床诊治，更要着眼于儿童保健和健康促进，把儿童保健服务由各级城市逐渐普及到乡村，以保证全体儿童的体格生长、心理健康、智能发育和社会适应性得到全面均衡发展。

　　儿童是人类的未来，是社会可持续发展的重要资源。……促进儿童健康发展，对于全面提高中华民族素质，建设人力资源强国具有重要战略意义。儿童时期是人生发展的关键时期。《中国儿童发展纲要（2011—2020年）》提出"完善覆盖城乡儿童的基本医疗卫生制度，提高儿童身心健康水平"的目标。这一目标的实现，需要更多的儿科医务工作者的不懈努力。现阶段，我国儿科医生紧缺，儿童看病难、住院难问题突出。而儿童健康问题和人口政策，给儿科医生的成长提供了良好的社会环境与历史机遇，儿科医疗岗位将倍受社会尊重，儿科医生最易产生获得感和成就感，职业发展空间广阔。广大医务工作者和立志为社会做贡献的医学生，应当担负起为儿童健康保驾护航的光荣使命，潜心儿科医学，积极从事儿科临床实践，为儿童提供优质的医疗卫生服务。相信不远的将来，依靠广大儿科医务工作者的辛勤付出，儿童的健康水平和生命质量将会得到进一步的保障和提升。

1. 儿科学有哪些主要特点?
2. 谈谈你对儿童健康问题的认识。

（崔明辰）

第一章 儿科基础

引言：儿童的生长发育是一个连续渐进的动态过程，各器官系统逐渐增长和发育完善，功能亦趋成熟。但不同年龄阶段儿童的解剖结构、生理功能、免疫功能、心理活动、疾病易感性及其影响因素等各有其特点。那么，在实际工作中对儿童是如何进行分期？评价儿童生长发育的常用指标有哪些？为保证儿童正常生长发育，如何进行科学喂养？

第一节 小儿年龄分期及各期特点

（一）胎儿期

从受精卵形成到小儿出生为胎儿期，共 40 周。此期特点：胎儿完全依赖母体生存，孕母的健康状况、营养情况、生活环境、精神状态、疾病及用药等均可对胎儿生长发育产生一定影响，故应定期监测胎儿生长发育，加强孕期保健。

（二）新生儿期

自胎儿娩出脐带结扎时开始至生后足 28 天，称为新生儿期，此期实际包含在婴儿期内。此期特点：小儿脱离母体独立生存，内外环境发生巨大的变化，机体各系统生理调节和适应能力差，容易出现窒息、出血、溶血、感染等，发病率、死亡率均较高。

胎龄满 28 周至出生后足 7 天又称围生期，此期包括了妊娠后期、分娩和新生儿早期 3 个阶段，是小儿经历巨大变化、生命遭受最大危险的时期，死亡率最高。

（三）婴儿期

从出生到满 1 周岁为婴儿期。此期特点：生长发育最快，是人生的第一个生长高峰；对营养物质需求量很大，而消化系统功能尚不完善，易发生营养失调及消化功能紊乱。出生 6 个月后从母体获得的抗体逐渐消失，而自身免疫功能尚未成熟，故易发生感染及传染性疾病。

（四）幼儿期

从 1 周岁到满 3 周岁为幼儿期。此期特点：体格发育速度较前减慢，智能发育迅速；活动范围渐广，接触周围事物增多，但识别危险和自我保护能力不足，故易发生意外伤害。因断奶及乳牙出齐，食物种类发生较大改变，而消化功能仍不完善，易发生消化功能紊乱。由于自身免疫力尚不够健全，感染性、传染性疾病发病率仍较高。

（五）学龄前期

从 3 周岁至 6~7 周岁为学龄前期。此期特点：体格发育稳步增长，智能发展更加迅速，求知欲强，喜提问、好模仿，是培养兴趣、塑造性格、养成良好道德品质的关键时期。此期小儿活动范围扩大，安全防范意识仍较差，易发生意外伤害。免疫功能逐渐成熟，感染性疾病发病率降低，而自身免疫性疾病（急性肾小球肾炎、风湿热）和恶性肿瘤发病率高。

（六）学龄期

从 6～7 周岁至青春期前为学龄期。此期特点：体格发育相对缓慢，除生殖系统外，各系统发育均已接近成人水平。智能发育更加成熟，理解、分析、综合能力逐渐增强，是接受科学文化教育的关键时期。此期还容易发生近视、龋齿、心理和行为障碍，免疫性疾病和恶性肿瘤发病率仍较高。

（七）青春期

一般 10～20 岁为青春期，女孩的青春期开始年龄和结束年龄都比男孩早 2 年左右。此期特点：体格发育再次加速，出现第二次生长高峰；生殖系统迅速发育并逐渐成熟，第二性征逐渐明显。由于开始广泛接触社会，而神经、内分泌的调节功能不成熟，因此此期易出现心理、行为、精神方面的问题。

第二节 生 长 发 育

生长发育是儿童时期的基本特征。生长是指各器官、系统的长大和形态变化，是量的增长；发育是指细胞、组织、器官的分化和功能成熟，即质的变化。生长是发育的物质基础，而发育成熟状况又反映在生长的量的变化上，两者密不可分。

一、生长发育规律

1. **连续性和阶段性**　生长发育连续不断地进行，但不同年龄阶段的小儿，其生长发育的速度有所差异。年龄越小，增长越快。例如，身高、体重在生后第 1 年，尤其前 3 个月增加最快，婴儿期呈现第一个生长高峰；以后增长速度逐渐减慢，到青春期又迅速加快，出现第二个生长高峰。

2. **不平衡性**　在整个生长发育过程中，儿童各器官、系统的发育快慢不同。例如，儿童神经系统发育较早，脑在生后 2 年内发育最快；生殖系统发育最晚，先慢后快，至青春期才迅速发育；淋巴系统在儿童期迅速生长，于青春期达高峰，以后逐渐萎缩。

3. **生长发育的一般规律**　生长发育遵循由上到下、由近及远、由粗到细、由低级到高级、由简单到复杂的顺序规律。例如，出生后运动发育：先抬头，后抬胸，再会坐、立、行（由上到下）；从臂到手，从腿到脚的活动（由近及远）；从全手掌抓发展到以手指拾取（由粗到细）；先会画直线，进而能画圆、画人（由简单到复杂）。又例如，认识事物的过程：先学会看、听、感觉事物，再发展到记忆、思维、分析、判断（由低级到高级）。

4. **个体差异**　儿童生长发育虽然有一定的规律性，但是由于受遗传、环境、性别、营养、教育等因素的影响，存在相当大的个体差异。因此，儿童的生长发育水平有一定的正常范围，没有绝对的标准，只有当超过一定范围时才考虑发育异常。

二、生长发育的影响因素

1. **遗传因素**　生长发育受父母双方遗传基因的影响。细胞染色体上的基因携带遗传信息，决定着每个儿童个体发育的特点，如皮肤和头发的颜色、面部特征、身材高矮及对疾病的易感性等。染色体畸变或代谢缺陷对生长发育均有显著影响。

2. 环境因素

（1）营养：合理的营养是生长发育的物质基础。年龄越小，生长发育越快，对营养物质的要求也越高。营养不足，最先影响体重增长，长期发展下去，也会影响身高的增长，乃至全身组织器官的功能低下。

（2）疾病和药物：疾病对生长发育的影响十分明显。例如，急性感染性疾病常使体重减轻；慢性病可影响体重和身高的增长；内分泌疾病常引起骨骼生长和神经系统发育迟缓等。药物也可影响生长发育，如长期应用肾上腺皮质激素可致身高增长速度减慢等。

（3）孕母情况：胎儿在宫内的发育受孕母各方面的影响，特别是妊娠早期，病毒感染可致胎儿先天性畸形；孕母严重营养不良可致流产、早产、胎儿体格生长及脑的发育迟缓；孕母受药物、X线照射、环境毒物污染和精神创伤等影响，均可影响胎儿发育。

（4）生活环境：良好的居住环境，如阳光充足、空气新鲜、水源清洁等，以及合理的生活制度、科学的护理、正确的教养、适当的锻炼对儿童体格、智力的成长起重要促进作用。家庭的经济条件、父母的关爱和榜样作用，以及良好的学校和社会教育，对儿童性格、品德的形成和精神智能的发育均有深远影响。

 体格生长

（一）体格生长常用指标

体格生长常用的指标有体重、身长（高）、头围、胸围、坐高、上臂围、皮下脂肪等。

（二）体格生长规律

1. 体重　是指各器官、系统、体液的总重量，是反映儿童体格发育和营养状况的重要指标，也是临床计算药物剂量和输液量的重要依据。

新生儿出生体重男婴平均为（3.33±0.39）kg，女婴平均为（3.24±0.39）kg，可作为正常足月新生儿出生体重的参考。生后1周内由于摄入不足、排便、水分丢失等原因可造成生理性体重下降，一般下降原有体重的3%～9%，以后会逐渐回升，多在生后7～10天恢复到出生体重。儿童体重增长不是等速的，一般年（月）龄越小，体重增长越快。生后第1个月体重可增加1.0～1.7kg，3～4个月体重约为出生时的2倍，3个月时体重可达6.0kg；前半年平均每月增加0.7kg，后半年平均每月增加0.3～0.4kg；前3个月体重的增加值约等于后9个月体重的增加值，到1岁时体重约为出生时的3倍（10.0kg）；2岁时体重约为出生体重的4倍。2～12岁平均每年体重增长2.0kg。临床上可按以下公式粗略估计小儿体重：

1～6个月：体重（kg）＝出生时体重＋月龄×0.7；

7～12个月：体重（kg）＝6+月龄×0.25；

2～12岁：体重（kg）＝年龄×2+8.

体重测量：应在空腹、排便后裸体（或穿背心短裤）状态下进行。测量时，新生儿及婴儿取卧位，用婴儿磅秤测量；幼儿取坐位，3岁以上取立位，用体重计测量。体重增长过快多见于肥胖症，体重不增或增加过少多见于营养不良。

2. 身长（高）　是指从头顶到足底的垂直长度，是反映骨骼发育的重要指标。3岁以下取卧位测其身长，3岁以上立位测量身高。正常新生儿出生时身长平均为50cm，第1年增长最快，前半年平均每月增长2.5cm，后半年平均每月增长1.5cm，1岁时身长约为75cm；第2年增长减慢，2岁时身长为85～87cm。2～12岁平均每年增长6～7cm，估算公式为：身长（高）

(cm)=年龄×7+75。身高（长）低于同年龄、同性别正常儿童身高（长）中位数减2个标准差或第3百分位以下者，为身材矮小；身高（长）大于同年龄、同性别正常儿童身高（长）中位数加2个标准差或第97百分位以上者，为身材过高。应结合临床查找原因。

身长（高）测量：3岁以下儿童测量身长可用量床。儿童仰卧，助手将头固定，头顶接触头板，测量者左手固定双膝，使两下肢伸直，右手移动足板使之紧贴足底，读取量床两侧数字。3岁以上可用身高计测立位身高，精确读数至0.1cm。

3. 头围　是指自眉弓上缘经枕骨结节绕头一周的长度。出生时头围相对较大，平均为34cm，比胸围大2cm。生后前3个月和后9个月头围各增长约6cm，故1岁时头围约为46cm。以后增长渐减慢，2岁时约为48cm，5岁时约为50cm，15岁时为54～58cm（接近成人）。

头围反映脑和颅骨的发育程度。头围测量在2岁以内最有价值。头围过大见于脑积水、佝偻病等；头围过小见于脑发育不全、头小畸形。

4. 胸围　沿乳头下缘水平绕胸1周的长度为胸围。出生时胸围较头围小1～2cm，约为32cm，1岁时胸围和头围大致相等，为46cm，以后胸围逐渐超过头围，其差数（单位cm）约等于年龄减1。测量时，3岁以下取卧位或立位，3岁以上取立位，取平静呼气与吸气胸围的平均值。

胸围代表肺与胸廓的生长。胸围过大见于肥胖症，胸围过小见于营养不良和胸廓发育不良。

5. 上臂围　是指沿肩峰与尺骨鹰嘴连线中点水平绕上臂一周的长度，代表上臂骨骼、肌肉、皮肤和皮下脂肪的发育水平，常用以评估儿童营养状况。在无条件测量体重、身长（高）的场合，可测量左上臂围以筛查1～5岁小儿的营养状况。评估标准：上臂围＞13.5cm为营养良好；12.5～13.5cm为营养中等；＜12.5cm为营养不良。

（三）骨骼和牙齿的发育

1. 骨骼

（1）颅骨：出生时颅骨缝稍有分离，于3～4个月随颅骨的发育而闭合。前囟是由两块额骨和一块顶骨围成的菱形间隙，出生时为1.5～2.0cm（对边中点连线的长度），以后随头围的增大而稍增大，6个月后逐渐缩小，1.5～2岁闭合（图1-1）。后囟是由枕骨和两块顶骨形成的近三角形间隙，出生时后囟很小或已闭合，最迟在生后6～8周闭合。前囟检查在儿科临床很重要，前囟闭合过早见于头小畸形，闭合延迟见于佝偻病、先天性甲状腺功能减退症和脑积水；前囟饱满见于颅内压增高，前囟凹陷见于严重脱水。

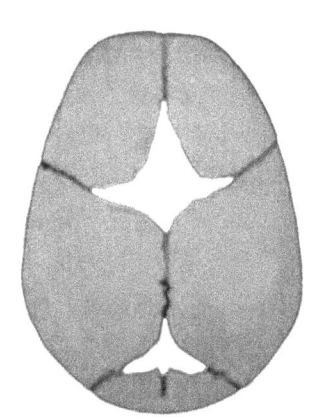

图1-1　小儿囟门

（2）脊柱：反映脊椎骨的生长。1岁以内婴儿脊柱生长快于四肢，以后四肢生长快于脊柱。出生时脊柱无弯曲；3个月左右婴儿能抬头时，出现凸向前的颈曲；6个月婴儿会坐时，出现凸向后的胸曲；1岁左右婴儿开始行走时，出现凸向前的腰曲。这样逐渐形成了脊柱的自然弯曲。

（3）长骨：长骨的生长主要通过长骨干骺端的软骨骨化和骨膜下成骨，使长骨增长、增粗，当骨骺与骨干融合时，标志长骨停止生长。用X线观察长骨干骺端骨化中心的出现时间、数目、形态及其融合时间，可判断骨骼发育年龄（即骨龄）。出生时腕部尚无骨化中心，股骨远端及胫骨近端已出现骨化中心。因此，判断长骨的生长，婴儿早期应摄膝部X线骨片，年长儿摄左手及腕部X线骨片。测定骨龄有助于某些疾病的诊断，骨龄超前，可见于真性性早熟、先天性肾上腺皮质增生症；骨龄落后，应考虑生长激素缺乏症、甲状腺功能减退症等。

生长规律：随年龄增长，长骨干骺端的软骨次级骨化中心按一定顺序及骨解剖有规律地出现，顺序为头状骨、钩骨（3个月左右）、下桡骨骺（约1岁）、三角骨（2~2.5岁）、月骨（3岁左右）、大小多角骨（3~3.5岁）、舟骨（5~6岁）、下尺骨骺（6~7岁）、豆状骨（9~10岁）。10岁时出齐，共10个。1~9岁腕部骨化中心数目等于年龄加1。

2. 牙齿　牙齿生长与骨骼有一定关系。牙齿分为乳牙和恒牙两种。乳牙有20个，4~10个月开始萌出，2~2.5岁出齐。若13个月以后仍未出牙，为乳牙萌出延迟。2岁以内乳牙数目推算为月龄减4~6。一般乳牙按时间、顺序成对出现（图1-2）。6岁左右乳牙开始脱落换恒牙，以后按乳牙萌出顺序逐个脱落，换为恒牙，18岁后出现第三磨牙（智齿）。个别人不出第三磨牙，故恒牙出齐后共28或32个。

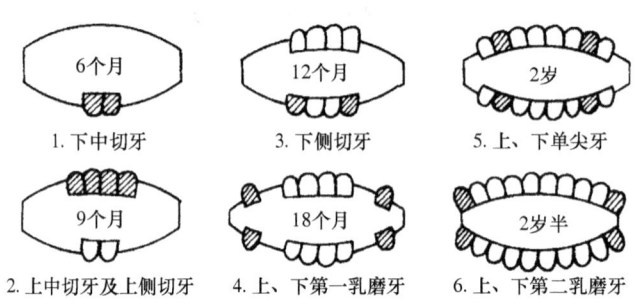

图1-2　乳牙萌出顺序

部分儿童出牙时可有低热、哭闹、流涎、睡眠不安等症状，属生理现象。乳牙晚出见于佝偻病、营养不良、唐氏综合征、甲状腺功能减退症等；乳牙过早萌出，可见于垂体功能亢进症。

（四）青春期的体格发育

青春期是儿童到成人的过渡期，受性激素等因素影响，体格生长出现生后的第二个高峰，男、女在身体形态上发生显著变化。女孩在乳房发育后（9~11岁）、男孩在睾丸增大后（11~13岁）身高开始迅速生长，女孩每年身高平均增长8~9cm，男孩平均增长9~10cm，1~2年内生长达高峰。男孩身高增长高峰比女孩晚2年，但每年增长值大于女孩，因此最终男孩比女孩高。一般情况下男孩骨龄15岁、女孩骨龄13岁时，身高可达最终身高的95%。

青春期体重的增长与身高平行，同时内脏器官也增长。女性因耻骨、髂骨下部的生长及脂肪堆积，使臀围加大。男性则肩部增宽，下肢较长，肌肉发达。

生殖系统发育受神经内分泌系统的控制和调节。进入青春期后，垂体分泌的促卵泡激素、促黄体生成激素和生长激素增多，性腺和第二性征开始发育，约持续数年，最终生殖系统发育成熟。

（五）体格生长的评价

正确评价儿童的生长发育状况，给予适当的干预和指导，对促进儿童的健康成长十分重要。常用的体格生长评价方法包括：

1. 均值离差法　以均值为基值，标准差为离散距，一般认为均值加减两个标准差为正常范围（含95.4%的总体），若超出±2SD者为异常。正常儿童生长发育状况多呈正态分布。

2. 中位数法　以第50百分位为中位数（P_{50}），把资料分为第3、10、25、50、75、97百分位数6个等级，第3~97百分位（含94%的总体）为正常范围。适用于正态和非正态分布的资料。

3. 生长发育图法　将各项体格生长指标（如身高、体重等）按性别和年龄画成正常曲线图

（离差法或百分位数法），对个体小儿自出生开始至青春期进行全程监测，将定期连续测量的数据标于图上作比较，可了解该儿童目前所处的发育水平、动态变化、发育趋势和生长速度，及时发现偏离，并分析原因予以干预。

四 神经心理发育

神经心理发育包括感知、运动、语言和心理功能的发育，以神经系统的发育和成熟为物质基础。与体格生长一样，神经心理发育的异常可能是某些系统疾病的早期表现，因此，了解儿童心理发育规律对疾病的早期诊断很有帮助。

（一）神经心理的发育

1. 神经系统发育　小儿神经系统发育最早，新生儿脑重已达成人脑重的25%左右，此时神经细胞的数目已与成人相同，但细胞功能尚不成熟。神经髓鞘的形成和发育约在4岁完成，在此之前，尤其婴儿期各种刺激引起的神经冲动传导较慢，且易于泛化；易疲劳而进入睡眠状态。大脑功能发育3岁时接近成人，8岁时达成人水平。

2. 感知觉发育

（1）视觉：新生儿已有视觉感应功能，有瞳孔对光反应，在安静清醒状态下可短暂注视物体，但只能看清15～20cm内的物体。1个月后视觉发育迅速，可凝视光源，开始有头眼协调；3～4个月时喜看自己的手，头眼协调较好；6～7个月时目光可随上下移动的物体沿垂直方向转动；8～9个月出现视深度感觉，能看到小物体；18个月时能区别各种形状；2岁时可区别垂直线与横线；5岁时已可区别各种颜色。

（2）听觉：新生儿已有听觉，但灵敏度差。生后3～7天听觉较好。3个月时有定向能力，听到悦耳声时会微笑；6个月时可区别父母声音，8～10个月时可听懂自己的名字；1～2岁时能听懂简单的吩咐；4岁时听觉发育完善。

（3）味觉和嗅觉：出生时味觉已发育完善，4～5个月对食物轻微的味道改变已很敏感，为味觉发育关键期。出生时嗅觉中枢与神经末梢已发育成熟，3～4个月时能区别愉快与不愉快的气味。7～8个月开始对芳香气味有反应。

（4）皮肤感觉：包括触觉、痛觉、温度觉等。新生儿眼、口周、手掌、足底等部位的触觉已很灵敏。新生儿痛觉反应迟钝，2个月后逐渐对疼痛刺激有反应。新生儿对冷的反应敏感，环境温度骤降时，小儿即啼哭，保温后即安静。

（5）知觉：是人对事物各种属性的综合反应，与上述各感觉能力的发育密切相关。5～6个月小儿已有手眼协调动作，通过看、摸、闻、咬、敲等逐渐了解物体各方面的属性。随着语言的发展，知觉迅速发育，1岁末开始有空间和时间知觉，2岁能辨上下，5岁能辨左右。

3. 运动发育　与感知发育同步，且相互影响。可分为大运动（包括平衡）和精细运动两大类。

（1）平衡与大运动：大体为2个月开始抬头；4个月开始抬胸，由俯卧位翻身至仰卧位；6个月时能双手撑住独坐；8个月时能爬行；11个月时可独自站立片刻；12～14个月自己会走；18个月会爬梯；2岁时会跑、跳。

（2）精细运动：新生儿双手紧握拳，3～4个月时握持反射消失，6～7个月时出现换手与捏、敲等探索性动作；9～10个月可用拇指、示指拾物，喜撕纸；12～15个月学会用小勺、乱涂画，18个月能叠2～3块积木，2岁时可叠6～7块积木，会翻书。

4. 语言发育　与大脑、发音器官的正常发育及听觉的完善有关，经过发音、理解和表达3

个阶段。新生儿会哭叫，2～3个月开始咿呀发音，6个月时出现辅音，能听懂自己名字，7～8个月能发"妈妈""爸爸"等语音，8～9个月时喜欢模仿成人口唇动作练习发音，12个月时能说简单的单词，如"再见""谢谢"等；1.5～2岁会说短句，3岁时能指认许多物品名，会唱歌谣；4岁时能讲述简单的故事情节。

5. 心理活动的发育

（1）早期的社会行为：2～3个月时小儿以笑、停止啼哭等行为及眼神、发音表示认识父母；3～4个月会反应性地大笑；7～8个月表现出认生，对发声玩具感兴趣；12～13个月喜欢玩变戏法和躲猫猫游戏；18个月逐渐有自我控制能力；2岁时不再认生，易与父母分开；3岁后可与小朋友做游戏。

（2）注意的发育：是认知过程的开始。婴儿以无意注意为主，随年龄的增长和思维的发展，逐渐出现有意注意。5～6岁后能较好地控制自己的注意力。

（3）记忆的发育：记忆包括识记、保持和回忆，回忆又可分为再认和重现。1岁内婴儿只有再认而无重现。幼儿时期的记忆特点是时间短、内容少，以机械记忆为主，精确性差。随着年龄增长和理解、语言、思维能力的发展，有意识的逻辑记忆逐渐发展，记忆内容越来越广泛、复杂，记忆时间越来越长。

（4）思维的发育：思维是心理活动的高级形式。1岁以后儿童开始产生思维，3岁以前只有最初级的形象思维，3岁以后开始有初步的抽象思维。6～11岁以后儿童逐渐学会综合分析、分类比较等抽象思维方法，具有进一步独立思考能力。

（5）想象的发育：1～2岁儿童仅有想象的萌芽。学龄前儿童仍以无意想象为主，有意想象和创造性想象到学龄期才迅速发展。

（6）意志的发育：新生儿没有意志，婴幼儿开始有意志的萌芽。儿童开始表现"自己来"的行动时，就是意志行为发展的标志。年龄越小，积极的意志品质表现越差。培养儿童的积极意志与儿童发展创造性的思维活动、行为、个性及学习能力密切有关。

（7）情绪、情感发育：新生儿消极情绪较多，如对不愉快的因素（饥饿、冷、不适）表现不安、啼哭，哺乳、抱、摇、抚摸可使婴儿愉快。婴幼儿情绪表现特点是短暂、强烈、易变、外显而真实。随年龄增加，儿童对不愉快因素的耐受性增加，有意识控制情绪的能力增强，情绪逐渐趋向稳定。

（8）个性和性格发育：个性是人处理环境关系时心理活动的综合形式；性格是一个人所具有的较稳定、较经常的心理特征，并非先天决定，后天环境和教育对性格的影响十分重要。在儿童的发育过程中，要注意通过教养，培养儿童良好的个性品质、健康的人格和适应社会的性格特点。性格一旦形成即相对稳定。

（二）儿童神经心理发育的评价

儿童神经心理发育的水平表现在儿童在感知、运动、语言和心理等过程中的各种能力，对这些能力的评价称为心理测试。心理测试仅能判断儿童神经心理发育的水平，没有诊断疾病的意义。心理测试需由经专门训练的专业人员根据实际需要选用，不可滥用。

1. 能力测验

（1）筛查性测试：①丹佛发育筛查测试（DDST）。适用于4.5岁以下儿童的发育筛查。共105个项目，分为大运动、精细运动、语言、个人适应性行为四个方面。结果为正常、异常、可疑或不可测。对异常或可疑者应进一步作诊断性测试。②绘人测试。适用于5～9.5岁儿童。要求被测儿童依据自己的想象绘一全身正面人像，然后进行评分。方法简便，10～15分钟即可完成。③图片词汇测试（PPVT）。适用于4～9岁儿童，尤适用于语言或运动障碍者。测试工具是120张图片。可测试儿童听觉、视觉、知识、推理、综合分析、语言词汇、注意力、记忆力等。

（2）诊断性测试：①格塞尔（Gesell）发育量表：适于4周至3岁的儿童，从大运动、精细动作、个人-社会、语言和适应性行为五个方面测试，结果以发育商（DQ）表示。②贝利（Bayley）婴儿发育量表：适用于2～30个月婴幼儿，包括精神发育量表、运动量表和婴儿行为记录。③Standford-Binet 智能量表：适用于2～18岁儿童。用以评价儿童学习能力以及对智能发育迟缓者进行诊断及程度分类，结果以智商（IQ）表示。④韦克斯勒幼儿智力量表（WPPSI）：适用于4.0～6.5岁儿童。测试内容包括词语类和操作类两大部分，测试结果可得出词语和操作方面的智商。韦克斯勒儿童智力量表修订版（WISC-R）可衔接应用至16岁。

2. 适应性行为测试　智力低下的诊断与分级必须结合适应性行为的评定结果。国内现多采用日本 S-M 社会生活能力量表，适用于0.5～15.0岁儿童。

五、心理行为问题

儿童在发育过程中较常出现行为异常，对儿童身心健康的影响很大。儿童行为异常的发生与父母对子女的期望、教养方式、父母的文化程度、学习环境等显著相关。儿童行为异常表现在日常生活中，容易被家长忽略或被过分夸大。因此，区别正常的和异常的儿童行为非常重要。多数儿童行为异常可在发育过程中自行消失。

1. 屏气发作　为呼吸运动暂停的一种异常性格行为问题，多见于6～18个月的婴幼儿，这种儿童性格多暴躁、任性。常在情绪急剧变化时发作，表现为哭喊时屏气、过度换气、口唇青紫，严重者意识丧失甚至四肢抽动，持续0.5～1分钟后呼吸恢复，症状缓解。应加强教养，耐心说服，避免粗暴打骂，尽量不让孩子有哭闹、发脾气的机会。

2. 吮手指癖与咬指甲癖　少数学龄前期和学龄期儿童因心理需要未得到满足而精神紧张、恐惧焦急，或未获父母关爱，而又缺少玩具等视听觉刺激，便吮手指或咬指甲自娱，渐成习惯，直到年长尚不能戒除。长期吮手指可影响牙齿、牙龈及下颌发育，导致下颌前突、齿列不齐，妨碍咀嚼食物。对这类孩子要多加关心爱护，消除其抑郁孤单心理，当其吮拇指、咬指甲时应转移其注意力，鼓励儿童树立信心，彻底改正坏习惯。

3. 原发性遗尿症　指5岁后仍发生不随意排尿，多半有家族史，男多于女。大多发生在夜间熟睡时，较少发生在白天。遗尿发生频率不一，可每周1～2次或每夜1次，甚至一夜数次不等。疲倦、过度兴奋或紧张、情绪波动等可使症状加重。约50%患儿可于数年内逐渐减轻而自愈，也有部分患儿持续至青春期或成人，往往造成严重心理负担，影响正常生活与学习。治疗首先要取得家长和患儿的合作，建立信心，坚持排尿训练，指导家长安排患儿适宜的生活制度，不能对患儿责骂、讽刺或处罚。晚餐后应适当控制入水量，使排尿间隔逐渐延长；患儿睡前不宜过度兴奋，睡前排尿，熟睡后父母可在其经常遗尿时间之前唤醒，使其习惯于觉醒时主动排尿。

4. 儿童擦腿综合征　是小儿通过擦腿引起兴奋的一种行为障碍。女孩及幼儿更多见。发作时小儿两腿伸直交叉夹紧，手握拳或抓住东西使劲，有时依床角、墙角或骑跨栏杆进行，多在睡前、醒后或玩耍时发生，分散注意力可终止。大多因外阴局部受刺激，反复发作渐成习惯。因此，要注意会阴的清洁卫生；尽早穿封裆裤，衣裤、被褥不可太厚、太紧；合理安排小儿睡前和醒后的活动，鼓励其参加各种游戏活动，使小儿生活轻松愉快，随年龄增长可逐渐自行缓解。

5. 注意缺陷多动障碍（ADHD）　为学龄儿童中常见的行为障碍，主要表现为注意力不集中、多动、冲动行为，常伴有学习困难，但智能正常或接近正常，男孩多发。本病缺乏特异的病因学或病理学改变，也没有特异体征或实验室检查，诊断主要依据病史和对特殊行为症状的观察、描述和追踪观察，临床常用的行为评定量表有康纳（Conner）父母问卷及教师评定表等。可采用心理与行为治疗，同时应注意持久培养小儿的自我控制能力。

6. **孤独症谱系障碍** 是以孤独症为代表的一组异质性疾病的总称，临床特征主要表现为不同程度的社交障碍、语言障碍、兴趣狭窄及刻板行为方式。病因至今尚不明确，故没有特效药物治疗，早期筛查、早期干预效果较好，主要采取综合性教育和行为训练，可使症状改善。

7. **学习障碍** 是指在获得和运用听、说、读、写、计算、推理等特殊技能上有明显困难，并表现出相应的多种障碍综合征。多见于学龄期儿童，小学2~3年级为发病高峰，男孩多于女孩。可表现为：学习能力偏异（如操作或语言能力）；协调运动障碍，如眼手协调差；听觉辨别能力差，分不清近似音；理解和语言表达能力缺乏，听与阅读时易遗漏，构音障碍，交流困难；知觉转换障碍；视觉-空间知觉障碍，辨别形状能力差，常分不清6和9、b和d等。学习障碍的原因比较复杂，遗传因素、围生期窒息、感觉器官异常、大脑发育不全、周围环境的不良影响如父母歧视、精神抑郁、孤僻等都可造成学习障碍。对学习障碍儿童应仔细了解情况，分析原因，采取特殊教育对策。

第三节　儿童营养与喂养

儿童生长发育迅速，代谢旺盛，所需要的营养物质相对较多，但消化功能相对不成熟，尤其是婴幼儿。因此，合理营养和喂养，处理好机体需要和消化能力的关系，对于儿童的健康成长至关重要。

一、儿童营养基础

营养素作为人类食物的组成部分在促进生长发育和保护机体健康上起着重要的作用，是儿童健康成长的重要条件。最适宜的营养是所摄入的必需营养素既能满足机体的需要量，又不危及机体健康。儿童的营养需要包括能量和营养素两部分。

（一）能量的需要

所有生命活动均需要能量，能量来源于从食物中摄入的糖类、脂肪和蛋白质，这些物质在体内经生物氧化产生能量。儿童对能量的需要包括以下5个方面。

1. **基础代谢** 指在清醒、安静、空腹状态下，处于20~25℃环境温度中人体维持基本生理活动所需要的最低能量。儿童基础代谢的需要量较成人高，随年龄增长逐渐减少。婴儿需230kJ/（kg·d），7岁时需184kJ/（kg·d），12岁时需126kJ/（kg·d），占总能量的50%~60%。

2. **食物热力作用** 是指进餐后几小时内发生的超过基础代谢率的能量消耗，主要用于食物的消化、吸收与代谢。与食物的成分有关，婴儿食物含蛋白质多，此项能量占总能量的7%~8%；年长儿膳食为混合食物，此项能量约占5%。

3. **生长发育** 为儿童时期特有的能量需要。年龄越小，生长发育越快，需要的能量就越多。婴儿期生长发育快，所需能量为126~167kJ/（kg·d），占总能量的25%~30%。

4. **活动消耗** 所需能量个体差异很大，并随年龄增加而增加。好哭、爱动的婴儿比安静、多睡、少哭者能量需要高出3~4倍。婴儿需63~84kJ/（kg·d），占总能量的15%~25%。

5. **排泄损失** 每天摄入的食物不能完全消化吸收，剩余的部分随粪便排出，随之损失一部分能量。一般不超过每日总热量的10%。

（二）营养素

营养素包括宏量营养素（蛋白质、脂类、糖类）、微量营养素（矿物质、维生素）、水和膳食纤维。

1. 蛋白质　不仅是构成机体组织和器官的重要成分，还是人体能量来源之一。蛋白质的基本结构是氨基酸，构成人体蛋白质的氨基酸有20种，其中亮氨酸等8种必需氨基酸，需要由食物提供。

人体所需蛋白质来源于多种食物，组成蛋白质的氨基酸模式与人体蛋白质的氨基酸模式接近的食物，生物利用率高，称为优质蛋白，如动物蛋白和大豆蛋白。

蛋白质占总能量的8%~15%。母乳喂养儿需要量约为2g/（kg·d），人工喂养儿需要量约为3.5g/（kg·d）。儿童长期缺乏蛋白质可发生营养不良、贫血、感染、水肿及生长发育迟缓等，摄入过多可发生便秘和消化不良。

2. 脂类　包括脂肪（甘油三酯）和类脂。构成脂肪的基本单位是脂肪酸，脂肪酸分为饱和脂肪酸与不饱和脂肪酸，不饱和脂肪酸含有的亚油酸、亚麻酸、花生四烯酸等不能在体内合成，必须由食物供给，故称必需脂肪酸。必需脂肪酸主要来源于植物油、坚果、绿叶蔬菜及鱼类脂肪。母乳中含有丰富的必需脂肪酸。婴儿脂肪需要量为4~6g/（kg·d）。4岁以上为2.5~3.0g/（kg·d）。脂肪摄入过多可影响食欲，发生腹泻；长期缺乏脂肪可引起营养不良、脂溶性维生素缺乏症等。

3. 糖类　包括单糖（如葡萄糖）、双糖和多糖（如淀粉），是供能的主要来源。对维持大脑和心脏的正常供能、增加耐力、提高学习效果有重要的意义。糖类占总能量的55%~65%，婴儿需要量约为12g/（kg·d），2岁以上约为10g/（kg·d）。糖类主要来源于乳类、谷类和薯类食物。当糖类供给不足可出现低血糖和营养不良；若摄入过多，则能量储备增加，造成异常的脂肪堆积，导致肥胖。

4. 水　儿童水的需要量与年龄、肾功能成熟度、能量摄入等有关。年龄越小，代谢越旺盛，需水量相对越多。婴儿需要量为100~150ml/（kg·d），以后每增加3岁约减少25ml/（kg·d）。

5. 维生素　对维持机体生理功能有重要作用，分为脂溶性和水溶性两类。脂溶性的维生素A、维生素D、维生素E和维生素K，可在体内储存，摄入过量可致中毒；水溶性维生素体内不能储存，需每日供给，缺乏后迅速出现相应症状。

6. 矿物质　分为常量元素和微量元素，在体内含量大于体重0.01%的元素称为常量元素，如钙、磷、钠、氯、钾等，主要参与构成人体组织成分，调节细胞膜的通透性，维持水电解质平衡，调节肌肉细胞的兴奋性及参与一些酶的构成。在体内含量小于体重0.01%的元素称为微量元素，如铁、锌、铜、镁、碘、硒等，主要参与激素和核酸的代谢。其中，铁、锌、碘为容易缺乏的营养素，严重缺乏会影响儿童的生长发育。

7. 膳食纤维　是不被小肠酶消化的非淀粉多糖，包括纤维素、半纤维素、木质素、果胶、树胶等。膳食纤维有吸收大肠水分、促进肠蠕动、软化大便、增加大便体积等功能，并可吸附胆酸，降解胆固醇。谷类、新鲜蔬菜、水果中含有一定量的膳食纤维。

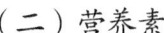

婴儿喂养

婴儿的喂养方法有母乳喂养、部分母乳喂养和人工喂养三种，以母乳喂养最为理想。

（一）母乳喂养

母乳是婴儿最佳的天然食品，营养丰富、经济方便，能满足婴儿生后4～6个月生长的需要。为此，应大力提倡母乳喂养。

1. **母乳的成分** 产后不同时期的乳汁成分有所不同，可分为初乳、过渡乳、成熟乳和晚乳。产后5天以内分泌的乳汁为初乳，量少、色黄，含蛋白质多、脂肪少，且含有丰富的免疫物质、牛磺酸、矿物质等，最适合新生儿需要；6～14天分泌的乳汁为过渡乳，含脂肪多，而蛋白质及矿物质逐渐减少，每日分泌量约为500ml；14天以后的乳汁为成熟乳，成熟乳分泌量多，每日乳量为700～1000ml，营养成分适当；产后6个月以后乳汁为晚乳，乳汁分泌量及营养成分逐渐下降。

2. **母乳的优点**

（1）营养丰富、易消化吸收：①所含必需氨基酸比例适宜；②所含酪蛋白为β-酪蛋白，凝块小，所含白蛋白为乳清蛋白，酪蛋白与乳清蛋白比例为1∶4，易被消化吸收；③含不饱和脂肪酸较多，脂肪颗粒小，易于消化吸收，初乳中不饱和脂肪酸更高，有利于脑发育；④含乙型乳糖多，利于脑发育，且可促进双歧杆菌、乳酸杆菌生长，有利于维持肠道功能；⑤钙、磷比例适宜（2∶1），钙吸收好，不易发生缺钙，但母乳中维生素D和维生素K含量较低，需要后天适当补充；⑥含有较多的消化酶，且酸碱度适宜（pH 3.6），有利于酶发挥作用。

（2）促进脑发育：母乳中含有丰富的乙型乳糖、亚油酸、亚麻酸、牛磺酸、鞘磷脂和卵磷脂，可促进婴儿大脑发育。

（3）可增强机体免疫力：①母乳中含有SIgA等抗体，可增加肠道黏膜的免疫力并减少过敏反应；②母乳中含有乳铁蛋白、巨噬细胞、淋巴细胞、溶菌酶、补体、双歧因子、低聚糖等，可抑制大肠埃希菌和白假丝酵母菌（白色念珠菌）生长。

（4）促进婴儿身心发育：母乳喂养可以促进母婴间的精神接触和情感交流，有利于婴儿心理和社会适应性的发育。此外，母乳中含有较多的优质营养素和生长调节因子，都是促进神经系统发育和智力发育的重要物质。

（5）经济、方便、卫生：母乳温度适宜，可随时哺乳，不易污染，十分经济、方便。

（6）对乳母健康有益：母乳喂养有利于母亲产后的恢复，刺激母亲子宫收缩，减少产后出血，推迟月经复潮；降低乳腺癌和卵巢癌的发病率。

3. **喂养方法**

（1）时间：吸吮是促进泌乳的关键点和始发动力。正常足月顺产儿，母婴健康状况良好时，于产后1小时内应进行母婴肌肤接触，产后30分钟开始让婴儿练习吸吮乳头，刺激泌乳，促进乳汁早分泌。提倡母婴同室、按需哺乳。

（2）方法：哺乳前给婴儿换好尿布，母亲先湿热敷乳房数分钟，之后从乳房外侧边缘向乳晕方向轻拍或按摩乳房，用干净毛巾清洁乳头。哺乳时最好取坐位（腹贴腹、胸贴胸、下颌贴乳房、鼻尖对乳头）；哺乳时应将乳头及大部分乳晕送入婴儿口中，使婴儿口与乳房含接良好，吸吮才有效。每次吸空一侧乳房，再吸另一侧，下一次先吸未吸完的一侧。哺乳完毕后挤一滴奶涂在乳头上可预防乳头皲裂，将婴儿竖抱，头部紧靠在母亲肩上，轻拍其背部，以助其胃内空气排出，防止溢乳。

4. **注意事项** ①乳母应注意营养丰富、充足，生活规律，保证睡眠，心情愉快，不随便服药。②应经常保持乳头清洁，如乳头皲裂时可暂停直接哺乳，用吸乳器将乳汁吸出，消毒后再喂，并以鱼肝油软膏涂擦乳头，防止感染。患乳腺炎时应及时就诊乳腺外科，采取排空乳房、休息、镇痛等对症支持措施，必要时用抗生素治疗；严重时需暂停乳房喂养，同时排空乳房，待感染控制后，可继续喂哺。③母亲感染HIV，或患结核病、慢性肾炎、糖尿病、恶性肿瘤、癫痫或心功能不全等严重疾病时应停止哺乳；化疗、放射性药物治疗一般禁忌母乳喂养；母亲感染结核病，在正规治疗后2周内不能母乳喂养；母亲乙肝表面抗原阳性时，婴儿常规注射乙肝免疫球蛋白和乙肝疫苗，并非母乳喂养禁忌证；丙肝感染不是母乳喂养禁忌证。

5. 断乳　随着婴儿的生长发育，母乳已不能满足生长需要，同时婴儿的消化功能逐渐完善，因此，生后4~6个月开始逐渐添加辅助食品（食物转换），为完全断乳作准备。一般1岁左右可完全断乳，WHO建议母乳喂养应至2岁。患病或炎热季节可暂缓断乳。要注意婴儿断乳后的喂养，以免影响生长发育。

（二）部分母乳喂养

因母乳不足或其他原因不能全部以母乳喂养，而同时采用母乳与配方奶或兽乳喂养婴儿称为部分母乳喂养。部分母乳喂养优于人工喂养，方法有两种：

1. 补授法　即母乳哺喂次数不变，每次先喂母乳，将乳房吸空，不足部分再以其他乳品补充。补授的乳量为"缺多少补多少"。当母乳喂养的婴儿体重增加不满意，婴儿处于饥饿状态时表示母乳不足，此时应采用补授法。

2. 代授法　用配方奶或兽乳替代一次母乳量，为代授法。每日可替代2~3次。适用于断乳准备期或因故不能按时哺喂母乳者。

（三）人工喂养

6个月以内的婴儿，因各种原因不能接受母乳哺喂而完全采用配方奶或其他兽乳（牛乳、羊乳等）喂养的方法称为人工喂养。

1. 配方奶粉　是以牛乳为基础的改造奶制品，宏量营养素接近人乳，适合婴儿的消化吸收和肾功能；微量营养素也予以添加，以满足生长发育需要。按照月龄大小，可直接加水使用。婴儿能量需要量约为418.4kJ/(kg·d)，一般市售婴儿配方奶粉100g供能约2092kJ，故婴儿人工喂养时需婴儿配方奶粉20g/(kg·d)，即可满足需要。

2. 全脂奶粉　系鲜牛乳经高温灭菌、真空浓缩、喷雾干燥加工而成，其成分与鲜牛乳相似。按重量比1:8或容积比1:4以温开水稀释，即配制成全牛乳。

3. 全牛乳　100ml全牛乳可供能208.33kJ，而8%的糖牛乳（每100ml全牛乳中加糖8g）100ml可供能418.4kJ，后者正好满足婴儿每千克体重的需要。为了满足婴儿喂养需要，应对牛乳进行改造：①煮沸：可达到灭菌的要求，且使牛乳中的蛋白质变性，在胃中形成小凝块，利于吸收；②加糖：100ml牛乳中加蔗糖8g，使能量达到要求；③加水：可降低牛乳中矿物质、蛋白质浓度，减轻婴儿消化道和肾脏负荷。应两次喂哺之间加水，使奶量与水量（总液量）达150ml/(kg·d)。

注意事项：①食具应及时清洁、消毒，保持卫生；②用量根据小儿食欲、体重增长情况及粪便性状适当增减；③注意乳汁的温度；④奶头孔大小要适宜，过小吸吮费力，过大容易呛咳；⑤喂奶时将奶瓶倾斜，使乳汁始终充满乳头，以免婴儿吸入空气，引起溢乳。

（四）婴儿食物转换

无论是母乳喂养、部分母乳喂养或人工喂养，均应随婴儿的生长发育和消化功能的成熟及营养需要量的增加，及时添加辅食，进行食物转换，为断奶做好准备，逐渐完成由进食乳类食物为主转换为以进食固体食物为主。

辅食添加应根据婴儿营养需要及消化能力，遵循由少到多、由稀到稠、由一种到多种、由细到粗的原则，依照一定的顺序（表 1-1），添加富含能量和各种营养素的泥状（半固体）食物（又叫转乳期食物或过渡期食物）。

表 1-1 婴儿的食物转换

月龄	食物性状	种类	餐次 主餐	餐次 辅食	进食技能
4~6 个月	泥状食物	菜泥、水果泥、含铁配方米粉、配方奶	6 次奶（断夜间奶）	逐渐加至 1 次	用勺喂
7~9 个月	末状食物	稀饭、水果泥、肉末、豆腐、菜泥、鱼泥、蛋	4 次奶	1 餐饭 1 次水果	学用杯
10~12 个月	碎食物	软饭、碎肉、碎菜、蛋、鱼肉、豆制品、水果	2~3 次奶	2 餐饭 1 次水果	断奶瓶、抓食、自用勺

三、幼儿营养与膳食

1 岁以后，儿童膳食从以乳类为主转为以谷类为主，食物种类也日趋多样化。应根据儿童生长发育快、代谢旺盛的特点，烹饪制作能增加食欲、易于消化、满足机体需要的膳食。

（一）膳食种类应丰富合理

膳食所提供的能量、营养素的质和量及各种营养素之间的比例要适合儿童的生理需要。蛋白质每日 40g 左右，其中优质蛋白（动物性蛋白质和豆类蛋白质）应占蛋白质总量的 1/2。蛋白质、脂肪和糖类产能之比为（10%~15%）:（30%~35%）:（50%~60%）。每日膳食中应包括谷类、乳类、肉、禽、鱼、蛋类、蔬菜及水果，限制饮料、糖果和甜食的摄入。

（二）食物性状应符合儿童的消化功能

幼儿的食品应细、软、烂、碎，避免过于油腻和刺激。烹调时要注意色、香、味、形，尽量减少营养素的丢失。蔬菜应先洗净后切碎，不宜在水中浸泡过久及烹调时间过长。花生、瓜子、豆类宜磨碎后供幼儿食用；鱼、虾等应去刺，剥壳，剔骨后方能食用。

（三）培养良好的饮食习惯

合理安排餐次，每日以 4~5 餐为宜。每餐进食时间控制在半小时以内。吃饭时细嚼慢咽，专心进食，不强迫儿童吃其不喜欢的食品。进食要定时、定量，不挑食、不偏食、不吃零食；1 岁以上儿童鼓励其自己用小勺吃饭，2~3 岁时可训练用筷子。避免边吃边玩，注意饮食卫生。

自 测 题

A₁ 型题

1. 小儿头围和胸围相等的年龄是（   ）
   A. 6 个月   B. 8 个月
   C. 10 个月   D. 1 岁
   E. 2 岁

2. 判断小儿体格发育最常用的指标是（   ）
   A. 动作发育能力
   B. 语言发育程度
   C. 智能发育水平
   D. 神经反射发育
   E. 体重、身高、头围

3. 生后第一年身高生长约为（   ）
   A. 35cm   B. 32cm

C. 30cm D. 27cm
E. 25cm

4. 2～12岁小儿平均身长推算公式是（ ）
   A. 年龄×7＋75 B. 年龄×5＋70
   C. 年龄×6＋77 D. 年龄×7＋80
   E. 年龄×9＋80

5. 小儿语言发育的三个阶段顺序是（ ）
   A. 发音、理解、表达
   B. 理解、表达、发音
   C. 表达、理解、发音
   D. 听觉、发音、理解
   E. 模仿、表达、理解

6. 发育最晚的系统为（ ）
   A. 神经系统 B. 淋巴系统
   C. 运动系统 D. 生殖系统
   E. 心血管系统

7. 发育最早的系统为（ ）
   A. 神经系统 B. 淋巴系统
   C. 运动系统 D. 生殖系统
   E. 心血管系统

8. 儿童时期增长迅速，青春期前达高峰，以后渐降至成人水平的系统为（ ）
   A. 淋巴系统 B. 神经系统
   C. 生殖系统 D. 消化系统
   E. 呼吸系统

9. 第一颗恒牙长出的年龄一般在（ ）
   A. 5岁 B. 6岁
   C. 7岁 D. 8岁
   E. 4岁

10. 前囟闭合的时间为（ ）
    A. 7～10个月
    B. 1～1.5岁
    C. 1.5～2岁
    D. 2.5～3岁
    E. 6个月

11. 3岁时腕部骨化中心有（ ）
    A. 3个 B. 1个
    C. 4个 D. 2个
    E. 5个

（张丽卓）

第二章 儿童保健

引言：儿童保健是儿科学与保健医学的交叉学科，主要任务是研究儿童各年龄期生长发育的规律及其影响因素，依据促进健康、预防为主、防治结合的原则，采取有效措施对群体儿童和个体儿童进行早期干预和疾病防治，提高儿童生命质量，降低发病率和病死率。那么，儿童保健的原则是什么？具体措施又有哪些呢？

第一节 各年龄期儿童保健重点

一、胎儿期保健重点

胎儿的发育与孕母的躯体健康、营养状况、生活环境、情绪等密切相关，胎儿期的保健主要通过对孕母的保健来实现。

1. 预防遗传性疾病和先天性畸形　应大力提倡和普及婚前检查与遗传咨询，禁止近亲结婚，有遗传家族史者应做产前诊断和风险评估；预防孕期病毒感染，特别是妊娠早期感染风疹病毒、巨细胞病毒等；避免接触放射线和铅、汞等有害物质；患有严重心、肾疾病，糖尿病，甲状腺功能亢进症或减退症，结核病等慢性病的孕母应在医生指导下合理用药。

2. 保证充足的营养　胎儿生长发育所需要的营养物质完全依赖于孕母，尤其是妊娠后期，胎儿生长发育速度加快，对营养物质的需求，尤其是铁、锌、钙、维生素 D 等重要营养素的需求加大，因此要保证孕母足够的营养。但也要防止营养摄入过多而导致胎儿过重，影响分娩和儿童健康。

3. 给予孕母良好的生活环境　孕母生活环境应卫生、安全、和谐，避免环境污染。孕母应生活规律、劳逸结合，保持精神愉快，睡眠充足。

4. 预防死产、流产和早产　做好产前检查，加强对高危孕妇的随访，重视妊娠期合并症处理，预防死产、流产和早产的发生。

5. 加强对高危新生儿的监护　对高危妊娠孕妇分娩的新生儿及早产儿、低体重儿、窒息、低体温、低血糖等高危新生儿应予以特殊监护和积极处理。

二、新生儿期保健重点

新生儿各系统器官发育不完善，适应和调节功能差，抵抗力弱，易患各种疾病，是生命最脆弱的时期，故新生儿保健是儿童保健的重点，而生后1周新生儿的保健是重中之重。

1. 出生时护理　产房室温应保持在25～28℃。新生儿娩出后应立即清理口腔内黏液，保持呼吸道通畅，防止窒息。严格消毒，注意保持新生儿皮肤清洁和脐带残端清洁干燥。记录出生时Apgar评分、体温、呼吸、心率、体重和身长。正常新生儿出生后可与母亲同室，高危新生儿应送入新生儿重症监护室。尽早母乳喂养。按规定进行先天性遗传代谢病（如先天性甲状腺功能减退症和苯丙酮尿症）筛查和听力筛查。

> **链接**
>
> **新生儿疾病筛查**
>
> 新生儿疾病筛查是由医疗卫生机构在新生儿群体中，用快速、简便、敏感的检查方法对一些危及儿童生命，或危害儿童生长发育导致儿童智力障碍的先天性疾病、遗传性疾病进行筛查，从而使患儿在临床尚未出现疾病表现且其体内代谢或者功能已有变化时就做出早期诊断，然后结合有效治疗等干预措施，避免患儿重要器官出现不可逆性损害，保障儿童正常的体格发育和智力发育。目前我国主要筛查苯丙酮尿症和先天性甲状腺功能减退症两种疾病，多采取干血滤纸片，利用串联质谱技术进行检测筛查。

2. 新生儿居家保健

（1）保持适宜的居室环境：新生儿房间应阳光充足，空气清新，通风良好。室温应保持在20～22℃，相对湿度为55%～65%。保持新生儿体温正常恒定。

（2）皮肤、臀部护理：新生儿皮肤娇嫩，且新陈代谢旺盛，应保持皮肤清洁，避免损伤。衣服、尿布应选择柔软的棉布制品，衣服应宽松、易于穿脱，不妨碍肢体活动；勤换尿布，防止发生新生儿尿布性皮炎。

（3）预防感染：新生儿居室要保持环境清洁卫生，减少亲友探视；接触新生儿前应注意洗手，避免交叉感染。注意新生儿脐带护理，避免发生新生儿脐炎。

（4）促进神经心理发育：提倡母婴同室、母乳喂养，鼓励家长拥抱和抚摸新生儿，给予新生儿各种良性刺激，培养母婴感情，促进新生儿心理健康发育。

（5）计划免疫：按时接种卡介苗和乙肝疫苗。

三、婴儿期保健重点

婴儿期是出生后生长发育第一个高峰期，需大量各种营养素满足其生长的需要，但各系统器官发育不成熟，且从母体获得的免疫球蛋白IgG逐渐减少，消化功能和抗感染能力均较差。保健重点为：

1. 合理喂养　提倡母乳喂养，4～6个月开始正确地添加辅食，使其适应多种食物，并指导其母适时断奶。

2. 日常护理　衣着、尿布应选择棉布制品，宽松舒适。坚持户外活动，进行空气浴、日光浴和主动、被动体操，有利于体格生长。保证充足的睡眠，培养良好的睡眠习惯。

3. 早期教育　父母应与婴儿说话，用目光和表情与婴儿交流，通过抚摸、拥抱、陪伴、游戏和有目的的训练，促进婴儿情绪情感、认知、语言和运动的发育。

4. 预防疾病和意外　按照计划免疫程序，完成预防接种的基础免疫；定期进行体格检查，以便及早发现缺铁性贫血、佝偻病、营养不良、肥胖症等疾病，并及时予以干预和治疗。预防意外事故如异物吸入、窒息、跌伤、烫伤和中毒等。

四、幼儿期保健重点

幼儿期由于感知能力和自我意识的发展,对周围环境好奇、乐于模仿,是儿童社会心理发育最为迅速的时期,但对危险识别和自我保护能力不足,易发生各种意外伤害。保健重点为:

1. 加强营养　幼儿期正处在断奶之后,生长发育仍较快,应注意供给足够的能量和优质蛋白,保证各种营养素充足、均衡。注意训练主动进餐技能。

2. 培养自理能力　安排规律的生活,加强体质锻炼,培养良好的生活习惯,如睡眠、进食、排便、沐浴、户外活动等。衣着舒适、穿脱简便,易于自理。

3. 重视智力培养　加强与幼儿的语言交流,通过游戏、讲故事、唱歌和手工制作等促进其语言和动作的发育,注意培养幼儿良好的行为方式。

4. 预防疾病和意外　继续加强预防接种和防病工作,每3~6个月为幼儿做健康检查一次,预防龋齿。此期儿童也是意外事故的高发时期,应注意防范发生毒物吸入、烫伤、跌伤、溺水等。注意防治常见的心理行为问题如违拗、发脾气和破坏性行为等。

五、学龄前期保健重点

学龄前期儿童体格发育较前减慢,但语言、思维、动作、神经精神发育较快,其好奇心强,好模仿,可塑性大,是性格形成的关键时期。保健重点为:

1. 保证充足营养　学龄前儿童饮食接近成人,食品制作要多样化,保证能量和蛋白质的摄入,同时注意培养良好的饮食习惯和进餐礼仪。

2. 培养独立生活能力　学龄前儿童已有部分生活自理能力,如进食、刷牙、穿衣、如厕等,但动作慢,甚至不协调,成人要注意观察,必要时协助,不能包办,注意培养良好的生活习惯和独立生活能力。

3. 加强教育　通过游戏、手工制作、绘画、参观动植物园及博物馆等活动,锻炼其社会交往能力,培养儿童良好的学习习惯和想象、思维能力。加强安全和道德教育,培养儿童的良好品质。

4. 预防疾病和意外　每年进行1~2次体格检查,筛查与矫治近视、龋齿、缺铁性贫血等;预防外伤、溺水、中毒、交通事故等意外发生;加强心理教育,防治常见的心理行为问题包括吮拇指、咬指甲、遗尿、手淫、攻击性或破坏性行为。

六、学龄期保健重点

学龄期儿童大脑皮质功能发育更加成熟,对事物具有一定的分析、理解能力,认知和心理发育非常迅速,是接受科学文化教育的重要时期。保健重点为:

1. 重视营养均衡　学龄期儿童的膳食要求营养充分而均衡,以满足小儿体格发育、心理和智力的发展。重视早餐和课间加餐,保证食物的质和量,纠正挑食、偏食、吃零食、暴饮暴食等不良习惯。

2. 加强生活管理　培养良好的睡眠习惯,每日睡眠时间9~10小时;注意口腔卫生,养成早晚刷牙、饭后漱口的习惯,防治龋齿;保持正确的坐、立、行和读书、写字的姿势,预防近视、脊柱侧弯和驼背等;加强素质教育,培养高尚品德。

3. 体格锻炼　每天进行户外活动和体格锻炼,锻炼内容、强度要适当,循序渐进。

4. 预防疾病和意外　加强健康教育和指导，防治近视、龋齿、缺铁性贫血等常见病；学习交通规则、意外事故的防范知识，预防各种意外事故；加强心理教育，防治常见的心理行为问题如学习焦虑、恐惧及对抗情绪等。

七、青春期保健重点

青春期是体格发育的第二个高峰期，也是性格、体质、心理和智力发育的关键时期。保健重点为：

1. 供给充足的营养　合理安排生活，供给充足的营养，以满足体格、智力发育和运动所需。

2. 增强体质　引导进行积极的体育锻炼，增强体质，同时也培养儿童的毅力和意志力。保证充足的睡眠，睡眠时间8小时以上。

3. 加强性教育、法制和品德教育　进行正确的性教育，使其在生理和心理方面健康发展。加强法制教育和思想品德教育，使其树立正确的人生观、世界观和价值观，形成健康向上的生活方式。

4. 预防疾病和意外　应重点预防近视、龋齿、肥胖、神经性厌食、月经不调、驼背等；进行安全教育，预防运动创伤、车祸、溺水等；注意防治常见的心理行为问题如自闭症、抑郁症等。

第二节　儿童保健原则

 生活管理

（一）居室

儿童居室应阳光充足，定时通风换气，保持空气清新。应根据小儿年龄调整适宜的居室温湿度，新生儿室温为20~22℃（早产儿室温为22~24℃），婴幼儿室温为18~20℃，相对湿度为55%~65%。冬季室温应尽可能达到18~20℃。

（二）衣着

衣着、尿布应选择柔软的棉布制品，舒适、宽松，易于穿脱和四肢活动，按季节选择被褥和增减衣服，以婴儿两足温暖为宜。新生儿应衣着宽松，保持双下肢屈曲姿势，有利于髋关节发育，放置新生儿衣服的衣柜内不宜放置樟脑丸，以避免发生新生儿溶血。婴儿颈短，上衣不宜有领，不穿松紧腰裤，以利胸廓发育。

（三）营养

均衡营养、合理膳食是保证儿童生长发育及健康的先决条件。提倡母乳喂养，及时添加辅食，按时断奶（参见第一章第三节）。

（四）培养良好的生活习惯

1. 睡眠　良好的睡眠习惯是保证儿童充足睡眠的前提，充足睡眠是保证儿童健康成长的关键条件之一。年龄越小，每天所需睡眠时间越长，新生儿可达20~22小时，学龄儿童则需9~10小时。儿童睡眠前居室应安静，光线柔和，应避免过度兴奋，保持身体清洁、干爽和舒适。可固定睡眠场所和睡眠时间，最好自然入睡，也可用固定乐曲催眠入睡，不拍、不摇、不抱、不可用口含奶嘴辅助催眠。培养儿童独自睡眠和熄灯睡眠。

2. 进食　进餐环境应安静舒适，地点和位置尽量固定。培养儿童正确的进食习惯，尽量让

儿童自己用餐，不强迫进食、不边玩边食、不挑食、不偏食、不吃零食。注意饮食卫生，培养就餐礼仪等。

3. 卫生　从婴儿期起就培养良好的卫生习惯，定时洗澡、勤换衣裤，保持会阴部清洁，不随地大小便。2~3岁以后培养儿童早晚刷牙、饭后漱口和饭前便后洗手、不喝生水、不吃不洁食物、不随地吐痰、不乱丢垃圾等卫生习惯。

4. 排便　我国和西方对待大小便的训练意见有差异，中国家长多数习惯于及早训练大小便；用尿布不会影响控制大小便能力的培养。2~3岁大脑皮质的控制功能较完善，幼儿可逐渐自己控制排便。

二　计划免疫

 案例 2-1

患儿，男，2个月，口服脊髓灰质炎三价混合疫苗1周后出现发热、腹泻、双下肢活动减少而入院治疗。医生查体时发现该患儿除了双下肢弛缓性麻痹外，还有肛周脓肿，于是立即将患儿大便送往疾病控制中心进行检测，查到脊髓灰质炎病毒，该患儿确诊为预防接种异常反应。

问题：该患儿口服脊髓灰质炎疫苗正确吗？什么情况促发了患儿的预防接种异常反应？

儿童计划免疫是根据小儿的免疫特点和传染病疫情的监测情况制定免疫程序，通过有计划、有目的地使用生物制品进行预防接种，以确保儿童获得可靠的抵抗疾病的能力，从而达到预防、控制和消灭传染病的目的。

（一）免疫程序

免疫程序是指接种各种菌苗、疫苗、类毒素等的先后顺序和要求。按照国家卫生健康委员会的规定，婴儿必须在1岁以内完成卡介苗、脊髓灰质炎三价混合疫苗、百白破混合制剂、麻疹减毒疫苗和乙肝疫苗接种的基础免疫（表2-1）。此外，根据流行地区、季节或家长的意愿，还可以进行A群流脑疫苗、乙脑减毒活疫苗、风疹疫苗、流感疫苗、腮腺炎疫苗、水痘疫苗、甲型肝炎疫苗、轮状病毒疫苗和肺炎疫苗等的接种。

表 2-1　我国规定的儿童计划免疫程序

	结核病	乙型肝炎	脊髓灰质炎	百日咳、白喉、破伤风	麻疹
免疫原	卡介苗（活疫苗）	乙肝疫苗	脊髓灰质炎三价混合疫苗（活疫苗）	百白破混合制剂	麻疹减毒疫苗（活疫苗）
接种方法	皮内注射	肌内注射	口服	皮下注射	皮下注射
接种部位	左上臂三角肌上缘	上臂三角肌		上臂外侧	上臂外侧
每次剂量	0.1ml	5μg	1粒	0.1~0.5ml	0.2ml
初种年龄	生后2~3天至2个月内	出生时、1个月、6个月	2个月以上	3个月以上	8个月以上
复种			4岁	1.5~2.0岁、7岁各加强一次，用白破二联类毒素	1.5~2.0岁
注意事项			冷开水送服或含服，服后1小时内禁服热饮		接种前1个月及接种后2周禁止用胎盘白蛋白或人免疫球蛋白

（二）预防接种的准备和注意事项

1. 环境准备　接种场所光线明亮，温度适宜，空气清新；接种及急救药品摆放有序。
2. 心理准备　做好解释、宣传工作，消除家长和小儿的紧张、恐惧心理；接种宜饭后进行，以免发生晕厥。
3. 严格掌握禁忌证　患急性传染病、慢性消耗性疾病、先天性免疫缺陷病、过敏性疾病，严重心、肝、肾疾病及发热等患儿均不能接种疫苗；正在接受免疫抑制剂治疗的儿童和近1个月内注射过免疫球蛋白者，不能接种疫苗。有些疫苗还有一些特殊禁忌证。

（1）卡介苗：出生体重小于2500g，患结核、湿疹、其他皮肤病者。
（2）脊髓灰质炎疫苗：患腹泻、肛周脓肿者。
（3）麻疹疫苗：对鸡蛋过敏者。
（4）百白破混合制剂：患神经系统疾病者。

4. 严格执行免疫程序　掌握接种的剂量、次数、间隔时间和不同疫苗联合免疫方案。及时预约和记录，仔细交代接种后的注意事项和处理措施，对于未接种者须注明原因，必要时进行补种。
5. 严格执行查对制度及无菌操作原则　仔细核对接种者姓名、年龄，严格按规定种类和剂量接种；接种活疫苗时，只用75%乙醇消毒；抽吸后如有剩余药液放置不能超过2小时；接种后剩余活疫苗应及时销毁。

（三）预防接种的反应和处理

1. 一般反应

（1）局部反应：接种后数小时至24小时左右，注射部位会出现红、肿、痛，有时还伴有局部淋巴结肿大或淋巴管炎。反应程度因个人体质和疫苗种类而有所差异。红晕直径在2.5cm以下为弱反应，2.6~5.0cm为中等反应，5.0cm以上为强反应。局部反应可持续2~3天，轻者不必处理，重者可做局部热敷。

（2）全身反应：主要表现为发热，一般于接种24小时内出现不同程度的体温升高，多为低、中度发热，体温低于38.5℃，可伴有头痛、恶心、呕吐、腹泻、全身不适等。应注意休息，多饮水。若全身反应重，体温超过38.5℃，应给予对症处理。

2. 异常反应

（1）过敏性休克：极少见，但病情危重。一般于注射后数秒或数分钟内发生。一旦发生，应立即皮下注射1:1000肾上腺素，剂量为每次0.01~0.03mg/kg，同时使用糖皮质激素等药物抢救。

（2）晕厥：儿童因紧张、空腹、疲劳等原因，在接种时或接种后数分钟突然发生晕厥。一旦发生，应立即使患儿平卧，头稍低，给予温开水或糖水口服，必要时针刺人中穴、合谷穴，一般可在短时间内恢复。

（3）全身感染：接种活菌（疫）苗后，可能扩散为全身感染，如接种卡介苗后可引起全身播散性结核。多发生于有严重原发性免疫缺陷或继发性免疫功能遭受破坏者。

（4）过敏性皮疹：以荨麻疹最多见，一般于接种后几小时至几天内出现，服用抗组胺药物即可。

● 案例 2-1 分析

患儿 2 个月，属于脊髓灰质炎疫苗的初种时间，但应注意患儿的健康状况。该患儿虽然不存在疫苗接种的共同禁忌证，但是存在肛周脓肿这一特殊的禁忌证，因而不应该接种脊髓灰质炎疫苗，正是这一特殊的禁忌证导致了异常反应的发生。本病例属于预防接种异常反应中的全身感染。

三 体格锻炼

体格锻炼不仅能够提高机体对外界环境的耐受力和抵抗力，还可锻炼儿童的意志和品格，促进儿童德、智、体、美全面发展。因此，加强体格锻炼是促进儿童健康成长的重要措施。

1. 户外活动　一年四季均可进行户外活动。户外活动可增加儿童对冷空气的适应能力，提高机体免疫力；接受日光照射可预防佝偻病的发生。婴儿出生后应尽早进行户外活动，呼吸新鲜空气。户外活动每日 1～2 次，由每次 10～15 分钟逐渐延长到 1～2 小时。冬季户外活动注意保暖。年长儿除恶劣天气外，应鼓励在户外玩耍。

2. 皮肤锻炼

（1）婴儿抚触：抚触可刺激皮肤，有益于循环、呼吸、消化功能和肢体肌肉的放松与活动，同时也能促进父母与婴儿之间的情感交流。抚触一般在婴儿洗澡后进行，可用少量润肤油使皮肤润滑后，在婴儿面部、胸部、腹部、背部及四肢有规律地轻柔捏握，每日 1～2 次，每次 10～15 分钟。

（2）温水浴：新生儿脐带脱落后即可进行。水温以 35～37℃为宜，在水中时间 7～12 分钟。浴毕可用 33～35℃水冲淋，随即擦干并用温热干毛巾包裹好，减少体表热能散发。

（3）擦浴：适合 7～8 个月以后的婴儿。水温 32～33℃，待婴儿适应后，水温可逐渐降至 26℃，幼儿可降至 24℃。先用毛巾浸入温水，拧至半干，然后在婴儿四肢做向心性擦浴，擦毕再用干毛巾擦至皮肤微红。

（4）淋浴：适用于 3 岁以上儿童，每日 1 次，每次冲淋身体 20～40 秒，水温 35～36℃，室温保持在 18～20℃，浴后用干毛巾擦至全身皮肤微红。待儿童适应后，水温可降至 26～28℃。淋浴比擦浴锻炼效果好。

（5）游泳：可从小训练，必须有人看护。环境温度在 24～26℃以上，水温在 25℃以上。开始每次 1～2 分钟，之后逐渐延长。注意保暖。

3. 体育运动

（1）婴儿被动体操：适用于 2～6 个月的婴儿，在成人帮助下进行四肢的屈伸运动，改善全身的血液循环。每日 1～2 次为宜。

（2）婴儿主动体操：适用于 7～12 个月婴儿，成人可训练婴儿坐、爬、仰卧起身、扶站、扶走、双手取物等动作，以促进婴儿运动和智力的发育。

（3）幼儿体操：适用于 1～3 岁的幼儿。12～18 个月的幼儿走路尚不稳时，可在成人的帮助下进行有节奏的活动；1.5～3.0 岁的幼儿可进行模仿操，配合儿歌或音乐进行有节奏的活动。

（4）儿童体操：适用于 3～6 岁的儿童。儿童广播体操和健美操为中等强度刺激，可锻炼儿童动作协调性，有利于儿童肌肉骨骼的发育。在集体儿童机构中，应每日按时进行，四季不可间断。

（5）游戏、田径与球类等：年长儿可利用器械进行锻炼，如木马、滑梯等，也可在老师组织下，进行游戏、田径、球类、体操、舞蹈、跳绳等体育活动。

四 定期健康检查

0～6岁儿童和托幼机构的集体儿童应进行定期的健康检查，以便及时发现异常，采取相应的干预措施。

1. 新生儿家庭访视　新生儿家庭访视由社区卫生服务中心的保健人员实施，在新生儿出生28天内家庭访视3～4次，高危儿应适当增加家访次数。新生儿家访内容：①新生儿出生情况和回家后的生活情况。②观察新生儿的一般健康状况，进行体格检查，重点应注意有无产伤、黄疸、畸形、皮肤与脐部感染、四肢活动情况。③喂养和护理的咨询指导。④预防接种情况。⑤体重测量等。家庭访视的目的是及早发现问题、及时指导处理，以降低新生儿的发病率和病死率。

2. 儿童定期健康检查　应按照各年龄期保健的需要，定期到固定的社区卫生服务中心保健科进行健康检查，通过连续的纵向观察可获得个体儿童的体格生长和神经心理发育趋势，以便及时发现问题，给予正确的健康指导。

定期检查的内容：①询问儿童出生史、喂养史、生长发育史、预防接种史、既往史和家族史等。②体格测量与评价，3岁后每年测视力、血压1次；全身各系统体格检查。③常见病的实验室检查，如缺铁性贫血、佝偻病、寄生虫病、发育迟缓、微量元素缺乏等。

定期检查的频度：6个月以内婴儿每月检查1次，7～12个月婴儿每2～3个月检查1次，2～3岁每6个月检查1次，3岁以上每年检查1次。

五 意外伤害的预防

意外伤害是5岁以下儿童死亡的首位原因，被国际学术界确认为21世纪儿童重要的健康问题。因此，预防儿童意外伤害是儿童保健的重要任务之一。

1. 窒息与异物吸入　3个月以内婴儿应注意因盖被、母亲的身体压迫、吐奶等造成的窒息；较大的婴儿应注意预防异物如瓜子、花生、果冻、纽扣、硬币等吸入气管，注意预防枣核、鱼刺、骨头等吞入消化道。

2. 中毒　引起儿童中毒的毒物主要包括有毒食物、有毒动植物、药物、有毒化学品、有毒气体等。应注意保证儿童食物清洁、卫生和新鲜；避免食入有毒食物；药物和有毒化学品应放置在儿童拿不到的地方；使用煤气、天然气需注意开窗通气，定期检查，防止一氧化碳中毒等。

3. 外伤　儿童外伤主要包括跌落伤、烧烫伤、电击伤等，因此，婴幼儿居住环境应设有保护性护栏，防止从高处跌落；妥善管理好热源、电源、火源等，对易燃、易爆、易损品等应放置到远离儿童的地方；儿童在器械上玩耍时应有成人监护；对突发事件如火灾、建筑物倒塌等应对儿童进行安全逃生方法教育。

4. 溺水和交通事故　教育儿童不可在公路和无安全措施的江河、水塘处玩耍，不可独自下水游泳。教育儿童遵守交通规则，外出游玩时需有成人带领。

六 儿童心理卫生

心理健康和身体健康同等重要，而儿童期是培养健康心理的黄金期。因此，我们应根据儿童各年龄期心理特征，给予儿童良好的社会影响和教育训练，使儿童个性独立、情绪稳定、意志坚强，具有良好的社会适应能力，从而达到身心健康的目的。

（一）社会适应能力的培养

从小培养儿童良好的社会适应能力是促进儿童心理健康成长的重要内容之一。行为科学认为，适应是指个体以各种心理活动方式对自己的行为进行调节，以便使自己能够顺应和驾驭环境的过程。儿童的社会适应性行为是各年龄阶段相应神经心理发展的综合表现，与家庭环境、育儿方式、儿童性别、年龄和性格密切相关。

1. 独立能力　应根据儿童的年龄和神经发育情况，在日常生活中培养婴幼儿的独立能力，如自行进食、控制大小便、自己穿衣服、系鞋带、独自睡眠等。年长儿则应培养其独立思考、独立分析问题和解决问题的能力。

2. 控制情绪　儿童控制情绪的能力与语言、思维的发展和父母的教育有关。父母应根据儿童不同年龄阶段心理发育的特点，教育和训练儿童，促进儿童心理的正常发育。不同年龄儿童外在的焦虑、紧张、愤怒等不良情绪和反常行为是作为一种心理防卫而反映其内心深处的需要和期盼，成人应采取有效措施，对儿童的要求和行为按社会标准给予及时应答，或予以满足，或加以约束，或预见性地处理问题，减少儿童产生消极行为和对立情绪的机会，从而减少心理疾病的发生。

3. 意志力　积极的意志主要表现为自觉、坚持、顽强、果断和自理能力强；消极的意志则表现为依赖、犹豫、盲目、执拗等。成人可通过日常生活、游戏、手工劳动和学习，培养儿童积极的意志，尤其是自制能力和责任感的培养。

4. 社交能力　心理学研究发现，社交能力差的孩子更容易出现抑郁症状。因此成人应有意识地培养小儿与社会和环境和谐相处的能力。例如，喂奶时不断抚摸孩子，与孩子进行眼睛交流；陪孩子一起学习、玩耍，和孩子说话、唱歌、讲故事、做游戏；鼓励孩子帮助同学、朋友，团结友爱，互相包容谦让，倡导善良的品行，学习与他人友好相处等。

5. 创造能力　创造能力也是一种思维能力，与想象力密切相关。启发式向儿童提问，创设情境，引导儿童自己去发现问题和探索问题，可促进儿童思维能力的发展；通过做游戏、讲故事、做手工、自制小玩具、绘画、表演等，可培养儿童的想象力和创造能力。

（二）父母和家庭对儿童心理健康的作用

父母的教养方式、态度、和小儿的亲密程度均与小儿的心理健康密切相关。从小和父母建立信任、情感依恋、良好语言沟通的儿童，日后会有良好的语言表达能力、社会交往能力和人际关系。父母采取民主的教育方式，儿童将善于与人交往、自信、乐观、机灵、大胆，且有分析思考能力。父母或其他家庭成员对儿童过于溺爱，则会导致儿童骄横、任性、自私，且情绪不稳定。父母经常发生吵闹等及其他不和谐的家庭氛围，会严重影响儿童的心理健康。留守儿童由于缺乏父母的关爱和教育，常产生孤僻、自卑、胆小、叛逆的心理，且带来许多社会问题。父母和家庭对儿童心理健康的影响至关重要，应当引起重视。

医考链接

1个月的小儿应接种的疫苗是（　　）

　　A. 卡介苗　　　　B. 乙肝疫苗　　　　C. 脊髓灰质炎三价混合疫苗
　　D. 麻疹疫苗　　　E. 百白破混合制剂

正确答案：B

题解：按照国家卫生健康委员会的规定，婴儿在1岁内必须完成卡介苗、脊髓灰质炎三价混合疫苗、百白破混合制剂、麻疹减毒活疫苗、乙肝疫苗接种的基础免疫。具体预防

> 接种时间：出生2～3天内接种乙肝疫苗和卡介苗；1个月接种乙肝疫苗；2、3、4个月口服脊髓灰质炎三价混合疫苗；3、4、5个月接种百白破混合制剂；6个月接种乙肝疫苗，8个月接种麻疹疫苗。该小儿1个月，应接种乙肝疫苗，故B是正确答案。

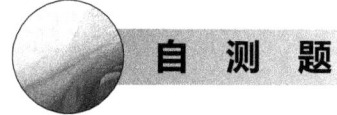

自测题

A₁型题

1. 我国普遍应用的口服疫苗为（　　）
   A. 卡介苗
   B. 乙肝疫苗
   C. 脊髓灰质炎三价混合疫苗
   D. 麻疹活疫苗
   E. 百白破混合制剂

2. 新生儿居室温度、湿度宜保持在（　　）
   A. 20～22℃、20%～30%
   B. 18～20℃、30%～40%
   C. 20～22℃、40%～50%
   D. 20～22℃、55%～65%
   E. 22～24℃、65%～70%

3. 出生后1～3岁的城市小儿需进行几次健康检查（　　）
   A. 一年检查一次
   B. 每半年检查一次
   C. 每季度检查一次
   D. 每一个月检查一次
   E. 只在婴儿有病时进行检查

4. 不属于儿童心理健康"标准"的是（　　）
   A. 心理特点与年龄相符
   B. 行为协调，反应适度
   C. 智力发育超常
   D. 人际关系良好
   E. 情绪稳定

5. 脊髓灰质炎疫苗正确服用的方法是（　　）
   A. 热水送服
   B. 母乳送服
   C. 可与食物同服
   D. 凉开水送服
   E. 冷饮料送服

A₃/A₄型题

（6、7题共用题干）

童童，男，4个月，近几日妈妈发现其流涎较多，但不发热，吃奶、睡眠和大小便等正常。今日妈妈接到预防保健院的通知，要为其进行预防接种，医生查看童童口腔未发现异常。

6. 童童的情况可以进行预防接种吗（　　）
   A. 不可以
   B. 可以按时接种
   C. 可以接种百白破混合制剂
   D. 可以口服脊髓灰质炎三价混合疫苗
   E. 可以接种乙肝疫苗

7. 如果童童可以预防接种，应按时接种哪种疫苗（　　）
   A. 乙肝疫苗、卡介苗
   B. 乙肝疫苗、乙脑减毒活疫苗
   C. 百白破混合疫苗、乙肝疫苗
   D. 脊髓灰质炎三价混合疫苗、麻疹疫苗
   E. 脊髓灰质炎三价混合疫苗、百白破混合制剂

（左学军）

第三章 儿科疾病诊治概论

引言：儿科疾病诊治基本原则与成人相同，由于儿童处于不断生长发育的过程中，无论在儿科病史采集和体格检查方面，还是在疾病治疗、护理、液体疗法应用等方面均有其自身的特点，学习中不可一味地照搬成人疾病的诊治观点。特别要注意结合儿科特点，熟练掌握和运用儿科诊治理论，这对于从事儿科医疗工作十分重要。那么，儿科疾病诊治方面有哪些重要知识呢？这些知识又有什么重要特点呢？让我们展开下面的学习。

第一节　儿科病史采集和体格检查

获得完整而准确的病史和正确而仔细的体格检查是临床诊治疾病的基础，尽管儿科病史采集和记录及体格检查的基本原则与成人相同，但是在内容、程序、方法及分析判断等方面有着儿科自身的特点。

一、病史采集和记录

儿科病史询问，要考虑儿童的理解程度及语言表达能力。儿科病史多由家长或监护人提供，年长儿可补充叙述病情。询问过程中态度要和蔼亲切，体现对患儿的关爱，语言要通俗易懂，采取耐心听取与重点提问相结合的方法，尽量避免使用晦涩难懂、专业性强的医学术语；倾听时要精神集中，不随意打断患儿及家长的诉说，不使用暗示的语言引导家长做出主观期待的回答。要尊重家长和患儿的隐私并为其保密。危急重症患儿应边抢救边询问，重点询问现病史，及时救治，待患儿病情稳定后再详细询问完整病史。儿科病史采集内容包括：

1. 一般内容　包括患儿的姓名、性别、年龄（采用实际年龄：新生儿记录天数、婴儿记录月数、1岁以上记录几岁几个月）、民族、住址、出生日期，父母的姓名、职业、年龄、文化程度、联系方式，病史叙述者与患儿的关系，及病史可靠程度。

2. 主诉　是就诊的主要症状或体征及其持续时间。主诉描述要简洁明了，词语要规范、严谨，尽量采用医学术语。例如，"发热、咳嗽5天"。

3. 现病史　为病历的主要部分。应准确记录患儿病后的全过程，按时间顺序记录疾病发生、发展、演变及诊治经过，内容包括发病情况、主要症状特点及其发展变化情况、伴随症状、发病后诊疗经过及结果、睡眠和饮食等一般情况的变化，与鉴别诊断有关的阳性或阴性资料等。

应特别注意婴幼儿不会叙述自觉症状，而以特殊行为表示，应注意向家长询问其客观表现，如头痛时表现为用手打头、抓耳或摇头哭叫，阵发性腹痛时表现为阵发性哭闹等。

4. 个人史　包括出生史、喂养史、生长发育史，是儿科病史中最具特征性的部分。

（1）出生史：了解患儿母亲的孕期情况和分娩过程，如第几胎第几产、出生体重、胎龄、分娩方式及过程、出生时有无窒息或产伤、Apgar 评分情况等。

（2）喂养史：应询问喂养方式，母乳喂养还是人工喂养或部分母乳喂养，人工喂养乳品如何配制，添加辅食的时间、品种及数量，何时断奶，进食及大小便情况。年长儿还应询问有无挑食、偏食和吃零食的习惯。详细了解喂养情况对诊断营养性或消化系统疾病尤为重要。

（3）生长发育史：应询问儿童体重、身高等增长情况，前囟闭合及乳牙萌出的时间，何时会抬头、翻身、独坐、爬、站、走路，何时会叫"爸爸、妈妈"等。学龄期儿童应询问学习成绩及行为表现等。对疑有智能落后患儿应详细询问生长发育史。

5. 既往史　包括既往病史和预防接种史。对于儿科患儿不需要进行各系统疾病回顾，但应详细询问以往患过何种疾病、患病时间和治疗结果；询问患儿传染病史，有无患过麻疹、水痘、肝炎、结核等传染病，发病日期及诊疗情况；详细了解患儿有无药物、食物或其他过敏史；详细询问预防接种史，何时接受过何种疫苗和接种次数，有无反应；疑似传染病患儿，应详细了解有无传染病接触史，包括接触方式和时间等。

6. 家族史　注意询问家族中有无遗传性、过敏性或急慢性传染病病史，有无与患者同样的情况；父母是否近亲结婚，父母的职业、健康状况；家庭经济情况、居住环境等。

二 体格检查

为了获得准确无误的体格检查资料，医师应尽可能取得患儿的合作，而医师的表现是决定患儿和家长合作程度的主要因素。

（一）体格检查的注意事项

1. 通过语言、表情和肢体语言，和患儿及其家长建立良好的关系，消除患儿的紧张、恐惧心理，取得患儿及其家长的信任与合作。

2. 检查时要态度和蔼、动作轻柔，手要温暖。从与患儿交流开始，就应注意观察其生长发育、营养情况，以及精神状态、对外界的反应和智能情况，此时所观察到的情况最真实。

3. 为了增加患儿的安全感，检查时应尽量让患儿与家人在一起，婴幼儿可坐或躺在家长的怀里检查，检查者顺应患儿的体位。检查者的工作衣和听诊器要勤消毒，检查前后均应清洗双手，使用消毒或一次性压舌板，以防止交叉感染。

4. 检查顺序应灵活，可根据小儿年龄的特点及耐受程度进行调整。容易观察的部位随时查，如皮肤、四肢、躯干、骨骼和全身浅表淋巴结等，安静时先进行胸部、心脏听诊，腹部触诊等，患儿不易接受或疼痛的部位（如咽部）最后检查，以减少患儿的恐惧。对年长儿要注意照顾其害羞心理和自尊心。

5. 对急症或危重抢救病例，应先重点检查生命体征或与疾病有关的部位，全面的体格检查在病情稍稳定后进行，也可边抢救边检查。

（二）体格检查项目与方法

1. 一般状况　观察患儿营养情况、神志、表情、对周围事物的反应、生长发育情况、语言表达能力、体位、步态等。从询问病史或与患儿交流时就应留心观察。

2. 一般测量　包括体温、呼吸、脉搏、血压、体重、身高（长）等。

（1）体温：①腋下测温法：最常用、安全和方便，测量时间至少5分钟，正常为36～37℃；②肛门内测温法：准确，测量时间3～5分钟，正常为36.5～37.5℃，适用于1岁以内婴儿；不合作的儿童，昏迷、休克患儿。

（2）呼吸、脉搏：应在患儿安静时进行测量。小儿呼吸可采用观察腹部起伏或通过听诊计数，也可用少许棉花贴近患儿鼻孔边缘，观察其摆动计数，同时应注意观察呼吸的节律和深度。测量脉搏时，一般检查桡动脉，婴幼儿可检查股动脉搏动，注意脉搏的速率、节律、强弱及紧张度。

（3）血压：测量血压时不同年龄儿童选择不同宽度的袖带，袖带宽度应为上臂长度的1/2～2/3，袖带过宽测得的血压值较实际值偏低，过窄时则较实际值偏高。一般用汞柱血压计，测量左上肢血压。新生儿及小婴儿多采用多普勒超声监听仪或心电监护仪测定血压。年龄越小，血压越低。新生儿收缩压平均为60～70mmHg，1岁时为70～80mmHg。2岁后收缩压可采用下列公式计算：收缩压＝年龄×2＋80（mmHg）。舒张压为收缩压的2/3。

3．皮肤和皮下组织　应在自然光线下检查皮肤，注意皮肤颜色（潮红、苍白、发绀、黄染、色素沉着）、温度、湿度、弹性、皮下脂肪的厚度，有无脱水、多汗、水肿、皮疹、瘀点、瘀斑、皮下结节或肿块、蜘蛛痣、血管瘤、肝掌、溃疡及瘢痕，毛发分布情况等。

4．淋巴结　检查全身浅表淋巴结情况，如肿大的范围、部位、大小、数目、压痛、硬度、移动性等。

5．头部　包括头颅、面部、眼、耳、鼻、口腔，检查内容与成人相同。需特别注意：①头颅大小、形状、有无畸形，必要时测量头围，检查有无枕秃、颅骨软化等。婴儿需检查前囟门大小、有无饱满或凹陷。有无特殊面容、眼距宽窄和鼻梁高低等。②口唇有无畸形、颜色、有无皲裂，牙齿数目及有无龋齿，口腔黏膜有无出血、溃疡、黏膜斑，有无地图舌、杨梅舌及舌苔颜色，咽部有无溃疡、充血、滤泡增生，咽后壁有无脓肿，扁桃体大小、扁桃体有无充血、分泌物及假膜，咽腭弓、软腭、悬雍垂有无疱疹，软腭及悬雍垂位置及运动情况。

6．颈部　颈部是否软，两侧是否对称，有无斜颈、短颈或颈蹼畸形，有无颈静脉怒张、颈动脉异常搏动、肝颈静脉回流征，气管位置是否居中，甲状腺有无肿大等。

7．胸部

（1）胸廓：两侧是否对称，有无畸形如鸡胸、漏斗胸、赫氏沟、肋缘外翻、肋骨串珠等，乳房发育情况、有无肿块。

（2）肺部：①望诊：呼吸频率、节律、深度，有无三凹征。②触诊：有无双侧语颤增强、减弱及胸膜摩擦感，可于小儿啼哭或说话时进行。③叩诊：正常儿童肺部叩诊为清音，可用直接叩诊法。④听诊：正常小儿呼吸音较成人响，呈支气管肺泡呼吸音。听诊呼吸音的性质、强弱及异常呼吸音。小儿不配合时，可于啼哭后深吸气末在双肺底部听取干、湿啰音及胸膜摩擦音。

（3）心脏：①望诊：观察心前区有无隆起、心尖搏动强弱和范围，正常儿童心尖搏动范围在2～3cm^2。②触诊：检查心尖搏动位置及有无震颤。③叩诊：可估计心脏大小、形状及其在胸腔的位置。3岁以下婴幼儿一般只叩心脏左右界。④听诊：应在安静环境下进行，听诊器胸件要小。检查心率、心律是否整齐，心音强度，有无杂音，若闻及杂音，应注意杂音的部位、性质、时期、强度及传导方向，有无心包摩擦音。小儿时期肺动脉瓣区第二心音比主动脉瓣区第二心音响（$P_2>A_2$）。学龄前及学龄期儿童常于肺动脉瓣区或心尖部闻及生理性收缩期杂音。

8．腹部　①望诊：是否平坦、膨隆或凹陷，有无脐疝、腹壁静脉曲张，有无肠型及蠕动波,新生儿应注意脐部有无分泌物、出血。②触诊:有无压痛、肌紧张及反跳痛,有无肝脾肿大。触诊应尽量争取小儿的合作,可让其躺在母亲怀里或在哺乳时进行,检查者的手应温暖,动作轻柔,如小儿哭闹不止可利用其吸气时做快速扪诊。③叩诊:有无肝区叩击痛、移动性浊音。触诊压痛和叩击痛应注意观察小儿的表情反应,不能靠小儿的回答。听诊肠鸣音是否正常,有无血管杂音。

9. 肛门和外生殖器　检查有无畸形如肛门闭锁、尿道下裂、肛裂、两性畸形、隐睾等,女孩有无异常阴道分泌物,男孩有无包皮过长、包茎、鞘膜积液等。

10. 脊柱和四肢　检查脊柱有无畸形如脊柱侧弯或后凸,有无"O"形或"X"形腿、多指或趾畸形,有无手或足镯征,有无杵状指(趾)等。

11. 神经系统　检查新生儿期特有的反射(如吸吮反射、拥抱反射、握持反射等)是否存在。新生儿和小婴儿期提睾反射、腹壁反射较弱或不能引出,但跟腱反射亢进,并可出现踝阵挛;2岁以下小儿巴宾斯基(Babinski)征可呈阳性,但双侧对称,若单侧出现或2岁后出现为病理现象。检查颈部有无抵抗、凯尔尼格(Kernig)征和布鲁津斯基(Brudzinski)征是否阳性。3~4个月内的婴儿由于屈肌紧张,Kernig征和Brudzinski征可阳性。

第二节　儿科疾病治疗原则

小儿机体处于既连续又具有阶段性的生长发育过程中,不同年龄阶段的小儿在解剖、生理、病理、发病原因、疾病过程和转归等方面存在差异,且与成年人不同,因此,在疾病的治疗和处理上须充分考虑年龄因素。由于儿科疾病发病急,变化快,一个系统或器官的病变容易影响全身、累及多个器官系统,因此治疗中既要有全局观念,又要突出重点,更需要耐心、细心和精湛的医术,对患儿施以融护理、饮食、药物和心理治疗为一体的综合治疗。

一、儿科护理

儿科护理是疾病诊疗过程中极为重要的环节,许多治疗操作均需通过护理工作来实施。良好的儿科护理对患儿的康复起着重要作用。

1. 合理安排病室　病房布置应整洁、美观、安静、舒适、空气新鲜,病房环境要适合小儿心理生理特点,减少患儿恐惧感。病房窗帘、患儿衣被应选用颜色鲜艳、图案活泼的布料制作,病房墙壁可装饰生动活泼的图案或玩具等。病室的温湿度根据患儿年龄大小及病情进行调整。为提高治疗和护理的质量,可按年龄、病种、病情轻重和护理要求合理安排病房及病区。

2. 规律的病房生活　病房内的生活制度要考虑小儿的病情与年龄特点。根据病情安排休息与活动的时间,根据不同年龄特点安排游戏及学习,使小儿形成有规律的生活。定时进餐,保证患儿充足的睡眠和休息。

3. 细致的临床观察　患儿年龄越小,临床表现越不典型。由于小儿的言语表达能力很有限,因此临床观察尤为重要。临床观察是连续的,必须密切观察病情,随时注意细微变化,不轻易放过任何可疑表现。仔细地观察病情,可为诊疗提供重要依据。

4. 预防医源性疾病　①预防感染,严格执行消毒隔离制度。病房应明确清洁区、污染区。每天病室应定时通风,地面定期消毒,医护人员在接触患儿前、后均应洗手,防止交叉感染;定时消毒各种医疗用具、仪器及设备,正确、规范地应用各种医疗操作,防止医源性感染。

②安全管理。小儿好动，好奇心强，对危险的识别能力较差，因此安全管理很重要。病房的设备要有保护措施，如暖气、电源应有保护装置，病床要有护栏等。

二 饮食治疗

儿童患病期间，不合理的饮食可使病情加重，而根据病情选择合理的饮食有助于治疗和康复。因此，应根据患儿的年龄、疾病性质、病情轻重及既往饮食习惯，给患儿安排合适的饮食。

1. 乳品的选择　①稀释乳：供新生儿、早产儿食用；②脱脂乳：脂肪含量低，供腹泻、消化功能差者短期食用；③酸乳：牛乳加酸或经乳酸杆菌发酵成酸乳，其蛋白凝块小、易消化，供腹泻及消化功能弱的患儿食用；④无乳糖奶粉：适用于长期腹泻、有乳糖不耐受的婴儿；⑤豆乳：适用于乳糖不耐受和牛乳过敏的患儿；⑥低苯丙氨酸奶粉：适用于确诊为苯丙酮尿症的婴儿。

2. 一般膳食　①普通饮食：指易消化、营养丰富、热量充足的食物。适用于疾病恢复期，无发热及咀嚼困难或无消化道疾病的患儿。②软食：将食物烹调得细、软、烂，介于普通饮食和半流质饮食之间，如稠粥、面条、馒头、肉末、鱼羹等，供消化功能未完全恢复或咀嚼能力较差的患儿食用。③半流质饮食：由牛乳、豆浆、稀粥、烂面、蒸蛋羹等组成，可另加少量饼干、面包、豆腐等，呈羹状，适合于消化功能尚弱，或不能咀嚼吞咽大块固体食物的患儿。④流质饮食：如牛乳、豆浆、米汤、果汁、蛋花汤、肉汤等，适用于如高热、急性感染、吞咽困难、消化系统疾病、胃肠道手术后患儿，亦用于鼻饲。

3. 特殊膳食　①低脂饮食：膳食中不用或禁用油脂、肥肉等，适用于肝病等患儿；②少盐或无盐饮食：适用于心力衰竭、肝肾疾病导致的水肿患儿；③高蛋白饮食：食物中添加富含蛋白质的食物，如鸡蛋、鸡肉、瘦肉、动物肝脏或豆制品等，适用于营养不良、消耗性疾病的患儿；④低蛋白饮食：膳食中减少蛋白质含量，以糖类等补充热量，适用于急性肾炎少尿期、尿毒症、肝性脑病患儿；⑤少渣饮食：膳食中纤维素含量少，对胃肠刺激性小，易消化，适用于胃肠炎等患儿；⑥代谢病专用饮食：如糖尿病饮食等；⑦贫血饮食：每日增加含铁食物，如动物血、肝和各种肉类等。

4. 检查前饮食　某些辅助检查，在进行检查之前对膳食有特殊要求。例如，胆囊造影膳食，采用高蛋白、高脂肪膳食如油煎荷包蛋等，使胆囊排空，以检查胆囊和胆管功能。

5. 禁食　是特殊的饮食治疗原则，适合于消化道出血或术后等不能进食的患儿，而所需热量靠静脉供给。

三 药物治疗

小儿各器官功能发育尚不成熟，对药物的毒性反应较成年人更为敏感；而药物的毒性作用、不良反应和过敏反应也会对患儿的病情恢复产生不良影响。因此，对小儿选择药物治疗时，必须慎重、剂量恰当，做到合理用药。

（一）小儿药物治疗的特点

1. 药物在组织内的分布因年龄而异　如巴比妥类、吗啡、四环素在幼儿脑中浓度明显高于年长儿。阿托品、苯巴比妥、水杨酸盐等可经母乳影响哺乳婴儿，应慎用。

2. 对药物的反应因年龄而异　如吗啡对新生儿的呼吸中枢抑制作用明显高于年长儿；未成熟儿对麻黄碱的升压作用却不敏感。

3. 肝肾功能不成熟　药物大多在肝脏代谢、在肾脏排泄。小儿时期特别是新生儿和早产儿，肝、肾功能不成熟，肝酶系统发育不成熟，对某些药物的代谢延长，增加了药物的血药浓度及毒性作用，如应用氯霉素，可引起新生儿"灰婴综合征"。由于肾脏功能不成熟，药物及其分解产物在体内滞留的时间延长，增加了药物的毒性反应，如磺胺类药物、维生素 K_3 可引起高胆红素血症等。

（二）药物的选择

在药物选择中，除掌握药物治疗的特点、药物的性能外，需结合小儿年龄、病种和病情，同时要考虑小儿对药物的特殊反应和药物的远期影响。

1. 抗生素　小儿易患感染性疾病，常用抗生素等抗感染药物。在使用中要严格掌握适应证，针对不同细菌和病情，正确选择用药，切忌滥用。必须注意其毒性反应，如肾毒性、对造血功能的抑制作用等。过量或较长时间使用抗生素，容易造成肠道菌群失调，引起真菌和耐药性菌感染，更容易产生微生物对药物的耐受性，对小儿个体和群体健康带来极大危害。

2. 肾上腺皮质激素　临床应用广泛。短疗程常用于过敏性疾病、重症感染性疾病等；长疗程则用于治疗肾病综合征、血液病、自身免疫性疾病等。哮喘、某些皮肤病则提倡局部用药。使用中必须重视其副作用。在诊断未明时避免滥用，以免掩盖病情；长时间使用可抑制骨骼生长，影响水、电解质、蛋白质、脂肪代谢，引起血压增高、库欣综合征和肾上腺萎缩，还可降低免疫力使病灶扩散；水痘患儿应用糖皮质激素可加重病情，应禁止使用。

3. 退热药　一般使用对乙酰氨基酚和布洛芬，剂量不宜过大，可反复使用。婴儿不宜使用阿司匹林，以免发生 Reye 综合征。

4. 镇咳平喘药　婴幼儿呼吸道感染时多有咳嗽，分泌物多，痰不易咳出。一般不用镇咳药，多用祛痰药口服或雾化吸入，使分泌物稀释，易于咳出。哮喘患儿提倡局部吸入 β_2 受体激动剂，必要时可用茶碱类，但新生儿、小婴儿慎用。

5. 止泻药与泻药　小儿腹泻一般不主张应用止泻药，因可干扰肠腔内毒素的排泄。对腹泻频繁患儿，治疗除防治脱水和电解质紊乱外，可适当使用保护肠黏膜的药物，或加用微生态制剂以调节肠道微生态环境。小儿便秘一般不用泻药，而多采用调整饮食或外用药通便方法。

6. 镇静止惊药　在患儿高热、烦躁不安、惊厥时，可选用镇静止惊药，如苯巴比妥、水合氯醛、地西泮等。

（三）给药方法

根据年龄、疾病及病情选择给药途径、药物剂型和用药次数，以保证药效并尽量减少对患儿的不良影响。

1. 口服法　是最常用的给药方法。幼儿用糖浆、水剂、冲剂等较合适，也可将药片捣碎后加水口服，年长儿可用片剂或药丸。小婴儿喂药时最好将其抱起或略抬高其头部后喂服，以免呛咳甚至窒息。必要时可采用鼻饲给药。

2. 注射法　常用肌内注射、静脉推注及静脉滴注法，少用皮下注射。其特点是见效迅速，适用于病情较重、口服药物不能奏效或有困难（如昏迷），或药物剂型用法有特殊要求者。静脉推注多用于病情紧急时；静脉滴注应根据年龄大小、病情严重程度控制滴速。

3. 外用药　将药液（膏）涂抹或滴于局部，如软膏、水剂、混悬剂、粉剂等。

4. 其他方法　雾化吸入法比较常用。必要时采用灌肠给药。含剂、漱剂适用于年长儿。

> **链接**
>
> ### 吸 入 疗 法
>
> 吸入疗法是目前呼吸系统疾病治疗的常用方法。采用吸入疗法时,药物以气溶胶(药雾微粒)的形式输出,随呼吸气流进入体内。由于气溶胶具有巨大的接触面,有利于药物与气道表面黏膜上皮细胞接触而发挥药效,其中,直径 1~5μm 的药雾微粒最为适宜,>5μm 和<0.5μm 的药雾微粒均不适宜。射流雾化压缩泵和氧气驱动的雾化器是目前临床最常用的雾化吸入设备。

(四)药物剂量计算

1. **按体重计算** 是最常用、最基本的计算方法,简便易行,故在临床上广泛应用。计算公式为:每日(次)所需剂量=每日(次)每千克体重所需药量 × 患儿体重(kg)。患儿体重应以实际测得值为准。临时对症用药如退热、催眠药等,常按每次剂量计算;需连续应用数日的药物(如抗生素等)按每日剂量计算,然后再根据药物的半衰期在每日内分数次使用。若年长儿按体重计算所得剂量超过成人剂量时,应以成人剂量为上限。

2. **按年龄计算** 有些药物剂量幅度大,不需精确计算,如营养类药物可按年龄计算。

3. **按体表面积计算** 此法较复杂,但更为准确。计算公式为:每日(次)剂量=每日(次)每平方米体表面积所需药量 × 患儿体表面积(m^2)。

体表面积计算公式:

体重≤30kg 小儿体表面积(m^2)=体重(kg)×0.035+0.1

体重>30kg 小儿体表面积(m^2)=[体重(kg)-30]×0.02+1.05

4. **按成人计量折算** 此法仅用于未提供小儿剂量的药物,所得剂量一般都偏小,不做常规使用。计算公式:小儿剂量=成人剂量 × 小儿体重(kg)/50

药物剂量计算后,还必须与患儿具体情况相结合,才能得出比较合适的药物剂量。对于新生儿,一般药物剂量应偏小;但对新生儿耐受较强的药物如苯巴比妥,则可适当增大剂量;重症患儿用药剂量宜比轻症患儿大;需通过血脑屏障的药物,如治疗化脓性脑膜炎的青霉素类抗生素剂量应相应增大。用药目的不同,剂量也不同,如阿托品用于抢救中毒性休克时的剂量要比常规剂量大几倍到几十倍。

四 心理治疗

随着医学模式的转变,心理治疗或心理干预在儿科疾病治疗和康复中的重要性越来越突出,心理治疗应贯穿于疾病的诊治过程中。

儿童患病后,常见一些心理、情绪障碍,如焦虑、紧张、退缩、抑郁和恐惧等。心理和情绪障碍既是疾病的后果,又可能使病情加重,成为影响治疗效果的原因之一。因此,要求儿科工作者在疾病诊疗中重视患儿各种心理因素,遵循以下基本原则。

1. 掌握临床心理治疗和心理护理的基本方法,学会运用常用的心理治疗措施如支持疗法、行为疗法和疏泄法等,尽可能解除患儿的心理、情绪障碍。

2. 对患儿细心观察,了解患儿的需要和要求;运用语言与非语言沟通技巧,多与患儿交谈,给患儿介绍医院环境及其他患儿,尽快让患儿减轻陌生感,适应新环境。

3. 对患儿入院后出现的反抗、哭闹等,应予以理解,并以暗示方法和循循善诱帮助患儿疏泄内心的压抑,激发其情绪释放。还可根据患儿病情安排适当游戏,让患儿通过游戏表达情感、发泄恐惧和焦虑情绪，从而促进患儿的身心康复。

第三节　儿童液体疗法

● 案例 3-1

某患儿，11个月，因呕吐、腹泻4天入院。非喷射性呕吐数次，每日排蛋花样大便10余次，量中等，体温38～39℃。2天来少尿，近12小时无尿。查体：嗜睡，眼窝、前囟明显凹陷，口唇极干燥，皮肤弹性差，皮肤发花，肢端冰凉，血钠123mmol/L。

问题：1. 该患儿是否存在脱水和电解质紊乱？脱水的性质和程度如何？
　　　2. 该患儿如何补液？

一、儿童体液平衡特点

体液是人体重要的组成部分，保持体液的平衡是维持生命的重要保证。体液平衡的维持受神经、内分泌、肺和肾等正常调节，以保证水、电解质、酸碱度和渗透压在正常水平。儿童因器官系统功能不成熟，体液平衡的调节功能差，故水、电解质和酸碱平衡紊乱十分常见。

（一）体液总量与分布

体液可分为两部分：细胞内液和细胞外液，后者又包括血浆和间质液。年龄越小，体液总量相对越多，主要是间质液量所占的比例较高，细胞内液和血浆液量相对恒定与成人相近。不同年龄的体液分布见表3-1。

表3-1　不同年龄的体液分布 [占体重的百分比（%）]

年龄	总量	细胞内液	细胞外液	
			血浆	间质液
足月新生儿	78	35	6	37
1岁	70	40	5	25
2～14岁	65	40	5	20
成人	55～60	40～45	5	10～15

（二）体液的电解质组成

细胞外液主要阳离子是Na^+，还有K^+、Ca^{2+}、Mg^{2+}，其中Na^+含量占细胞外液阳离子总量的90%以上，对维持细胞外液的渗透压起主导作用；主要阴离子是Cl^-和HCO_3^-。细胞内液阳离子以K^+、Ca^{2+}、Mg^{2+}、Na^+为主，其中K^+占78%；阴离子以蛋白质、HCO_3^-、HPO_4^{2-}和Cl^-为主。除生后数日的新生儿血钾、氯、磷和乳酸偏高，血钠、钙和碳酸氢盐偏低外，小儿体液的电解质组成与成人相似。

（三）水代谢特点

正常人体水的出入量与体液保持动态平衡。每日所需水量与热量消耗成正比。由于儿童生长发育快，活动量大，新陈代谢旺盛，摄入热量、蛋白质和经肾脏排出的溶质量均较多，以及不显性失水量多等原因，致小儿时期年龄越小，需水量相对越多（表3-2）。儿童由于新陈代谢旺盛，排泄液体的速度也较成人快，年龄越小，出入量相对越多。正常婴儿每日需水量为

120～150ml/kg，每日水的交换量约等于细胞外液的 1/2，而成人仅占 1/7。婴儿水的交换速率比成人快 3～4 倍，所以儿童尤其是婴儿对缺水的耐受力比成人差。在病理情况下，如呕吐、腹泻又进水不足时，比成人更容易发生脱水。

表 3-2　不同年龄段儿童每日水的需要量

年龄	需水量（ml/kg）
0～1 岁	120～160
1～3 岁	100～140
4～9 岁	70～110
10～14 岁	50～90

（四）体液平衡调节功能不成熟

肾脏是调节体液平衡的主要器官，其他如肺脏、神经和内分泌系统及血浆中的缓冲系统对体液平衡的调节亦有一定的作用。小儿各器官系统的功能尚不成熟，特别是肾功能发育未成熟，年龄越小，肾脏的浓缩和稀释功能越不成熟。当入水量不足或失水增加时，由于肾脏浓缩功能差，易发生代谢产物滞留和高渗性脱水；若入水量过多，由于肾小球滤过率低、水的排泄较慢，又易发生水肿和低钠血症。

二、水与电解质平衡失调

（一）脱水

脱水是指由于水的摄入不足或丢失过多所引起的体液总量尤其是细胞外液量的减少。脱水时除丢失水分外，还伴有钠、钾和其他电解质的丢失。评定脱水时应注意脱水的程度和性质。

1. **脱水程度**　指患儿本次病后累积损失的体液量。临床上主要根据失水占体重百分比、前囟、眼窝、皮肤弹性、循环情况、尿量、精神状态等临床表现来评估脱水程度，将脱水程度分为三度（表 3-3）。

表 3-3　儿童不同程度脱水的判定

项目	轻度	中度	重度
失水占体重百分比	5% 以下	5～10%	10% 以上
精神状态	正常	烦躁或萎靡	昏睡或昏迷
脉搏	可触及	快、减弱	快、明显减弱
呼吸	正常	深，也可快	深、快
皮肤弹性	稍差	差	极差
皮肤灌注	正常	正常	减少，出现花纹
眼窝及前囟	正常或轻度凹陷	凹陷	明显凹陷
黏膜	略干燥	干燥	极度干燥
眼泪	有	有或无	无
尿量	正常	少尿	无尿或严重少尿

2. **脱水性质**　反映了水和电解质的相对丢失量，临床常根据血钠及血浆渗透压水平判定脱水性质。因为渗透压很大程度上取决于 Na^+ 含量，故血清电解质与血浆渗透压相互关联。临床上将脱水性质分为等渗性脱水、低渗性脱水和高渗性脱水三种（表 3-4），其中以等渗性脱水最

常见,其次为低渗性脱水,高渗性脱水少见。

表 3-4 儿童不同性质脱水的临床特点

项目	低渗性脱水	等渗性脱水	高渗性脱水
血钠	<130mmol/L	130~150mmol/L	>150mmol/L
神志	嗜睡甚至昏迷	精神萎靡	烦躁不安,易激惹
口渴	不明显	明显	极明显
血压	很低	低	正常或稍低
其他	脱水征明显	一般脱水表现	脱水征较轻
原因	以失盐为主,补充非电解质过多,多见于腹泻伴营养不良、病程长者	水与电解质丢失比例大致相等,常见于腹泻病程较短、营养状况较好者	以失水为主,补充高钠液过多,常见于水入量不足、大量出汗等

3. 临床表现 视脱水的程度及性质而异,很大程度上取决于细胞外液的丢失量。

(1)轻度脱水:患儿精神稍差,略有烦躁不安。体检时见皮肤稍干燥,弹性尚可,眼窝和前囟稍凹陷;哭时有泪,口唇黏膜略干,尿量稍减少。

(2)中度脱水:患儿精神萎靡或烦躁不安。皮肤苍白、干燥、弹性较差,眼窝和前囟明显凹陷,哭时泪少,口唇黏膜干燥;四肢稍凉,尿量明显减少。

(3)重度脱水:患儿呈重病容,精神极度萎靡,表情淡漠,昏睡甚至昏迷。皮肤发灰或有花纹、弹性极差;口唇黏膜极干燥。眼窝和前囟深凹陷,闭目露睛,两眼呆滞,哭时无泪。因血容量明显减少可出现休克症状,如心音低钝、脉搏细速、血压下降、四肢厥冷、尿极少甚至无尿。

等渗性脱水时,细胞内外无渗透压梯度,细胞内液量保持原状,临床表现视脱水程度而异。低渗性脱水时,水从细胞外进入细胞内,使循环血量进一步减少,临床表现较其他性质脱水严重,且更易发生血压下降甚至休克。由于血压下降,内脏血管反射性收缩,肾血流量减少,肾小球滤过率降低,尿量减少。由于循环血量减少和组织缺氧,严重低血钠者可发生脑细胞水肿,患儿多有嗜睡,甚至惊厥、昏迷。常伴酸中毒、低血钾、低血钙而有相应临床表现。高渗性脱水时,水从细胞内转移至细胞外,使细胞内液量降低,因细胞外液得到细胞内液体的补充,临床脱水体征并不明显,患儿皮肤常温暖,有揉面感;由于细胞内脱水,患儿常有剧烈口渴、高热、烦躁不安、肌张力增高等表现,甚至发生惊厥。由于脱水后肾脏负担明显增加,如果脱水继续加重,最终将出现氮质血症。

(二)钾代谢异常

1. 低钾血症 正常血钾维持在 3.5~5.0mmol/L。当血钾<3.5mmol/L 时称为低钾血症。

(1)病因:①钾的摄入量不足,如长期进食少、禁食;②消化道丢失过多,如呕吐、腹泻、胃肠道引流或频繁灌肠,又未及时补充钾;③肾排钾过多,如酸中毒、应用排钾利尿剂、原发性醛固酮增多症等;④钾在体内分布异常,如酸中毒纠正过程中,血液稀释,大量钾进入细胞内导致血钾骤降等。

(2)临床表现:取决于血钾浓度和缺钾发生的速度。一般当血钾<3.0mmol/L 时即可出现临床症状,表现为反应低下、肌肉软弱无力、腱反射减弱,腹胀、肠鸣音减弱、麻痹性肠梗阻,多尿,心率增快、心音低钝、心律失常、血压降低,甚至发生心力衰竭。心电图改变有 T 波低宽、倒置,出现 U 波,Q-T 间期延长,ST 段下降等。

（3）治疗：①轻度低钾，可口服氯化钾，每日200～300mg/kg。②严重者需静脉补钾，用量为每日100～300mg/kg（相当于10%氯化钾溶液1～3ml/kg），将全日量均匀分配于全日静脉输液中，浓度不宜超过0.3%，每日补钾总量静脉滴注时间不应少于6～8小时。切忌钾盐静脉推注。肾功能有损害时须见尿补钾。由于细胞内钾恢复较慢，补钾至少需4～6日，静脉补钾后如病情好转，可改为口服补钾。

2. 高钾血症　血钾浓度≥5.5mmol/L时称为高钾血症。

（1）病因：①肾排钾减少如肾衰竭、肾小管酸中毒、肾上腺皮质功能减退、长期使用保钾利尿剂等；②静脉补钾速度过多；③钾异常分布如休克、代谢性酸中毒、高渗状态、重度溶血及严重创伤等，使钾由细胞内转移至细胞外。

（2）临床表现：因最早影响心脏传导系统，故心电图改变先于其他临床症状，如T波高尖、P-R间期延长、P波变平、QRS波增宽、ST段压低、房室传导阻滞等。心率减慢而不规则，可出现心室颤动甚至心脏停搏。心电图的异常与否对决定是否需要治疗有很大帮助。可出现神经肌肉兴奋性降低表现，如精神萎靡、嗜睡、肌无力、腱反射减弱或消失，严重者出现弛缓性瘫痪等。

（3）治疗：两个基本目标。①防止致死性心律失常；②排出体内过多的钾。主要措施：快速静脉应用5%碳酸氢钠溶液3～5ml/kg，或葡萄糖加胰岛素促使钾向细胞内转移；10%葡萄糖酸钙溶液0.5ml/kg在数分钟内缓慢静脉注射，拮抗高钾对心脏的毒性作用；应用排钾利尿剂；提供足够的能量，防止内源性蛋白质分解释放钾；采取阳离子交换树脂、血液或腹膜透析，或连续血液净化等将过多的钾从体内清除。

（三）酸碱平衡失调

正常儿童血pH亦维持在7.35～7.45。机体在代谢过程中不断产生酸性和碱性物质，必须通过体内缓冲系统及肺、肾的调节作用，以保证机体的正常代谢和生理功能。溶液HCO_3^-和H_2CO_3是血液中最重要的一对缓冲物质，正常情况下两者比值保持在20:1，它们对维持细胞外液pH的稳定起决定性作用。当某种因素使两者发生改变或体内代偿功能不全时，体液pH即随之发生改变，出现酸碱平衡紊乱。肺通过排出或保留CO_2来调节血液中H_2CO_3浓度，肾负责排酸保钠。因肺呼吸功能障碍使CO_2排出过少或过多，使血浆中H_2CO_3的量增加或减少而引起的酸碱平衡失调，称为呼吸性酸中毒或碱中毒；因体内代谢紊乱，使血浆中H_2CO_3的量增加或减少而引起的酸碱平衡失调，称为代谢性酸中毒或碱中毒。酸碱平衡失调存在代偿（pH尚维持在正常范围）和失代偿（pH高于或低于正常范围）两种状态。

1. 代谢性酸中毒　由于细胞外液HCO_3^-丢失或H^+增加所致，是小儿时期最常见的酸碱平衡失调。

（1）病因：①体内丢失大量碱性物质，如腹泻、低位肠梗阻、肾小管酸中毒等。②酸性代谢产物产生过多，如各种原因（休克、心脏停搏等）引起的组织缺氧，使乳酸生成增加；糖尿病、进食少者，体内脂肪分解增加，酮体生成增多，导致代谢性酸中毒。③摄入酸性物质过多，如氯化钙、氯化镁等。

（2）临床表现：呼吸深快、精神萎靡、口唇樱红、恶心、呕吐、呼吸有丙酮味等。新生儿和小婴儿酸中毒时临床表现可不典型，往往仅有精神萎靡、拒食和面色苍白等。

（3）治疗：①去除病因，积极治疗原发疾病；②纠正酸中毒。一般当pH<7.30时应用碱性药物，大多首选碳酸氢钠。可根据血气分析测定结果按以下公式计算：5%碳酸氢钠的量（ml）=（-BE）×体重（kg）×0.5，一般将5%碳酸氢钠溶液稀释成为1.4%的溶液输入，先给计算量的1/2，复查血气分析后，再调整剂量。

2. 代谢性碱中毒　由于细胞外液 HCO_3^- 增加所致。

（1）病因：①胃酸丢失过多，如长期呕吐、胃液引流等引起 H^+ 丢失；②应用过多的碳酸氢钠或利尿剂；③肾脏碳酸氢盐重吸收增加，如原发性醛固酮增多症等。

（2）临床表现：多为呼吸浅慢、头痛、烦躁，手足麻木，低钾血症。血清中游离钙降低时，可发生手足搐搦症等。血气分析见 pH 增高，$PaCO_2$ 和［HCO_3^-］增高，低血钾、低血氯等。

（3）治疗：①治疗原发病；②停用碱性药物；③纠正碱中毒，补充 0.9% 氯化钠溶液（生理盐水），重症者给予氯化铵静脉滴注；④伴有低钾、低钠和低氯血症者，应同时纠正。

3. 呼吸性酸中毒　由于呼吸功能障碍导致体内 $PaCO_2$ 增加所致。

（1）病因：①呼吸道疾病，如异物、喉头痉挛水肿、支气管哮喘、肺炎、肺气肿、呼吸窘迫综合征等；②胸部疾病，如气胸、胸腔积液、胸部外伤等；③呼吸中枢功能受损，如颅内感染、头颅损伤、麻醉药过量等；④神经肌肉疾病，如重症肌无力、多发性神经根炎等；⑤人工呼吸机使用不当。

（2）临床表现：除原发病表现外，缺氧为突出症状，常有发绀、鼻翼扇动、三凹征。

（3）治疗：积极治疗原发病，恢复通气和换气功能。必要时可行人工辅助通气。

4. 呼吸性碱中毒　由于过度通气导致体内二氧化碳排出过多所致。病因有通气过度，如紧张、使用人工呼吸机不当、癔症性呼吸过度等；呼吸中枢过度刺激引起呼吸深快，如颅内感染、脑肿瘤、低氧、贫血、CO 中毒、脑外伤等。临床表现主要为呼吸深快、肢体麻木、手足搐搦症、头痛、头晕等。治疗主要是去除过度通气的原发病，同时治疗电解质紊乱。

三、常用溶液及其配制

（一）非电解质溶液

常用的 5% 葡萄糖注射液为等渗液，10% 葡萄糖注射液为高渗液。葡萄糖液输入体内后，很快被氧化成二氧化碳和水，或转变成糖原而储存于体内，失去其调节渗透压的作用，故为无张力液体，主要用于补充水分和部分热量，纠正体液的高渗状态或酮中毒。

（二）电解质溶液

电解质溶液用于补充所丢失的体液和所需的电解质，纠正体液的低渗状态和酸碱平衡失调。

1. 0.9% 氯化钠溶液（生理盐水）　含［Na^+］和［Cl^-］均为 154mmol/L，为等渗液。［Na^+］含量与血浆中的［Na^+］（142mmol/L）相近，而［Cl^-］含量比血浆中的［Cl^-］（103mmol/L）高约 1/3，故大量或长期输入可致血氯升高，造成高氯性酸中毒。

2. 复方氯化钠注射液　内含 0.86% 氯化钠溶液、0.03% 氯化钾溶液和 0.03% 氯化钙溶液，为等渗溶液，其作用与 0.9% 氯化钠溶液基本相似，且不会因输液而发生低血钾和低血钙。缺点仍是含氯较高，亦不宜大量使用。

3. 碱性溶液　主要用于纠正酸中毒。常用：①碳酸氢钠：可直接提供 HCO_3^-，增加缓冲碱，纠正酸中毒的作用迅速，是纠正酸中毒的首选药物。5% 碳酸氢钠溶液为高渗溶液，1.4% 碳酸氢钠溶液为等渗溶液。临床应用时，常以 5% 碳酸氢钠溶液稀释 3.5 倍（加入 5% 或 10% 葡萄糖溶液）使之成为等渗溶液。在抢救重度酸中毒时，可不稀释而直接静脉注射，但不宜多用。②乳酸钠：11.2% 乳酸钠溶液为高渗溶液，1.87% 乳酸钠溶液（稀释 6 倍）为等渗溶液。需在有氧条件下，经肝代谢产生 HCO_3^- 而发挥作用，肝功能不全、缺氧、休克、新生儿期不宜使用。

4. 氯化钾溶液　用于纠正低钾血症。常用 10% 氯化钾注射液，静脉滴注时稀释成

0.2%～0.3%氯化钾浓度。禁忌静脉直接推注含钾溶液，同时注意肾功能及排尿情况。

（三）混合溶液

将各种溶液按不同比例配成混合溶液，用于不同情况液体疗法的需要，除补充电解质外，还避免了单纯输入氯化钠或碱性溶液的缺点，在输液同时也发挥纠正酸中毒作用。一般将溶液中电解质所具有的渗透压称为溶液的张力。常用混合溶液的配制方法及性质见表3-5。

表3-5 6种常用混合溶液的配制方法和性质

溶液名称	成分比例			性质
	0.9%氯化钠溶液	5%～10%葡萄糖溶液	1.4%碳酸氢钠溶液	
2:1等张含钠液	2		1	等张
1:1液	1	1		1/2张
1:2液	1	2		1/3张
1:4液	1	4		1/5张
2:3:1液	2	3	1	1/2张
4:3:2液	4	3	2	2/3张

（四）口服补盐液

口服补液盐（oral rehydration salt，ORS）是世界卫生组织（WHO）推荐用于治疗急性腹泻合并脱水的一种口服溶液，疗效良好、简便易行、经济实用。其理论基础是小肠的钠离子-葡萄糖偶联转运吸收机制，葡萄糖在主动吸收过程中钠也同时被吸收，水和氯的被动吸收也随之增加。目前多用2002年推荐的低渗透压ORS配方：氯化钠2.6g，柠檬酸钠2.9g，氯化钾1.5g，无水葡萄糖13.5g，加温开水1000ml，其总渗透压为245mmol/L。

链接

关于液体的张力

溶液中电解质所具有的渗透压称为溶液的张力。换句话说，溶液的张力就是指其中电解质的渗透压高低。而电解质的渗透压高低是与血浆渗透压比较而言的，如脱水的三种性质（等渗、低渗和高渗），就是看NaCl这种电解质在体液中的渗透压与血浆渗透压相比是高还是低。对于化合价为1的NaCl分子来讲，根据摩尔浓度的概念，Na^+和Cl^-的渗透压值（单位mmol/L）是相等的，阴阳离子相加之后，再与血浆渗透压相比较。因此，对应于等渗、低渗和高渗性脱水，临床上通常也称等张、低张、高张性脱水。同样，在混合溶液配制理论中，所有电解质溶液均以等渗（张）电解质液为份数，等渗（张）电解质液在该混合溶液中占总份数的几分之几，那么该混合溶液就是几分之几张的。

四 液体疗法

液体疗法是儿科临床治疗技术的重要组成部分，其目的是纠正水、电解质和酸碱平衡紊乱，以维持机体的正常生理功能。补液前要全面了解疾病情况，综合分析，判定水、电解质紊乱和酸碱失衡的性质和程度，制订合理的液体疗法方案，确定补液总量、组成、步骤和速度。补液总的原则是先盐后糖、先快后慢、先浓后淡、见尿补钾、防惊补钙。补液总量包括补充累积损失量、继续丢失量和生理需要量三部分。液体疗法有口服补液和静脉补液两种。

1. 口服补液　多用ORS。一般适用于轻度或中度脱水无严重呕吐的患儿。口服补液主要用于补充累积损失量和继续丢失量。①补充累积损失量：轻度脱水50～80ml/kg，中度脱水80～100ml/kg，4小时内补完；②补充继续丢失量：按实际丢失量补给。宜少量多次服，每5～10分钟喂1次，每次10～20ml。注意：喂服间歇可加喂少量开水，当脱水基本纠正后应即停用。极度疲劳、昏迷、腹胀患儿不宜用口服补液。

2. 静脉补液

（1）确定补液量：①累积损失量：指发病后至补液时所丢失的水和电解质量。根据脱水程度估计，轻度脱水30～50ml/kg，中度脱水50～100ml/kg，重度脱水100～120ml/kg。如为重度脱水伴有循环障碍，可先用部分液量，约20ml/kg，用2:1等张含钠液，在0.5～1.0小时内快速输入，以扩充血容量。②继续损失量：指补液开始后，因呕吐、腹泻等继续损失的体液量。丢失量依原发病而异，且每日可有变化，须每日进行评估，原则是"丢多少补多少"，根据实际损失量用合适的液体补充。③生理需要量：主要供给基础代谢所需的水分，为60～80ml/kg。

以上三部分液体量合计，第一个24小时应供给的液体总量为轻度脱水90～120ml/kg，中度脱水120～150ml/kg，重度脱水150～180ml/kg。学龄前儿童和学龄期儿童酌减1/4～1/3。如第二天仍需静脉补充，只需补继续损失量和生理需要量。

（2）确定补液性质：补充累积损失量时，应根据脱水的性质来确定补液的性质，低渗性脱水时补2/3张含钠液，等渗性脱水时补1/2张含钠液，高渗性脱水时补1/5～1/3张含钠液。如临床上判断脱水性质有困难时，可先按等渗性脱水处理。补充继续损失量，一般用1/3～1/2张含钠液；补充生理需要量，用1/5～1/3张含钠液。

（3）确定补液速度：累积损失量应于8～12小时补足，继续损失量和生理需要量可在当日剩余的12～16小时内输入。

（4）纠正其他失衡：经过有效的液体疗法，酸中毒多数得以纠正；若酸中毒仍存在，应补充碱性液；脱水症状改善后，易发生低钾血症、低钙血症和低镁血症，应分别予以纠正。特点是有惊厥时应补充钙剂或镁剂，用10%葡萄糖酸钙1～2ml/kg溶液（最大量≤10ml）加入等量5%或10%葡萄糖溶液稀释后缓慢静脉推注，必要时重复使用；若用钙剂无效，应考虑用25%硫酸镁溶液，每次0.1～0.2ml/kg，深部肌内注射，每日2～3次，症状缓解后停用。腹泻病程较久者注意补充热能。

● 案例3-1分析

1. 根据患儿11个月，有发热、频繁腹泻、少尿、嗜睡、眼窝、前囟明显凹陷、口唇极干燥、皮肤弹性差、皮肤发花、肢端冰凉、血钠123mmol/L等，确定该患儿为重度、低渗性脱水，并有明显的循环障碍。

2. 治疗首要是静脉补液，全天总液量为150～180ml/kg；用2/3张含钠液在6～8小时内补充累积损失量，需先用2:1等张含钠液20ml/kg，在0.5～1小时内快速输注，以扩充血容量；继续损失量和生理需要量选择合适的电解质溶液在16小时内均匀输入。注意见尿补钾和防惊补钙。

五　儿科常见的几种液体疗法

1. 新生儿液体疗法　新生儿体液总量相对较多，约占体重的78%，早产儿或低出生体重儿体液总量更多。细胞外液相对较多，水的交换率高。新生儿心、肺功能差，肾脏对电解质和酸碱平衡的调节功能差。因此，静脉输液时应注意：①补液总量要少，速度要慢，电解质应减少，用1/5张含钠液。②因肝功能差，纠正酸中毒时应选用碳酸氢钠。③由于生理性溶血，早期新生儿血钾偏高，如无明显缺钾，生后10天内的新生儿，一般不补钾。④全日总量应在24小时内均匀静脉滴注，以免发生心力衰竭。

2. 婴幼儿肺炎的液体疗法　婴幼儿肺炎多数无明显的脱水与电解质紊乱，但重症肺炎因病程长、进食少、体温高、呼吸快，若伴有腹泻、呕吐，则可有脱水、电解质紊乱。①处理原则同婴幼儿腹泻，但总量及钠量要相应减少，以满足最低生理需要量为度，每日60～80ml/kg，用1/5～1/3张含钠液或生理维持液；速度要适当放慢。②出现酸中毒时，首先纠正缺氧和改善肺通气与换气功能，尽量少用碱性溶液，严重酸中毒确实需要补充碱性溶液时，用量也不宜过多。③输液过程中应严密观察心功能变化，避免因输液速度过快加重心力衰竭。④久病或有严重吐泻，应及时补钾。

3. 营养不良伴腹泻的液体疗法　营养不良伴腹泻时，脱水性质多为低渗性脱水；因长期蛋白质热量摄入不足，常并发营养不良性贫血、水肿、低血糖；细胞外液相对较多，血钠、钾、钙、镁均较低；心功能差，补液量过多、过快易出现心力衰竭。静脉补液时：①补液量按患儿实际体重计算后，应比一般腹泻减少1/3，采用2/3张含钠液体为宜。②输液速度应放慢，以在24小时内匀速输完为妥，若重度脱水、休克时先用20ml/kg的液量，在半小时内滴完以纠正休克，然后仍按平均速度滴注。③注意见尿补钾，及早补充钙、镁，同时应及时补充热量和蛋白质。

自　测　题

A₁型题

1. 体重20kg小儿的体表面积为（　　）
   A. 0.5m²　　　　B. 0.7m²
   C. 0.8m²　　　　D. 1.0m²
   E. 1.05m²

2. 小儿最常用的给药方法是（　　）
   A. 静脉滴注法　　B. 肌内注射法
   C. 口服法　　　　D. 雾化吸入法
   E. 灌肠给药法

3. 下列小儿神经系统检查叙述，哪项是错误的（　　）
   A. 新生儿存在瞳孔反射
   B. 新生儿存在拥抱反射
   C. 新生儿腹壁反射可不能引出
   D. 5岁小儿双侧Babinski征阳性，为生理现象
   E. 3～4个月内的婴儿Kernig征可阳性

4. 下列哪项是儿科病史中最具特征性的部分（　　）
   A. 主诉　　　　　B. 现病史
   C. 个人史　　　　D. 既往史
   E. 家族史

5. 等渗性脱水的血钠浓度是（　　）
   A. 50～100mmol/L
   B. 100～130mmol/L
   C. 130～150mmol/L
   D. 150～180mmol/L
   E. 180～200mmol/L

6. 低血钾的临床表现，不包括下列哪项（　　）
   A. 精神萎靡、反应低下
   B. 心率增快、心音低钝、恶心、呕吐
   C. 肌张力增高
   D. 腹胀、肠鸣音减弱

E. 心电图显示T波平坦或倒置
7. 中度脱水的临床表现，不包括下列哪项（　　）
   A. 精神萎靡或烦躁不安
   B. 眼窝及前囟明显凹陷
   C. 四肢厥冷，血压下降
   D. 皮肤干燥，弹性差
   E. 尿量明显减少
8. 小儿体液特点叙述，下列哪项是错误的（　　）
   A. 年龄越小，体液总量相对越多
   B. 年龄越小，间质液量所占的比例越低
   C. 年龄越小，需水量相对越多
   D. 生后数日的新生儿血钾偏高
   E. 婴儿水的交换速率比成人快3~4倍

A_3/A_4型题

（9、10题共用题干）

10月小儿，因呕吐、腹泻4天来院，大便5~8次/日，体温37.8℃，精神萎靡，前囟凹陷，尿量明显减少，皮肤弹性差，血钠浓度142mmol/L。对该患儿进行液体疗法时：

9. 入院第一天供给液体总量为（　　）
   A. 60~90ml/kg
   B. 90~120ml/kg
   C. 120~150ml/kg
   D. 150~180ml/kg
   E. 180~200ml/kg
10. 补充累积损失量时应选用（　　）
    A. 1/5张含钠液
    B. 1/4张含钠液
    C. 1/2张含钠液
    D. 2/3张含钠液
    E. 等张含钠液

（李　锋）

第四章 营养性疾病

引言：儿童营养性疾病是因体内各种营养素不平衡而引起机体营养代谢异常的疾病，包括营养低下（undernutrition）、微量营养素（micronutrients）缺乏、超重（overweight）及肥胖（obesity）。营养性疾病严重威胁我国儿童健康，干扰儿童的生长发育，这些疾病不仅重在及时、正确的治疗，更强调发病前的预防。

第一节 蛋白质-能量营养障碍

● 案例 4-1

患儿，女，2岁6个月。因渐进性纳差伴消瘦5个月入院。患儿1岁6个月时父母外出打工，将患儿送回老家代养。患儿每天喜边吃零食边看电视，正餐不吃或吃很少。逐渐出现喂养困难，肉类和青菜拒之。近5个月家长发现患儿逐渐消瘦，易烦躁，在当地诊所治疗无效后来院就诊。病后常患呼吸道感染。查体：T 36℃，P 80次/分，R 30次/分，体重8.0kg，身高81cm。表情淡漠呆滞，毛发稀黄，皮肤苍白干燥，弹性差，轻度鸡胸和肋外翻，心肺听诊无异常。腹部凹陷，皮下脂肪0.3cm，肝右肋缘下2cm，质软无压痛，脾脏未触及。四肢肌张力偏低，反应迟钝，易激惹。

问题：1. 该患儿有何临床特点？
　　　2. 引起该病的病因是什么？
　　　3. 如何预防该病？

一、蛋白质-能量营养不良

蛋白质-能量营养不良（protein-energy malnutrition，PEM）是因蛋白质和（或）能量缺乏引起的一种慢性营养缺乏症，多见于3岁以下儿童。临床特征为体重不增、体重下降、渐进性消瘦或水肿、皮下脂肪减少或消失，常伴各器官系统的功能紊乱和多种营养素缺乏。临床分型：以能量缺乏为主的消瘦型、以蛋白质缺乏为主的水肿型和介于两者之间的消瘦-水肿型。我国儿童营养不良绝大多数是两者并存，不易将它们截然分开。

（一）病因

1. 摄入不足　是导致营养不良的重要原因。例如，母乳量不足，添加辅食不及时，人工喂养者奶粉冲调过稀，突然断奶后停喂乳制品，单纯谷类食物喂养，不良饮食习惯如偏食、挑食、吃零食等，造成蛋白质或能量摄入不足。

2. 疾病影响　疾病是较为常见的诱发因素。例如，消化道先天畸形、先天性代谢障碍、各种原因引起的消化功能紊乱（迁延性腹泻、过敏性肠炎等）、长期发热、各种急慢性疾病的恢复期、肠道寄生虫病等，均可引起食物摄入减少或消化吸收障碍而发生营养不良。

3. 需要量增加　生长发育加速阶段营养需要量增加，孕母及胎儿营养不足和生理功能低下，如早产儿、低出生体重儿因追赶生长而需要量增加，可引起营养不良。

> **链接**
>
> ### 追 赶 生 长
>
> 健康儿童的生长总是沿着自己特定的轨道前进，但是当受到疾病、营养不良、激素缺乏等因素的影响时，儿童生长可偏离其自然生长轨道，导致生长落后。一旦影响因素被去除后，将以超过同龄儿童正常速度的方式生长，并迅速调整到原有的生长轨道上来，这种现象称为追赶生长。追赶生长是2岁前儿童的正常现象，对促进儿童生长发育具有重要的现实意义，可促使人们主动采取各种措施来消除儿童生长发育过程中的不利因素，而不是消极地等待生长的自然恢复。

（二）病理生理

1. 新陈代谢失调　由于糖类摄入不足或消耗过多，引起血糖偏低，严重时出现低血糖昏迷甚至猝死。能量摄入不足造成体内脂肪大量消耗，致血清胆固醇下降，当超过肝代偿能力时，大量甘油三酯在肝脏累积引起肝脏脂肪浸润变性。蛋白质摄入不足或丢失过多，使蛋白质代谢出现负平衡。当血清总蛋白<40g/L、白蛋白<20g/L时，血浆渗透压降低，可发生低蛋白性水肿。由于ATP合成不足，影响细胞膜上钠泵转运，钠在细胞内潴留，总液量相对较多，细胞外液呈低渗状态，易出现低渗性脱水、酸中毒、低钾、低钠、低钙和低镁血症。同时，低蛋白血症可进一步加剧水肿。常伴有维生素、常量及微量元素缺乏。

2. 各系统功能低下

（1）消化系统：各种消化酶分泌减少和活性降低，肠蠕动减弱，引起吸收不良，易发生腹泻和肠道菌群失调。

（2）循环系统：心肌纤维萎缩变性，收缩力减弱，导致心排血量减少、血压偏低和脉搏细弱。

（3）中枢神经系统：供能不足，引起大脑脂类成分、DNA和RNA含量减少，神经元生长和分化减慢，影响认知和神经发育，记忆力减退，条件反射不易建立，甚至永久性运动功能和智力下降。

（4）泌尿系统：肾小管重吸收功能下降，引起尿量增多和低比重尿。

（5）免疫功能：特异性及非特异性免疫功能均下降，患儿极易并发各种感染且常常迁延不愈。

（三）临床表现及分型分度

1. 临床表现　早期表现是活动减少、精神较差和体重不增，继之体重减轻和消瘦、皮下脂肪减少或消失。皮下脂肪层减少的厚度是判断营养不良程度的指标之一，消减的顺序首先是腹部，其次是躯干、臀部、四肢，最后是面颊。同时还有以下表现：皮肤干燥、松弛、失去弹性，额部皱纹如老年貌；头发干枯、毛发稀疏易脱落；肌肉松弛、肌张力降低、运动反应迟钝。需注意蛋白质缺乏为主者水肿在早期就可出现，因而体重下降不明显，甚至造成体重增加的假象，外表似"泥膏样"。营养不良初期，身高不受影响，随病情加重，骨骼生长减慢，身高亦低于正常。重度营养不良可有精神萎靡、表情淡漠或与烦躁交替出现，反应差、体温偏低、脉细无力、心率减慢、心音低钝、无食欲，腹泻与便秘交替等，可伴有重要器官功能损害。

2. 分型分度　5岁以下儿童营养不良的分型和分度如下。

（1）体重低下：体重低于同年龄、同性别参照人群值的均值减2SD以下为体重低下。如低于同年龄、同性别参照人群值的均值减2SD~3SD为中度；低于均值减3SD为重度。

（2）生长迟缓：身长低于同年龄、同性别参照人群值的均值减2SD为生长迟缓。如低于同年龄、同性别参照人群值的均值减2SD~3SD为中度；低于均值减3SD为重度。此指标主要反映慢性长期营养不良。

（3）消瘦：体重低于同性别、同身高参照人群值的均值减2SD为消瘦。如低于同性别、同身高参照人群值的均值减2SD~3SD为中度；低于均值减3SD为重度。此项指标主要反映近期、急性营养不良。

临床上常综合应用以上指标来判断患儿营养不良的类型和严重程度。

（四）并发症

常见并发症：①营养性贫血：以缺铁性贫血最常见；②维生素及微量元素缺乏：以维生素A缺乏和锌缺乏多见；③感染：以呼吸道和消化道感染最常见；④自发性低血糖：多发生在迁延不愈的患儿，表现为体温不升、面色灰白、神志不清、脉搏缓慢甚至呼吸暂停，若不及时静脉注射葡萄糖，可因呼吸麻痹而死亡。

（五）实验室检查和其他检查

目前尚无特异性检测指标。

血浆白蛋白降低是最具特征性的改变，低于25g/L可确诊。血清前白蛋白浓度降低，100~150mg/L为轻度缺乏，50~100mg/L为中度缺乏，低于50mg/L为重度缺乏。

视黄醇结合蛋白、转铁蛋白、血浆胰岛素样生长因子Ⅰ（IGF-Ⅰ）、血浆牛磺酸、多种血清酶活性、胆固醇、血糖、各种电解质和微量元素均可降低。尤其视黄醇结合蛋白在营养不良早期就下降明显，是营养不良早期诊断灵敏而可靠的指标。

（六）诊断

根据喂养史和体格评价指标即可明确诊断。但早期和轻症患儿因症状不典型，容易漏诊，需通过纵向生长监测比较才能发现。诊断营养不良的基本测量指标为身长（高）和体重，根据分型和分度，符合其中一项即可作出诊断。

（七）治疗

采取综合治疗，包括去除原发病因，加强营养支持（主要是补充蛋白质和能量），调节消化道功能，及时治疗并发症，同时兼顾其他营养素的补充。

1. 去除病因　如因喂养不当导致的营养不良，应及时纠正。感染性疾病是导致我国儿童继发性营养不良的首位因素，两者互为因果加重病情。因此，要积极寻找感染灶，尤其是患有消化系统疾病或畸形要及时治疗。

2. 能量和蛋白质补充　应根据病情轻重、消化能力和对食物的耐受情况，逐渐增加供应量。轻度营养不良因其消化功能尚正常，可以通过调整饮食结构来补充。对中、重度营养不良应遵循由少到多的原则，每天补充能量从167~250kJ/（kg·d）和蛋白质1g/（kg·d）开始，视消化吸收功能情况逐渐增加至500~650kJ/（kg·d），蛋白质增至3~4g/（kg·d），待体重接近正常后，再恢复到正常生理需要量。大量营养素应采用肠外营养方法补充，仅靠食物摄入无法达到目的，因营养不良患儿消化功能低下，过多摄入会加重胃肠道负担导致腹泻，形成恶性循环。

3. 保持水电解质平衡　营养不良多有低渗性脱水，当低蛋白血症和酸中毒纠正后易发生低钙血症和低钾血症，治疗中要注意补充。补液时需注意总量、速度和张力，以免发生心力衰竭。

4. 补充维生素和微量元素　治疗中应常规补充推荐量的维生素A、维生素C、维生素D、B族维生素和锌、钙等元素。铁剂需在疾病恢复期开始补充，过早补铁不仅会干扰蛋白的防御功能，还会加剧组织细胞的氧化损伤。

5. 促进蛋白质合成　在能量和蛋白质补充的前提下给予蛋白同化类固醇制剂，如苯丙酸诺龙，以促进蛋白质合成及增进食欲，每次肌内注射10~25mg，每周1~2次，连用2~3周。

6. 并发症治疗　及时消除各种感染因素，控制感染蔓延。伴严重贫血和低蛋白血症时，给予少量多次输新鲜血或血浆、白蛋白。及时处理自发性低血糖。

7. 中医中药治疗　健脾补气、理中化积为主，配合捏脊、推拿、针灸等，尤其适用于缺医少药的贫困地区。

（八）预防

加强儿童保健工作，定期监测生长发育指标，宣传正确的喂养知识和方法，加强预防接种，改进环境卫生，防止感染性疾病和传染病发生，对已发生的营养不良要早期诊断和干预，防止病情加重。

● 案例4-1分析

1. 该患儿临床特点　5岁时由别人代养，后喂养困难，呈渐进性消瘦，易烦躁，抵抗力低下；体重、身高均低于正常同龄儿，表情淡漠呆滞，毛发稀黄，皮肤苍白干燥，弹性差，皮下脂肪0.3cm；四肢肌张力偏低，反应迟钝，易激惹。临床诊断：蛋白质-能量营养不良。

2. 引起该病的病因　营养摄入不足和不良的饮食习惯。

3. 预防措施　指导科学喂养，保证充足营养；改善生活环境，培养正确的饮食习惯；及时防治感染等。

二 儿童单纯性肥胖

单纯性肥胖（obesity）是因长期能量摄入超过消耗，全身脂肪组织过度堆积的一种营养障碍性疾病。近年来，儿童单纯性肥胖在我国呈明显增多趋势，目前占5%~8%，尤其是大城市儿童超重和肥胖的发生率已接近发达国家。肥胖年龄发生越晚，延续到成年的概率就越大，如青春期肥胖者则有70%~80%可发展为成人肥胖症。

肥胖分为单纯性肥胖和继发性肥胖两种。前者是指不伴有明显的内分泌、代谢性疾病的肥胖，95%~97%肥胖患儿属于单纯性肥胖；后者指继发于各种内分泌病、代谢性疾病和遗传综合征等，常伴有肢体或智能异常。本节主要介绍单纯性肥胖。

（一）病因

肥胖是遗传和环境因素共同作用的结果，其中生活方式和个人行为模式是主要因素。

1. 摄入过多　食物摄入过多已被公认是儿童肥胖的主要因素之一。儿童不健康的生活方式，如喜爱进食油腻食物、零食、甜食，以及父母对儿童进行填鸭式喂养等，当摄入的营养超过机体代谢需要，多余的能量转化为脂肪储存在体内而引起肥胖。

2. 活动量少　静坐时间（如玩手机游戏、看电视、看电脑等）过长，缺乏体育锻炼，导致能量消耗过少而引起肥胖；肥胖又导致活动不便，形成恶性循环。

3. 遗传因素　肥胖有高度的遗传性。双亲肥胖的后代肥胖率高达 70%～80%，双亲之一肥胖者后代肥胖率为 40%～50%，双亲正常的后代肥胖率仅 10%～14%。提示肥胖的家族性发生与多基因遗传有关。

4. 其他因素　母孕期后 3 个月进食过多且活动很少，易发生巨大儿并导致出生后儿童肥胖。精神创伤、心理异常、内分泌代谢失调、中枢神经调节失衡等，均可引起儿童肥胖。

（二）发病机制

引起肥胖的机制是脂肪细胞数目增加和（或）每个脂肪细胞中的脂肪含量增多（体积增大）。脂肪细胞数量的增多主要在出生前 3 个月、生后第 1 年和 11～13 岁三个阶段，若肥胖发生在这三个时期，治疗较困难且易复发；若不是在这三个时期发生的肥胖，仅是脂肪细胞体积增大所致，治疗较易奏效。肥胖引起一系列代谢和内分泌改变：体温调节与能量代谢障碍，患儿产热减少，有低体温倾向。脂类代谢障碍，常有血浆甘油三酯、胆固醇、极低密度脂蛋白（VLDL）及游离脂肪酸增加，但高密度脂蛋白（HDL）减少。嘌呤代谢异常，血尿酸水平增高，易发生痛风症。糖代谢异常，可发生糖耐量减低或糖尿病。影响甲状旁腺激素（PTH）和维生素 D 代谢，易发生骨质病。雌激素水平增高，女孩可有月经不调，男孩可有轻度性功能低下、阳痿（图 4-1）。

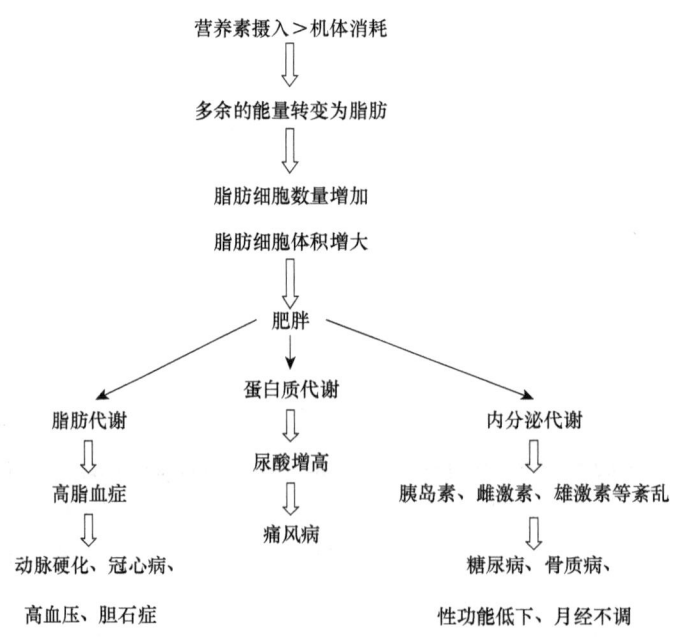

图 4-1　儿童单纯性肥胖的发病机制

（三）临床表现

肥胖可发生于任何年龄，但最常见于婴儿期、5～6 岁和青春期。男孩多于女孩。临床表现为食欲旺盛、喜食甜食和高脂食物；体脂丰满、分布均匀，腹部膨隆下垂，因体重过重，长期发展可形成膝外翻和扁平足。男孩因大腿内侧和会阴部脂肪堆积，使阴茎隐匿而易被误诊为阴茎发育不良。性发育常提前，最终身高常略低于正常儿。平时常有疲乏感，行动迟缓，稍运动即出汗气喘。严重肥胖儿童因胸廓和膈运动受限而致肺通气、换气不足，造成呼吸浅快、气急、发绀、红细胞增多、心脏扩大或充血性心力衰竭甚至死亡，临床上称为肥胖-换氧不良综合征。部分患儿由于体胖而出现自卑、孤独、胆怯等心理障碍。

（四）实验室检查和其他检查

血清甘油三酯、胆固醇、极低密度脂蛋白、载脂蛋白、血清胰岛素水平增高，高密度脂蛋白、生长激素水平降低。肝脏超声波检查常有脂肪肝。

（五）诊断与鉴别诊断

结合有营养过度和少动病史、临床表现、体格评价及实验室检查综合分析诊断。常用的诊断标准如下。

1. 身高、性别、体重　即实际体重超过同性别同身高参照人群均值的10%~19%者为超重。超过20%，有引起肥胖的病因，呈均匀性肥胖而无其他临床表现者，可诊断为单纯性肥胖症；其中，体重超过同性别、同身高参照人群均值的20%~29%者为轻度肥胖，超过30%~49%者为中度肥胖，超过50%者为重度肥胖。

2. 年龄的体质指数（BMI）　体质指数（BMI）=体重（kg）/身高的平方（m^2）。当BMI在P_{85}~P_{95}为超重，超过P_{95}为肥胖。适用于2岁以上儿童肥胖。

单纯性肥胖需与继发性肥胖进行鉴别：①垂体及下丘脑病变引起的肥胖生殖无能症：手指、足趾纤细，身材矮小，脂肪主要积聚在颈部、颏下、腰部及下腹部，第二性征延迟或不出现；②普拉德-威利（Prader-Willi）综合征：周围型肥胖体态，身材矮小，手脚小，肌张力低，外生殖器发育不良，智能低下；③劳-穆-比（Laurence-Moon-Biedl）综合征：周围型肥胖，视网膜色素沉着，多指（趾），性功能减低，智能轻度低下；④其他继发性肥胖：如肾上腺皮质增生症、生长激素缺乏症等，各具有原发病的临床特点，可资鉴别。

（六）治疗

原则是减少高热能食物摄入和增加机体对热能的消耗，使体内脂肪不断减少，体重逐步下降。饮食疗法和运动疗法是两项最主要的措施，药物或外科手术治疗均不适宜儿童。

> **链接**
>
> **单纯性肥胖儿童的治疗禁忌**
>
> ①禁止采用禁食或变相禁食疗法；②禁止采用快速减肥（3个月内）；③禁止采用药物或食品减肥疗法；④禁止采用手术疗法。

1. 饮食疗法　既要满足生长发育需要，又要达到减肥目的。推荐低脂肪、低糖类、高蛋白、高微量营养素、适量纤维素食谱。宜供应优质蛋白质。鼓励患儿多吃体积大而热能低的蔬菜及水果类食品如萝卜、青菜、黄瓜、番茄、苹果等，除能增加饱腹感外，其中所含纤维还可减少糖类的吸收和胰岛素的分泌，并能阻止胆盐的肠肝循环，促进胆固醇排泄，且有一定通便作用。培养良好的饮食习惯，远离快餐、饮料，不吃夜宵或零食。

2. 运动疗法　运动可以增加脂肪组织对胰岛素的敏感性，降低空腹和餐后游离脂肪酸、低密度脂蛋白和甘油三酯水平，增加高密度脂蛋白水平，并诱导脂肪酸的氧化，从而达到增加基础代谢率、减少机体脂肪含量的目的。体力活动的增加是有益的，但关键是要长期坚持、循序渐进地进行有氧和无氧运动交替锻炼，使体内脂肪不断减少，体重逐步下降。运动强度依据个体情况而定，可进行散步、慢跑、做操、游泳等，逐渐增加运动量。一般每周锻炼3～5次，每次锻炼1～2小时（最初可0.5～1.0小时），3个月为一个阶段，1年为一个周期。每次运动后以轻松愉快、不感到疲劳为宜。

3. 心理治疗　增强对肥胖危害的认识，建立纠正不良饮食习惯的决心，改变静逸的生活方式。家长应关心、鼓励患儿多参加集体活动，帮助其建立健康的生活方式，树立信心，克服自卑心理，严格监督并发挥其主观能动性。如存在心理行为异常时，应积极治疗。

4. 药物治疗　单纯性肥胖不主张药物治疗。

（七）预防

1. 健康教育　宣传肥胖对机体带来的危害性。摒弃"越胖越健康"的陈旧观念，改变不良的生活方式、饮食习惯和膳食结构，减少肥胖的发生。提高对危险因素易感人群的识别，及时给予干预，以控制肥胖的进展。

2. 不同年龄段预防措施

（1）胎儿期预防：孕母在妊娠后期应适当减少脂肪类食物摄入，防止胎儿体重增加过重，造成出生后肥胖。

（2）婴儿期预防：坚持母乳喂养，6个月前不喂半固体或固体淀粉类食物，对于抑制肥胖发展有积极的作用。婴幼儿期应定时体检，早期发现过重肥胖倾向，及时纠正。

（3）学龄前期和青春期预防：①建立正常饮食制度，合理安排一日三餐。当体重超过标准体重的10%时，应取消餐间点心，多吃蔬菜、水果，不允许儿童多食油炸及淀粉类食物；②加强体格锻炼，增加体力活动；③加强引导，建立正确的生活方式，避免儿童长时间玩游戏、看电视。

第二节　维生素D缺乏症

一、维生素D缺乏性佝偻病

维生素D缺乏性佝偻病（vitamin D deficiency rickets）简称佝偻病，是指儿童维生素D缺乏导致钙磷代谢紊乱、长骨干骺端生长板和骨基质矿化障碍的一种慢性营养性疾病。该病多见于2岁以内婴幼儿，北方患病率高于南方。近年来，重度佝偻病发病率已显著降低，但在农村地区轻、中度佝偻病发病率仍较高，并对儿童健康危害较大，是我国儿科重点防治的"四病"之一。

（一）维生素D的来源、转运与代谢

人体内的维生素D分为内源性与外源性2种。内源性维生素D是皮肤中的7-脱氢胆固醇经日光中紫外线照射后转变为胆骨化醇，即维生素D_3，是人类维生素D的主要来源。外源性维生素D存在于植物（如蕈类）和动物食品（如鱼肝油、蛋黄）中，经由食物摄入体内。内源性和外源性维生素D进入血液循环后，首先于肝细胞微粒体中在25-羟化酶的作用下转化为25-羟维生素D_3，然后进一步经过肾脏1-α羟化酶的催化，生成具有生物活性的1,25-$(OH)_2D_3$，最后与靶器官中维生素D_3受体（VDR）结合而发挥生物学作用。维生素D在机体钙吸收过程中起到关键作用，参与调节机体的钙、磷代谢平衡，促进骨骼的生长发育。

（二）病因

1. 维生素D来源不足

（1）孕母维生素D水平低下：孕母在妊娠期特别是妊娠后期户外活动少、日光照射不足、营养不良、肝肾疾病及慢性腹泻等均可引起体内维生素 D 不足，直接影响到胎儿获得维生素 D 的量，严重者出生即有佝偻病的表现。

（2）日光照射不足：日光中紫外线易被大气污染、高层建筑、普通玻璃所遮挡，影响到机体内源性维生素 D_3 的合成。另外，北方寒冷季节长，日照时间短；儿童衣着严实、户外活动少等，均易致维生素 D 缺乏。

（3）摄入不足：天然饮食中维生素 D 含量少，母乳和牛乳中维生素 D 浓度分别为 60U/L 和 40U/L，如不适当添加，易引起维生素 D 缺乏。

2．生长过速　婴儿生长发育快，维生素 D 和钙需要量大。尤其是早产、双胎儿生后生长发育快，需要维生素 D 多，而体内维生素 D 储备不足，易出现维生素 D 缺乏。

3．疾病和药物影响　慢性腹泻、肝肾疾病等可影响维生素 D 的吸收及代谢。长期应用苯妥英钠、苯巴比妥、利福平、异烟肼等药物，可加速维生素 D 的分解和代谢。糖皮质激素能拮抗维生素 D 对钙的转运而导致佝偻病。

（三）发病机制

机体长期严重的维生素 D 缺乏，造成肠道吸收钙、磷减少和低钙血症，通过甲状旁腺功能的代偿机制，导致机体钙磷代谢失调，破坏了骨骼的正常生长：钙化管排列紊乱，使长骨钙化带消失、骺板失去正常形态，参差不齐；长骨和扁骨骨膜下的骨基质矿化不全，成骨细胞代偿增生，碱性磷酸酶分泌增加，骨骺端骨样组织堆积，骨骺端增厚膨出，出现"肋骨串珠"、"手镯"征或"足镯"征、"方颅"。骨皮质渐为不坚硬的骨样组织代替，骨膜增厚，骨质疏松，长骨在肌肉牵拉和重力作用下易发生弯曲变形甚至病理性骨折，出现"O"形腿、"X"形腿等佝偻病体征。临床上出现一系列佝偻病症状和血生化改变（图 4-2）。

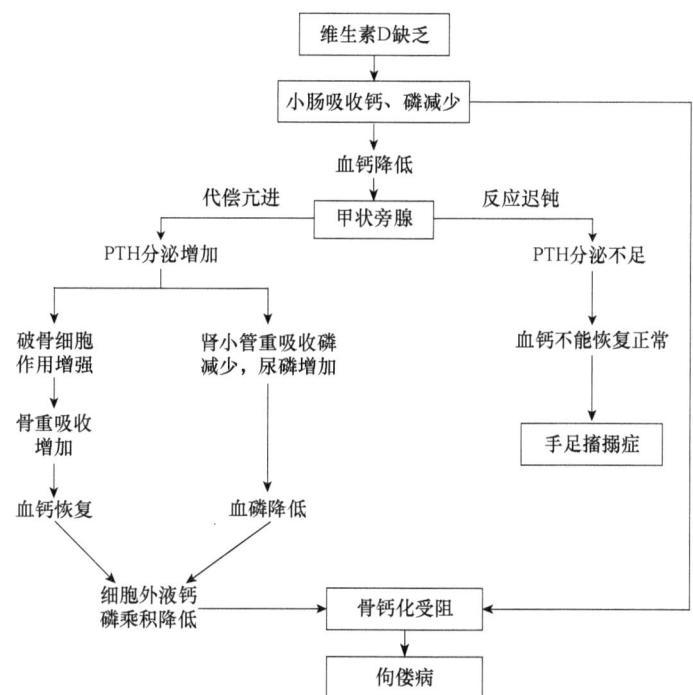

图 4-2　维生素 D 缺乏性佝偻病和手足搐搦症的发病机制

（四）临床表现

临床表现主要为骨骼改变、肌肉松弛和非特异性神经精神症状。临床分为初期、活动期（激期）、恢复期和后遗症期。

1. 初期（早期） 多见于6个月以内，尤其是3个月以内婴儿。主要表现为非特异性神经兴奋症状，如易激惹、烦躁、睡眠不安、夜间惊啼。常伴与室温、季节无关的多汗，由于头部汗液刺激皮肤常摇头擦枕，致使枕部脱发，形成枕秃（图4-3）。此时常无明显骨骼改变，但血清 $25-(OH)D_3$ 降低，PTH 升高，血磷降低，碱性磷酸酶正常或稍高。骨骼X线检查多正常或仅见长骨钙化带稍模糊（图4-4）。此期可持续数周或数月，若未经适当治疗，可发展为极期。

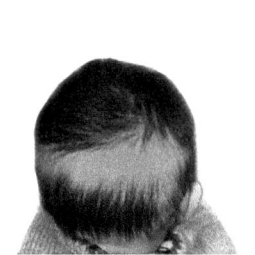

图4-3 佝偻病的枕秃

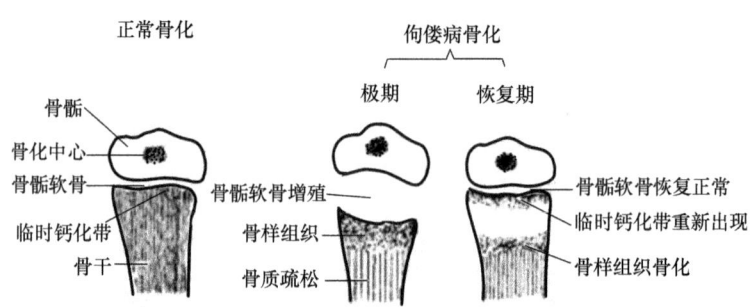

图4-4 正常骨化和佝偻病骨化

2. 活动期（极期） 表现为甲状旁腺功能亢进，钙、磷代谢失常和典型的骨骼改变。

（1）头部改变：因小儿机体各部骨骼生长速度随年龄不同而异，故不同年龄有不同的骨骼改变。①颅骨软化：是佝偻病最早期出现的体征，多见于3～6个月婴儿，用手指稍用力压顶骨或枕骨中央部位，可有压乒乓球样感觉，颅骨软化可致头颅变平，甚至造成永久性头颅不对称。②方颅：多见于8～9个月患儿，由于骨样组织增生致额骨及顶骨双侧呈对称性隆起，变成"方盒样"头形，即方颅（图4-5）。重者可呈鞍状、十字状颅形，头围较正常增大；前囟闭合延迟，严重者可迟至2～3岁才闭合；出牙延迟可迟至1岁出牙，3岁才出齐，有时出牙顺序颠倒，缺乏釉质，易患龋齿，甚至可影响恒牙钙化。

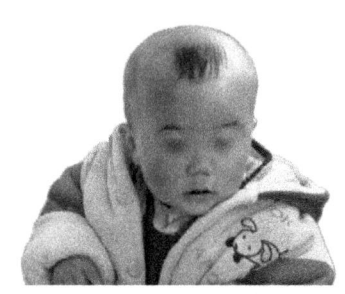

图4-5 11个月患儿：佝偻病方颅

（2）胸部改变：多见于1岁左右小儿。①肋骨串珠：肋骨和肋软骨交界处因骨样组织堆积而形成钝圆形隆起，以两侧第7～10肋最明显，上下排列如串珠状。因膨大的肋软骨向胸腔内隆起而压迫肺组织，故易患肺炎。②哈里森（Harrison）沟或肋膈沟：是因膈肌附着处的肋骨受膈肌牵拉而内陷，同时其下部因腹大而外翻，形成一条沿肋骨走向的横沟。③鸡胸或漏斗胸：由于肋骨骺部内陷，以致胸骨向外突出形成鸡胸；向内凹陷，则形成漏斗胸。两者均影响呼吸功能（图4-6、图4-7）。

（3）脊柱及四肢改变：①腕踝畸形：多见于6个月以上小儿，在手腕、脚踝处可见因骨骺肥厚形成的钝圆形环状隆起，称为佝偻病"手镯"征或"足镯"征。②下肢畸形：小儿开始行走后，由于骨质软化和肌肉关节松弛，双下肢在重力影响下可出现"O"形腿或"X"形腿。此外，小儿会坐和站立后，因韧带松弛可致脊柱后突或侧弯；严重患儿可致骨盆前后径变短形成

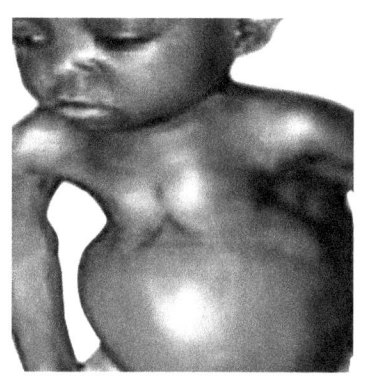

图 4-6　佝偻病鸡胸

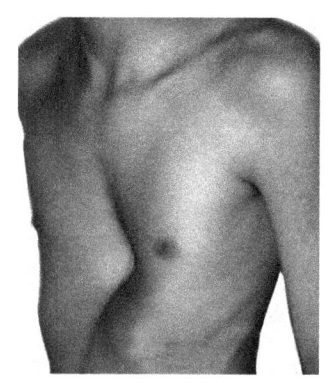

图 4-7　佝偻病漏斗胸

扁平骨盆，女婴成年后可致难产。

（4）肌肉改变：严重低血磷使肌肉糖代谢障碍，使全身肌肉松弛、肌张力降低、头颈软弱无力，坐、立、行等运动功能发育落后，腹肌松弛呈蛙腹状。

（5）其他表现：重症患儿神经系统发育迟缓，大脑皮质功能异常，条件反射形成缓慢，表情淡漠，语言发育落后。免疫力低下，易合并感染（肺炎及腹泻等）及贫血。

（6）血生化改变：血钙稍降低，血磷明显降低（<40mg/dl），血清碱性磷酸酶明显增高，血清 25-(OH)D_3 降低。

（7）骨骼 X 线：长骨钙化带模糊或消失，干骺端呈毛刷样、杯口状改变，骨骺软骨盘（生长板）增宽（>2mm），骨质稀疏，骨皮质变薄，可有骨干弯曲畸形或青枝骨折。

3. 恢复期　经常规维生素 D 治疗后，临床症状逐渐减轻或消失；血钙、血磷渐恢复正常，碱性磷酸酶需 1～2 个月降至正常水平；骨骼 X 线影像于治疗 2～3 周后有所改善，出现不规则的钙化线，以后逐渐致密增厚，骨质密度逐步恢复正常。

4. 后遗症期　多见于 2 岁以后。无任何临床症状，血生化正常，骨骼 X 线检查骨骺干骺端活动性病变消失。重者可留下不同程度的骨骼畸形。

（五）诊断与鉴别诊断

正确的诊断必须依据维生素 D 缺乏的病因、临床表现、血生化及骨骼 X 线检查。早期的神经兴奋症状因无特异性，仅据临床表现的诊断准确率较低。血生化与骨骼 X 线检查为诊断的"金标准"。钼靶拍摄腕部 X 线片是早期诊断佝偻病的可靠方法。血清 25-(OH)D_3 在佝偻病早期即明显降低，为最可靠的诊断指标，但很多单位不能检测。

佝偻病需与下列疾病相鉴别：

1. 先天性甲状腺功能低下　生后 2～3 个月开始出现甲状腺功能不足现象，如生长发育迟缓、出牙迟、前囟大且闭合晚、体格明显矮小等症状与佝偻病相似，但患儿智能明显低下，有特殊面容，血清促甲状腺激素（TSH）、甲状腺素（T_4）测定可供鉴别。

2. 软骨营养不良　是一种遗传性软骨发育障碍，出生时即可见头大、前额突出、长骨骺端膨出、胸部串珠、腹大等与佝偻病相似症状，但还有四肢及手指短粗，五指齐平，腰椎前凸等症状，臀部后凸，根据特殊体态和骨骼 X 线检查可以鉴别。

3. 远端肾小管性酸中毒　为远曲小管泌氢不足，从尿中丢失大量钠、钾、钙，继发甲状旁腺功能亢进症，骨质脱钙，出现佝偻病体征。患儿骨骼畸形显著，身材矮小，有代谢性酸中毒，多尿、碱性尿，血钙、磷、钾均低，血氨增高。

4. 肾性佝偻病　由于先天（肾发育不全、多囊肾等）或后天原因（肾盂积水、慢性肾炎等）所致的慢性肾功能障碍，导致钙磷代谢紊乱，血钙低，血磷高，继发性甲状旁腺功能亢进症，骨质普遍脱钙，骨骼呈佝偻病改变。症状多在幼儿后期逐渐明显，形成肾性侏儒综合征。

5. 其他　还应与低血磷抗维生素D佝偻病、维生素D依赖性佝偻病、肝性佝偻病、黏多糖病等相鉴别。

> **链接**
>
> **佝偻病、骨软化症、骨质疏松的区别**
>
> 佝偻病：是儿童期特发的一种骨病，可由于维生素D和（或）钙缺乏，也可由低磷引起。儿童阶段，骨骼具有纵向生长能力，有生长板。
>
> 骨软化症：骨骼纵向生长停止后，成人阶段骨生长板消失、骨与干骺端融合，长骨生长板主导的软骨内成骨过程结束，骨骼矿化不全，不再称"佝偻病"，而称"骨软化症"。
>
> 骨质疏松：是骨基质、骨矿物质都减少，骨成分或骨量的丢失。

（六）治疗

治疗目的：控制活动期，防止骨骼畸形。

1. 维生素D治疗　以口服为主，一般剂量为每日2000～5000U（50～125μg），持续4～6周；之后，<1岁婴儿改为400U/d，>1岁婴儿改为600U/d，同时给予多种维生素。如口服困难或腹泻等影响吸收时，可采用肌内注射维生素D_3 20万～30万U/次（5000～7500μg），3个月后改为口服维持（量同前）。治疗1个月后应评估症状、体征、血生化检查，若无改善应考虑其他疾病。维生素D_2和维生素D_3具有相同的效应，单剂大剂量冲击疗法时，优先选用维生素D_3，因维生素D_3具有更长半衰期。不同年龄佝偻病维生素D治疗量见表4-1。

表4-1　不同年龄段佝偻病维生素D治疗剂　　（单位：U）

年龄	每日剂量 持续3个月	单次剂量 （冲击疗法）	每日维持量
<3月龄	2000	不宜采用	400
3～12月龄	2000	5万	400
12月龄至12岁	3000～6000	15万	600
>12岁	6000	30万	600

2. 补充钙剂　维生素D治疗期间应同时补充钙剂，可从膳食摄取，或单独口服补充钙剂，不需考虑年龄和体重因素，元素钙摄入量至少为500mg/d，连服1～2个月。

3. 其他治疗　加强营养，保证足够奶量，及时添加转乳期食品；坚持每日户外活动。对2岁以上遗留骨骼畸形者，应加强体格锻炼，做扩胸、俯卧撑、抬头等运动，加速畸形的矫正。严重骨骼畸形可考虑手术矫正。

> **链接**
>
> **维生素A维生素D同补的优点**
>
> 维生素A和维生素D是儿童生长发育过程中不可缺乏的重要维生素。它们共同的作用如下：防治佝偻病；促进儿童身高和骨骼健康；维持良好的钙营养状态，达到理想的骨峰值；促进血红蛋白和血清铁的恢复；促进大脑发育，提高学习能力；提高机体免疫力。

（七）预防

确保儿童每日获得维生素 D 400U 是治疗和预防佝偻病的关键。具体预防措施如下所述。

（1）足月儿出生 2 周开始补充维生素 D 400U/d；早产儿、低出生体重儿、双胎儿生后 1 周开始补充维生素 D 800U/d，3 个月后改为预防量。均补充至 2 岁。夏季阳光充足，可在上午和傍晚户外活动，暂停或减量服用维生素 D。一般可不加服钙剂，但乳类摄入不足和营养欠佳时可适当补充微量营养素和钙剂。

（2）我国提倡夏、秋季节日光照射是防治佝偻病的简便有效措施。夏季随着户外活动时间的增加，血清 25-(OH)D_3 水平明显增高。夏、秋季节平均户外活动时间应在 1~2 小时。

二、维生素 D 缺乏性手足搐搦症

维生素 D 缺乏性手足搐搦症是维生素 D 缺乏性佝偻病的伴发症状之一，多见于 1 岁以内，尤其是 6 个月以内婴儿。

（一）病因与发病机制

血钙降低是本病的直接原因。正常小儿总血钙稳定在 2.24~2.74mmol/L（9~11mg/dl），离子钙占总血钙量的 46%~50%。维生素 D 缺乏早期，甲状旁腺急剧代偿分泌增加，以维持血钙正常；当维生素 D 继续缺乏，甲状旁腺因反应过度而出现功能不足，PTH 分泌不足，致血钙持续降低，当总血钙量低于 1.75~1.88mmol/L（7.0~7.5mg/dl）或离子钙低于 1.0mmol/L（4mg/dl）时，神经肌肉兴奋性增强，而发生惊厥或手足搐搦。

（二）临床表现

1. 典型表现

（1）惊厥：最常见。一般为无热惊厥。突然发生四肢或面肌抽动，双眼上翻或凝视，意识丧失，可伴口周或面色发绀、呼吸暂停或不规则等。发作停止后意识恢复，精神萎靡而入睡，醒后活泼如常。发作次数不定，每次持续数秒、数分钟或更长时间。

（2）手足搐搦：见于较大婴儿和幼儿。突然发生手足弓状痉挛，表现为双手腕部弯曲，手指伸直并拢，拇指内收贴近掌心；足部踝关节伸直，足趾向足底弯曲，呈"芭蕾舞足"。发作时神志清楚。

（3）喉痉挛：为本病的危重症状，多见于婴儿。喉部肌肉及声门突发痉挛，呼吸困难，吸气性喉鸣，可突然发生窒息、缺氧甚至死亡。

2. 隐性体征　血钙多在 1.75~1.88mmol/L，无典型发作的表现，但可引起以下体征。

（1）面神经征：用指尖或叩诊锤叩击颧弓和口角间的面颊部，出现眼睑及口角抽动者为阳性。

（2）腓反射：用叩诊锤叩击膝部下外侧腓骨小头处的腓神经，出现足部向外侧收缩者为阳性。

（3）陶瑟征：用血压计袖带如测血压样缠绕上臂，打气使血压维持在收缩压与舒张压之间，5 分钟内该手出现痉挛者为阳性。

（三）诊断与鉴别诊断

婴儿突发无热惊厥，发作后神志清楚，无神经系统阳性体征，或较大儿童出现手足搐搦者，应首先考虑本病。如有引起低钙的原因、维生素 D 缺乏史，或已有佝偻病症状或体征，更有助于诊断。测定血钙<1.75mmol/L 或离子钙<1.0mmol/L 可确诊。静脉注射钙剂有效可作为诊断性试验治疗。本病需与下列疾病相鉴别。

1. 低镁惊厥　多见于新生儿及3个月以内牛乳喂养儿。常同时合并低钙血症,当血镁<0.58mmol/L（1.4mg/dl）时即可出现惊厥,表现为触觉、听觉过敏,引起肌肉震颤、痉挛。

2. 婴儿痉挛症　为癫痫的一种表现。婴儿期发病,发作时突然发生头及躯干前屈,上肢前屈内收握拳,下肢屈曲至腹部,伴点头状抽搐和意识障碍,每次发作数秒至数十秒自停。常伴智力异常,脑电图呈高幅节律紊乱。血钙正常,钙剂治疗无效。

3. 原发性甲状旁腺功能减退　多见于较大儿童,表现为间歇性惊厥或手足搐搦,常数天或数周发作1次。生化特点为低血钙、高血磷、碱性磷酸酶正常或降低。颅底X线可见基底核钙化灶。

4. 低血糖症　多发生于清晨空腹时,有进食少或腹泻史,可出现惊厥、昏迷。血糖常<2.2mmol/L（40mg/dl）。口服糖水或静脉注射葡萄糖液后立即好转。

（四）治疗

治疗原则为首先控制惊厥,解除喉痉挛,迅速补充钙剂,然后给予维生素D,促进钙、磷代谢恢复正常。

1. 急救处理　对抽搐发作患儿立即肌内注射或缓慢静脉注射地西泮,每次0.1~0.3mg/kg,或10%水合氯醛溶液每次40~50mg/kg保留灌肠。无条件时可针刺人中、合谷等穴位控制惊厥。喉痉挛者须立即将舌头拉出口外,必要时加压给氧或行气管插管。

2. 钙剂治疗　补钙是止惊的根本措施,应尽快进行,以迅速提高血钙水平。可给予10%葡萄糖酸钙溶液5~10ml加入10%葡萄糖溶液10~20ml缓慢静脉注射（10分钟以上）,以防血钙骤升、心搏骤停。重症者可6小时后重复1次,直至惊厥停止后改为口服钙剂。轻症可口服碳酸钙,按元素钙200~500mg/d给予。口服钙剂时,不要将钙剂混在牛奶、饮料中或喂奶前后服用,以免产生奶块,影响吸收。

3. 维生素D治疗　症状控制后,应口服维生素D,用法同维生素D缺乏性佝偻病。

三　维生素D中毒△

维生素D的中毒剂量是正常推荐量的10~15倍,我国推荐剂量也是低于欧美发达国家的,因此每日生理需要量或预防量补充维生素D是不会引起中毒的。

（一）病因

导致维生素D中毒的原因：①短期内多次给予大剂量维生素D治疗佝偻病；②预防量过大,每日摄入过多或大剂量数月内反复肌内注射；③其他疾病误诊为维生素D缺乏性佝偻病而给予维生素D治疗等；④敏感体质儿童,4000U/d,连续1~3个月即可发生中毒。

（二）发病机制

机体大量摄入维生素D,使体内维生素D反馈机制失调,血清1,25-$(OH)_2D_3$浓度增加,肠吸收钙、磷增加,血钙浓度过高,降钙素调节使血钙沉积于骨骼、肾脏、呼吸道等器官组织,影响其功能。可见肾小管坏死和肾钙化,甚至肾萎缩、慢性肾功能损害；小支气管、肺泡钙盐沉积,引起呼吸道上皮细胞形成溃疡或钙化灶；中枢神经系统、心血管系统等重要器官组织出现较多钙化灶,产生不可逆的严重损害。

（三）临床表现

早期表现可有低热、烦躁、厌食、恶心、口渴、倦怠,继之呕吐、便秘、体重下降等。重者可出现惊厥、血压升高、心律不齐、烦渴、尿频、夜尿,甚至脱水、酸中毒,或慢性肾衰竭。钙盐沉积于肺、骨骼、脑、心、皮肤、大血管等处,造成多器官钙化,产生不可逆的严重损害。

（四）诊断

维生素 D 中毒早期症状无特异性，且与早期佝偻病的症状有重叠，如烦躁不安、多汗等，应仔细询问病史加以鉴别。诊断依靠维生素 D 过量病史、临床表现、尿钙强阳性、X 线检查。早期血钙升高＞3mmol/L（12mg/dl），尿钙强阳性，尿常规检查尿蛋白阳性，可见红细胞、白细胞和管型。X 线检查长骨干骺端钙化带增宽＞1mm，致密，骨干皮质增厚，骨质疏松或骨硬化；颅骨增厚，呈现环形密度增深带等。

（五）治疗

立即停用维生素 D，选择含钙少的食物，减少钙盐摄入。症状重者适当补液，给利尿剂，口服氢氧化铝或依地酸二钠，减少肠钙吸收，加速钙的排泄。口服泼尼松 1～2mg/（kg·d），抑制肠内钙结合蛋白的生成而降低肠钙的吸收。

第三节　锌缺乏症

锌缺乏症（zinc deficiency）是由于锌摄入不足或代谢障碍导致机体长期缺锌，临床以味觉迟钝、食欲缺乏、生长发育迟缓、异食癖及免疫功能低下为特征的营养缺乏性疾病。多见于生活贫困地区 5 岁以下的儿童。

> **链接**
>
> **锌的生理作用**
>
> 锌为人体必需的微量元素之一，参与 DNA、RNA 和蛋白质的合成。①锌是 200 多种酶的组分，能够促使味蕾生长，增进食欲。②锌可以稳定细胞膜，维护正常的细胞膜转运、屏障及受体结合等功能。锌缺乏时红细胞膜脆性增加，易发生溶血及细胞膜氧化损伤。③锌可以促进淋巴细胞和中性粒细胞发育，提高免疫力。④促进性激素的分泌，使性器官正常发育。⑤锌协助肝脏合成视黄醇结合蛋白，释放维生素 A，维持血维生素 A 浓度。⑥促进神经元发生、成熟和突触形成，维持正常神经发育及功能。

一、病因

1. 摄入不足　是引起儿童锌缺乏的主要原因。动物性食物（鱼、肉、蛋）含锌量较谷类等植物性食物多，而且易于吸收。坚果类食物（核桃、花生、板栗等）含锌也较丰富。如长期素食可致机体缺锌。

2. 丢失过多　常见于慢性失血、溶血、大面积烧伤、慢性肾脏疾病、使用噻嗪类利尿剂、蛋白尿、长期使用螯合剂如青霉胺等（与锌形成不溶性复合物）等，均导致锌的丢失。

3. 需要量增加　在生长发育迅速的婴儿期、早产儿、双胎对锌的需要量相对增多；营养不良恢复期，感染、发热等组织修复过程中，锌需要量增加，补充不及时易发生锌缺乏。

4. 吸收障碍　慢性脂肪泻、肠炎、全胃肠道外营养；食物中粗纤维、植酸、钙及铁二价金属元素等摄入过量，均会抑制锌的吸收。

二、临床表现

1. 食欲减退、异食癖　缺锌时味蕾细胞更新和唾液磷酸酶的活性下降，使舌黏膜增生、脱落，以致味觉敏感度下降，出现食欲缺乏、厌食和异食癖等。

2. **生长发育落后** 缺锌可影响核酸和蛋白质合成，妨碍生长激素轴功能发育，表现为身高体重发育减慢、体格矮小，性发育延迟，严重者出现侏儒症。

3. **神经精神发育落后** 缺锌引起脑DNA和蛋白质合成障碍，脑内谷氨酸浓度降低，导致认知能力不良、精神萎靡、共济失调、注意力缺陷多动症及行为障碍等。

4. **免疫功能降低** 缺锌可导致细胞免疫功能损伤，引起各种感染。

5. **皮肤黏膜改变** 长期缺锌引起各种皮炎、皮肤粗糙、地图舌、萎缩性舌炎、口角炎、口腔溃疡、伤口不愈和脱发等。

三、诊断

1. **病史及体征** 有缺锌病史、临床上有食欲减退、生长发育落后、异食癖及反复感染等表现。

2. **实验室诊断** 清晨空腹血清锌低于70μg/dl、非空腹血清锌低于65μg/dl为锌缺乏。发锌、尿锌测定受其他影响因素较大，不能准确反映体内锌营养状况，故不能作为诊断标准，可作为人群筛查的参考指标。临床上有缺锌表现，血锌或发锌不低，但补锌治疗后显效者，亦可诊断锌缺乏。

四、治疗

1. **治疗原发病** 主要是针对病因治疗。

2. **补充锌剂** 常用葡萄糖酸锌，每日剂量为元素锌0.5~1.5mg/kg，相当于葡萄糖酸锌3.5~7mg/kg，疗程一般为2~3个月。当严重缺锌、胃肠道疾病或静脉内营养者，可静脉注射锌剂：出生至5岁为0.1mg/（kg·d），>5岁为2.5~4mg/d。缺锌所致厌食、异食癖补锌2~4周就可见效，生长落后1~3个月开始见效。锌剂有一定的毒性反应，应注意不可剂量过大，以免长期应用引起中毒。

3. **饮食治疗** 锌治疗同时，应摄入足量动物蛋白质，促进症状改善。鼓励多食富含锌的动物性食物，如动物肝脏、鱼、瘦肉、禽蛋、牡蛎等。初乳含锌丰富，应尽量哺喂。

五、预防

坚持平衡膳食，是预防缺锌的主要措施。保证膳食中动物性食物占一定比例，建立良好的饮食习惯，不挑食、偏食。儿童对母乳锌的吸收率高，提倡母乳喂养。对早产儿、人工喂养儿、营养不良儿、长期腹泻、大面积烧伤患儿等，均应适当补锌。

> **医考链接**
>
> 维生素D缺乏性佝偻病，早期诊断的可靠指标是（　　）
>
> A. 多汗、烦躁、夜惊　　　B. 方颅、肋骨串珠等骨骼畸形
>
> C. 钙磷乘积<30　　　　　D. 干骺端临时钙化带消失
>
> E. 血清25-(OH)D_3水平降低。
>
> 正确答案：E
>
> 题解：早期的神经兴奋症状因无特异性，仅据临床表现诊断准确率较低。血生化与骨骼X线检查为诊断的"金标准"。血清25-(OH)D_3在佝偻病早期即明显降低，为最可靠的诊断指标。

自测题

A_1 型题

1. 佝偻病激期，主要临床特点是（　　）
   A. 睡眠不安，夜惊
   B. 烦躁多哭，多汗
   C. 骨骼系统改变
   D. 突然抽搐，重者可突然窒息
   E. 动作与语言发育迟缓

2. 营养不良患儿皮下脂肪消减的顺序是（　　）
   A. 躯干、臀部、四肢→腹部→面颊部
   B. 面颊部→腹部→躯干、臀部、四肢
   C. 腹部→躯干、臀部、四肢→面颊部
   D. 四肢→躯干→腹部→面颊
   E. 臀部→躯干→腹部→面颊

3. 补充维生素 D 制剂，预防佝偻病一般开始于（　　）
   A. 生后即补
   B. 生后 2 周左右
   C. 生后 1 个月
   D. 生后 6～7 周
   E. 生后 8～9 周

A_2 型题

4. 7 岁男孩，自幼身材矮小，营养状况差，明显方颅，胸廓可见肋膈沟，下肢呈 "X" 形腿，查血钠、钾、氯正常，血钙 2.2mmol/L，X 线示长骨干骺端临时钙化带呈毛刷样，最可能的诊断是（　　）
   A. 营养性佝偻病
   B. 肾性佝偻病
   C. 肝性佝偻病
   D. 低磷性抗维生素 D 佝偻病
   E. 营养不良并维生素 D 缺乏性佝偻病后遗症

5. 患儿，男，6 个月，近 2 天无明显原因突然出现惊厥 2 次，表现为两眼上翻，四肢抽动，呼之不应，每次持续约 2 分钟，发作后精神好，无发热，查体：枕秃，方颅，尚未出牙，前囟 2cm×2cm，最可能的诊断是（　　）
   A. 低血糖
   B. 低镁血症
   C. 低钙血症
   D. 婴儿痉挛症
   E. 低钠血症

6. 6 月龄男婴，近 1 个月烦躁、多汗、夜惊不安。查体：头发稀疏、心、肺检查未见异常，不能独坐。就诊过程中突然发生两眼上窜、面色青紫、四肢抽动。紧急处理首选（　　）
   A. 维生素 D 30 万 U 肌内注射
   B. 10% 葡萄糖酸钙溶液 10ml 稀释 1 倍静脉缓慢注射
   C. 苯巴比妥钠 40mg 肌内注射
   D. 10% 的葡萄糖溶液 10ml 静脉注射
   E. 20% 甘露醇溶液 20ml 注射

A_3/A_4 型题

（7～9 题共用题干）

患者，女，2 岁，自幼牛乳喂养，未按要求添加辅食，有时腹泻，逐渐消瘦。体检：身高 80cm，体重 7kg，皮下脂肪减少，腹壁皮下脂肪厚度小于 0.4cm，皮肤干燥、苍白，肌张力明显降低，肌肉松弛，脉搏缓慢，心音较低钝。

7. 此患儿最可能的主要诊断是（　　）
   A. 营养性缺铁性贫血
   B. 先天性甲状腺功能低下
   C. 营养不良
   D. 婴幼儿腹泻
   E. 心功能不全

8. 假若此患儿清晨突然面色苍白，神志不清，体温不升，呼吸暂停，首先应考虑最可能的原因是（　　）
   A. 急性心力衰竭
   B. 低钾血症引起呼吸肌麻痹
   C. 重度脱水伴休克
   D. 低钙血症性喉痉挛

E. 自发性低血糖
9. 该情况下，除立即给氧外，首先应采取的紧急抢救措施为（　　）
   A. 给予呼吸兴奋剂
   B. 输液，纠正脱水
   C. 立即测血糖，静脉注射10%葡萄糖溶液
   D. 立即测血钙，补充钙剂
   E. 立即给予强心药

（何　方）

第五章 新生儿及新生儿疾病

引言：新生儿期是人一生中的重要时期，由于其经历了从宫内向宫外环境的转换，需要逐渐适应新的生存环境，而自身的解剖生理特点和免疫功能低下，又影响着这种适应能力。因此，新生儿极易受到外环境的袭扰而导致疾病的发生，时刻面临着感染、出血、缺氧损伤、能量耗竭的危险。我们应熟悉新生儿的特点，对新生儿进行正确护理和科学管理，及时防治新生儿各种常见疾病，促进和保护其健康成长。

第一节 新生儿概述

新生儿（newborn）是指从脐带结扎到生后 28 天内的婴儿。围生期（perinatal period）是指自妊娠 28 周至生后 7 天这一时期的胎儿和新生儿，由于其经历了从宫内向宫外环境转换阶段，其发病率和死亡率居人的一生之首，尤其是生后 24 小时内。

新生儿常用的分类方法有以下几种。

一、根据胎龄分类

胎龄（GA）是指从最后一次正常月经第 1 天起至分娩时止，以周数表示。根据胎龄分为：①足月儿：胎龄≥37 周、<42 周的新生儿。②早产儿：胎龄<37 周的新生儿，其中胎龄<28 周者称为极早早产儿。③过期产儿：胎龄≥42 周的新生儿。

二、根据出生体重分类

出生体重（BW）指出生 1 小时内的体重。根据出生体重分为：①正常出生体重儿：出生体重≥2500g 且≤4000g 的新生儿。②低出生体重儿：出生体重<2500g 的新生儿，其中<1500g 者称极低出生体重儿，<1000g 者称超低出生体重儿。③巨大儿：出生体重>4000g 的新生儿。

三、根据出生体重和胎龄关系分类

根据出生体重和胎龄关系分为：①适于胎龄儿：出生体重在同胎龄平均出生体重的第 10~90 百分位的新生儿。②小于胎龄儿：出生体重在同胎龄平均出生体重的第 10 百分位以下的新生儿。

其中，胎龄满 37～42 周，出生体重<2500g 的新生儿称足月小样儿，是小于胎龄儿中最常见的一种。③大于胎龄儿：出生体重在同胎龄平均出生体重的第 90 百分位以上的新生儿。

四 根据生后周龄分类

根据生后周龄分为：①早期新生儿：出生后 1 周以内的新生儿，也属于围生儿。其发病率和死亡率在新生儿期最高。②晚期新生儿：出生后第 2～4 周的新生儿。

五 高危儿

高危儿指出生时已发生或可能发生危重疾病而需要监护的新生儿。包括：①母亲有疾病史的新生儿：母亲有糖尿病、感染、慢性心肺疾病、吸烟、吸毒、酗酒史；母亲为 Rh 阴性血型，既往有死胎、死产或性传播疾病史等。②母亲有异常妊娠史的新生儿：孕母年龄<16 岁或>40 岁，孕期有阴道流血、妊娠高血压、先兆子痫、子痫、前置胎盘、胎盘早剥、胎膜早破等。③母亲有异常分娩史的新生儿：有难产、手术产、急产、产程延长、分娩过程中使用镇静剂或止痛药物史等。④出生时有异常的新生儿：窒息、多胎儿、早产儿、小于胎龄儿、巨大儿、宫内感染和先天性畸形儿等。

第二节 正常足月儿和早产儿的特点及护理

正常足月儿是指胎龄≥37 周并<42 周，出生体重≥2500g 并≤4000g，无畸形或疾病的活产婴儿。早产儿，又称未成熟儿，死亡率高。预防早产对于降低新生儿死亡率及儿童的伤残率具有重要意义。

一 正常足月儿和早产儿的外观特点

正常足月儿和早产儿的外观特点，见表 5-1。

表 5-1 正常足月儿与早产儿的外观特点

	正常足月儿	早产儿
皮肤	红润，皮下脂肪丰满，毳毛少	绛红，水肿，毳毛多
头	头大，占身长的 1/4	头更大，占身长的 1/3
头发	分条清楚	细软而乱
耳壳	软骨发育好，耳舟成形、直挺	软，缺乏软骨，耳舟不清楚
指（趾）甲	达到或超过指（趾）端	未达指（趾）端
跖纹	足纹遍及整个足底	足底纹理少
乳腺	乳晕清楚，结节>4mm，平均 7mm	乳晕不清，无结节或结节<4mm
外生殖器	男婴睾丸已降至阴囊，女婴大阴唇遮盖小阴唇	男婴睾丸未降或未全降至阴囊，女婴大阴唇不能遮盖小阴唇

二 正常足月儿和早产儿的生理特点

1. 呼吸系统

（1）正常足月儿：胎儿肺内充满液体，分娩时为 30～35ml/kg，经产道挤压后 1/3～1/2 肺液由口鼻排出，其余由肺间质内毛细血管和淋巴管吸收，若吸收延迟则发生湿肺。足月儿呼吸频率较快，安静时约为40次/分，若持续超过60～70次/分称呼吸急促，常由呼吸或其他系统疾病所致。胸廓呈圆桶状，肋间肌薄弱，呼吸主要靠膈的升降，呈腹式呼吸。呼吸道管腔狭窄，黏膜柔嫩，血管丰富，纤毛运动差，易致气道阻塞、感染、呼吸困难及拒乳。

（2）早产儿：呼吸中枢发育不成熟，气体交换率低，呼吸肌发育不全，呼吸浅表而不规则，常出现周期性呼吸（5～10秒短暂的呼吸停顿后又出现呼吸，不伴有心率减慢、血氧饱和度下降和发绀）和呼吸暂停（指呼吸停止＞20秒，伴心率＜100次/分及发绀）。因肺泡表面活性物质缺乏，易发生肺透明膜病。

2. 循环系统

（1）正常足月儿：出生后血液循环动力学发生重大变化。①脐带结扎，胎盘-脐血循环终止；②出生后呼吸建立、肺膨胀，肺循环阻力下降，肺血流量增加；③回流至左心房血量明显增多，体循环压力增高；④卵圆孔、动脉导管功能性关闭，从而完成了胎儿循环向成人循环的转变。严重肺炎、低氧血症、酸中毒时，肺循环压力等于甚至大于体循环压力，卵圆孔和动脉导管重新开放，出现由右向左分流，导致持续胎儿循环，即新生儿持续性肺动脉高压（PPHN）。足月儿心率波动范围较大，通常为90～160次/分，血压平均为70/50mmHg。

（2）早产儿：心率偏快，血压较低，部分早产儿早期可有动脉导管开放。

3. 消化系统

（1）正常足月儿：吞咽功能已经完善，但胃呈水平位，贲门括约肌松弛，幽门括约肌较发达，易发生溢乳和呕吐。消化道面积相对较大，管壁薄、黏膜通透性高，有利于营养物质的吸收，但肠腔内毒素和消化不全产物也容易进入血液循环而引起中毒症状。除淀粉酶外，消化道已能分泌充足的消化酶，因此不宜过早添加淀粉类食物。胎便由胎儿肠道分泌物、胆汁及咽下的羊水等组成，呈糊状、墨绿色。生后24小时内排胎便，2～3天排完，若超过24小时仍未排胎便者应检查有无肛门闭锁等消化道畸形。新生儿肝酶系统发育不成熟，常有生理性黄疸，同时对多种药物处理能力低下，易发生药物中毒。

（2）早产儿：吸吮能力差，吞咽反射弱，胃贲门括约肌松弛、容量小，更易引起溢乳、呛奶而窒息，也易因乳汁吸入引起肺炎。消化酶含量接近足月儿，但胆酸分泌少，对脂肪的消化吸收较差。在缺氧缺血、喂养不当时易发生坏死性小肠结肠炎。胎便排出常延迟。肝功能更不成熟，生理性黄疸较足月儿重且持续时间长。肝糖原储存少，肝脏合成蛋白质不足，易发生低血糖、低蛋白血症和水肿。

4. 泌尿系统

（1）正常足月儿：肾结构发育完成，但肾功能发育不完善，肾小球滤过率低，稀释功能与成人相近，但浓缩功能差，不能迅速有效地处理过多的水和溶质，易发生水肿。一般生后24小时内排尿，一周内排尿可达20次/天，若生后48小时仍不排尿，需查找原因。

（2）早产儿：肾浓缩功能更差，肾小管对醛固酮反应低下，对钠的重吸收差，易发生低钠血症。葡萄糖阈值低，易发生糖尿。碳酸氢根阈值低，肾小管排酸能力差，易发生代谢性酸中毒。

5. 血液系统

（1）正常足月儿：出生时血液中红细胞、血红蛋白和白细胞总数均较高，以后逐渐下降。足月儿出生时血红蛋白140～200g/L。血红蛋白中胎儿血红蛋白（HbF）占70%～80%，后逐渐被成人型血红蛋白（主要为HbA）替代。网织红细胞计数初生3天内为0.04～0.06，随后逐渐下降。血小板数与成人相似。由于胎儿肝维生素 K 储存量少、凝血因子活性低，易发生新生儿出血症。血容量为 85～100ml/kg，脐带结扎延迟可致血容量和血红蛋白含量增加。

（2）早产儿：早产儿血容量为 85～110ml/kg，周围血中有核红细胞较多，白细胞和血小板稍低于足月儿。因红细胞生成素低下、先天性铁储备少、血容量迅速增加，"生理性贫血"出现早、持续时间长。维生素 K、铁储存量较足月儿少，更易发生出血。

6. 神经系统

（1）正常足月儿：新生儿脑相对较大，占体重 10%～20%。脊髓相对较长，其末端在第 3、4 腰椎间隙，故腰椎穿刺应在第 4、5 腰椎间隙进针。大脑皮质兴奋性低，睡眠时间长，觉醒时间一昼夜仅为 2～3 小时。大脑对下级中枢抑制弱，且锥体束、纹状体发育不全，常出现不自主和不协调动作。出生时即具备几种原始反射：①吸吮反射：将乳头、奶嘴等放入婴儿口内，会出现有力的吸吮动作；②觅食反射：一手托婴儿呈半卧位，一手示指触其一侧面颊，婴儿反射性地头转向该侧；③握持反射：将物品或手指置入婴儿手心中，婴儿会立即将其握紧；④拥抱反射：婴儿仰卧位，拍打床面后婴儿双臂伸直外展，双手张开，然后上肢屈曲内收、双手握拳呈拥抱状。这些反射正常情况下在生后 3～4 个月会自然消失，若新生儿期反射减弱或消失，或数月后仍不消失均提示神经系统疾病。可出现病理性反射如 Kernig 征、Babinski 征等，腹壁反射和提睾反射弱，偶可出现踝阵挛。

（2）早产儿：神经系统成熟度与胎龄密切相关，胎龄越小，反射越差。早产儿易发生缺氧，导致缺氧缺血性脑病。早产儿脑室管膜下存在发达的胚胎生发基质，易发生脑室周围-脑室内出血及脑室周围白质软化。

7. 免疫系统　新生儿非特异性和特异性免疫功能均不成熟。皮肤黏膜屏障、血脑屏障功能差，呼吸道纤毛运动差，易发生皮肤、呼吸道和中枢神经系统感染。免疫球蛋白 IgG 含量低，IgA、IgM 不能通过胎盘，同时分泌型 IgA 缺乏，故易患呼吸道和消化道感染，尤其是革兰氏阴性杆菌感染。血清补体含量、T 细胞免疫功能和中性粒细胞趋化能力均低下，易致感染扩散。以上情况，在早产儿更为突出，故早产儿极易发生各种感染。

8. 体温调节　新生儿体温调节中枢功能不完善，皮下脂肪薄，体表面积相对较大，易散热。寒冷时无寒战反应，产热主要依靠棕色脂肪。室温过高时，足月儿能通过皮肤蒸发和出汗散热，但如水分补充不足，可使体温增高而发生脱水热；室温过低、保暖不当时易发生低体温和寒冷损伤综合征。故保持环境的中性温度对新生儿至关重要。中性温度是指使机体维持体温正常所需的代谢率和耗氧量最低时的环境温度，与胎龄、日龄和出生体重有关（表 5-2）。新生儿正常体表温度为 36.0～36.5℃；适宜的环境湿度为 50%～60%。早产儿体温调节中枢功能更不完善，棕色脂肪少，产热少，而体表面积相对大，皮下脂肪少，散热多，故更易发生低体温和寒冷损伤综合征。汗腺发育差，环境温度过高时体温也容易升高。

表 5-2　不同出生体重、日龄婴儿的中性温度

出生体重（kg）	中性温度			
	35℃	34℃	33℃	32℃
1.0	10 天内	10 天以后	3 周后	5 周后
1.5	—	10 天内	10 天以后	4 周后
2.0	—	—	2 天内	2 天以后	3 周后
>2.5	—	—	2 天内	2 天以后

9. 能量和体液代谢 新生儿每天基础热量消耗为209kJ/kg,每天总能量需418~502kJ/kg(100~120kcal/kg)。出生体重越低,日龄越小,含水量越高,故新生儿需水量因出生体重、胎龄、日龄及临床情况而异。生后第1天需水量为60~100ml/kg,以后每天增加30ml/kg,直至每天150~180ml/kg。足月儿钠需要量为1~2mmol/(kg·d)。初生10天内一般不需补钾,以后需要量为1~2mmol/(kg·d)。早产儿每天所需液量较足月儿高。因吸吮、消化能力差,常需肠道外营养。<32周的早产儿钠需要量为3~4mmol/(kg·d)。因糖原储备不足,易发生低血糖。因终末器官对甲状腺素反应低下,易出现低血钙。

10. 常见的几种特殊生理状态

(1)生理性黄疸:50%~60%足月儿和80%早产儿于生后数日出现黄疸,非病理性(参见本章第七节)。

(2)"马牙"和"螳螂嘴":在口腔上腭中线和齿龈部位,有黄白色、米粒大小的小颗粒,系上皮细胞堆积或黏液腺分泌物积留所致,俗称"马牙",数周后可自然消退;两侧颊部各有一隆起的脂肪垫,有利于吸乳,俗称"螳螂嘴"。两者均属正常现象,不可挑破,以免发生感染。

(3)乳腺肿大和假月经:男女新生儿于生后4~7天可出现乳腺肿大,如蚕豆或鸽蛋大小,2~3周消退,系来自母体的雌激素和孕激素(可抑制催乳素)中断而催乳素持续作用所致,切勿挤压,以免感染;部分女婴生后5~7天阴道可流出少量血性分泌物或大量非脓性分泌物,可持续1周。两者均不需处理。

(4)新生儿红斑和粟粒疹:生后1~2天在新生儿头部、躯干及四肢常出现大小不等的多形性红色斑丘疹,称"新生儿红斑",1~2天后自然消失;因皮脂腺堆积在鼻尖、鼻翼、颜面部,形成小米粒大小的黄白色皮疹,称"新生儿粟粒疹",脱皮后自然消失;两者均不必处理。

三、足月儿及早产儿护理

(一)保暖和呼吸管理

1. 保暖 出生后立即用预热的毛巾擦干新生儿,并采取各种保暖措施(如戴绒布帽、母亲胸前怀抱,应用热水袋、暖箱和远红外辐射床等),使婴儿处于中性温度中。对体重<2000g早产儿或低体温者,应尽早置于暖箱保暖,并根据体重、日龄选择中性温度。

2. 保持呼吸道通畅 新生儿娩出后应迅速清除口、鼻的黏液及羊水,早产儿仰卧时可在肩下放置软枕,避免颈部弯曲。

3. 吸氧 有低氧血症时给予吸氧,应以维持动脉血氧分压50~80mmHg(早产儿50~70mmHg)或经皮血氧饱和度90%~95%(小于29周的早产儿维持在85%~92%)为宜。切忌给早产儿常规吸氧,以防吸入高浓度氧或吸氧时间过长导致早产儿视网膜病变综合征或支气管肺发育不良(BPD)。

4. 呼吸暂停处理 呼吸暂停者采取弹、拍打足底或托背刺激恢复呼吸;可同时使用甲基黄嘌呤类药物,如氨茶碱静脉滴注,负荷量5mg/(kg·d),维持量2.5mg/(kg·d);或枸橼酸咖啡因静脉注射,负荷量20mg/(kg·d),维持量5mg/(kg·d),后者安全性高,不需监测血药浓度,可酌情用至矫正胎龄34~35周。严重者使用面罩正压或机械通气。

(二)喂养和营养

1. 喂养 正常足月儿生后半小时内抱到母亲处让其吸吮乳头,以促进乳汁分泌,提倡按需哺乳。无法母乳喂养者可给配方乳,每3小时1次,每天7~8次,奶量根据所需热量和婴儿耐受情况计算,从小量逐渐增加,以吃奶后安静、无腹胀和理想的体重增长为标准(15~30g/d,平均 20g/d）。早产儿也应酌情尽早母乳喂养；无母乳者，可给予配方乳喂养。对吸吮能力差、吞咽功能不协调者，可用管饲喂养，必要时静脉补充营养。喂乳量以无腹胀、不发生呕吐及胃内残留（管饲喂养）为宜，胎龄越小、出生体重越低，每次哺乳量越少、喂乳间隔时间越短。

2. 补充维生素和微量元素　足月儿生后应肌内注射 1 次维生素 K_1 0.5～1mg，早产儿连用 3 天，以预防新生儿出血症。生后 4 天加维生素 C 50～100mg/d，10 天后加维生素 A 500～1000U/d 及维生素 D 400～1000U/d，4 周后添加铁剂。足月儿每天给元素铁 2mg/kg，极低出生体重儿每天给 3～4mg/kg，并同时加用维生素 E 25U 和叶酸 2.5mg，每周 2 次。极低出生体重儿生后应给予重组人红细胞生成素（EPO），每周 600～750U/kg，皮下注射，分 3 次给药，可减少输血需要。

（三）预防感染和新生儿疾病筛查

1. 预防感染　新生儿室工作人员应严格遵守消毒隔离制度，接触新生儿前应严格洗手，护理和操作时应注意无菌。工作人员或新生儿如患感染性疾病时应立即隔离，防止交叉感染。避免过分拥挤，防止空气污染，杜绝乳制品污染。

2. 皮肤黏膜护理　勤洗澡，每次大便后用温水清洗臀部，选用柔软、吸水性强的尿布并勤换，防止红臀或尿布疹发生。保持脐带残端清洁和干燥，一般生后 3～7 天脐带残端脱落，脱落后如有黏液或渗血，应用碘伏消毒或重新结扎；如有肉芽组织，可用硝酸银烧灼局部；如有化脓感染，局部用 3% 过氧化氢溶液或碘酊消毒，并酌情使用抗生素治疗。口腔黏膜不宜擦洗，可喂温开水清洗口腔。

3. 预防接种　生后 24 小时内接种乙肝疫苗第 1 次；母亲为乙肝病毒携带者的婴儿，应于生后 6 小时内肌内注射高价乙肝免疫球蛋白（HBIG）100～200U，同时换部位注射重组酵母乙肝病毒疫苗 10μg。生后第 2～3 天接种卡介苗。

4. 新生儿筛查　应开展先天性甲状腺功能减退症、苯丙酮尿症等遗传性代谢缺陷病的筛查。

第三节　新生儿窒息

新生儿窒息（neonatal asphyxia）是指婴儿出生后不能建立正常的自主呼吸而导致低氧血症、高碳酸血症、代谢性酸中毒及全身多器官损伤，是引起新生儿死亡和儿童伤残的重要原因之一。

病因

窒息的本质是缺氧，凡是影响胎儿、新生儿气体交换的因素均可引起窒息（表 5-3）。

表 5-3　新生儿窒息的常见病因

病因	病因阐述
孕母因素	严重贫血、心脏病、肺功能不全、糖尿病、高血压、妊娠高血压综合征、吸毒、吸烟或被动吸烟、年龄<16 岁或≥35 岁、多胎妊娠等
胎盘因素	前置胎盘、胎盘早剥、胎盘老化等
脐带因素	脐带脱垂、绕颈、打结、过短或牵拉等
胎儿因素	早产儿、巨大儿、先天性畸形、宫内感染、呼吸道阻塞等
分娩因素	头盆不称、宫缩乏力、臀位、高位产钳助产、胎头吸引、臀位抽出术、产程中药物（如麻醉药、镇痛药、催产药）使用不当等

二、病理生理

窒息时新生儿未能建立正常呼吸,肺泡不能扩张,肺液不能清除,无法进行气体交换;缺氧、酸中毒使肺表面活性物质(PS)生成减少、肺血管阻力增加,动脉导管继续开放,形成持续性肺动脉高压,进一步加重缺氧和酸中毒。窒息开始时,缺氧和酸中毒引起体内血液重新分布,以保证心、脑和肾上腺等生命器官的供血。如缺氧持续,则代偿机制丧失,造成神经、呼吸、循环、消化等多器官损伤,因不同组织细胞对缺氧的易感性不同,脑细胞最敏感,其次为心肌、肝、肾上腺,因此各器官发生损伤程度有差异,脑、心、呼吸系统最先受累。患儿可先出现原发性呼吸暂停,继之出现继发性呼吸暂停,表现为肌张力消失、苍白、血压下降,若经正压通气不能恢复自主呼吸,则导致患儿死亡。

窒息发生后,PaO_2↓、pH↓、混合性酸中毒、高血糖或低血糖、高胆红素血症、低钠血症及低钙血症等生化和代谢异常。

三、临床表现

1. **宫内窒息** ①早期:胎动增加,胎心率≥160次/分;②晚期:胎动减少或消失,胎心率<100次/分,羊水被胎粪污染。

2. **窒息的评估** 临床上采用Apgar评分来判定新生儿窒息程度和复苏效果,有5项指标(表5-4),分别于生后1分钟、5分钟和10分钟进行。8~10分为正常、4~7分为轻度窒息(青紫窒息)、0~3分为重度窒息(苍白窒息)。1分钟评分反映窒息严重程度,5分钟和10分钟评分有助于判断复苏效果和预后。

表5-4 新生儿窒息Apgar评分标准

项目	评分标准		
	0分	1分	2分
皮肤颜色	青紫或苍白	躯干红、四肢青紫	全身红
心率(次/分)	无	<100	>100
弹足底或插鼻管反应	无反应	有些动作(如皱眉)	哭、喷嚏
肌张力	松弛	四肢略屈曲	四肢活动
呼吸	无	慢、不规则	正常、哭声响

3. **多器官受损表现** ①中枢神经系统:缺氧缺血性脑病和颅内出血;②呼吸系统:羊水或胎粪吸入综合征、急性肺损伤、呼吸窘迫综合征、肺出血等;③循环系统:持续性肺动脉高压、缺氧缺血性心肌病,后者表现为各种心律失常、心力衰竭、心源性休克等;④消化系统:应激性溃疡、坏死性小肠结肠炎、黄疸加重或时间延长等;⑤泌尿系统:急性肾功能不全、肾静脉血栓形成等;⑥血液系统:弥散性血管内凝血(DIC)(常在生后数小时或数天内出现)、血小板减少(骨髓缺血性损伤可致骨髓抑制,5~7天可逐渐恢复);⑦代谢方面:低血糖或高血糖、低血钠、低血钙、低氧血症、高碳酸血症及代谢性酸中毒等。

四、实验室检查和其他检查

对宫内缺氧胎儿,可通过羊膜镜了解胎粪污染羊水程度或胎头露出宫口时取头皮血进行血气分析,以评估宫内缺氧程度;生后进行动脉血气、血糖、血电解质、血尿素氮和肌酐等生化指标检测。

五 诊断

新生儿窒息的诊断标准经过多次修订。目前不主张以单独的 Apgar 评分作为评估窒息的唯一指标。现多采用 2013 年中国医师协会新生儿专业委员会制订的《新生儿窒息诊断和分度标准建议》,进行临床诊断。

(1)产前具有可能导致窒息的高危因素。
(2)1 分钟或 5 分钟 Apgar 评分≤7 分,仍未建立有效自主呼吸。
(3)脐动脉血 pH<7.15。
(4)排除其他引起低 Apgar 评分的病因。

以上(1)为参考指标,(2)~(4)为必要条件。

六 治疗

生后应立即进行复苏及评估,而不应延迟至 1 分钟后 Apgar 评分后进行。

1. ABCDE 复苏方案　①A(airway):清理呼吸道;②B(breathing):建立呼吸;③C(circulation):维持正常循环;④D(drug):药物治疗;⑤E(evaluation):评估。前 3 项最重要,其中 A 是根本,B 是关键,E 贯穿于整个复苏过程中。

2. 复苏步骤和程序　应严格按照 A→B→C→D 步骤进行复苏,顺序不能颠倒。呼吸、心率和血氧饱和度是窒息复苏评估的三大指标,并遵循评估+决策+措施,如此循环往复,直至完成复苏。

(1)快速评估:出生后立即用数秒钟快速回答这 5 个问题进行评估。①足月儿吗?②羊水清吗?③有哭声或呼吸吗?④肌张力好吗?如以上任何 1 项为"否",则进行以下初步复苏。

(2)初步复苏:①保暖:置于预热的辐射保暖台上,或因地制宜采取保暖措施。②摆好体位:将新生儿头部轻微仰伸(图 5-1)。③清理呼吸道:肩娩出前助产者用手挤出或用吸引器吸出新生儿口咽、鼻分泌物,先口咽,后鼻腔。如羊水混有胎粪,且新生儿无活力,在婴儿呼吸前,应使用胎粪吸引管进行气管内吸引。④擦干全身:用温热干毛巾快速擦干全身。⑤刺激:用手拍打患儿足底或摩擦背部 2 次以诱发自主呼吸。以上步骤应在 30 秒内完成。

(3)正压通气(图 5-2):若新生儿仍呼吸暂停或喘息样呼吸,心率<100 次/分,应立即

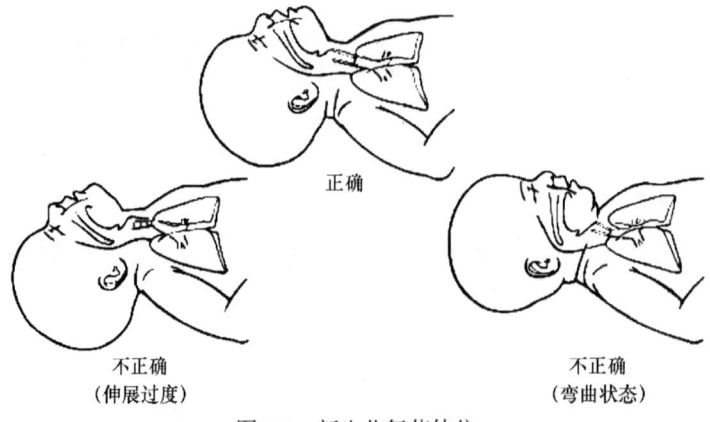

图 5-1　新生儿复苏体位

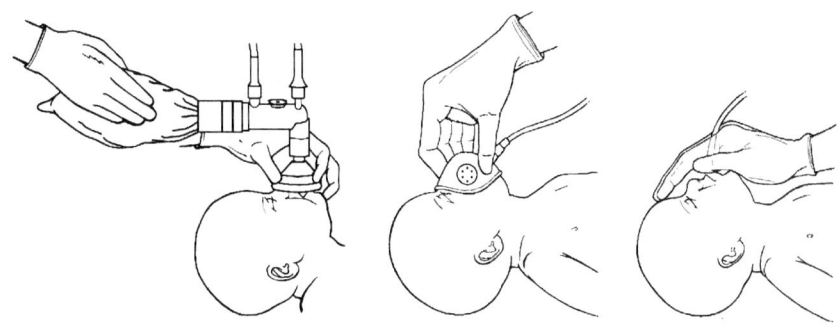

图 5-2 正压通气

正压通气。无论足月儿还是早产儿，正压通气都应该在氧饱和度仪监测指导下进行。足月儿可用空气复苏，早产儿开始给 30%～40% 的氧气，用空氧混合仪根据氧饱和度调整给氧浓度，使氧饱和度达到目标值。正压通气频率为 40～60 次 / 分（胸外按压时为 30 次 / 分）。有效的正压通气应显示心率迅速增快，以心率、胸廓起伏、呼吸音及氧饱和度作为评估指标。经 30 秒充分正压通气后，如有自主呼吸且心率＞100 次 / 分，可逐渐减少并停止正压通气；如自主呼吸不充分或心率＜100 次 / 分，需继续用气囊面罩或气管插管正压通气。

（4）胸外心脏按压：如充分正压通气 30 秒后心率持续＜60 次 / 分，应同时进行胸外心脏按压。按压方法：用双拇指或中、示指（图 5-3）按压胸骨体下 1/3 处，按压频率至少 100 次 / 分（每按压 3 次，正压通气 1 次），按压深度为胸廓前后径的 1/3，按压与通气比为 3∶1。

（5）药物治疗：①肾上腺素：经正压通气，同时胸外心脏按压 30 秒后，心率仍＜60 次 / 分，应

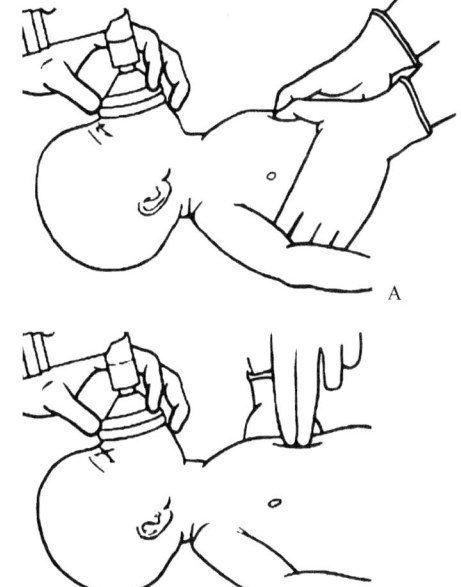

图 5-3 胸外心脏按压
A. 双拇指按压；A. 中示指按压

立即脐静脉导管内（首选）注入或气管导管内注入 1∶10 000 肾上腺素，剂量分别为 0.1～0.3ml/kg、0.3～1ml/kg；②扩容剂：给药 30 秒后，如心率＜100 次 / 分，并有血容量不足表现时，给予生理盐水，每次 10ml/kg，10 分钟以上静脉缓慢输注。

3. 复苏后监护与转运　监测患儿体温、心率、呼吸、血压、尿量、氧饱和度及窒息引起的多器官损伤等，如并发症严重，需转运到新生儿重症监护病房（NICU）治疗，转运途中注意监护。

七　预后与预防

1. 预后　窒息持续时间对预后起关键作用，因此，慢性宫内窒息、重度窒息复苏不及时或方法不当者预后不良。

2. 预防　①加强围生期保健，及时处理高危妊娠；②加强胎儿监护，避免胎儿宫内缺氧；

③推广 ABCDE 复苏技术，培训产科、儿科、麻醉科医护人员；④各级医院产房配备复苏设备；⑤产妇分娩时应有掌握复苏技术的人员在场。

第四节　新生儿缺氧缺血性脑病

● 病例 5-1

患儿，男，1天，因四肢抽搐1次入院。患儿系 G_2P_1，足月阴道产，在当地卫生院分娩，Apgar 评分不详。生后不哭，面色发绀，立即给予清理呼吸道、吸氧等抢救，患儿出现哭声，但声音低微，面色稍好转，为进一步治疗转入院。体格检查：T 36.2℃，P 120 次/分，R 58 次/分，出生体重3950g。神志不清，嗜睡，反应差，刺激时哭声低微，口唇、面色青紫，前囟1.6cm×1.6cm，饱满，心率120次/分，律齐，心音较低钝，未闻及杂音，两肺呼吸音粗，未闻及啰音，腹软，肝、脾未触及肿大，四肢肌张力减低，拥抱、吸吮等原始反射减弱。

问题：1. 患儿最可能的诊断是什么？诊断依据有哪些？
　　　2. 治疗要点包括哪些？

新生儿缺氧缺血性脑病（HIE）是指围生期窒息引起的部分或完全缺氧、脑血流减少或暂停而导致胎儿和新生儿的脑损伤。我国新生儿 HIE 发生率占活产儿的3‰～6‰，其中15%～20% 在新生儿期死亡，存活者中20%～30% 可能遗留不同程度神经系统后遗症，是引起新生儿急性死亡和慢性神经系统后遗症的主要原因之一。

一　病因

缺氧是 HIE 发病的核心。凡能引起新生儿窒息的因素均可导致本病，围生期窒息是最主要的病因。另外，出生后肺部疾病、心脏疾病、严重失血或贫血等严重影响氧合状态的新生儿疾病也可引起。

二　发病机制

1. 脑血流改变　窒息缺氧发生后，若为部分性或慢性，先是血液重新分布，以保证脑组织血液供应，继之这种代偿机制丧失，遂出现第2次血流重新分布，即供应大脑半球的血流减少，以保证丘脑、脑干和小脑的血液灌注，此时脑室周围白质和大脑皮质矢状旁区最易受损；若缺氧缺血为急性完全性，则脑损伤直接发生于基底神经节等代谢最旺盛的部位，而大脑皮质不受影响。

2. 脑血管自主调节功能障碍　缺氧缺血和高碳酸血症可导致脑血管自主调节功能障碍，形成"压力被动性脑血流"，即当血压高时，脑血流过度灌注可导致脑室周围毛细血管破裂出血；当血压下降、脑血流量减少时，又可引起缺血性脑损伤。

3. 脑组织代谢改变　缺氧时脑组织无氧糖酵解增加、乳酸堆积，最终能量耗竭，出现"瀑布样反应"：细胞膜钠泵、钙泵功能不足，钠、钙进入细胞内，导致细胞毒性脑水肿；激活某些受钙离子调节的酶，导致脑细胞不可逆的损害；ATP 产生减少，氧自由基产生增加；某些物质（兴奋性氨基酸）的毒性作用进一步加重上述反应，最终导致脑细胞水肿、凋亡和坏死。

4. 神经病理学改变　①足月儿主要病变在脑灰质，表现为选择性神经元死亡、梗死和脑实质、蛛网膜下腔出血等；②早产儿以脑室周围出血和脑室内出血多见，其次是脑室周围白质软化。

三、临床表现

主要表现为意识改变、肌张力减低、原始反射改变和惊厥等，严重者可伴有脑干功能障碍，临床根据病情不同可分为轻、中、重3度（表5-5）。

表5-5　新生儿缺氧缺血性脑病的临床分度

项目	临床表现		
	轻度	中度	重度
意识	激惹	嗜睡	昏迷
肌张力	正常	减低	松软
拥抱反射	活跃	减弱	消失
吸吮反射	正常	减弱	消失
惊厥	可有肌阵挛	常有	有，可呈持续状态
中枢性呼吸衰竭	无	有	明显
瞳孔	扩大	缩小	不等大，对光反射迟钝
脑电图（EEG）	正常	低电压，可有痫样放电	暴发抑制，等电位
病程及预后	症状在72小时内消失，预后好	症状在14日内消失，可能有后遗症	数天至数周死亡，症状可持续数周，病死率高，存活者多有后遗症

惊厥最常见的表现形式为轻微发作或多灶性阵挛，严重者为强直型，同时有前囟隆起等脑水肿症状、体征。病变在两侧大脑半球者，神经系统症状常发生在生后24小时内，其中50%～70%可发生惊厥，尤其是足月儿；病变在脑干和丘脑者，常出现中枢性呼吸衰竭、瞳孔改变、顽固性惊厥等脑干症状，常在24～72小时内病情恶化或死亡。

四、实验室检查和其他检查

1. 血生化检查　①血气分析：出生时取脐血行血气分析，了解患儿宫内缺氧情况。②血清磷酸肌酸激酶同工酶（CPK-MB）：正常值<10U/L，HIE时升高，有助于确定脑组织损伤程度和判断预后。

2. 头颅影像学检查　①B超：有助于了解脑水肿、基底核、丘脑、脑室内及其周围出血等；②CT：有助于了解颅内出血范围和类型，对脑水肿、基底核和丘脑损伤、脑梗死等有一定参考作用；③MRI：能清晰显示B超、CT不能探及的部位，对于矢状旁区损伤尤为敏感，有助于判断脑损伤的类型、范围、严重程度及评估预后。

3. 脑电图（EEG）检查　EEG可客观反映脑损害严重程度，可判断预后，有助于惊厥诊断。振幅整合脑电图（aEEG），是常规脑电图的简化形式，可床边连续监测，评估HIE的程度及预后。

五、诊断

足月儿HIE的诊断标准：①有明确的可导致胎儿宫内窘迫的异常产科病史，及严重的胎儿宫内窘迫表现［胎心率<100次/分，持续5分钟以上和（或）羊水Ⅲ度污染］，或分娩过程中有明显窒息史；②出生时有重度窒息，指Apgar评分1分钟≤3分，5分钟仍≤5分和（或）出

生时脐动脉血 pH≤7.0；③出生后不久出现神经系统症状，并持续 24 小时以上；④排除电解质紊乱、颅内出血和产伤等原因引起的抽搐及宫内感染、遗传代谢性疾病和其他先天性疾病引起的脑损伤。同时具备以上 4 条者可确诊，第 4 条暂时不能确定者可拟诊。目前尚无早产儿 HIE 诊断标准。

六 治疗

1. 支持疗法 ①维持良好的通气：选择适宜的给氧方式，维持 PaO_2、$PaCO_2$、pH 在正常范围。②维持脑和全身良好的血流灌注，避免脑灌注过高或过低。低血压者可根据病情选用多巴胺或多巴酚丁胺。③维持血糖在正常高值 4.16～5.55mmol/L，以提供神经细胞代谢所需能量。

2. 控制惊厥 首选苯巴比妥，负荷量为 20mg/kg，于 15～30 分钟内静脉滴注，必要时 1 小时后可加用 10mg/kg；12～24 小时后给维持量 3～5mg/（kg·d），分两次。顽固性抽搐者可加用地西泮，每次 0.1～0.3mg/kg 静脉滴注，或水合氯醛 50mg/kg 灌肠。

3. 治疗脑水肿 避免输液过量是防治脑水肿的基础，液体总量不超过 60～80ml/（kg·d）。颅内压增高时首选呋塞米，每次 0.5～1mg/kg 静脉注射；严重者可用 20% 甘露醇，每次 0.25～0.5g/kg 静脉注射，每 6～12 小时 1 次，连用 3～5 天。不主张使用糖皮质激素。

4. 亚低温治疗 目前国内外已用于临床，其安全性和疗效已得到肯定。应于发病 6 小时内治疗，持续 48～72 小时。

> **链接**
>
> **亚低温治疗新生儿 HIE 的总体标准**
>
> 亚低温有选择性头部亚低温（冰帽系统）和全身亚低温（冰毯系统）2 种方式。①选择性头部亚低温使鼻咽部温度维持在 33.5～34℃（目标温度），可接受温度为 33～34.5℃，同时直肠温度维持在 34.5～35℃；②全身亚低温使直肠温度维持在 33.5～34℃（目标温度），可接受温度为 33～34.5℃；③治疗最适宜在生后 6 小时内进行，越早越好，治疗时间为 72 小时；④亚低温治疗复温后至少严密临床观察 24 小时；⑤强调出院后至少随访至生后 18 个月。

5. 康复治疗 病情稳定后应尽早进行智能和运动功能康复训练，有利于促进脑功能恢复，减少后遗症。

● 案例 5-1 分析

1. 患儿最可能的诊断为：新生儿缺氧缺血性脑病。诊断依据有：①有出生窒息史：男孩，生后 1 天，足月阴道产，生后不哭，面色发绀，经抢救后出现哭声，但声音低微，面色稍好转。②有意识改变：神志不清，嗜睡，反应差，刺激时哭声低微。③有惊厥：四肢抽搐 1 次。④有颅内压增高表现：P 120 次/分，R 58 次/分，前囟 1.6cm×1.6cm，饱满。⑤四肢肌张力减低，拥抱、吸吮等原始反射减弱。

2. 治疗要点包括：给氧，维持良好的通气；维持脑和全身良好的血流灌注，维持血糖在正常高值；控制惊厥；治疗脑水肿；亚低温治疗等。

七 预后与预防

1. 预后 与病情严重程度、抢救是否正确及时有关。病情严重，惊厥、意识障碍、脑干症状持续时间超过1周，脑电图和血清CPK-MB持续异常者预后差。幸存者常留有不同程度的运动和智能障碍、癫痫等后遗症。

2. 预防　防治围生期窒息、积极推广最新的复苏技术是预防本病的主要措施。

第五节　新生儿颅内出血

新生儿颅内出血是新生儿时期的一种常见疾病，尤其是早产儿，也是严重脑损伤的常见形式，临床上以中枢神经系统的兴奋、抑制症状相继出现为特征。病死率高，严重者常留有神经系统后遗症。

一、病因与发病机制

1. 早产　胎龄32周以下的早产儿，在脑室周围的室管膜下及小脑软脑膜下的颗粒层均留有胚胎生发基质（GM）。GM的特点：①GM是一未成熟的毛细血管网，其血管壁缺少胶原和弹力纤维支撑，易于破损；②其血管壁内皮细胞富含线粒体，耗氧量大，对缺氧及酸中毒十分敏感，当窒息缺氧、酸中毒时，易致毛细血管破裂出血；③小静脉系统走向特殊，易致血流缓慢或停滞、毛细血管床压力增加而致出血。加之早产儿脑血流缺乏自主调节功能，呈压力被动性脑血流，当动脉压升高或降低时均可致毛细血管破裂出血。

2. 缺血缺氧　窒息时缺氧、高碳酸血症可损害脑血流的自主调节功能，致压力被动性脑血流，血管压力波动导致毛细血管破裂或静脉淤滞、破裂，继而发生颅内出血。

3. 外伤　因分娩损伤导致颅内血管破裂出血，常见于胎头过大、头盆不称、急产、臀位产、高位产钳、胎头吸引等，部位多发生于硬脑膜下或小脑天幕附近。以足月儿、巨大儿多见。头皮静脉穿刺、吸痰、气管插管等频繁操作，或机械通气时呼吸机参数设置不当等，也可能导致毛细血管破裂出血。

4. 其他　新生儿肝功能不成熟、凝血因子不足，或患其他出血性疾病；不适当输注碳酸氢钠、葡萄糖酸钙、甘露醇等高渗溶液，均可导致脑血管破裂出血。

二、临床表现

临床表现主要与出血部位和出血量有关。常见表现：①神志改变：激惹、过度兴奋或淡漠、嗜睡、昏迷等；②颅内压增高：脑性尖叫、惊厥、前囟隆起、颅缝增宽等；③眼征：凝视、斜视、眼球固定、眼震颤，并发脑疝时可出现两侧瞳孔大小不等、对光反射迟钝或消失；④呼吸改变：增快或减慢、不规则或暂停等；⑤肌张力及原始反射改变：肌张力早期增高以后减低，原始反射减弱或消失；⑥其他：不明原因的苍白、黄疸和贫血等。

根据出血部位不同，临床上分为以下几种类型。

1. 脑室周围-脑室内出血　常因缺氧引起，多见于胎龄小于32周、体重小于1500g的早产儿，是引起早产儿死亡和伤残的主要原因之一。出血时间50%发生在生后第1天、90%发生在生后72小时内，仅少数发病会更晚。根据头颅影像学检查分为4级：Ⅰ级：室管膜下生发基质出血；Ⅱ级：脑室内出血；Ⅲ级：脑室内出血伴脑室扩大；Ⅳ级：脑室扩大伴脑室旁白质损伤或出血性梗死。预后主要取决于出血的严重程度及是否合并其他病变。Ⅰ、Ⅱ级大部分预后较好；Ⅲ、Ⅳ级死亡率较高。侧脑室出血可引起脑脊液循环通路阻塞，导致梗阻性脑积水，致脑实质受压，临床上出现头围迅速增大、前囟饱满、颅缝分离，并遗留智力、运动发育障碍等后遗症。

2. 硬脑膜下出血　是产伤性颅内出血最常见类型，多见于足月巨大儿，或臀围异常难产、高位产钳助产儿。出血量少者可无症状，出血量多者一般在出生 24 小时后出现惊厥、偏瘫和斜视等神经系统症状。严重小脑幕、大脑镰撕裂和大脑表浅静脉破裂可导致严重颅后窝出血而引起脑干压迫症状，于生后数小时内死亡。近年来由于产科技术提高，其发生率已明显下降。

3. 蛛网膜下腔出血　与缺氧、酸中毒、产伤等因素有关，此种出血在新生儿十分常见，尤其是早产儿。大多数出血量少，无临床症状，预后良好；部分病例表现为生后第 2 天抽搐，但发作间歇正常。极少数病例大量出血，引起反复呼吸暂停、惊厥、昏迷，于短期内死亡。主要后遗症为交通性或阻塞性脑积水。

4. 脑实质出血　多因小静脉栓塞后毛细血管内压力增高、破裂出血，足月儿多见。由于出血部位和量不同，临床症状差异很大。少量点片状出血可无明显症状；若出血部位在脑干，早期可发生瞳孔变化、呼吸不规则和心动过缓等，前囟张力可不高。主要后遗症为脑瘫、癫痫和智力或运动功能发育迟缓，下肢运动障碍较多见。

5. 小脑出血　多见于胎龄小于 32 周、体重低于 1500g 的早产儿，或有产伤史的足月儿。临床症状与病因和出血量有关。严重者除一般神经系统症状外，主要表现为脑干压迫症状，可于短时间内死亡。预后较差，尤其是早产儿。

三　实验室检查和其他检查

1. 头颅影像学检查　头颅 B 超、CT、MRI 是确诊颅内出血和评估预后的检测手段。头颅 B 超对颅脑中心部位病变分辨率高，可在床边进行，因此成为脑室周围 - 脑室内出血的特异性诊断手段，应为首选，对于疑有颅内出血的新生儿在生后尽早进行。蛛网膜下腔、颅后窝和硬膜外等部位出血需行 CT、MRI 检查，特别是后者，是确诊各种颅内出血、评估预后的最敏感的检测手段。

2. 脑脊液检查　当需与其他中枢神经系统疾病相鉴别时，可行脑脊液检查。颅内出血时镜下有皱缩红细胞，蛋白含量明显升高，严重者在出血后 24 小时内脑脊液糖含量降低，同时乳酸含量低。

四　诊断

根据早产、窒息或产伤史，神经系统的症状、体征等表现，头颅 B 超、CT 或 MRI 等影像学检查，可作出诊断。

五　治疗

1. 支持疗法　保持患儿安静，尽可能避免搬动和刺激性操作，维持正常的 PaO_2、$PaCO_2$、pH、渗透压及灌注压。

2. 止血　可选用维生素 K_1、酚磺乙胺、巴曲酶等，必要时输新鲜冷冻血浆。

3. 控制惊厥　选用苯巴比妥钠、地西泮等，详见本章第四节。

4. 降低颅内压　选用呋塞米静脉注射，每次 0.5~1mg/kg，每日 2~3 次。中枢性呼吸衰竭者可用小剂量 20% 甘露醇静脉注射，每次 0.25~0.5g/kg，每 6~8 小时 1 次。

5. 防治脑积水　乙酰唑胺可减少脑脊液的产生，剂量为 10~30mg/（kg·d），分 2~3 次口服，疗程不超过 2 周。对Ⅲ级以上脑室周围 - 脑室内出血的梗阻性脑积水，常需行脑室外引流，如脑室腹腔分流术。

预后与预防

1. 预后　主要与出血部位、出血量、胎龄及其他围生期因素有关。早产儿及Ⅲ、Ⅳ级脑室周围-脑室内出血、慢性缺氧、脑实质大量出血预后差，幸存者常留有不同程度的神经系统后遗症。

2. 预防　①加强孕妇保健，避免早产；②提高产科技术，减少围生期窒息和产伤；③对患有出血性疾病的孕妇及时给予治疗；④提高医护质量，避免各种可能导致医源性颅内出血的因素。

第六节　新生儿呼吸窘迫综合征

新生儿呼吸窘迫综合征（RDS），又称新生儿肺透明膜病（HMD），是因肺表面活性物质缺乏所致，为生后不久出现呼吸窘迫并进行性加重的临床综合征。多见于早产儿，胎龄越小，发病率越高。

 病因与发病机制

因肺表面活性物质（PS）缺乏引起。PS由Ⅱ型肺泡上皮细胞合成，主要成分为磷脂，在孕18~20周开始产生，缓慢增加，35~36周达肺成熟水平。PS覆盖在肺泡表面，可降低其表面张力，防止呼气末肺泡萎陷，保持功能残气量（FRC），稳定肺泡内压，减少液体自毛细血管向肺泡渗出。

PS不足或缺乏，肺泡表面张力增加，呼气末FRC明显减少，肺泡萎陷，肺顺应性降低，吸气时作功增加并且肺泡难以充分扩张，潮气量和肺泡通气量减少，导致CO_2潴留（呼吸性酸中毒）。由于肺泡通气量减少，而肺泡血流相对正常，通气/血流比值降低，引起缺氧，进而导致代谢性酸中毒。缺氧及混合性酸中毒使肺毛细血管通透性增高，液体漏出，肺间质水肿，纤维蛋白沉着于肺泡内表面，形成嗜伊红透明膜，进一步加重气体弥散障碍，加重缺氧和酸中毒，进而抑制PS合成，形成恶性循环。

糖尿病母亲所分娩的婴儿，由于其血中高浓度胰岛素能拮抗肾上腺皮质激素对PS合成的促进作用，故其RDS的发生率比正常婴儿增加5~6倍。在分娩未发动时行剖宫产，由于缺乏宫缩，儿茶酚胺和肾上腺皮质激素的应激反应较弱，影响PS的合成分泌，故择期剖宫产儿RDS的发生率也较高。围生期窒息、低体温、前置胎盘、胎盘早剥和母亲低血压均可诱发RDS。

 临床表现

生后不久（一般6小时内）出现进行性加重的呼吸窘迫，为本病特点。主要表现为呼吸急促（>60次/分）、鼻翼扇动、吸气性三凹征、呼气呻吟、发绀，严重时表现为呼吸浅表及节律不整、呼吸暂停、四肢松弛等。呼气呻吟是呼气时声门不完全开放，使肺内气体潴留产生正压，防止肺泡萎陷。听诊两肺呼吸音减低，肺泡有渗出时可闻及细湿啰音。生后24~48小时病情最重，能存活3天以上者肺成熟度增加，病情逐渐恢复。

30%~50%的患儿在恢复期，由于肺顺应性改善，肺血管阻力下降，会出现动脉导管开放，分流量大时可发生心力衰竭、肺水肿，表现为缺氧和酸中毒突然加重、喂养困难、呼吸暂停、周身发凉发花、肝脏短时间内迅速增大，应予注意。

对于未使用 PS 的早产儿，如出生 12 小时后出现呼吸窘迫，一般不考虑本病。近年来随着选择性剖宫产的增多，足月儿 RDS 发病率有不断上升的趋势，临床表现与早产儿相比，起病稍迟，症状可能更重，PS 使用效果不及早产儿。

三 实验室检查和其他检查

1. 实验室检查　①泡沫试验：取患儿胃液或气道吸引物 1ml 加 95% 乙醇溶液 1ml，振荡 15 秒，静置 15 分钟后沿管壁有多层泡沫表明 PS 多，可除外 RDS，无泡沫表明 PS 少，可考虑为 RDS，两者之间为可疑。其机制为 PS 利于泡沫形成和稳定，而乙醇则起抑制作用。②肺成熟度判定：羊水或患儿气管吸引物中的卵磷脂/鞘磷脂（L/S），若≥2 提示"肺成熟"，1.5~2 为可疑，<1.5 为"肺未成熟"；PS 中其他磷脂成分的测定也有助于诊断。③血气分析：pH 和 PaO_2 降低，$PaCO_2$ 增高，HCO_3^- 减少。

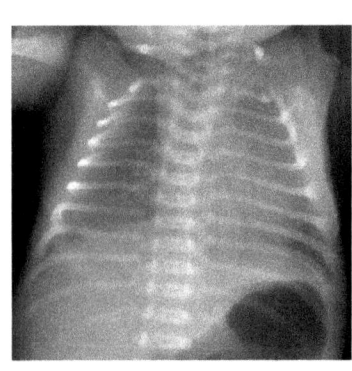

图 5-4　呼吸窘迫综合征患儿胸片
双肺野透过度明显降低，呈毛玻璃样
改变，双侧心缘模糊

2. 胸部 X 线检查　有特征性表现，是目前确诊 RDS 的最佳手段。①毛玻璃样改变：早期两肺呈普遍性透过度降低，可见弥漫性均匀一致的细颗粒网状阴影；②支气管充气征：在弥漫性肺不张（白色）的背景下，可见清晰充气的树枝状支气管（黑色）影；③白肺：严重时双肺野均呈白色，肺肝界及肺心界均消失（图 5-4）。

3. 超声检查　彩色多普勒超声有助于确定动脉导管开放。

四 诊断与鉴别诊断

1. 诊断　根据患儿系早产儿等高危病史，生后 6 小时内出现进行性加重的呼吸窘迫，胸部 X 线检查（毛玻璃样改变、支气管充气征、白肺），可作出诊断。

2. 鉴别诊断

（1）湿肺：又称新生儿暂时性呼吸增快，多见于足月儿，系淋巴和（或）静脉吸收肺液功能暂时低下，使肺液积留而影响气体交换的一种自限性疾病。生后数小时内出现呼吸增快（>60~80 次/分），重者可有发绀、呻吟等，但哭声响亮、吃奶及反应好。听诊呼吸音减低，可闻及湿啰音。胸部 X 线以肺泡、间质、叶间胸膜积液为特征。一般对症治疗即可，2~3 天症状缓解消失。

（2）膈疝：表现为阵发性呼吸急促和发绀。腹部凹陷，患侧胸部呼吸音减弱甚至消失，可闻及肠鸣音。X 线胸片可见患侧胸部有充气的肠曲或胃泡影及肺不张，纵隔向对侧移位。

（3）B 组链球菌肺炎：由 B 组链球菌败血症引起的宫内感染性肺炎。其临床表现及 X 线所见有时与 RDS 难以鉴别。但本病母亲妊娠晚期多有感染、羊膜早破或羊水有异味史，母血或宫颈拭子培养有 B 组链球菌生长；病程与 RDS 不同，抗生素治疗有效。

五 治疗

目的是保证通气、换气功能正常，待自身 PS 产生增加，病情得以恢复。机械通气和应用 PS 是重要的治疗手段。

1. 一般治疗　①保暖，使患儿皮肤温度保持在 36.5℃；②监测患儿生命体征和动脉血气；

③保证液体和营养供应，第1天给10%葡萄糖液65~75ml/（kg·d），以后逐渐增加，液体量不宜过多，否则易导致动脉导管开放，甚至发生肺水肿；④纠正酸中毒等。若合并感染，应选择相应的抗生素治疗。

2. 氧疗和辅助通气　①吸氧：选择适宜吸氧方式（鼻导管、面罩、头罩或鼻塞），使PaO_2维持在50~80mmHg、经皮血氧饱和度（$TcSO_2$）维持在90%~95%；②辅助通气：持续气道正压通气（CPAP）和常规机械通气（CMV），前者适用于轻中度RDS患儿，越早使用，效果越好。

3. PS替代治疗　可明显降低RDS病死率及气胸发生率，同时可改善肺顺应性和通换气功能，降低呼吸机参数。PS目前已常规用于预防或治疗RDS。临床应用PS分为天然型PS、改进的天然型PS、合成PS及重组PS四类。应用越早，效果越好。对于早产儿，出生后最好立即给予PS，可预防RDS的发生或减轻RDS的严重程度；对于已确诊的RDS，应立即给予PS；对于部分仍在进展的患儿（持续不能离氧、需机械通气），需要使用第2剂或第3剂PS。推荐剂量，首次100~200mg/kg，再次给予100mg/kg，药物（干粉剂需稀释）摇匀后经气管插管缓慢注入肺内。因PS制剂的黏滞性，可发生气道阻塞，故在PS从呼吸道扩散到肺泡之前，需应用复苏气囊加压通气或适当增加机械通气的压力。

4. 关闭动脉导管　有动脉导管开放者，采取以下措施：①限制液量，使用利尿剂；②吲哚美辛，首次剂量0.2mg/kg，静脉给药，用药后12小时、24小时再重复1次，每次0.1mg/kg；③布洛芬，首次剂量10mg/kg，口服，用药后24小时、48小时再重复1次，每次5mg/kg；④手术治疗，药物治疗无效者可考虑手术结扎。

六　预防

1. 预防早产　加强高危妊娠和分娩的监护及治疗；对欲行剖宫产或提前分娩者，应准确测量双顶径和羊水中L/S值，以判定胎儿大小和胎肺成熟度。

2. 促进胎肺成熟　对孕24~34周需提前分娩或有早产迹象的胎儿，出生前24小时至出生7天前给孕母肌内注射地塞米松或倍他米松，可明显降低RDS的发病率和病死率。

3. 预防性应用PS　对胎龄<28~30周的早产儿，力争生后30分钟内常规应用PS，若条件不允许也应争取24小时内应用。

第七节　新生儿黄疸

新生儿黄疸又称新生儿高胆红素血症，为新生儿期最常见的表现之一。因胆红素在体内积聚而出现皮肤、巩膜及黏膜黄染，当新生儿血中胆红素超过85μmmol/L（5mg/dl）时出现肉眼可见的黄疸。未结合胆红素增高是新生儿黄疸最常见的表现形式，重者可引起胆红素脑病，造成神经系统的永久性损害，甚至死亡。

一　新生儿胆红素代谢特点

1. 胆红素生成较多　胆红素是血红素的分解产物，新生儿每日生成的胆红素较成人高（新生儿为8.8mg/kg，成人为3.8mg/kg）。其原因：①胎儿红细胞数量较多，生后血氧分压升高，过多的红细胞被破坏；②红细胞寿命相对较短，早产儿低于70天，足月儿约80天，成人为120天，且血红蛋白的分解速度是成人的2倍；③旁路和其他组织来源的胆红素也增加。

2. 血浆白蛋白联结胆红素的能力不足　胆红素进入血循环，与白蛋白联结后，运送到肝进行代谢。与白蛋白联结的胆红素,不能透过细胞膜及血脑屏障,但游离的非结合胆红素能透过血脑屏障进入中枢神经系统,引起胆红素脑病。刚出生新生儿常有不同程度酸中毒,可减少胆红素与白蛋白的联结;早产儿胎龄越小,白蛋白含量越低,联结的胆红素越少。

3. 肝细胞处理胆红素的能力差　胆红素进入肝细胞后,与 Y、Z 蛋白结合后转运到光面内质网,通过尿苷二磷酸葡萄糖醛酸基转移酶(UDPGT)的催化,形成水溶性的结合胆红素,经胆汁排至肠道。新生儿出生时肝脏内 Y 蛋白含量低,肝细胞摄取胆红素能力不足;肝细胞内 UDPGT 含量和活性低,生成结合胆红素的能力差;肝脏排泄结合胆红素至肠道的能力低下,出现暂时性肝内胆汁淤积。

4. 胆红素肠肝循环增加　新生儿肠蠕动弱,肠道菌群尚未完全建立,不能将肠道的结合胆红素还原成粪胆原随粪便排出体外,而肠道内 β-葡萄糖醛酸酐酶活性较高,可将结合胆红素转化成非结合胆红素,后者又被肠壁吸收经门静脉达肝脏,增加了肠肝循环,导致血非结合胆红素水平增高。

当饥饿、缺氧、脱水、酸中毒、头颅血肿或颅内出血时,更易出现黄疸或使原有黄疸加重。

新生儿黄疸分类与鉴别

新生儿黄疸通常分为生理性黄疸和病理性黄疸两种。约 85% 的足月儿及绝大多数早产儿在新生儿期均会出现暂时性总胆红素增高,但大多数是生理性的。鉴别生理性和病理性黄疸,在临床上有重要意义。新生儿生理性黄疸与病理性黄疸的鉴别见表 5-6。

表 5-6　新生儿生理性黄疸与病理性黄疸的鉴别要点

项目	生理性黄疸	病理性黄疸
黄疸出现时间	足月儿生后 2~3 天 早产儿生后 3~5 天	生后 24 小时内
黄疸高峰时间	足月儿生后 4~5 天 早产儿生后 5~7 天	不定
黄疸持续时间	足月儿 5~7 天消退,最迟不超过 2 周; 早产儿 7~9 天消退,可延至 3~4 周	足月儿>2 周,早产儿>4 周 黄疸退而复现或进行性加重
黄疸程度或进展速度	每日血清胆红素升高<85μmol/L 或每小时<0.85μmol/L(0.5mg/dl)	血清总胆红素已达到相应日龄及相应危险因素下的光疗干预标准。每日血清胆红素升高>85μmol/L 或每小时>0.85μmol/L(0.5mg/dl)
血清结合胆红素	<34μmol/L(2mg/dl)	>34μmol/L(2mg/dl)
伴随症状	一般情况良好,不伴有其他症状	伴有原发疾病的症状

注:胆红素换算公式为 1mg/dl=17.1μmol/L。

病理性黄疸的病因分类

新生儿病理性黄疸的病因很多,常为多种病因同时存在。

1. 胆红素生成过多　由于红细胞破坏增多及肠肝循环增加,使胆红素生成过多,引起非结合胆红素增高。①红细胞增多症:如母-胎或胎-胎间输血、脐带结扎延迟、宫内生长迟缓及糖尿病母婴等;②血管外溶血:如较大的头颅血肿、颅内出血、肺出血等;③同族免疫性溶血:见于母婴血型不合,如 ABO 或 Rh 血型不合等;④感染:各种重症感染皆可致溶血,如新生儿败血症；⑤肠肝循环增加：胎粪排泄延迟，使胆红素吸收增加，如先天性胆道闭锁、巨结肠等；⑥母乳性黄疸：母乳喂养的新生儿在生后3个月内仍有黄疸，表现为高非结合胆红素血症，其原因可能是母乳中β-葡萄糖醛酸酐酶水平较高，使肠肝循环增加；⑦红细胞酶缺陷：使红细胞破坏增加，如葡萄糖-6-磷酸脱氢酶（G-6-PD）缺陷；⑧红细胞膜结构异常：致红细胞破坏增加，如遗传性球形红细胞增多症、维生素E缺乏和低锌血症；⑨血红蛋白病：如珠蛋白生成障碍性贫血（地中海贫血）。

> **链接**
>
> **母乳喂养相关的黄疸**
>
> 与母乳性黄疸不是一个概念。母乳喂养相关的黄疸是指母乳喂养的新生儿在生后1周内，由于热量和液体摄入不足、排便延迟等，使血清胆红素升高，几乎2/3母乳喂养的新生儿可出现这种黄疸。这种黄疸通过增加母乳喂养量和频率可得到缓解，一般不发生胆红素脑病。

> **链接**
>
> **新生儿溶血病**
>
> 新生儿溶血病（HDN）是指母婴血型不合而引起的同族免疫性溶血。以ABO血型不合最常见，其次为Rh血型不合。ABO血型不合中约1/5发病，Rh血型不合者约1/20发病。发病机制：胎儿由父亲遗传获得母亲不具有的血型抗原的红细胞通过胎盘进入母体血液循环，该血型抗原或母体通过其他途径（如输血、接种疫苗等）刺激母体产生相应抗体，当此抗体进入胎儿血液循环后，即与胎儿红细胞表面的相应抗原结合导致溶血，致血清总胆红素和未结合胆红素明显增高。
>
> ABO溶血病主要引起患儿黄疸。Rh溶血可造成胎儿重度贫血，甚至心力衰竭。重度贫血、低蛋白和心力衰竭可导致全身水肿（胎儿水肿）。贫血时，髓外造血增强，可出现肝脾肿大。胎儿血中的胆红素经胎盘进入母亲肝脏进行代谢，故娩出时黄疸往往不明显。出生后，由于新生儿代谢胆红素的能力较差，因而很快出现黄疸。血清未结合胆红素过高可透过血脑屏障，使基底核等处的神经细胞黄染，发生胆红素脑病，为新生儿溶血病最严重的并发症，多发生在生后1周内，早产儿多见。胆红素脑病临床分为4期，其中第4期为后遗症期，称为"慢性胆红素脑病"（核黄疸），是指胆红素毒性所致的慢性、永久性后遗症。
>
> 新生儿出生后黄疸出现早且进行性加重，母婴血型不合、改良Coombs试验和抗体释放试验中有1项阳性者即可确诊。治疗措施：①产前治疗：包括提前分娩、血浆置换、宫内输血、孕妇口服酶诱导剂苯巴比妥等；②生后治疗：主要为光照疗法、换血疗法、应用酶诱导剂苯巴比妥、输白蛋白或血浆、静脉注射免疫球蛋白（IVIG）、纠正酸中毒等。

2. **肝脏胆红素代谢障碍** 由于肝细胞摄取和结合胆红素能力低下，使血清非结合胆红素升高。①窒息、缺氧、酸中毒及感染：可抑制肝脏UDPGT活性。②先天性UDPGT缺乏。③Gilbert综合征：即慢性的、良性高非结合胆红素血症，属常染色体显性遗传，由于基因突变使肝酶活性降低所致，不伴肝损害和溶血，苯巴比妥治疗有效。④Lucey-Driscoll综合征：即家族性暂时性新生儿黄疸，由于妊娠后期孕妇血清中存在一种性质尚未明确的葡萄糖醛酸转移酶抑制物，抑制UDPGT活性所致。有家族史，新生儿早期黄疸重，2~3周自然消退。⑤药物：磺胺、水杨酸盐、维生素K_3、吲哚美辛、毛花苷C等，可与胆红素竞争Y蛋白、Z蛋白的结合位点，增加胆红素水平。⑥其他：先天性甲状腺功能低下、垂体功能低下和唐氏综合征等常伴有血胆红素升高或生理性黄疸消退延迟。

3. 胆红素排泄障碍　由于肝细胞和（或）胆道对胆汁分泌和（或）排泄障碍所致，可致高结合胆红素血症，如同时有肝细胞受损，也可伴未结合胆红素增高。①新生儿肝炎：多由病毒引起的宫内感染所致，常见有乙肝病毒、巨细胞病毒、风疹病毒、单纯疱疹病毒、肠道病毒及 EB 病毒等；②遗传性代谢缺陷病：半乳糖血症、果糖不耐受症、糖原累积症Ⅳ型及脂质累积症（尼曼-皮克病、戈谢病）等；③ Dubin-Johnson 综合征：即先天性非溶血性结合胆红素增高症；④胆管阻塞：先天性胆道闭锁、胆总管囊肿、肝和胆道的肿瘤等，使肝内或肝外胆管阻塞，结合胆红素排泄障碍，是新生儿期阻塞性黄疸的常见原因。胆汁黏稠综合征是由于胆汁淤积在小胆管中，使结合胆红素排泄障碍，见于长期静脉营养的早产儿；也可压迫胆管造成阻塞。

四　高胆红素血症的处理

（一）高非结合胆红素血症的处理

1. 光照疗法　简称光疗，是降低血清非结合胆红素的有效方法。原理：通过光疗，将非结合胆红素转变为水溶性异构体，经胆汁及尿液排出。光疗主要作用于皮肤浅层组织，因此皮肤黄疸消退并不表明血清非结合胆红素正常。

（1）指征：足月儿血清总胆红素＞205μmol/L（12mg/dl），均可给予光疗；早产儿因血脑屏障尚未发育成熟，胆红素易引起神经系统损害，治疗应更积极；对窒息、低蛋白血症、感染、酸中毒等高危新生儿可放宽指征；极低和超低出生体重儿可行预防性光疗。

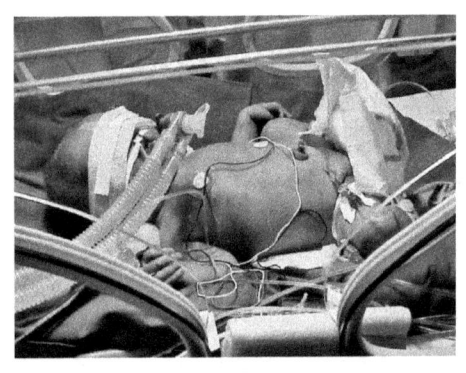

图 5-5　新生儿高胆红素血症的光照疗法

（2）设备：光疗箱、光疗灯等，光疗箱以单面光 160W、双面光 320W 为宜，以波长 425～475nm 的蓝光和波长 510～530nm 的绿光效果最佳。光疗可连续或间断照射，间隔时间视病情而定，持续照射时间以不超过 4 天为宜（图 5-5）。

（3）注意事项：①光疗时婴儿双眼佩戴黑色眼罩，以免损伤视网膜；②用尿布遮盖婴儿会阴部，其余部位裸露；③注意供给充足的液体；④副作用：可出现发热、腹泻、皮疹及青铜症等副作用，但多不严重，可继续光疗；⑤蓝光可分解体内维生素 B_2，甚至加重溶血，故光疗时应补充维生素 B_2（5mg/次，光疗时每日 3 次；光疗后每日 1 次，连服 3 日）；⑥当血清结合胆红素＞68μmol/L（4mg/dl），且血清谷丙转氨酶和碱性磷酸酶增高时，光疗可使皮肤呈青铜色即青铜症，此时应停止光疗，青铜症可自行消退。

2. 换血疗法　作用是换出部分血中游离抗体和致敏红细胞，减轻溶血；换出血中大量胆红素，防止胆红素脑病发生；纠正贫血，改善缺氧，防止心力衰竭。

（1）指征：符合下列条件之一者即应换血。①产前已明确诊断，出生时脐血总胆红素＞68μmol/L（4mg/dl），血红蛋白＜120g/L，伴水肿、肝脾肿大及心力衰竭者；②生后 12 小时内胆红素每小时上升＞12μmol/L（0.7mg/dl）者；③光疗失败，指经光疗 4～6 小时后血清总胆红素仍每小时上升 8.6μmol/L（0.5mg/dl）；④已有胆红素脑病早期表现者。

（2）方法：①血源，Rh 溶血病应选用 Rh 系统与母亲同型，ABO 系统与患儿同型的血液，紧急或找不到血源时也可选用 O 型血；母 O 型、子 A 型或 B 型的 ABO 溶血病，最好用 AB 型血浆和 O 型红细胞的混合血；有明显贫血和心力衰竭者，可用血浆减半的浓缩血。②换血量：一般为患儿血量的 2 倍。③途径，多采用外周动、静脉同步换血，也可采用脐动、静脉同步换血。

3. 药物治疗　①肝酶诱导剂：可诱导 UDPGT 的活性，增加肝脏处理胆红素能力。常用苯巴比妥 5mg/（kg·d），分 2~3 次口服，连用 4~5 天。②输白蛋白或血浆：每次白蛋白 1g/kg 或血浆 10~20ml/kg，以增加与非结合胆红素的联结。③碳酸氢钠：纠正酸中毒，以利于非结合胆红素与白蛋白的联结。④IVIG：大剂量疗法 1g/kg 于 6~8 小时内静脉滴入，可抑制吞噬细胞破坏已被抗体致敏的红细胞。

（二）高结合胆红素血症的处理

1. 病因治疗　如胆道闭锁需手术治疗；新生儿肝炎需行抗病毒和保肝治疗等。
2. 对症处理　有感染时控制感染，有消化道症状和发热时及时处理等。
3. 支持治疗　及时补充脂溶性维生素，避免使用损害肝功能的药物，维持水、电解质和酸碱平衡，供给足够的营养等。

第八节　新生儿感染性肺炎

感染性肺炎是新生儿常见疾病，也是引起新生儿死亡的重要病因。据统计，围生期感染性肺炎病死率为 5%~20%。可发生在宫内、分娩过程中或出生后，由细菌、病毒、原虫及真菌等不同的病原体引起。

1. 宫内感染性肺炎　主要病原体为病毒，如风疹病毒、巨细胞病毒、单纯疱疹病毒等。常由于母亲妊娠期间原发感染或潜伏感染复燃，病原体经血行通过胎盘感染胎儿。孕母细菌（大肠埃希菌、克雷伯菌）、弓形虫或支原体等感染也可经胎盘感染胎儿。

2. 分娩过程中感染性肺炎　羊膜早破 24 小时以上，孕母产道内病原体上行感染羊膜，引起羊膜绒毛膜炎；或产程延长，胎儿分娩时吸入被污染的羊水或母亲宫颈分泌物，均可致感染性肺炎。常见病原体为大肠埃希菌、肺炎球菌、克雷伯菌等，也可为病毒、支原体等。早产、滞产、产道检查过多更易诱发感染。

3. 出生后感染性肺炎　①呼吸道途径：新生儿机体免疫力低下，遇气候突变、保暖护理不当、空气污浊、接触呼吸道感染患者等外部环境，病原体经呼吸道侵入，可致感染性肺炎；②血行感染：常为败血症的一部分；③医源性途径：由于医疗护理操作或器械等消毒不严可引起感染性肺炎。病原体以金黄色葡萄球菌、大肠埃希菌多见。近年来机会致病菌，如克雷伯菌、铜绿假单胞菌、表皮葡萄球菌、枸橼酸杆菌等感染增多。也可由呼吸道合胞病毒、腺病毒、沙眼衣原体、解脲支原体等引起感染。

二　临床表现

1. 宫内感染性肺炎　临床表现差异很大。多在出生后 24 小时内发病，出生时常有窒息史，复苏后可有气促、呻吟、呼吸困难、体温不稳定、反应差。肺部听诊呼吸音可为粗糙、减低或闻及湿啰音。严重者可出现呼吸衰竭、心力衰竭、弥散性血管内凝血（DIC）、休克或持续肺动脉高压。血行感染者常缺乏肺部体征，而表现为黄疸、肝脾肿大和脑膜炎等多系统受累。病毒感染者出生2~3天以后逐渐出现呼吸困难，呈进行性加重，甚至进展为慢性肺炎。周围血白细胞数大多正常，也可减少或增加。脐血 IgM＞200~300mg/L 或特异性 IgM 增高对诊断有意义。病毒性肺炎 X 线胸片常显示为间质性肺炎改变，细菌性肺炎则为支气管肺炎表现。

2. 分娩过程中感染性肺炎　发病时间因不同病原体而异，细菌感染在出生后3~5天发病，Ⅱ型疱疹病毒感染多在出生后5~10天发病，而衣原体感染潜伏期则长达3~12周。出生后立即进行胃液涂片找白细胞和病原体，或取血标本、气管分泌物等进行涂片、培养和对流免疫电泳等检测有助于病原学诊断。

3. 出生后感染性肺炎　表现为发热或体温不升、反应差等全身症状。呼吸系统表现为气促、口吐白沫、鼻翼扇动、发绀，严重者有三凹征。肺部体征早期不明显，病程中可出现双肺细湿啰音。可酌情行鼻咽部分泌物细菌培养、病毒分离和荧光素标记抗体、血清特异性抗体检测，有助于病原学诊断。金黄色葡萄球菌肺炎易合并脓气胸，X 线检查可见脓胸、气胸、肺大疱等相应表现。

三　治疗

1. 呼吸道管理　雾化吸入，体位引流，定期翻身、拍背，及时吸净口鼻分泌物，保持呼吸道通畅。

2. 供氧　有发绀时可采用鼻导管、面罩、持续气道内正压通气（CPAP）给氧或机械通气，使动脉血 PaO_2 维持在正常范围。

3. 抗感染治疗　细菌性肺炎可参照败血症章节选用抗生素。衣原体肺炎首选红霉素；单纯疱疹病毒性肺炎可用阿昔洛韦；巨细胞病毒性肺炎可用更昔洛韦。

4. 支持疗法　纠正循环障碍，避免多器官系统损害。维持水、电解质及酸碱平衡，每日输液总量 60~100ml/kg，输液速度应慢，以免发生心力衰竭及肺水肿。保证充足的能量和营养供给，酌情静脉输注血浆、白蛋白和免疫球蛋白，以提高机体免疫功能。

第九节　新生儿败血症

新生儿败血症是指病原菌侵入新生儿血液循环，并在其中生长繁殖、产生毒素而造成的全身性炎症反应，其发病率和病死率较高，尤其是早产儿。常见的病原体为细菌，也可为真菌、病毒或原虫等。本节主要阐述细菌性败血症。

一　病因与发病机制

1. 病原菌　因不同地区和年代而异，我国以葡萄球菌最多见，其次为大肠埃希菌等革兰氏阴性杆菌。由于广谱抗生素的广泛应用等原因，近年来表皮葡萄球菌、铜绿假单胞菌、克雷伯菌等条件致病菌败血症增多。

2. 感染途径　①产后感染：为最主要感染途径，与细菌从脐部、皮肤、黏膜、呼吸道或消化道等侵入有关，以脐部最多见；也可通过雾化器、吸痰器和各种导管造成医源性感染。②产时感染：胎儿通过产道时被细菌感染，如胎膜早破、产程延长、急产或助产时消毒不严等；③产前感染：与孕母感染有关，尤其是羊膜腔的感染更易发病。

3. **易感因素** 与新生儿特异性和非特异性免疫功能不完善有关（参见本章第二节）。

二 临床表现

1. **分型** 根据发病时间分早发型和晚发型。

（1）早发型：①生后 7 天内起病；②感染发生在出生前或出生时，与围生因素有关，常由母亲垂直传播引起，病原菌以大肠埃希菌等革兰氏阴性杆菌为主；③常伴有肺炎，呈暴发性起病、多器官受累，死亡率高达 5%~20%，是导致新生儿发病和死亡的主要原因之一。

（2）晚发型：①出生 7 天后起病；②感染发生在出生时或出生后，由环境因素或医源性感染引起，病原菌以葡萄球菌、机会致病菌为主；③常有脐炎、肺炎或脑膜炎等局灶性感染，死亡率较早发型低。

2. **早期表现** 早期症状、体征常不典型，无特异性，尤其是早产儿。一般表现为反应差、嗜睡、发热或体温不升、不吃、不哭、体重不增等症状。同时出现以下表现时应高度怀疑败血症：①黄疸：有时是败血症的唯一表现，表现为黄疸迅速加重，或退而复现；②肝脾肿大：出现较晚，一般为轻至中度肿大；③出血倾向：皮肤黏膜瘀点、瘀斑、针眼处渗血不止，消化道出血、肺出血等；④休克：面色苍灰，皮肤呈大理石样花纹，血压下降，尿少或无尿，有硬肿症常提示预后不良；⑤其他：呕吐、腹胀、中毒性肠麻痹、呼吸窘迫或暂停、发绀；⑥可合并肺炎、脑膜炎、坏死性小肠结肠炎、化脓性关节炎和骨髓炎等。

三 实验室检查和其他检查

1. **细菌学检查**

（1）血培养：应在使用抗生素之前作；同时作 L 型细菌和厌氧菌培养，以提高阳性率。

（2）脑脊液、尿培养：脑脊液除培养外，还应涂片找细菌；尿培养最好从耻骨上膀胱穿刺取尿液，以免污染，尿培养阳性有助于诊断。

（3）其他：可酌情行胃液、外耳道分泌物、咽拭子、皮肤拭子、脐残端等细菌培养，阳性仅证实有细菌定植但不能确定败血症的诊断。

2. **非特异性检查**

（1）周围血象：白细胞（WBC）总数 $<5\times10^9$/L 或增多≤3 天者 WBC$>25\times10^9$/L；>3 天者 WBC$>20\times10^9$/L。

（2）细胞分类：杆状核细胞/中性粒细胞≥0.16。

（3）血小板计数$<100\times10^9$/L。

（4）C 反应蛋白（CRP）：急性感染早期即可增加，在感染 6~8 小时后即上升，8~60 小时达高峰，感染控制后可迅速下降；≥8μg/ml（末梢血方法）为异常。

（5）血清降钙素原（PCT）：细菌感染后 PCT 出现较 CRP 早，具有更高的特异性和敏感性，一般 PCT>2.0μg/L 为严重感染的临界值。

（6）白细胞介素 6（IL-6）：反应较 CRP 早，炎症控制后 24 小时内恢复正常。有条件者可测定。

四 诊断

1. **确诊败血症** 具有临床表现并符合下列任意一条。

（1）血培养或无菌体腔内培养出致病菌。

（2）如果血培养培养出机会致病菌，则必须于另次（份）血，或无菌体腔内，或导管头培养出同种细菌。

2. 临床诊断败血症　具有临床表现且具备以下任意一条。

（1）非特异性检查6项中结果异常的项目≥2项。

（2）血标本病原菌抗原或DNA检测阳性。

五 治疗

1. 抗菌药物使用原则　①早用药：临床上怀疑败血症时，不必等待血培养结果即应使用抗生素。②静脉、联合给药：病原菌未明确前可结合当地流行病学特点和耐药菌株情况选择两种抗生素联合使用；病原菌明确后根据药敏试验选择用药（见书末附录6）；药敏试验不敏感但临床有效者可暂不换药。③疗程足：血培养阴性，但经抗生素治疗后病情好转时应继续治疗5~7天；血培养阳性，疗程至少需10~14天；有并发症者应治疗3周以上。④注意药物毒性反应：1周以内的新生儿，尤其是早产儿肝肾功能不成熟，给药次数宜相应减少。氨基糖苷类抗生素目前已禁止在新生儿期使用。

2. 清除局部感染灶　如处理脐炎、脓疱疮、口腔炎等。

3. 免疫治疗　①静脉注射用人免疫球蛋白（IVIG）200~600mg/（kg·d），每天1次，连用3~5天。②重症患儿可行交换输血，换血量为100~150ml/kg；③中性粒细胞明显减少者可每次输入1×10^9/kg粒细胞；④血小板减少者可输注血小板0.1~0.2U/kg。

4. 支持疗法　注意保温，供给足够热量和液体，维持血糖和电解质在正常水平。

5. 并发症治疗　①休克时输新鲜血浆，每次10ml/kg，或白蛋白1g/kg；应用多巴胺或多巴酚丁胺静脉滴注；②纠正酸中毒和低氧血症；③减轻脑水肿。

第十节　新生儿破伤风△

新生儿破伤风是指破伤风梭状杆菌侵入脐部并产生痉挛毒素而引起以牙关紧闭和全身肌肉强直性痉挛为特征的急性感染性疾病。近年来，随着我国城乡新法接生技术的应用和推广，本病发病率已明显降低。

一 病因与发病机制

破伤风梭状杆菌为革兰氏阳性厌氧菌，其芽孢抵抗力强，普通消毒剂无效。该菌广泛存在于土壤、尘埃和粪便中，当使用该菌污染的器械断脐或包扎时，破伤风梭状杆菌即进入脐部，包扎引起的缺氧环境更有利于破伤风梭状杆菌繁殖。其产生的痉挛毒素沿神经干、淋巴液等传至脊髓和脑干，与中枢神经组织中神经节苷脂结合，使后者不能释放抑制性神经介质，引起全身肌肉强烈持续性收缩。痉挛毒素也可兴奋交感神经，引起心动过速、血压升高、多汗等。

二 临床表现

潜伏期3~14天，多为4~7天。潜伏期越短，病情越重，病死率也越高。早期症状为哭闹、口张不大、吃奶时吸吮困难，如用压舌板在舌面上下压时，用力越大、张口越困难，有助于早期诊断。随后发展为牙关紧闭、面肌紧张、口角上牵、呈"苦笑"面容。痉挛发作呈阵发性，双拳紧握，上肢过度屈曲，下肢伸直，呈角弓反张状。呼吸肌和喉肌痉挛可引起青紫、窒息。任何轻微刺激即可诱发痉挛发作。痉挛发作时患儿神志清楚为本病的特点。

经合理治疗1~4周后痉挛逐渐减轻，发作间隔时间延长，能吮乳，完全恢复需2~3个月。病程中常并发肺炎和败血症。

三、治疗

1. **护理** 病房应安静、避光，护理操作尽可能集中一次进行，尽量减少刺激以减少痉挛发作。痉挛期不能吮乳，应通过静脉供给营养；症状减轻后试用胃管喂养。做好脐部护理，用3%过氧化氢清洗，涂抹碘酒、乙醇，每天1~2次。

2. **应用破伤风抗毒素** 破伤风抗毒素（TAT）只能中和游离的毒素，对已与神经节苷脂结合的毒素无效，因此越早用越好。用TAT 1万~2万U肌内注射或静脉滴注，同时3000U脐周注射，用前须做皮肤过敏试验；有条件者用破伤风免疫球蛋白（TIG）500U肌内注射，此药血药浓度高，半衰期长，且不会发生过敏反应。

3. **控制痉挛** 控制痉挛是治疗成功的关键。常用：①地西泮：首选，每次0.3~0.5mg/kg，缓慢静脉注射，5分钟内即可达有效浓度，4~8小时1次。②苯巴比妥钠：首次负荷量为15~20mg/kg，缓慢静脉注射；维持量为5mg/（kg·d），每4~8小时1次，静脉注射。可与地西泮交替使用。③10%水合氯醛溶液：每次0.5ml/kg，胃管注入或灌肠，常作为发作时临时用药。

4. **应用抗生素** 青霉素10万~20万U/（kg·d），每日2次，静脉滴注；或甲硝唑首剂15mg/kg，以后7.5mg/kg，每12小时1次，静脉滴注，7~10天。

四、预防

严格执行新法接生完全可预防本病。一旦接生时未严格消毒，须在24小时内将患儿脐带远端剪去一段，重新结扎、消毒脐蒂处，同时肌内注射TAT 1500~3000U，或注射TIG 75~250U。

第十一节 新生儿寒冷损伤综合征

新生儿寒冷损伤综合征简称新生儿冷伤，因多有皮肤硬肿，既往称新生儿硬肿症，是由于寒冷和（或）多种疾病所致。主要表现为低体温和皮肤硬肿，重症可发生多器官功能损害。

一、病因与发病机制

1. **寒冷和保温不足** 新生儿尤其是早产儿的生理特点是发生低体温和皮肤硬肿的重要原因。①体温调节中枢不成熟，环境温度低时，其增加产热和减少散热功能差，易使体温降低；②体表面积相对较大，皮下脂肪少，皮肤薄，血管丰富，易于失热，且寒冷时散热增加易导致低体温；③能量储备少，对失热的耐受能力差；④缺乏寒战反应，寒冷时主要靠棕色脂肪（分布于颈、肩胛间、腋下、中心动脉、肾和肾上腺周围）代谢产热，而早产儿棕色脂肪少，产热少；⑤皮下脂肪（白色脂肪）中饱和脂肪酸含量高，其熔点高，低体温时易凝固而出现皮肤硬肿。

2. **某些疾病** 严重感染、缺氧、休克、颅脑疾病等可使能量代谢和体温调节紊乱，出现低体温和皮肤硬肿。

3. **多器官损害** 低体温和皮肤硬肿可使局部血液循环淤滞，引起缺氧和代谢性酸中毒，导致皮肤毛细血管通透性增加，出现水肿。如低体温持续存在和（或）硬肿面积扩大，缺氧和代谢性酸中毒进一步加重，可引起多器官功能损害。

二、临床表现

本病主要发生在寒冷季节或重症感染时。多于生后1周内发病,以早产儿多见。低体温和皮肤硬肿是本病的主要表现。

1. 临床表现

(1) 一般表现:反应低下,吮乳差或拒乳,哭声低弱或不哭,活动减少,也可出现呼吸暂停等。

(2) 低体温:新生儿低体温指体温<35℃。其中,30~35℃为轻症,<30℃为重症。可出现四肢或全身冰冷,常伴心率减慢。

(3) 皮肤硬肿:皮肤紧贴皮下组织不能移动,触之如硬橡皮,呈暗红或青紫色,有水肿者压之轻度凹陷。硬肿常呈对称性,发生顺序是下肢→臀部→面颊→上肢→躯干。硬肿面积可按头颈部20%、双上肢18%、前胸及腹部14%、背部及腰骶部14%、臀部8%、双下肢26%计算。严重硬肿可妨碍关节活动。

(4) 多器官功能损害:重症可出现休克、DIC、肺出血、急性肾衰竭等,肺出血是较常见的并发症。

2. 病情分度 根据体温及皮肤硬肿范围等,可分为轻、中、重三度(表5-7)。

表5-7 新生儿寒冷损伤综合征的病情分度

分度	体温	硬肿范围	器官功能改变
轻度	≥35℃	<20%	无或轻度功能低下
中度	<35℃	20%~50%	有器官功能损害
重度	<30℃	>50%	器官功能损害明显,可出现休克、DIC、肺出血、急性肾衰竭等

三、实验室检查和其他检查

根据病情需要可检测血常规、动脉血气、血糖、血电解质、血尿素氮及肌酐等。

四、诊断与鉴别诊断

1. 诊断 根据寒冷或早产、感染、窒息等病史,低体温、皮肤硬肿等表现,可作出诊断。

2. 鉴别诊断

(1) 新生儿水肿:①早产儿水肿:常见下肢凹陷性水肿,有时延及手背、眼睑或头皮,大多可自行消退;②新生儿Rh溶血病或先天性肾病:水肿较严重,并有其各自的临床特点。

(2) 新生儿皮下坏疽:由金黄色葡萄球菌感染所致,多见于寒冷季节,有难产或产钳分娩史,常发生于身体受压或受损部位。表现为局部皮肤变硬、略肿、发红、边界不清并迅速蔓延,病变中央初期较硬以后软化,先呈暗红色以后变为黑色,重症可有出血和溃疡形成,亦可融合成大片坏疽。

五、治疗

1. 复温 是治疗的关键,目的是在体内产热不足的情况下,通过提高环境温度,以恢复和保持正常体温。循序渐进,应逐渐复温。临床上以肛温作为复温的指导。

（1）若肛温＞30℃，可通过减少散热使体温回升。将患儿置于已预热至中性温度的暖箱中，一般6～12小时可恢复正常体温。

（2）当肛温＜30℃时，一般应将患儿置于箱温比肛温高1～2℃的暖箱中进行外加温。每小时提高箱温0.5～1℃（箱温不超过34℃），在12～24小时内恢复正常体温。然后根据患儿体温调整暖箱温度。若无上述条件，也可采用温水浴、热水袋、火炕、电热毯或母亲将患儿抱在怀中等加热方法。

2. 补充热量和液体　供给充足的热量有助于复温和维持正常体温。热量供给从每日210kJ/kg开始，逐渐增至419～502kJ/kg。喂养困难者可给予部分或完全静脉营养。液量按0.24ml/kJ（1ml/kcal）给予，有明显心、肾功能损害者应严格控制输液量及输液速度。

3. 控制感染　根据血培养和药敏试验结果选用抗生素。

4. 纠正器官功能紊乱　及时治疗心力衰竭、休克、DIC、肺出血、肾衰竭等。

 六　预防

1. 做好围生期保健和宣教，避免早产、产伤和窒息等。
2. 及时治疗诱发冷伤的各种疾病。
3. 尽早喂养，保证充足的热量供给。
4. 加强护理，注意保暖。产房温度不宜低于24℃；有条件者将新生儿放置暖箱中数小时，待体温稳定后再放入婴儿床中，若室温低于24℃，应增加包被；小早产儿生后应置于暖箱中，箱温为中性温度，待体重＞1800g或在室温下体温稳定时，方可放置于婴儿床中；在各种检查和转院过程中应注意保暖。

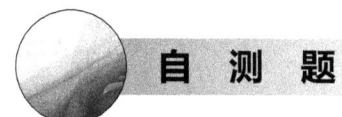

A₁型题

1. 极低出生体重儿系指（　　）
    A. 出生1小时内体重低于500g
    B. 出生1小时内体重低于1000g
    C. 出生1小时内体重低于1250g
    D. 出生1小时内体重低于1500g
    E. 出生1小时内体重低于2000g

2. 关于早产儿外观特点，下列哪项是错误的（　　）
    A. 皮肤红润，胎毛多，足底纹理少
    B. 乳腺无结节或结节小于4mm
    C. 头发细而乱，耳壳软缺少软骨
    D. 指、趾甲达到指、趾端
    E. 男婴睾丸未降或未全降

3. 新生儿窒息复苏时应首先（　　）
    A. 清理呼吸道　　B. 建立呼吸

    C. 维持正常循环　　D. 药物治疗
    E. 评估

4. HIE的最主要病因是（　　）
    A. 产伤　　　　　B. 围生期窒息
    C. 寒冷　　　　　D. 感染
    E. PS缺乏

5. 早产儿颅内出血的好发部位是（　　）
    A. 硬脑膜下出血
    B. 脑实质出血
    C. 颅底出血
    D. 脑室周围-脑室内出血
    E. 原发性蛛网膜下腔出血

6. 早产儿易发生肺透明膜病是因为缺乏（　　）
    A. 凝血因子
    B. 维生素D

C. 蛋白质
D. 肺泡表面活性物质
E. 维生素 K

7. 新生儿败血症最常见的病原菌是（　　）
   A. 葡萄球菌　　　B. 大肠埃希菌
   C. 溶血性链球菌　D. 轮状病毒
   E. 支原体

8. 新生儿寒冷损伤综合征的治疗，应首先选用（　　）
   A. 静脉补液　　　B. 喂养
   C. 复温　　　　　D. 抗生素
   E. 肾上腺皮质激素

A₃/A₄ 型题

（9～14 题共用题干）

患儿，男，足月，Apgar 评分 1 分钟为 2 分，出生后 24 小时抽搐一次。体检：反应迟钝，瞳孔缩小，心、肺无明显异常，四肢肌张力减低，原始反射减弱；血钙 2.0mmol/L，血糖 2.75mmol/L。

9. 该患儿复苏哪一项是关键措施（　　）
   A. 清理呼吸道　　B. 建立呼吸
   C. 维持循环　　　D. 纠正酸中毒
   E. 保暖

10. 该患儿初步复苏步骤顺序应为（　　）
    A. 刺激、保暖、清理呼吸道、刺激、擦干、摆放体位
    B. 保暖、清理呼吸道、摆好体位、擦干、刺激
    C. 清理呼吸道、保暖、摆好体位、擦干、刺激
    D. 保暖、摆好体位、清理呼吸道、擦干、刺激
    E. 摆好体位、保暖、清理呼吸道、擦干、刺激

11. 可初步诊断为（　　）
    A. 新生儿轻度窒息，轻度缺氧缺血性脑病
    B. 新生儿轻度窒息，中度缺氧缺血性脑病
    C. 新生儿重度窒息，重度缺氧缺血性脑病
    D. 新生儿重度窒息，中度缺氧缺血性脑病
    E. 新生儿重度窒息，轻度缺氧缺血性脑病

12. 控制惊厥首选的药物是（　　）
    A. 地西泮　　　　B. 水合氯醛
    C. 苯巴比妥　　　D. 苯妥英钠
    E. 卡马西平

13. 苯巴比妥的负荷量和维持量分别是（　　）
    A. 5mg/kg，3mg/kg
    B. 10mg/kg，5mg/kg
    C. 20mg/kg，10mg/kg
    D. 30mg/kg，10mg/kg
    E. 20mg/kg，3～5mg/kg

14. 以下治疗不正确的是（　　）
    A. 补钙　　　　　B. 维生素 K_1
    C. 苯巴比妥　　　D. 呋塞米
    E. 每日液体总量不超过 60～80ml/kg

B 型题

（15、16 题共用备选答案）
   A. 禁食　　　　　B. 复温
   C. 换血　　　　　D. 静脉补钙
   E. 肺表面活性物质替代治疗

以下疾病的治疗首选措施为：

15. 新生儿寒冷损伤综合征（　　）
16. 新生儿呼吸窘迫综合征（　　）

（邓全敏）

第六章 呼吸系统疾病

引言：呼吸系统疾病是儿科最常见的一类疾病，包括上、下呼吸道感染性疾病、变态反应性疾病、胸膜疾病、异物和先天畸形等。其中以急性呼吸道感染最为常见，约占儿科门诊患儿的 60% 以上。在住院患儿中，上、下呼吸道感染占 60% 以上，绝大部分为肺炎，且仍是全国 5 岁以下儿童第一位的死亡原因，而肺炎死亡总数的 75% 为婴儿。因此，学习呼吸系统疾病的有关知识，积极采取防治措施，对于降低呼吸道感染的发病率和死亡率十分重要。

第一节 儿童呼吸系统解剖生理特点

儿童呼吸系统感染性疾病发病率较高，与其呼吸系统解剖生理特点和免疫特点密切相关。呼吸系统以环状软骨下缘为界分为上、下呼吸道。上呼吸道包括鼻、鼻窦、咽、咽鼓管、会厌及喉；下呼吸道包括气管、支气管、毛细支气管、呼吸性细支气管、肺泡管及肺泡。

解剖特点

（一）上呼吸道

1. 鼻　婴幼儿鼻腔相对短小，鼻道狭窄，无鼻毛。鼻黏膜柔嫩，血管丰富，易于感染，引起黏膜肿胀、堵塞鼻腔而致呼吸不畅或吸吮困难。

2. 鼻窦　各鼻窦发育快慢不同。上颌窦和筛窦 2 岁以后迅速增大，至 12 岁得以充分发育。额窦 2~3 岁开始出现，12~13 岁才发育完全。蝶窦 3 岁时开始出现并与鼻腔相通，6 岁时很快增大。由于鼻窦黏膜与鼻腔黏膜连续，且鼻窦口相对较大，急性鼻炎时常累及鼻窦。故婴幼儿较少发生鼻窦炎，而学龄前期儿童鼻窦炎并不少见。

3. 鼻泪管和咽鼓管　婴幼儿鼻泪管短，开口接近于内眦，且瓣膜发育不全，故鼻腔感染常易侵入结膜引起炎症。婴幼儿咽鼓管相对宽、直、短，呈水平位，因而鼻咽炎易波及中耳，引起中耳炎。

4. 咽部　婴幼儿咽部相对狭窄且垂直，富含淋巴结。扁桃体包括咽扁桃体和腭扁桃体。咽扁桃体 6 个月已发育，腭扁桃体 1 岁末才逐渐增大，4~10 岁发育达高峰，14~15 岁时逐渐退化，故扁桃体炎常见于年长儿，婴儿则少见。

5. 喉　婴幼儿喉部相对较长，呈漏斗状，喉腔较窄，声门裂相对狭小，软骨柔软，黏膜娇嫩且富含血管及淋巴组织，故炎症时易引起喉头狭窄、声音嘶哑和吸气性呼吸困难。

（二）下呼吸道

1. 气管、支气管　婴幼儿的气管、支气管较成人短且狭窄，黏膜柔嫩，血管丰富；软骨柔软，缺乏弹力组织，支撑作用差；黏液腺分泌不足，气道较干燥，纤毛运动较差，清除能力差。故婴幼儿易于感染且易致呼吸道阻塞。左主支气管细长，由气管向侧方伸出，而右主支气管短粗，为气管直接延伸，故异物较易坠入右侧支气管。5个月以下婴儿毛细支气管平滑肌薄而少，呼吸道梗阻主要是黏膜肿胀和分泌物堵塞引起。

2. 肺　肺弹力纤维发育较差，血管丰富，间质发育旺盛，肺泡数量少且面积小，造成肺的含血量多而含气量少，容易感染，感染后易致黏液阻塞，引起间质性肺炎、肺气肿或肺不张。

（三）胸廓

婴幼儿胸廓横径较短、前后径相对长，呈桶状；肋骨呈水平位，肋间肌不发达；膈呈横位，且位置较高（平第4肋水平）；胸腔小而肺相对较大，呼吸肌发育差。因此呼吸时胸廓运动受限，肺不能充分扩张，影响通气和换气，当肺部病变时，易出现呼吸困难。随着儿童开始站立行走，膈肌位置下降（3岁时达第5肋水平），肋骨由水平位后变为斜位，胸廓的体积增大，形状渐接近成人。纵隔周围组织松软，胸腔积液或气胸时易致纵隔移位。

二、生理特点

1. 呼吸频率与节律　年龄越小，呼吸频率越高。婴幼儿由于呼吸中枢发育不完善，调节能力差，易出现呼吸节律不规整，甚至呼吸暂停，尤以早产儿、新生儿明显。

2. 呼吸型　婴幼儿胸廓活动范围小，膈肌较肋间肌发达且位置较高，呈腹式呼吸。随年龄增长，膈肌下降，肋骨由水平位变为斜位，胸廓的体积增大，逐渐转换为胸腹式呼吸。婴幼儿呼吸肌发育不全、肌力弱，容易疲劳，易发生呼吸衰竭。

3. 呼吸功能特点

（1）肺活量：小儿肺活量为50~70ml/kg。在安静情况下年长儿仅用肺活量的12.5%来呼吸，而婴儿则需用30%左右，说明婴幼儿呼吸潜在能力差，发生呼吸障碍时其代偿呼吸量小，因此易发生呼吸衰竭。

（2）潮气量：年龄越小，潮气量越小。不仅潮气量绝对值小，按体表面积计算每平方米潮气量也小于成人，无效腔/潮气量比值大于成人。

（3）每分通气量：正常婴幼儿由于呼吸频率较快，每分通气量若按体表面积计算与成人相近。

（4）气体弥散量：二氧化碳（CO_2）的排出主要靠弥散作用，其弥散速率较氧（O_2）大，故比O_2易于弥散。小儿肺容积小，肺泡毛细血管总面积与总容量均较成人小，故气体弥散量也小。但以单位肺容积计算则与成人相近。

（5）气道阻力：气道阻力的大小取决于管径大小和气体流速等。小儿气道管径细小，气道阻力大于成人，婴儿更甚，因此发生喘息的机会较多，在呼吸道梗阻时尤为明显。

三、呼吸系统免疫特点

儿童呼吸道的非特异性和特异性免疫功能均较差。新生儿、婴幼儿咳嗽反射和气道平滑肌收缩功能差，纤毛运动功能也差，不能有效地清除吸入的尘埃和异物颗粒。肺泡吞噬细胞功能不足。婴幼儿辅助性T细胞功能暂时性低下，SIgA、IgA、IgG含量均低，尤其是IgG亚类含量低微。乳铁蛋白、溶菌酶、干扰素、补体等的数量和活性也不足，故儿童易患呼吸道感染。

四、呼吸系统的重要体征

1. **呼吸频率** 呼吸增快为婴儿呼吸困难的第一征象。年龄越小越明显。在呼吸系统疾病过程中出现慢或不规则的呼吸是危险的征象，需特别引起重视。

2. **发绀** 发绀是血氧下降的重要表现。末梢性发绀指血流较慢、动静脉氧差较大部位（如肢端）的发绀；中心性发绀指血流较快、动静脉氧差较小部位（如舌、黏膜）的发绀。后者常较前者发生晚，但更有意义。

3. **吸气时胸廓凹陷** 上呼吸道梗阻或严重肺病变时，由于胸廓软弱，用力吸气时胸腔内负压增加，可引起胸骨上、下窝及肋间凹陷，即所谓"三凹征"，其结果是吸气时胸廓不但不能扩张，反而下陷，称为矛盾呼吸，在增加呼吸肌能量消耗的同时，并不能增加通气量。

4. **吸气喘鸣** 正常儿童吸呼时间比为 1:1.5～1:2.0。若吸气时出现喘鸣，伴吸气延长（吸呼比为 3:1 或 4:1），是上呼吸道梗阻的表现。

5. **呼气呻吟** 是小婴儿下呼吸道梗阻和肺扩张不良的表现，常见于早产儿呼吸窘迫综合征。其作用是在声门半关闭的情况下，声门远端呼气时压力增加，有利于已萎陷的肺泡扩张。

> **链接**
>
> **肺影像学有关技术革新**
>
> 近20年肺影像学发展迅速。CT、MRI、核医学革新了肺影像学技术，数字化胸部X线照射技术应用日益广泛。MRI特别适合于肺门及纵隔肿块或转移淋巴结的检查，在显示肿块与肺门、纵隔血管关系方面优于CT。高分辨率CT（HRCT）对许多肺疾病有无法估量的价值，尤其对慢性肺间质病变的描述更显优势。HRCT是应用一种薄层技术（层厚只有1～2mm），它能描述小至200～300μm的肺解剖细节，识别直径1～2mm的气道和直径0.1～0.2mm的血管，详细评价肺间质病变。仿真（虚拟）支气管镜检查，又称计算机断层支气管造影术，可以产生非常好的气管支气管树内影像（可达4～5级支气管水平），三维重建可清楚地显示气管及支气管的内外结构。

第二节 急性上呼吸道感染

急性上呼吸道感染（acute upper respiratory infection，AURI）系由各种病原引起的上呼吸道急性炎症，简称上感，俗称"感冒"，是小儿最常见的疾病。该病常侵犯鼻、鼻咽和咽部，当某一部位炎症突出时，可分别诊断为急性鼻炎、急性咽炎、急性扁桃体炎等，感染部位不确切者常统称上呼吸道感染。

一、病因

本病绝大多数由病毒引起，约占90%以上，少数可由细菌和支原体引起。常见的病毒有鼻病毒、呼吸道合胞病毒（RSV）、流感病毒、副流感病毒、腺病毒、柯萨奇病毒、埃可病毒、冠状病毒、单纯疱疹病毒、EB病毒等。病毒感染后可继发细菌感染，最常见的为溶血性链球菌，其次为肺炎链球菌、流感嗜血杆菌等，近年来肺炎支原体感染亦不少见。

由于上呼吸道的解剖生理特点和免疫特点使婴幼儿易患本病，而佝偻病、营养不良、贫血及护理不当、受凉、气候变化和不良环境因素如居室拥挤、空气污浊等，易诱发本病，甚至形成反复感染，使病程迁延。

二 临床表现

症状轻重不一，与年龄、体质和感染病原等有关。婴幼儿全身症状较重而局部症状较轻；年长儿全身症状较轻而局部症状明显。

（一）一般类型上感

婴幼儿多骤然起病，以全身症状为主，表现为发热（39~40℃）、咳嗽、食欲差，可伴呕吐、腹泻、烦躁，甚至热性惊厥。年长儿症状较轻，常于受凉后1~3天出现鼻塞、打喷嚏、流涕、干咳、咽痛、咽痒等，发热可有可无。有些患儿在发病早期可有阵发性脐周疼痛，与发热所致阵发性肠痉挛或肠系膜淋巴结炎有关。

体检可见咽部充血、扁桃体肿大，咽部可见淋巴滤泡或扁桃体有脓性分泌物。颌下和颈部淋巴结肿大且触痛。婴儿可因鼻塞致张口呼吸。肺部呼吸音正常。肠道病毒感染者可见不同形态的皮疹。

病程5~7天。若体温持续不退或病情加重，应考虑感染可能蔓延至下呼吸道或侵袭上呼吸道周围组织。

（二）两种特殊类型上感

1. 疱疹性咽峡炎　病原体为柯萨奇A组病毒。好发于夏秋季，呈散发或小流行。临床特点为起病急、高热、咽痛、流涎、厌食、呕吐等。体检除咽部充血外，特征是在咽腭弓、软腭处、悬雍垂及其附近的颊黏膜上可见数个至十几个2~4mm大小的灰白色疱疹，周围有红晕，疱疹破溃后形成小溃疡。疱疹也可发生在口腔的其他部位。病程约1周。

2. 咽结膜热　病原体为腺病毒3、7型，好发于春夏季，呈散发或小流行。以高热、咽炎、结膜炎为特征，患儿出现咽痛、眼部刺痛，有时伴呕吐、腹泻等消化道症状。体检有咽部充血，可见白色点块状分泌物，周边无红晕，易于剥离；一侧或两侧滤泡性眼结膜炎。颈部、耳后淋巴结肿大。病程1~2周。

三 并发症

并发症以婴幼儿多见。向下蔓延可致气管炎、支气管炎、肺炎；波及邻近器官引起中耳炎、鼻窦炎、咽后壁脓肿、颈淋巴结炎等。年长儿若因A族β溶血性链球菌感染可引起急性肾小球肾炎、风湿热等。

四 实验室检查和其他检查

病毒感染者白细胞计数正常或偏低，中性粒细胞减少，淋巴细胞绝对值相对增高。鼻咽分泌物病毒分离、抗原及血清抗体可明确病原。免疫学检测可作出早期诊断。

细菌感染者血白细胞及中性粒细胞可增高，咽拭子培养可有病原菌生长。C-反应蛋白（CRP）和降钙素原（PCT）增高提示细菌感染。链球菌感染者2~3周后血中抗链球菌溶血素O（ASO）滴度可增高。

五 诊断与鉴别诊断

根据临床表现及体格检查较易诊断，但需与以下疾病鉴别。

1. **流行性感冒** 系流感病毒、副流感病毒所致，有明显流行病学史。全身症状重，如高热、头痛、眼球后痛及四肢肌肉酸痛等。上呼吸道卡他症状可不明显。病程较长。

2. **某些急性传染病早期** 如麻疹、流行性脑脊髓膜炎、百日咳、猩红热等前驱期，可表现为上感症状，易误诊为上感。应结合流行病学史、临床表现及实验室资料综合分析，并观察病情演变加以鉴别。

3. **急性阑尾炎** 上感伴腹痛者应与本病鉴别。急性阑尾炎腹痛常先于发热，以右下腹为主，呈持续性，有腹肌紧张和固定压痛点，血白细胞及中性粒细胞增高。

六 治疗

1. **一般治疗** 多休息、多饮水，保持居室适宜的温湿度，给予易消化的饮食，注意呼吸道隔离，防止交叉感染，预防并发症。

2. **抗感染治疗** 病毒感染时可用的药物为利巴韦林（病毒唑），具有广谱抗病毒作用。口服或静脉滴注，剂量为 10～15mg/(kg·d)，疗程 3～5 天。局部可用 1% 利巴韦林滴鼻液，每日 4 次。病毒性结膜炎可用 0.1% 阿昔洛韦滴眼，1～2 小时 1 次。若为流感病毒感染，可用磷酸奥司他韦口服。

上感多为病毒感染，一般不使用抗生素。若病情重、有继发细菌感染，或有并发症时可加用抗菌药物，常用青霉素类、头孢菌素类及大环内酯类抗生素，疗程 3～5 日。如证实为溶血性链球菌感染，或既往有风湿热、肾炎病史者，青霉素应用至 10～14 日。

3. **对症治疗**

（1）发热：高热时可给予口服退热剂，如对乙酰氨基酚或布洛芬，亦可用冷敷或温水浴进行物理降温。

（2）热性惊厥：应用镇静、止惊处理。

（3）局部处理：严重鼻塞者，可用 0.5% 麻黄碱 1～2 滴滴鼻，每日 3～4 次。新生儿及婴儿禁用萘甲唑啉（鼻眼净）。咽痛者可含服咽喉片。

七 预防

加强体格锻炼，增强机体抵抗力；避免被动吸烟，防治佝偻病及营养不良；婴幼儿尽量避免去人多拥挤、通风不畅的公共场所。

第三节 急性感染性喉炎

急性感染性喉炎为喉部黏膜的急性弥漫性炎症。以犬吠样咳嗽、声嘶、喉鸣、吸气性呼吸困难为临床特征。可发生于任何季节，冬春季为多。多见于婴幼儿，新生儿极少发病。

一 病因

本病常为上呼吸道感染的一部分，引起上感的病毒、细菌均可引起急性感染性喉炎。亦可并发于麻疹、百日咳、流感和白喉等急性传染病。常见病毒为副流感病毒、流感病毒、腺病毒、呼吸道合胞病毒；常见细菌为金黄色葡萄球菌、链球菌、肺炎链球菌。由于小儿喉部解剖特点，炎症时易水肿、充血而发生喉梗阻。

二、临床表现

起病急、症状重。可有发热、犬吠样咳嗽、声嘶、吸气性喉鸣和三凹征。严重者出现发绀、哭闹、烦躁不安、面色苍白、心率加快,而哭闹常使喉鸣及呼吸困难加重。一般白天症状轻,夜间入睡后由于喉部肌肉松弛,分泌物阻塞而症状加重,若不及时治疗,可致窒息死亡。症状高峰多在起病后3~4天,约经1周缓解。

体检发现咽部充血,间接喉镜检查可见喉部、声带有不同程度的充血、水肿,尤以声门下区红肿明显。喉腔狭窄,喉黏膜表面可有脓性或黏液性分泌物附着。

按吸气性呼吸困难的轻重,将喉梗阻分为四度(表6-1)。

表6-1 喉梗阻的分度和临床表现

分度	临床表现
Ⅰ度	仅于活动后出现吸气性喉鸣和呼吸困难,肺呼吸音清晰,心率无改变
Ⅱ度	于安静时亦出现喉鸣和吸气性呼吸困难,肺部听诊可闻及喉传导音或管状呼吸音,心率增快
Ⅲ度	除上述症状外,患儿因缺氧而烦躁不安,口唇及指趾发绀,双眼圆睁,惊恐万状,多汗,肺部呼吸音明显降低,心音低钝,心率快
Ⅳ度	患儿渐显衰竭、呈昏睡状,由于无力呼吸,三凹征反而不明显,面色苍白、发灰,肺部听诊呼吸音几乎消失,仅有气管传导音,心音钝、弱,心律不齐

三、诊断与鉴别诊断

根据急性发病、犬吠样咳嗽、声嘶、喉鸣、吸气性呼吸困难等临床表现不难诊断,但应与白喉、急性会厌炎、婴儿手足搐搦症所致喉痉挛、急性支气管炎、气管异物等疾病鉴别。

四、治疗

1. 一般治疗 保持呼吸道通畅,保持居室适宜的温湿度,给予易消化的饮食。
2. 控制感染 及时控制病毒或细菌感染(参见本章第二节)。
3. 肾上腺皮质激素 有抗炎和抑制变态反应等作用,能及时减轻喉头水肿,缓解喉梗阻。轻者可用泼尼松1~2mg/(kg·d),分次口服;重症可用地塞米松每次0.3~0.5mg/kg静脉推注,或氢化可的松5~10mg/(kg·d)静脉滴注,共2~3天,症状缓解即可停药。同时配合使用雾化吸入肾上腺糖皮质激素如布地奈德悬液2~4mg,能明显减轻症状,缩短疗程。
4. 对症治疗 缺氧发绀者可给予吸氧;痰多者给予静脉滴注和雾化吸入化痰药,必要时直接喉镜吸痰;体温高者给予药物或物理降温;烦躁不安者宜用镇静剂。氯丙嗪会使喉肌松弛,加重呼吸困难,不宜使用。吗啡亦不宜使用。
5. 气管切开 经上述处理若仍有严重缺氧或Ⅲ度以上喉梗阻,应及时行气管切开术。

第四节 急性支气管炎

急性支气管炎(acute bronchitis)是指由于各种病原体引起的支气管黏膜的急性炎症,气管常同时受累。常继发于上感之后,或为某些急性传染病的一种表现。本病是儿童常见的呼吸道疾病,婴幼儿多见,且症状较重。

一 病因

凡能引起上感的病原体均可引起急性支气管炎。病原为病毒或细菌,或为两者的混合感染。免疫功能低下、佝偻病、营养不良、贫血及特应性体质儿童易患本病。

二 临床表现

起病可急可缓,多先有上感症状,3~4天后出现咳嗽。咳嗽为本病主要症状,初为干咳,以后有痰,咳嗽持续7~10天。婴幼儿症状较重,常有发热及伴随咳嗽后的呕吐、腹泻等。年长儿一般全身症状不明显,发热可有可无,表现为咳嗽、有痰、头痛和胸痛,咳嗽严重者可影响饮食及睡眠。体格检查双肺呼吸音粗糙,可有不固定的、散在干啰音和粗中湿啰音,啰音可随体位、咳嗽而改变。婴幼儿有痰常不易咳出,可在咽喉部闻及痰鸣音。一般无气促、发绀。若症状持续不缓解,应考虑继发感染,如肺炎、肺不张等疾病。

喘息性支气管炎是婴幼儿时期常发生的一种特殊类型的支气管炎。其临床特点:①多见于3岁以下小儿,常有湿疹或其他过敏史。②常在上感后出现类似哮喘的症状:呼气相闻及高调"嘶嘶声"音,病情大多不重。③肺部可听到较多粗中湿啰音,伴喘鸣音。④发热常为低至中度。少数患儿可发展成为支气管哮喘。

三 实验室检查和其他检查

1. X 线检查　胸片显示正常或肺纹理增粗,肺门阴影增浓。
2. 血常规　白细胞计数正常或略增高,中性粒细胞增高,合并细菌感染时可明显增高。

四 诊断与鉴别诊断

根据以咳嗽为主的临床症状,肺部不固定的干、湿啰音,结合 X 线检查等可作出临床诊断。可根据白细胞及中性粒细胞计数初步判断为病毒或细菌感染。

鉴别诊断包括:

1. 支气管肺炎　有发热、咳嗽、气促、呼吸困难和肺部湿啰音。患儿肺部以中细湿啰音为主,位置固定,不随咳嗽、哭闹及体位变化而改变,X 线胸片有斑片状或云絮状阴影。婴幼儿严重的急性支气管炎与肺炎难以鉴别时,应按肺炎处理。

2. 气管、支气管异物　有突发剧烈呛咳史,刺激性咳嗽,以吸气困难为主要表现,异物若在一侧气管内,喘鸣音及其他体征仅限于患侧。经 X 线胸透可见纵隔摆动,胸片有肺不张或肺气肿等表现。支气管镜检查可明确诊断、取出异物。

3. 毛细支气管炎　是 2 岁以下婴幼儿特有的下呼吸道感染性疾病,是一种特殊类型的肺炎,又称为喘憋性肺炎。以喘息、气促、三凹征和肺部多量哮鸣音为主要临床特点。主要由 RSV 引起,副流感病毒、鼻病毒等也可引起。病毒通过对气道的直接损伤和免疫损伤引起毛细支气管管腔狭窄甚至堵塞,肺泡和间质炎症,导致肺气肿和肺不张,出现通气和换气功能障碍。常见于 2 岁以下小儿,多数在 6 个月以内。喘息和肺部哮鸣音为突出表现。主要表现为下呼吸道梗阻症状,出现呼气性呼吸困难,呼气相延长伴喘息。呼吸困难可呈阵发性,间歇期喘息消失。严重发作时,可见面色苍白、烦躁不安、口周和口唇发绀。全身中毒症状较轻,少见高热。体格检查:呼吸浅快,60~80 次/分,甚至达 100 次/分,鼻翼扇动明显,有三凹征。心率增快,可达 150~200 次/分。肺部叩诊呈过清音,听诊有多量哮鸣音,呼气相延长。喘憋缓解时可闻及中细湿啰音。发作时因肺过度充气将肝脾推向肋缘下而可触及。重度喘憋者可有PaO_2降低和$PaCO_2$升高。胸部X线检查可见不同程度的肺气肿和支气管周围炎，有时可见小点片状阴影或肺不张。本病最危险的时期是呼吸困难发生后的48~72小时。病程一般1~2周。部分患儿日后可喘息反复发作，甚至发展为哮喘，与特应性体质、哮喘家族史等有关。

> **链接**
>
> **毛细支气管炎的治疗**
>
> 毛细支气管炎的治疗主要为氧疗、控制喘息和病原治疗等。①氧疗：有缺氧表现，如烦躁、发绀或$PaO_2<60mmHg$时，可采用鼻导管、面罩或氧气帐等吸氧。②控制喘息：可试用支气管扩张剂雾化吸入。严重喘息发作者，用甲泼尼龙1~2mg/（kg·d）或琥珀酸氢化可的松5~10mg/（kg·d）静脉滴注。也可用布地奈德每次1mg，经压缩雾化吸入。③抗感染：利巴韦林静脉滴注或雾化吸入，继发细菌感染者选用适当抗生素。④其他：保证足够的液体入量。保持呼吸道通畅，及时纠正酸中毒。监测生命体征和血气，及时发现和处理呼吸衰竭及其他生命体征危象。有条件时，静脉滴注或吸入呼吸道合胞病毒免疫球蛋白，以清除病毒，改善临床症状。

五、治疗

1. **一般治疗** 多休息，多饮水，保持居室适宜的温湿度，经常拍背和变换体位，以利呼吸道分泌物咳出。

2. **控制感染** 若考虑为病毒感染，一般不用抗生素；婴幼儿有发热、痰黄稠、白细胞增多应考虑细菌感染，可适当选用抗生素，推荐用β-内酰胺类抗菌药物（青霉素、头孢菌素等）。如系支原体感染，则应给予大环内酯类抗生素。

3. **对症治疗** 为使痰易于咳出，不用镇咳剂。可用祛痰药，如N-乙酰半胱氨酸、氨溴索和中药制剂复方甘草合剂、急支糖浆等，氨溴索可口服、静脉滴注或雾化吸入。喘息严重可使用支气管扩张剂，如布地奈德、沙丁胺醇、特布他林等雾化吸入；也可短期使用糖皮质激素，如口服泼尼松1mg/（kg·d），3~5天。有过敏因素者可酌情应用抗过敏药物。

第五节 肺 炎

肺炎（pneumonia）系由不同病原体或其他因素（如吸入羊水、有害气体或过敏反应等）所致的肺部炎症。主要临床表现为发热、咳嗽、气促、呼吸困难及肺部固定的中细湿啰音，重者可出现心力衰竭、缺氧中毒性脑病和中毒性肠麻痹。肺炎为儿科重要的常见病，是婴儿时期主要的死亡原因，严重威胁儿童健康，被国家列为小儿"四病"防治之一。

一、分类

目前常用以下分类方法。

1. **根据病理分类** 按病变的解剖部位分为大叶肺炎、支气管肺炎和间质性肺炎。

2. **根据病因分类**

（1）病毒性肺炎：最常见者为RSV，其次为腺病毒3、7、11型，流感病毒，副流感病毒1、2、3型，鼻病毒、肠道病毒、巨细胞病毒等。

（2）细菌性肺炎：常见为肺炎链球菌、金黄色葡萄球菌、革兰氏阴性杆菌（流感嗜血杆菌、肺炎克雷伯菌、大肠埃希菌等）、军团菌及厌氧菌等。

（3）支原体肺炎：由肺炎支原体（MP）感染所致。

（4）衣原体肺炎：由沙眼衣原体（CT）、肺炎衣原体（CP）和鹦鹉热衣原体引起，以 CT 和 CP 多见。

（5）原虫性肺炎：包括肺棘球蚴病、肺弓形虫病等。

（6）真菌性肺炎：由白色念珠菌、曲霉菌、隐球菌、组织胞浆菌、肺孢子菌等引起的肺炎，多见于免疫缺陷病及长期使用免疫抑制剂或抗菌药物者。

（7）其他原因引起的肺炎：吸入性肺炎、坠积性肺炎、嗜酸细胞性肺炎（过敏性肺炎）等。

3. 根据病程分类　病程<1个月者为急性肺炎；病程1~3个月者为迁延性肺炎；病程>3个月者为慢性肺炎。

4. 根据病情分类　①轻症：以呼吸系统症状为主，其他系统轻微受累，全身中毒症状不严重；②重症：除呼吸系统症状明显外，有呼吸衰竭和其他系统严重受累，全身中毒症状明显，甚至危及生命。

5. 根据临床表现典型与否分类　①典型肺炎：由肺炎链球菌、金黄色葡萄球菌、肺炎克雷伯菌、流感嗜血杆菌、大肠埃希菌等引起的肺炎。②非典型肺炎：指由肺炎支原体、衣原体、军团菌及某些病毒等引起的肺炎。例如，新型冠状病毒引起的肺炎传染性强，病死率高。

6. 按肺炎发生的地点分类　分为社区获得性肺炎、院内获得性肺炎。前者指患儿在院外或住院48小时内发生的肺炎，后者指住院48小时后发生的肺炎。

临床上若病原体明确，则按病因分类，有助于指导治疗；否则按病理分类。本节重点讨论支气管肺炎。

二、支气管肺炎

 案例 6-1

患儿，女，1岁。因咳嗽、发热2天，尿少1天来诊。查体中发现患儿烦躁不安，面色发绀，呼吸急促，72次/分，可见鼻翼扇动和三凹征，双肺可闻及细湿啰音，心音低钝，心率188次/分，心律整，腹软，肝脏右肋缘下4cm，ECG示窦性心动过速，血气分析 PaO_2 60mmHg，$PaCO_2$ 46mmHg，SaO_2 88%。

问题：1. 该患儿最可能的诊断是什么？
　　　2. 有哪些诊断依据？

支气管肺炎系累及支气管壁和肺泡的炎症，是儿童时期最常见的肺炎，2岁以内儿童多见。全年均可发病，多发生于冬春寒冷季节及气候骤变时。室内居住拥挤、通风不良、空气污浊易导致肺炎发生，营养不良者、先天性心脏病者、低出生体重儿、免疫缺陷者易患肺炎。

（一）病因

引起肺炎的病原为细菌和病毒，也可由两者混合感染。病毒以 RSV、腺病毒、流感病毒、副流感病毒及鼻病毒为主，细菌中以肺炎链球菌多见，近年来肺炎支原体、衣原体和流感嗜血杆菌感染有增多趋势。葡萄球菌也是重要的致病菌。病原体常由呼吸道入侵，少数经血行入肺。

（二）病理及病理生理

病理变化以肺组织充血、水肿、炎性细胞浸润为主。肺泡内充满渗出物，经肺泡壁通道（Kohn孔）向周围肺组织蔓延，形成点片状炎症病灶，可融合成片，累及多个肺小叶或更广范围。当小支气管、毛细支气管发生炎症时，可致管腔阻塞，引起肺气肿或肺不张。细菌性肺炎以肺实质受累为主；而病毒性肺炎则以间质受累为主，亦可累及肺泡。临床上支气管肺炎与间质性肺炎常同时并存。

主要病理生理变化是由于支气管黏膜充血水肿使管腔狭窄甚至堵塞而引起的通气功能障碍；以及肺泡壁因充血水肿、增厚及肺泡腔内充满炎性渗出物而引起的换气功能障碍，导致缺氧（PaO_2降低）和CO_2潴留（$PaCO_2$增高），引起机体代谢及器官功能障碍（图6-1）。

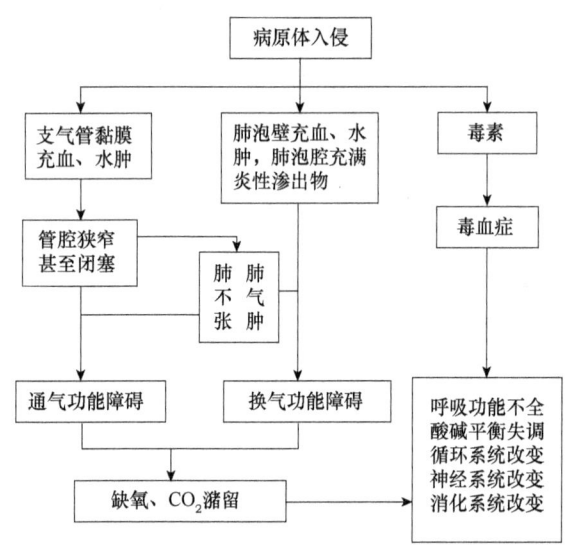

图6-1 支气管肺炎的发病机制

1. **呼吸功能不全** 由于通气和换气功能障碍，致血氧含量下降，PaO_2和SaO_2降低，引起低氧血症；血CO_2浓度升高。早期仅有缺氧，无明显CO_2潴留。为代偿缺氧，呼吸和心率加快，以增加每分通气量。患儿可有发绀、鼻翼扇动和三凹征。随着病情进展，通气和换气功能严重障碍，在缺氧的基础上出现CO_2潴留。此时，PaO_2和SaO_2下降，$PaCO_2$升高。当$PaO_2<50mmHg$和（或）$PaCO_2>50mmHg$时即为呼吸衰竭。

2. **电解质和酸碱平衡失调** 重症肺炎常有混合性酸中毒。严重缺氧时体内有氧代谢障碍，无氧酵解增加，酸性代谢产物增多，加上高热、进食少、脂肪分解等原因，常引起代谢性酸中毒；而由于CO_2潴留又可导致呼吸性酸中毒。缺氧和CO_2潴留使肾小动脉痉挛，缺氧引起ADH分泌增加可致水钠潴留。缺氧使细胞膜通透性改变、钠泵功能失调，Na^+进入细胞内，可造成稀释性低钠血症。因酸中毒，H^+进入细胞内和K^+向细胞外转移，血钾通常偏高。

3. **循环系统** 常见心肌炎、心力衰竭及微循环障碍。病原体和毒素侵袭心肌，引起心肌炎；缺氧使肺小动脉反射性收缩，肺循环压力增高，增加右心负担。肺动脉高压和中毒性心肌炎是诱发心力衰竭的主要原因。重症患儿常出现微循环障碍、休克甚至出现DIC。

4. **中枢神经系统** 缺氧和CO_2潴留使血与脑脊液pH降低。高碳酸血症使脑血管扩张、血流减慢、脑血管淤血、毛细血管通透性增加；严重缺氧使脑细胞无氧代谢增加致乳酸堆积，脑供氧不足使ATP生成减少影响Na^+-K^+离子泵转运，引起脑细胞内水钠潴留，形成脑水肿，导致颅内压增高。病原体毒素作用亦可引起脑水肿。

5. 消化系统 低氧血症和病原体毒素使胃肠黏膜受损，可发生黏膜糜烂、出血、上皮细胞坏死脱落等应激反应，导致黏膜屏障功能破坏，胃肠功能紊乱，出现厌食、呕吐及腹泻，严重者可致缺氧中毒性肠麻痹和消化道出血。

（三）临床表现

多起病较急，发病前数日多先有上呼吸道感染。主要临床表现为发热、咳嗽、气促和肺部固定中细湿啰音。

1. 轻症肺炎 可有精神不振、食欲减退、烦躁不安、轻度腹泻或呕吐等全身症状。

（1）发热：不定，多为不规则发热，亦可为弛张热、稽留热，新生儿、重度营养不良患儿可不发热或体温不升。

（2）咳嗽：较频繁，早期为刺激性干咳，极期咳嗽反而减轻，恢复期咳嗽有痰。新生儿、早产儿则表现为口吐白沫。

（3）气促：多发生于发热、咳嗽之后，呼吸加快，可达 40~80 次 / 分。

（4）肺部体征：早期不明显或仅呼吸音粗糙，以后可闻固定的中细湿啰音，以背部两侧下方及脊柱两旁较多，深吸气末更为明显。叩诊多正常；病灶融合成大片时则出现肺实变体征，如语颤增强、叩诊浊音、听诊呼吸音减弱或出现支气管呼吸音。

2. 重症肺炎 除有明显的呼吸系统症状外，有呼吸衰竭和其他系统严重受累，全身中毒症状明显。

（1）呼吸衰竭表现：呼吸急促，可达 60 次 / 分以上，可见明显鼻翼扇动和吸气性三凹征，口周、鼻唇沟和指（趾）端明显发绀。甚至呼吸减慢或不规则、点头样呼吸，小婴儿常有呼气时呻吟。

（2）循环系统：常见心肌炎和心力衰竭。合并心力衰竭时，表现为：①安静状态下呼吸突然加快＞60 次 / 分；②安静状态下心率突然增快＞180 次 / 分；③骤发极度烦躁不安，明显发绀，面色苍白或发灰，指（趾）甲微血管充盈时间延长；④心音低钝，奔马律，颈静脉怒张；⑤肝脏迅速增大；⑥尿少或无尿，眼睑或双下肢水肿。其中①~③项不能用发热、肺炎本身和其他合并症解释；①~⑤项为重要条件。

（3）神经系统：轻度缺氧表现为烦躁、嗜睡；脑水肿时出现意识障碍、惊厥，前囟隆起，瞳孔对光反射迟钝或消失，呼吸不规则，可有脑膜刺激征。

（4）消化系统：发生缺氧中毒性肠麻痹时，表现为频繁呕吐、严重腹胀，呼吸困难加重，听诊肠鸣音消失。重症患儿可呕吐咖啡样物，大便隐血阳性或排柏油样便。

（5）抗利尿激素（ADH）异常分泌综合征：表现为全身指凹性水肿，血钠≤130mmol/L，血渗透压＜275mmol/L；肾排钠增加，尿钠≥20mmol/L；血清抗利尿激素分泌增加。若ADH不升高，可能为稀释性低钠血症。

● 案例 6-1 分析

1. 最可能的诊断为重症肺炎合并心力衰竭。
2. 诊断依据 ①患儿发病急，有咳嗽、发热症状；②呼吸急促，双肺可闻及细湿啰音；③患儿烦躁不安，面色发绀，可见鼻翼扇动和三凹征，呼吸 72 次 / 分；④心音低钝，心率 188 次 / 分；⑤尿少，肝脏右肋缘下 4cm；⑥血气分析：PaO_2 60mmHg，$PaCO_2$ 46mmHg，SaO_2 88%。

（四）并发症

早期合理治疗则并发症少见。若延误诊治或病原体致病力强可引起并发症。在治疗过程中，中毒症状或呼吸困难突然加重，体温持续不退，或退而复升，均应考虑有并发症的可能。多由金黄色葡萄球菌引起，其次为耐药肺炎链球菌和某些革兰氏阴性杆菌。

1. 脓胸　常累及一侧胸膜。患儿高热，呼吸困难加重，患侧呼吸运动受限，语颤减弱，叩诊浊音，听诊呼吸音减弱或消失。积液较多时，患侧肋间隙饱满，纵隔和气管移向对侧。胸部X线（立位）示患侧肋膈角变钝或呈反抛物线阴影。胸腔穿刺可抽出脓液。

2. 脓气胸　肺边缘的脓肿破裂与肺泡或小支气管相通即造成脓气胸。表现为突然呼吸困难加剧、咳嗽剧烈、烦躁不安、面色青紫。胸部叩诊积液上方为鼓音，下方为浊音，听诊呼吸音减弱或消失。胸部X线（立位）可见液气面。若支气管破裂处形成活瓣，气体只进不出，即形成张力性气胸，为急危症，必须积极抢救。

3. 肺大疱　多系金黄色葡萄球菌感染。细支气管管腔因炎性肿胀狭窄，渗出物黏稠，形成活瓣阻塞，气体易进入而不易呼出，导致肺泡扩大、破裂而形成肺大疱。可一个或多个。体积小者无症状，体积大者引起急性呼吸困难。X线可见薄壁空洞。

> **医考链接**
>
> 患儿，男，1岁，诊断为支气管肺炎，住院治疗3天病情好转，但4小时前突然呼吸困难加重，频繁咳嗽，烦躁，体温骤升至39.5℃。急查X线胸片，显示右侧肋膈角变钝，呈反抛物线阴影。患儿最可能出现的并发症是（　　）
>
> A. 脓气胸　　B. 败血症　　C. 肺大疱　　D. 脓胸　　E. 中毒性脑病
>
> 正确答案：D
>
> 题解：该患儿因支气管肺炎治疗好转后，突然发生病情加重，且X线胸片示右侧肋膈角变钝，呈反抛物线阴影，为脓胸的表现。故选D。

（五）实验室检查和其他检查

1. 外周血检查

（1）白细胞检查：细菌性肺炎白细胞总数和中性粒细胞多增高，甚至可见核左移，胞质中可有中毒颗粒。病毒性肺炎白细胞总数正常或降低，有时可见异型淋巴细胞。

（2）CRP：细菌感染时，血清CRP浓度上升。

（3）PCT：细菌感染时可升高，抗菌药物治疗有效时迅速下降。

2. 病原学检查

（1）细菌培养：采集血、痰、气管吸取物、胸腔穿刺液等进行细菌培养，可明确病原菌。同时进行药物敏感试验以指导治疗。但常规培养需时较长，且在应用抗生素后阳性率也较低。亦可作涂片染色镜检，进行初筛试验。

（2）病毒学检查：①病毒分离和血清学试验：发病7日内取鼻咽或气管分泌物、肺泡灌洗液做病毒分离是诊断病毒感染的金标准。②快速诊断：目前应用较多的是通过免疫荧光技术、免疫酶法或放射免疫法检测样本（鼻咽或气管分泌物、肺泡灌洗液等）特异性病毒抗原。在发病早期（2～4日）检测特异性抗病毒IgM升高，有早期诊断价值。③特异性基因探针检测病原体DNA：此法特异，但试剂和仪器昂贵。

（3）其他病原体检测：①肺炎支原体（MP）：血清冷凝集试验，滴度≥1∶32为阳性，该试验为非特异性，可作为过筛试验；特异性诊断包括MP分离培养或特异性IgM和IgG抗体测定；补体结合抗体检测是诊断 MP 的常用方法；基因探针及聚合酶链反应（PCR）技术检测 MP 特异性强、敏感性高。②衣原体：有细胞培养、酶联免疫吸附试验（ELISA）、核酸探针及 PCR 技术基因检测等。

3. X 线检查　早期肺纹理增粗，以后出现小斑片状阴影，以双肺下野、中内带及心膈区居多，并可伴肺不张或肺气肿。斑片状阴影亦可融合成大片，甚至波及节段。若并发脓胸，早期显示患侧肋膈角变钝，积液较多时，患侧呈一片致密阴影，肋间隙增大，纵隔、心脏向健侧移位。并发脓气胸时，患侧胸膜腔可见液平面。肺大疱时则见完整薄壁，多无液平面。支原体肺炎肺门阴影增重较突出。

（六）诊断与鉴别诊断

典型支气管肺炎一般有发热、咳嗽、气促或呼吸困难，肺部有较固定的中、细湿啰音，胸部 X 线示肺部点片状阴影，据此可做出诊断。明确诊断后，须判断病情轻重，有无并发症，力争做病原学检查，以指导治疗。应与以下疾病鉴别：

1. 急性支气管炎　全身症状一般不重。以咳嗽为主，一般无发热或有低热，肺部呼吸音粗糙或有不固定的干湿啰音。X 线检查示肺纹理增多、紊乱。

2. 支气管异物　有异物吸入史，突然出现呛咳，胸部 X 线可见纵隔摆动，可有肺不张和肺气肿。若病程迁延、继发感染者有肺炎表现，应注意鉴别。

3. 肺结核　婴幼儿活动性肺结核的症状及 X 线影像改变与支气管肺炎颇相似，如粟粒性肺结核可有气急和发绀，但肺部啰音常不明显。应根据结核接触史、结核菌素试验和 X 线胸片肺部有结核病灶等加以鉴别。

（七）治疗

应采取综合措施，原则为改善通气，控制炎症，对症治疗，防止和治疗并发症。

1. 一般治疗及护理　保持室内空气清新、流通，室温以 18～20 ℃为宜，相对湿度 50%～60%。加强营养，饮食应富含蛋白质和维生素，重症不能进食者，可给予静脉营养。保持呼吸道通畅，经常变换体位，以减少肺部淤血，促进炎症吸收。注意隔离，以免交叉感染。

2. 病原治疗　按不同病原体选用药物。

（1）抗生素：经肺穿刺研究资料证明，绝大多数重症肺炎由细菌感染引起，或在病毒感染基础上合并细菌感染，故需用抗生素治疗。使用原则：①根据病原菌选用敏感药物；②选用在下呼吸道浓度高的药物；③适宜量、合适疗程；④重症宜选择静脉途径给药。

根据不同病原选用抗生素：①肺炎链球菌：首选青霉素或阿莫西林；青霉素过敏者选用红霉素等；耐药者首选头孢曲松、头孢噻肟。②金黄色葡萄球菌：首选苯唑西林钠或氯唑西林钠，耐药者选用万古霉素或联用利福平。③流感嗜血杆菌：首选阿莫西林加克拉维酸，或氨苄西林加舒巴坦。④大肠埃希菌和肺炎克雷伯菌：首选头孢他啶、头孢哌酮。⑤铜绿假单胞菌：首选替卡西林加克拉维酸；⑥肺炎支原体和衣原体：首选大环内酯类抗生素如红霉素、罗红霉素及阿奇霉素。

用药时间：疗程应持续至体温正常后 5～7 天，症状、体征消失后 3 天。支原体肺炎至少用药 2～3 周。葡萄球菌肺炎易复发及发生并发症，疗程宜长，体温正常后继续用药 2～3 周，总疗程≥6 周。

（2）抗病毒治疗：①利巴韦林：10～15mg/（kg·d），肌内注射或静脉滴注，亦可滴鼻及超声雾化吸入。可抑制多种 RNA 病毒和 DNA 病毒。②干扰素：雾化吸入较肌内注射疗效更佳。早期使用疗效更佳，疗程 5～7 天。

3. 对症治疗

（1）氧疗：凡有呼吸困难、喘憋、口唇发绀、面色苍灰者应立即给氧。多用鼻前庭导管给氧，流量为 0.5～1L/min，氧浓度不超过 40%。氧气应湿化，以免损伤气道上皮细胞的纤毛。婴幼儿可用面罩给氧，氧流量为 2～4L/min，氧浓度为 50%～60%。若出现呼吸衰竭，则应使用人工呼吸机。

（2）气道管理：及时清除鼻痂、鼻腔分泌物和吸痰。湿化气道，以利于痰液排出。雾化吸入，有助于解除支气管痉挛和水肿。痰液黏稠使呼吸衰竭加重时应用气管插管间断吸痰。

（3）其他：高热者可用物理降温，口服对乙酰氨基酚或布洛芬等。烦躁不安者可给予氯丙嗪、异丙嗪，每次各 0.5～1mg/kg 肌内注射，或苯巴比妥每次 5mg/kg 肌内注射。

4. 肾上腺皮质激素应用 可减少炎症渗出、解除支气管痉挛、改善血管通透性和微循环，降低颅内压。适用于中毒症状明显，严重喘憋或呼吸衰竭，胸膜有渗出，合并感染中毒性休克、脑水肿时。常用氢化可的松 5～10mg/（kg·d），或地塞米松 0.1～0.3mg/（kg·d），静脉滴注，疗程 3～5 天。

5. 生物制剂 重症患儿可酌情给予静脉注射用人免疫球蛋白 400mg/（kg·d），3～5 天为一个疗程。转移因子和胸腺素为细胞免疫调节剂，有利于疾病康复。

6. 维持体液平衡 保证每日热量供给。总液量以 60～80ml/（kg·d）为宜，对高热、喘憋严重患儿总液量可偏高；液体种类选用 4∶1 或 5∶1 液，注意纠正酸中毒和电解质紊乱。注意输液速度不能过快。

7. 并发症及其治疗

（1）心力衰竭：治疗原则为吸氧、镇静、利尿、强心、应用血管活性药。呋塞米或依他尼酸，每次 1mg/kg 静脉注射或静脉滴注，可减轻水钠潴留和心脏前负荷。强心剂选用毒毛花苷 K 或毛花苷 C 静脉注射。血管活性药选用酚妥拉明，每次 0.5～1mg/kg（最大量≤10mg），静脉快速滴注，必要时间隔 1～4 小时重复使用；亦可使用卡托普利和硝普钠。

（2）缺氧中毒性脑病：主要是纠正脑缺氧及减轻脑水肿。可用 20% 甘露醇静脉注射，配合地塞米松和呋塞米降低颅内压，配合血管活性药物酚妥拉明等缓解脑血管痉挛、改善脑微循环。有惊厥者用地西泮止痉。必要时应予人工辅助通气。

（3）腹胀的治疗：伴低钾血症者及时补钾。如系缺氧中毒性肠麻痹，应禁食、胃肠减压，使用酚妥拉明每次 0.3～0.5mg/kg，用 5% 葡萄糖溶液 20ml 静脉滴注。

（4）其他：脓胸、脓气胸应及时穿刺引流，必要时行胸腔闭式引流。及时治疗感染性休克、呼吸衰竭、抗利尿激素异常分泌综合征。有佝偻病、贫血、营养不良者，给予相应治疗。

三 几种不同病原体所致肺炎的特点

（一）腺病毒肺炎

腺病毒肺炎为腺病毒所致，3、7 两型是主要病原体。主要病理改变为支气管和肺泡间质炎，严重者病灶融合，气管、支气管上皮广泛坏死，肺实质严重炎性病变，致使病情严重、病程迁延，易引起肺功能损害和其他系统功能障碍。多见于 0.5～2.0 岁小儿，冬春季多发。临床特点为起病急，稽留高热，可持续 2～3 周；咳嗽较剧烈，频咳或阵咳，可出现阵发性喘憋、呼吸困难、发绀等缺氧表现；肺部体征出现较晚，发热 3～7 日始闻湿啰音，病变融合后有肺实变体征。中毒症状重，发病早期即出现萎靡、嗜睡、面色苍白，且易发生中毒性心肌炎、心力衰竭和中毒性脑病等。可有腹泻、呕吐和消化道出血，以及肝脾增大、麻疹样皮疹。X 线特点：与临床表现一致，较肺部体征出现早；大小不等的片状阴影或融合成大片，甚至一个肺叶；病灶吸收慢，需数周至数月。易继发细菌感染，部分可发展为闭塞性细支气管炎，导致反复喘息。

（二）金黄色葡萄球菌肺炎

金黄色葡萄球菌由呼吸道入侵或经血行播散入肺。新生儿、婴幼儿发病率高。主要病理改变是肺组织广泛出血性坏死和多发性小脓肿形成。病变进展迅速，组织破坏严重，故易发生肺脓肿、脓胸、脓气胸、肺大疱、皮下气肿和纵隔气肿，并可引起败血症和其他迁徙性化脓灶（如心包、脑、肝、皮肤、骨髓等处）。临床特点为起病急、病情重、进展快，全身中毒症状明显；发热常呈弛张热型，早产儿和体弱儿可无发热。患儿出现面色苍白、咳嗽、呻吟、呼吸浅快、发绀、呕吐、腹泻和腹胀。重者可发生休克。肺部体征出现较早，双肺可闻中细湿啰音，并发脓胸、脓气胸时有相应体征。常见猩红热样或荨麻疹样皮疹。X线特点：可有小片浸润影；病变发展迅速，数小时内可出现小脓肿、肺大疱或胸腔积液，甚至并发纵隔积气、皮下气肿；病灶阴影持续时间较长，2个月左右仍不能完全消失。典型、未经治疗者，外周血白细胞>（15～30）×10^9/L，中性粒细胞增高，可见核左移和中毒颗粒。小婴儿白细胞可<5×10^9/L，但中性粒细胞百分比仍较高，提示预后不良。

● 案例6-2

患儿，男，1.5岁。因发热、咳嗽4天，气促、发绀1天入院。查体：精神差，急性重病容。呼吸60次/分，口唇发绀，躯体见充血性粟粒状丘疹。气管向左侧移位。右肺叩诊浊音，右下肺呼吸音低，右上肺闻及细湿啰音。血常规：WBC 28.0×10^9/L，N 0.88，中性粒细胞有核左移。

问题：1. 该患儿初步诊断是什么？
2. 最可能的病原是什么？为什么？

（三）流感嗜血杆菌肺炎

流感嗜血杆菌肺炎由流感嗜血杆菌（荚膜型）引起。病变可呈大叶性或小叶性，但以前者为多。近年来，由于大量使用广谱抗生素、免疫抑制剂及院内感染等原因，发病率有上升趋势。临床特点：4岁以下儿童多见。起病较缓慢，但病情较重，全身中毒症状明显。有发热、痉挛性咳嗽、呼吸困难、面色苍白或发绀、鼻翼扇动和三凹征等；肺部有湿啰音或实变体征。易并发脓胸、脑膜炎、败血症、心包炎、化脓性关节炎、中耳炎等。外周血白细胞增多，可达（20～70）×10^9/L，有时淋巴细胞相对或绝对增多。胸部X线表现多样，可为支气管肺炎、大叶性肺炎或肺段实变征象，常有胸腔积液征。

（四）支原体肺炎

支原体肺炎为MP感染所致。MP是非细胞内生长的最小微生物，主要经呼吸道传染，MP损害呼吸道黏膜上皮细胞，使黏膜清除功能异常，且持续时久，导致慢性咳嗽；由于MP与人体某些组织存在部分共同抗原，故感染后可导致多系统免疫损害。本病占小儿肺炎的20%左右，在密集人群可达50%。常年皆可发生，流行周期为4～6年。本病多见于婴幼儿和学龄期儿童。临床特点：起病缓慢，病初有全身不适、头痛、乏力，常有发热，热型不定，热程1～3周。年长儿可诉咽痛、胸闷、胸痛等症状。刺激性咳嗽为突出表现，有的酷似百日咳，可咳出黏稠痰，甚至带血丝，可持续1～4周。肺部体征常不明显。临床表现与肺部体征不一致是本病的特点。婴幼儿则起病急、病程长、病情重，以呼吸困难、喘憋和双肺哮鸣音较突出，可闻湿啰音。部分患儿有多系统受累。本病的重要诊断依据为肺部X线改变：①以肺门阴影增重为主；②支气管肺炎和间质性肺炎同时存在；③均一的肺实变。胸片阴影显著而肺部体征轻微也是本病的特点之一。检测血清中支原体 IgM 抗体有诊断意义。阿奇霉素、红霉素治疗有效。

（五）衣原体肺炎

衣原体肺炎为衣原体感染所致，它是一种介于病毒与细菌之间的微生物，寄生于细胞内，含有 DNA 和 RNA，有细胞膜。

1. 沙眼衣原体肺炎　主要通过母婴垂直传播而感染。主要见于婴儿，多为 1~3 个月婴儿。病理特征为间质性肺炎。临床特点：起病缓慢，多不发热或仅有低热，一般状态良好；先有鼻塞、流涕，而后出现呼吸增快和具有特征性的阵发性不连贯咳嗽，即一阵急促咳嗽后继以一短促的吸气，但无百日咳回声。阵咳可引起发绀和呕吐，偶见呼吸暂停。半数患儿可有结膜炎。肺部偶可闻及干湿啰音。胸部 X 线检查呈弥漫性间质浸润和过度充气，或有片状阴影。肺部体征和 X 线改变可持续 1 个月以上。

2. 肺炎衣原体肺炎　多见于学龄期儿童。大部分为轻症。无特异性临床表现，早期多为上感症状，咽痛、声音嘶哑、发热，1~2 周后上感症状逐渐消退，咳嗽渐重，并出现下呼吸道感染征象。咳嗽可持续 1~2 个月，两肺偶闻及干湿啰音或哮鸣音。X 线胸片显示单侧肺下叶浸润，少数呈广泛单侧或双侧肺浸润病灶。可伴发肺外表现，如结节红斑、吉兰-巴雷综合征等。

● 案例 6-2 分析

1. 初步诊断　细菌性肺炎，并发脓气胸（右侧）待排除。

2. 最可能的病原体是金黄色葡萄球菌。依据：①患儿为婴幼儿，为金黄色葡萄球菌肺炎好发年龄；②急性发热、咳嗽，精神差，病情重，进展快；③呼吸急促，口唇发绀，气管向左侧移位，右肺叩诊浊音，右下肺呼吸音低，右上肺闻及细湿啰音；④躯体见充血性粟粒状丘疹，是金黄色葡萄球菌的一个特点；⑤血常规 WBC 28.0×10^9/L，N 0.88，中性粒细胞有核左移，表明有严重的细菌感染。

第六节　支气管哮喘

● 案例 6-3

患儿，男，6 岁。因咳嗽、喘息 1 天，气促半天入院。既往有 7~8 次喘息史，有湿疹史，母亲有"支气管哮喘"，既往未正规检查、治疗。入院查体：呼吸 40 次/分，可见三凹征，无发绀，双肺可闻及中等呼气相为主的哮鸣音，心率 120 次/分，节律齐，无杂音，余查体无异常。肺功能检查：第一秒用力呼气量（FEV_1）62% 预计值，雾化吸入沙丁胺醇 15 分钟后测 FEV_1 98% 预计值，SaO_2 91%。

问题：1. 该患儿最可能的诊断是什么？

2. 确诊还需要做哪些实验室检查？

3. 应如何进行治疗？

支气管哮喘（bronchial asthma）简称哮喘，是一种以嗜酸性粒细胞、肥大细胞和 T 淋巴细胞等多种炎性细胞参与的气道慢性炎症，这种气道炎症使易感者对各种激发因子均有气道高反应性（AHR），并可引起气道狭窄。临床以反复发作性喘息、咳嗽、胸闷和呼气性呼吸困难为特点，常在夜间与清晨发作，症状可经治疗或自行缓解。哮喘发病率近年呈上升趋势。据统计，我国儿童哮喘发病率为 1.97%。70%~80% 的儿童哮喘发病于 5 岁以前，3 岁前发病者占儿童哮喘的 50%，男女比例为 2∶1。

一、病因与发病机制

哮喘的病因与发病机制十分复杂，与许多因素共同作用有关。

1. **免疫因素** 气道慢性炎症是哮喘的本质。哮喘患儿伴有高 IgE 血症，以及淋巴细胞、嗜酸性粒细胞和肥大细胞参与的气道慢性严重病理改变。目前认为 T_{H1} 和 T_{H2} 细胞功能失衡是哮喘免疫学发病机制的重要环节。

2. **神经、精神和内分泌因素** 肺支气管的 β 肾上腺素能受体功能低下和迷走神经张力亢进，或同时伴有 α 肾上腺素能神经反应性增强，从而发生 AHR。约 2/3 的哮喘患儿在青春发育期可完全缓解，在月经期、妊娠期和患甲状腺功能亢进症时哮喘加重，提示哮喘发病与内分泌功能紊乱有关。

3. **遗传因素** 目前认为哮喘为多基因遗传性疾病，约 20% 的患儿有家族史，遗传过敏体质（特应性体质，atopy）与本病的形成关系很大，多数患儿有婴儿湿疹、过敏性鼻炎和（或）食物（药物）过敏史。

4. **神经信号通路** 研究发现，丝裂素活化蛋白激酶等神经信号通路的细胞因子、黏附因子和炎性介质，参与了气道炎症和气道重塑，促发哮喘发病。

5. **环境因素** ①呼吸道感染：据调查，95.2% 的哮喘患儿发作由呼吸道病毒感染引起。肺炎支原体、细菌感染是引起哮喘发作的诱因之一。②气候变化：春末夏初（4~5 月份）和夏末秋初（9~10 月份）是哮喘高发季节。③过敏原吸入：尘螨是最常见的诱发哮喘的主要原因；动物毛屑及排泄物、蟑螂、花粉、灰尘、烟、化学气体、油漆、冷空气等均可成为哮喘急性发作的诱因。④其他：剧烈运动、过度情绪激动，如大哭、大笑、生气或惊恐，食物（鸡蛋、花生、鱼虾），药物（如阿司匹林）等均可成为哮喘急性发作的诱因。

二、病理和病理生理

哮喘患儿肺组织有明显肺气肿、肺过度膨胀，大、小气道内填满黏液栓。显微镜下，支气管及毛细支气管上皮细胞脱落，管壁嗜酸性粒细胞和单核细胞浸润、血管扩张及微血管渗漏，基底膜增厚、平滑肌增生肥厚。

气流受阻是哮喘病理生理变化的核心，支气管痉挛、管壁炎性肿胀、黏液栓形成和气道重塑是造成患儿气道受阻的原因。①急性支气管痉挛：为速发型哮喘反应，由 IgE 依赖型介质释放（如肥大细胞释放组胺、前列腺素和白三烯等）所致（Ⅰ型变态反应）。②管壁炎性肿胀：气道炎症使微血管通透性和漏出物增加，致气道黏膜增厚、肿胀，气道直径减小。③黏液分泌物增多，形成黏液栓，甚至黏液栓广泛阻塞细小支气管，引起严重的呼吸困难，甚至呼吸衰竭。④气道重塑：慢性、反复的炎症损害，导致气道重塑，表现为气道壁增厚，平滑肌增生肥大，肌成纤维细胞增殖及黏液腺杯状细胞增生，上皮下纤维化和网状层增厚，微血管形成。AHR 是哮喘的基本特征之一，指气道对多种刺激因素，如过敏原、理化因素、运动和药物等呈现高度敏感状态。气道炎症通过气道上皮损伤、细胞因子和炎症介质的作用引起 AHR。

三 临床表现

婴幼儿发病前往往有1~2天上呼吸道感染，与一般支气管炎类似。年长儿起病较急，大多在接触过敏原后发作，多先有鼻痒、流清涕、打喷嚏、干咳。典型哮喘表现为咳嗽和喘息呈阵发性发作，以夜间和清晨为著。发作时呼吸困难，呼气相延长伴有喘鸣声。严重病例往往不能平卧，坐位时耸肩屈背，呈端坐呼吸、恐惧不安、大汗淋漓、面色青灰。随支气管痉挛缓解，排出白色黏稠痰液，呼吸逐渐平复。儿童慢性或反复咳嗽有时可能是支气管哮喘的唯一症状，即咳嗽变异性哮喘。

体格检查见胸廓饱满、三凹征，叩诊两肺呈鼓音，听诊全肺满布哮鸣音。严重者气道广泛堵塞，哮鸣音反可消失，称"闭锁肺"，是哮喘最危险的体征。有时只有呼气延长而无喘鸣，让患儿用力呼气或在呼气时压迫胸廓可诱导出潜在的喘鸣。肺部粗湿啰音时隐时现，在剧烈咳嗽后或体位变化时可消失，提示湿啰音的产生是位于气管内的分泌物所致。应注意有无过敏性鼻炎、鼻窦炎和湿疹等。

发作间歇期患儿可无任何症状和体征，表现似正常儿童。哮喘发作在合理应用常规缓解药物治疗后，仍有严重或进行性呼吸困难者，称为哮喘危重状态，表现为哮喘急性发作、咳嗽、喘息、呼吸困难、大汗淋漓、烦躁不安、端坐呼吸，甚至出现严重发绀、语言不连贯、意识障碍和心肺功能不全征象。

四 实验室检查和其他检查

1. 胸部X线检查　哮喘急性发作时胸片示单纯性过度充气及血管阴影增加，缓解期大多正常。并发支气管肺炎或肺不张时，可有小片状影，偶见气胸、纵隔气肿。

2. 肺功能检查　适用于5岁以上患儿。

（1）第一秒用力呼气量（FEV_1）：对于$FEV_1 \geq$正常预计值70%的疑似哮喘患儿，可选择支气管激发试验（常用组胺或醋甲胆碱）测定气道反应性；对于$FEV_1 <$正常预计值70%的疑似哮喘患儿，选择支气管舒张试验测定气流受阻的可逆性。两试验阳性均有助于确诊哮喘。

（2）呼气峰流速（PEF）：是指肺在最大充满状态下，用力呼气时所产生的最大流速。正常气道的直径在24小时中是有变化的，因而引起PEF的变异，但变异率小于13%。PEF的日间变异率是诊断哮喘和反映哮喘严重程度的重要指标。若PEF日间变异率>13%、使用支气管扩张剂后增加13%，可以诊断为哮喘。

3. 免疫诊断　①皮肤点刺试验：用变应原提取液做皮肤试验是明确哮喘诱因和协助诊断最基本的方法。②IgE测定：血清特异性IgE测定很有价值，能反映机体是否存在特应性体质。

4. 其他检查　血常规和血气分析等，有助于诊断和发现心肺功能不全等。

五 诊断与鉴别诊断

（一）诊断标准

中华医学会儿科学分会呼吸学组于2016年修订了我国的《儿童支气管哮喘诊断与防治指南》，诊断标准如下所述。

1. 儿童哮喘　哮喘的诊断主要依据呼吸道症状、体征及肺功能检查，证实存在可变的呼气发作的气流受限，并排除可引起相关症状的其他疾病。

（1）反复发作的喘息、咳嗽、气促、胸闷，多与接触变应原、冷空气、物理或化学性刺激、呼吸道感染、运动及过度通气（如大笑和哭闹）等有关，常在夜间和（或）凌晨发作或加剧。

（2）发作时双肺可闻及散在或弥漫性、以呼气相为主的哮鸣音，呼气相延长。

（3）上述症状和体征经抗哮喘治疗有效，或自行缓解。

（4）除外其他疾病所引起的喘息、咳嗽、气促和胸闷。

（5）临床表现不典型者（如无明显喘息或哮鸣音），应至少具备以下一项。

1）证实存在可逆性气流受限：①支气管舒张试验阳性：吸入速效 β_2 受体激动剂（如沙丁胺醇压力定量气雾剂 200～400μg）后 15 分钟 FEV_1 增加≥12%；②抗炎治疗后肺通气功能改善：给予吸入糖皮质激素和（或）抗白三烯药物治疗 4～8 周，FEV_1 增加≥12%。

2）支气管激发试验阳性。

3）最大 PEF 日间变异率（连续监测 2 周）≥13%。

符合第（1）～（4）条或第（4）、（5）条者，可诊断为哮喘。

2. 咳嗽变异性哮喘（CVA） 是儿童慢性咳嗽最常见原因之一，以咳嗽为唯一或主要表现。

（1）咳嗽持续＞4 周，常在运动、夜间和（或）凌晨发作或加重，以干咳为主，不伴有喘息。

（2）临床上无感染征象，或经较长时间抗生素治疗无效。

（3）抗哮喘药物诊断性治疗有效。

（4）排除其他原因引起的慢性咳嗽。

（5）支气管激发试验阳性和（或）PEF 日间变异率（连续监测 2 周）≥13%。

（6）个人或一、二级亲属过敏性疾病史，或变应原检测阳性。

以上（1）～（4）项为诊断基本条件。

（二）哮喘的病情分期

哮喘可分为急性发作期、慢性持续期和临床缓解期。急性发作期是指患儿出现以喘息为主的各种症状，其发作持续时间和严重程度不尽相同，可分为轻度、中度、重度和危重度；慢性持续期是指虽然没有急性发作，但是在较长时间（一般为 3 个月）内不同频度和（或）不同程度地出现过喘息、咳嗽和胸闷；临床缓解期是指经过治疗或未经治疗，症状和体征消失，肺功能（FEV_1 或 PEF）≥80% 预计值，并维持 3 个月以上。

（三）鉴别诊断

主要应排除其他造成气道梗阻的原因。应注意与毛细支气管炎、气道异物、急性喉炎、先天性气管支气管瘘和先天性心脏病相鉴别。咳嗽变异性哮喘应与支气管炎、鼻窦炎、胃食管反流等疾病相鉴别。

六 治疗

1. 治疗原则　坚持长期、持续、规范、个体化的治疗原则。①发作期：抗炎、平喘，以快速缓解症状；②缓解期：坚持长期抗炎，降低 AHR，避免触发因素，自我保健。

2. 治疗目标　①有效控制哮喘症状，并维持最轻的症状，甚至无症状；②使哮喘发作次数减少；③维持肺功能正常或接近正常；④能参加正常活动，包括体育锻炼；⑤防止发展为不可逆性气道阻塞；⑥防止因哮喘发作而死亡。

3. 阶梯治疗方案　任何年龄患儿治疗方案的确定，均要根据平时病情轻重程度而定，由适合于初始病情严重程度的那一级开始，之后根据病情变化及治疗反应随时进行调整。每 1～3 个月审核一次治疗方案，若哮喘控制 3 个月以上时，可逐步降级治疗。若未能控制，要立即升级治疗。但首先应审核患儿用药技术、是否遵循用药方案、如何避免变应原和其他触发因素等。此即支气管哮喘的阶梯治疗方案。

4. 吸入治疗 是目前治疗哮喘最好的方法，吸入药物以较高浓度迅速到达病变部位，因此起效迅速，且所用药物剂量较小，全身不良反应较轻，应大力提倡。<2岁用气流量≥6L/min的氧气或压缩空气（空气压缩泵）作动力，通过雾化器吸入药物；也可采用有活瓣的面罩储雾罐及压力式定量气雾装置（MDI）。5～7岁以上患儿除采用以上方法吸入外，还可用吸入器吸入干粉剂。

5. 哮喘常用药物

（1）糖皮质激素：①吸入型糖皮质激素：是哮喘长期控制的首选药物，也是目前最有效的抗炎药物。常用的有布地奈德、丙酸倍氯米松和丙酸氟替卡松。通常需要长期、规则吸入。在哮喘急性发作时应与吸入 β_2 受体激动剂或茶碱类联合吸入。此类药物优点是药物直接作用于气道黏膜，局部不良反应为口咽部念珠菌感染、声音嘶哑或上呼吸道不适，吸药后用清水漱口可减轻局部反应和胃肠道吸收。②全身用药：急性发作病情较重的患儿应早期口服糖皮质激素，以防病情恶化，常用泼尼松 1～2mg/（kg·d），一般不超过每日 30mg，分 2～3 次，服用 1～7 天。严重哮喘发作时应及早通过静脉给予琥珀酸氢化可的松，每次 5～10mg/kg，或甲泼尼龙每次 1～2mg/kg，每日 2～3 次，并同时给予支气管舒张剂。极严重病例需在短期内（3～5 天）使用较大剂量糖皮质激素，最好应用琥珀酸氢化可的松或甲泼尼龙。

（2）肥大细胞膜稳定剂：常用色甘酸钠，可抑制 IgE 诱导的肥大细胞释放介质。吸入用药用于预防哮喘发作，也可预防运动、冷空气等引起的急性气道收缩及季节性哮喘发作。使用 MDI 吸入色甘酸钠，每次 5～10mg，每日 3～4 次。

（3）白三烯受体拮抗剂：是新一代非糖皮质激素类抗炎药物，包括孟鲁司特和扎鲁司特。适用于 2 岁以上儿童哮喘的长期预防治疗，但不宜用于哮喘发作期的解痉治疗。

（4）β_2 受体激动剂：可舒张气道平滑肌，增加黏液纤毛清除功能，调节肥大细胞、嗜碱性粒细胞介质的释放。吸入用药：为短效 β_2 受体激动剂，如沙丁胺醇和特布他林，通过气雾剂或雾化器吸入，5～10 分钟即可见效，维持 4～6 小时。多用于治疗哮喘急性发作或预防运动性哮喘。若需增加使用短效 β_2 受体激动剂的次数、剂量才能控制病情，提示哮喘加重，此时切忌过分或盲目增加次数。过量使用可引起危及生命的心律失常，甚至猝死。新一代长效 β_2 受体激动剂有沙美特罗和福莫特罗，吸入后药物作用持续 8～12 小时，适用于防治夜间和清晨哮喘发作，主要与吸入型糖皮质激素联合使用。

（5）茶碱：具有舒张支气管平滑肌、强心、利尿、扩张冠状动脉作用，还可兴奋呼吸中枢和呼吸肌，具有抗炎和免疫调节作用，为常用平喘药物。①口服用药：常用的有氨茶碱和控释型茶碱，用控释型茶碱昼夜血液浓度稳定，作用持久，尤其适用于控制夜间哮喘发作。茶碱与糖皮质激素、抗胆碱药合用具有协同作用。但需慎与 β_2 受体激动剂联合应用，因易诱发心律失常。②静脉用药：主要是氨茶碱，用于哮喘急性发作。24 小时内未用过氨茶碱者，首剂 3～5mg/kg 加入 5% 葡萄糖溶液 30ml 中，20～30 分钟内静脉滴注。重症病例继以 0.6～0.9mg/（kg·h）维持；如不维持给药，每 6 小时可重复给以原量一次。<2 岁，或 6 小时内用过茶碱者，首剂应减半。须注意药物浓度不能过高，滴注速度不能太快，以免引起不良反应。茶碱的不良反应包括恶心、呕吐、心动过速、心律失常、血压下降，重者可发生抽搐乃至突然死亡。

（6）抗胆碱药：吸入抗胆碱药物，如溴化异丙托品，通过降低迷走神经张力而舒张支气管，

作用较 β_2 受体激动剂弱，起效也较缓慢，可与 β_2 受体激动剂联合吸入。

（7）特异性免疫治疗：针对过敏原进行特异性免疫治疗。如用花粉或尘螨提取物作脱敏治疗。

（8）免疫调节剂：因反复呼吸道感染诱发喘息发作者可酌情加用。

（9）中药：急性发作期要辨证施治；缓解期用健脾、补肾等扶正药物。

6. 缓解期的处理　症状缓解后应继续吸入维持量的糖皮质激素，至少 0.5~2 年，或更长时间。

7. 哮喘危重状态的处理　①吸氧：需用密闭面罩或双鼻导管提供高浓度湿化氧气，使 PaO_2 保持在 70~90mmHg。②补液：纠正酸中毒，注意维持水、电解质平衡，纠正酸碱紊乱。③糖皮质激素：全身应用糖皮质激素作为儿童危重哮喘治疗的一线药物，应尽早使用。④使用支气管扩张剂：可用吸入型速效 β_2 受体激动剂、抗胆碱能药物、静脉滴注氨茶碱或皮下注射肾上腺素。⑤镇静剂：可用水合氯醛灌肠，慎用或禁用其他镇静剂。⑥抗生素：伴有下呼吸道细菌感染者，选用合适抗生素。⑦辅助机械通气。

● 案例 6-3 分析

1. 最可能的诊断　支气管哮喘（急性发作期）。
2. 确诊还需要做肺部 X 线检查、血常规、血气分析等。有条件者可作皮肤点刺试验及血清 IgE 测定，更有助于明确诊断。
3. 治疗以抗炎、平喘，快速缓解症状为主。①缺氧严重时可给予吸氧；②平喘首选吸入糖皮质激素；③酌情全身用药，口服糖皮质激素，或应用肥大细胞膜稳定剂、白三烯受体拮抗剂、β2 受体激动剂和茶碱类药物等；④症状缓解后应继续吸入维持量的糖皮质激素，至少 6 个月至 2 年；⑤根据实验室检查结果选择合适抗生素等。

七　哮喘的管理与教育

1. 避免危险因素　避免接触过敏原，积极治疗和清除感染灶，去除各种诱发因素。
2. 加强防治知识的教育　对患儿及家长进行哮喘防治知识的教育，调动其防治哮喘的积极性，增强信心，避免各种危险因素，巩固治疗效果，提高生活质量。
3. 加强哮喘患儿的家庭管理　除急性发作期外，哮喘患儿一般不需住院治疗，家庭管理对于哮喘患儿症状的控制十分重要。应指导家长学会观察病情，为患儿建立家庭"病案"，记录每次哮喘发作的时间、地点、轻重及发病当时的天气和环境等；给患儿创造良好的生活环境，室内经常清洁通风，严禁吸烟；督导家长保证患儿休息，做好心理护理等。

自　测　题

A₁ 型题

1. 急性上呼吸道感染最常见的病原菌是（　　）
   A. 细菌　　　　B. 支原体
   C. 病毒　　　　D. 衣原体
   E. 寄生虫

2. 婴幼儿肺炎首先出现的病理生理改变是（　　）
   A. 高碳酸血症　　B. 低氧血症
   C. 呼吸性碱中毒　D. 呼吸性酸中毒

E. 代谢性酸中毒

3. 腺病毒肺炎时可发生（　　）
   A. 脓胸　　　　　B. 胸腔积液
   C. 肺大疱　　　　D. 肺实变
   E. 心包炎

4. 支原体肺炎抗生素治疗首选（　　）
   A. 大环内酯类　　B. 青霉素
   C. 阿莫西林　　　D. 氨基糖苷类
   E. 磺胺类

5. 支气管炎和支气管肺炎的主要鉴别点是（　　）
   A. 发热
   B. 喘憋
   C. 肺部固定性中细湿啰音
   D. 咳嗽
   E. 气促

6. 长期正确使用何种药物是预防哮喘复发的关键（　　）
   A. 口服泼尼松
   B. 抗生素
   C. 糖皮质激素气雾治疗
   D. 酮替芬
   E. 氯苯那敏

7. 支气管哮喘的临床表现下述哪项不正确（　　）
   A. 反复发作　　　B. 呼吸困难
   C. 胸闷　　　　　D. 常在白天发作
   E. 常在夜间发作

A_2 型题

8. 患儿，女，2岁，发热，咽痛，眼红2天。查体：T 39.2℃，双眼结膜充血，咽部充血，颈淋巴结肿大，最可能的诊断是（　　）
   A. 流行性感冒
   B. 咽结合膜热
   C. 疱疹性咽峡炎
   D. 急性上呼吸道感染
   E. 急性阑尾炎

9. 患儿，6个月，急起喘憋2天。体检：T 38.1℃，R 80次/分，烦躁不安，满肺哮鸣音，喘憋缓解时可闻及少许中细湿啰音，肝右肋下2cm。最可能的诊断是（　　）
   A. 腺病毒肺炎
   B. 支气管肺炎
   C. 喘息性支气管炎
   D. 呼吸道合胞病毒性肺炎
   E. 支气管肺炎并心力衰竭

A_3/A_4 型题

（10～12题共用题干）

患儿，11个月，高热5天伴咳喘、嗜睡、面色苍白，左背叩诊稍浊，偶闻少许中细湿啰音，胸片示左下肺大片阴影，血象：WBC $9\times10^9/L$，N 0.56。

10. 该患儿最可能的诊断是（　　）
    A. 肺炎链球菌肺炎
    B. 腺病毒肺炎
    C. 金黄色葡萄球菌肺炎
    D. 呼吸道合胞病毒性肺炎
    E. 支原体肺炎

11. 患儿入院后立即用青霉素、氨苄西林抗炎治疗，效果不显著，需尽快作出病原诊断。首先选择的检查是（　　）
    A. 血白细胞计数
    B. 痰液细菌培养
    C. 咽拭子做病毒分离
    D. 间接免疫荧光法检测特异性IgM抗体
    E. 血清IgG抗体滴度检查

12. 患儿病情日益加重，喘憋明显，呼吸80次/分，呼吸节律不规则，肺部闻及密集中、小水泡音，鼻导管吸氧下发绀不缓解。该患儿应急需做何种检查（　　）
    A. 血气分析　　　B. 胸部X线摄片
    C. 血培养　　　　D. 血常规
    E. 胸腔B超

（王　锐）

第七章 消化系统疾病

引言：消化系统疾病是儿科十分常见的一类疾病，其影响既可局限于本系统，也可累及其他系统甚至全身，而其他系统疾病亦可引起消化系统的疾病或症状，严重危害儿童健康。那么，消化系统疾病都有哪些呢？我们应该如何防治呢？

第一节 儿童消化系统解剖生理特点

（一）口腔

口腔具有吸吮、咀嚼、吞咽、消化、感觉、味觉和语言等功能。足月新生儿出生时已具有较好的吸吮和吞咽功能，早产儿则较差。新生儿及婴幼儿口腔黏膜薄嫩，血管丰富，唾液腺发育不完善，唾液分泌少，口腔黏膜干燥，易受损伤和感染。3个月以下小儿唾液中淀粉酶含量低，不宜喂淀粉类食物；5~6个月时唾液分泌明显增多，但由于婴儿口底浅，不能及时吞咽唾液，常发生生理性流涎。

（二）食管

食管的主要功能是推动食物和液体进入胃内，并防止胃内容物反流。新生儿和婴儿的食管呈漏斗状，黏膜纤弱，腺体缺乏，弹力组织及肌层发育不完善，食管下段括约肌发育不成熟，故10个月以下小儿常发生胃食管反流。

（三）胃

胃的主要功能是暂时性储存食物，促使食物进入十二指肠，并对食物进行最初的消化。婴儿胃呈水平位，贲门括约肌发育不成熟而幽门括约肌发育良好，特别是婴儿吸奶时常吸入空气，故易发生溢乳和呕吐。胃黏膜有丰富的血管，但腺体和杯状细胞较少，胃酸和各种酶的分泌少且酶活力较低，消化功能差。新生儿胃容量为30~60ml，1~3个月时为90~150ml，1岁时为250~300ml，5岁时为700~850ml，婴儿期宜少量多次喂哺，但由于哺乳后不久幽门开放，胃内容物逐渐进入十二指肠，故实际进食常超过上述胃容量。胃排空时间随食物种类不同而异，水的排空时间为1.5~2小时，母乳为2~3小时，牛乳为3~4小时。早产儿胃排空慢，易发生胃潴留。

（四）肠

小肠的主要功能是消化、吸收及免疫保护，大肠的功能则是储存食物残渣、进一步吸收水分形成粪便。儿童肠管相对比成人长，为身长的5~7倍。肠黏膜富含血管和淋巴组织，利于食物的消化吸收。但由于肠壁薄、通透性高、屏障功能差，肠内毒素、消化不全产物和过敏原等可经肠黏膜吸收入血，引起全身感染和变态反应性疾病。婴幼儿肠黏膜肌层发育差，肠系膜柔软而长，固定性差，易发生肠套叠、肠扭转。

（五）肝

年龄越小，肝脏相对越大，正常婴幼儿肝脏可在右肋下1~2cm触及，柔软、无压痛。婴儿肝结缔组织发育较差，肝细胞再生能力强，不易发生肝硬化，但在感染、中毒、缺氧等因素作用下肝细胞可发生肿胀、变性、坏死、纤维增生而肿大甚至出现功能损害。婴儿期胆汁分泌较少，对脂肪的消化、吸收功能较差。

（六）胰腺

出生时胰液分泌量少，3~4个月时胰腺发育较快，胰液分泌量随之增多。新生儿和小婴儿胰蛋白酶、脂肪酶和淀粉酶的活性均低，对蛋白质、脂肪和淀粉类食物的消化能力有限，易发生消化不良。胰酶出现的顺序为胰蛋白酶→糜蛋白酶、羧基肽酶、脂肪酶→淀粉酶，故3~4个月之前小儿不宜喂淀粉类食物。

（七）肠道细菌

胎儿肠道内无细菌，出生后数小时细菌即从空气、用具、乳头等经口、鼻、肛门入侵至肠道。肠道菌群受食物成分的影响，单纯母乳喂养儿以双歧杆菌为主，人工喂养儿和混合喂养儿，肠道内大肠埃希菌、双歧杆菌、嗜酸杆菌及肠球菌所占比例几乎相等。婴幼儿肠道正常菌群脆弱，易受多种因素影响而发生菌群失调，引起消化功能紊乱，此时肠道内细菌大量繁殖，并上移至小肠甚至胃内而致病。

（八）正常婴儿粪便特点

1. 人乳喂养儿粪便　每日平均2~4次，呈黄色或金黄色、糊状，偶有细小乳凝块，不臭，呈酸性反应。

2. 人工喂养儿粪便　每日1~2次，呈淡黄色或灰黄色，较干稠而成形，有臭味，含乳凝块较多、较大，呈中性或碱性反应，易发生便秘。

3. 添加辅食后粪便　每日1次，呈褐色，臭味较重。无论人乳、牛乳或羊乳喂养，添加谷类、蛋类、肉类、蔬菜等辅食后，粪便性状逐渐接近成人。

第二节　口　　炎

口炎（stomatitis）是指口腔黏膜的炎症，如病变仅局限于舌、齿龈、口角亦称为舌炎、牙龈炎、口角炎等。本病多见于婴幼儿，多由病毒、真菌、细菌等感染引起。可单独发生，也可继发于急性感染、营养不良、腹泻、维生素B或维生素C缺乏等全身性疾病，食具消毒不严，口腔不卫生、机体抵抗力下降等因素均可导致口炎发生。

一、鹅口疮

鹅口疮（oral candidiasis）又名雪口病，为白色念珠菌感染所致。多见于新生儿和婴幼儿，营养不良、腹泻、长期应用广谱抗生素或激素的小儿易患此病。使用污染的奶具、哺乳时奶头不洁均可导致感染，新生儿也可在出生时经产道感染。

（一）临床表现

特点是口腔黏膜表面覆盖白色乳凝块样小点或小片状物，可融合成大片，不易擦去，强行剥离后局部黏膜潮红、粗糙、可有渗血。病变最常见于颊黏膜，其次是舌、齿龈和上腭。不痛、不流涎，不影响吃奶，一般无全身症状。重者则整个口腔均被白色斑膜覆盖，甚至蔓延至咽、喉、食管、气管、肺等处，患儿表现为低热、拒食、呕吐、吞咽困难或呼吸困难等而危及生命。取白膜少许放玻片上加 10% 氢氧化钠溶液 1 滴，在显微镜下可见真菌的菌丝和孢子。

（二）治疗原则

①祛除诱因，加强营养，适当增加维生素 B_2 和维生素 C。②哺乳前后用 2% 碳酸氢钠溶液清洗口腔，局部可涂 10 万～20 万 U/ml 制霉菌素鱼肝油混悬液，每日 2～3 次。

二 疱疹性口炎

疱疹性口炎（herpetic stomatitis）为单纯疱疹病毒Ⅰ型感染所致。多见于 1～3 岁婴幼儿，传染性强，常在居住条件差的家庭、托幼机构引起小流行。全年均可发生。

（一）临床表现

起病时常突然发热，体温可达 38～40℃，1～2 天后，颊黏膜、齿龈、舌、唇内等处出现成簇的黄白色小疱疹，直径为 2～3mm，周围有红晕，疱疹迅速破溃后形成浅溃疡，上面覆盖黄白色纤维素性渗出物，有时累及上腭及咽部。口角及唇周皮肤亦常发生疱疹，局部疼痛剧烈。患儿表现为流涎、烦躁、拒食，伴颌下淋巴结肿大。病程 1～2 周，体温 3～5 天后恢复正常，淋巴结肿大 2～3 周消退。本病应与疱疹性咽峡炎（herpangina）鉴别，后者由柯萨奇病毒引起，多发生于夏秋季，疱疹主要在咽部和软腭，有时见于舌，但不累及齿龈和颊黏膜，颌下淋巴结多不肿大。

（二）治疗原则

①保持口腔清洁，多饮水，进食微温或凉的流质或半流质食物，避免刺激性食物。②局部涂碘苷（疱疹净）软膏或阿昔洛韦软膏，亦可喷撒西瓜霜、锡类散、冰硼散等。疼痛严重影响进食者，于进食前用 2% 利多卡因涂抹局部；预防继发感染可涂 5% 金霉素甘油。③发热时可用退热剂，补充营养和液体。④有继发感染时，针对病因使用抗生素。

> **链接**
>
> **溃疡性口炎**
>
> 溃疡性口炎主要由链球菌、金黄色葡萄球菌、肺炎链球菌、铜绿假单胞菌等感染引起，多见于婴幼儿，常发生于急慢性感染、长期腹泻等机体抵抗力降低时。口腔各部位均可发生，表现为口腔黏膜充血、水肿，后发生大小不等的糜烂或溃疡，创面覆盖较厚的灰白色或黄色假膜，边界清楚，易于擦去，擦后遗留溢血的糜烂面。局部疼痛明显，患儿拒食、烦躁，常有发热，局部淋巴结肿大。白细胞总数及中性粒细胞增多，创面渗出液涂片染色可见大量细菌。注意保持口腔清洁，可涂 5% 金霉素甘油、锡类散等。病程 1 周左右。

第三节 腹 泻 病

● 案例 7-1

某医院儿科门诊，一男性患儿，9 个月，因腹泻、发热 2 天，加重 1 天就诊。初步检查见：患儿体温 38.3℃，精神萎靡，前囟及眼窝凹陷，四肢末梢发凉。家长口述在当地诊所诊断为"腹泻病"。

问题：这个诊断正确吗？腹泻病究竟如何诊断和治疗？

腹泻病（diarrhea）是由多种病原、多因素引起的以大便次数增多、大便性状改变为特点的一组临床综合征，严重者可伴脱水、电解质紊乱及酸碱失衡。本病一年四季均可发病，夏秋季发病率最高，是婴幼儿时期最常见的疾病之一，也是我国儿童保健重点防治的"四病"之一。0.5~2.0岁发病率高，其中1岁以内者约占半数，是造成儿童营养不良和生长发育障碍甚至死亡的主要原因之一。

一、病因

（一）易感因素

1. 消化系统特点　婴幼儿消化系统发育尚未成熟，胃酸和消化酶分泌不足，消化酶活力低，对食物的耐受性较差，不能适应食物质和量的较大变化，同时生长发育快，所需营养物质相对较多，胃肠道负担较重，容易发生消化功能紊乱。

2. 机体防御功能较差　婴儿胃酸偏低，胃排空快，对进入胃内的细菌杀灭能力较弱；血清免疫球蛋白和胃肠道SIgA均较低，免疫功能较差；肠道菌群功能弱，滥用广谱抗生素易引起肠道菌群失调，均可导致肠道感染。

3. 人工喂养　牛乳等动物乳类含有的一些抗感染物质（SIgA、乳铁蛋白、巨噬细胞、溶酶体等），在乳类加热过程中会被破坏，且人工喂养的食物和食具易被污染。人工喂养儿肠道感染发病率明显高于母乳喂养儿。

（二）感染因素

1. 肠道内感染　可由病毒、细菌、真菌、寄生虫等引起，尤以病毒、细菌多见。

（1）病毒：秋冬季节的婴幼儿腹泻80%以上由病毒感染引起，其中以轮状病毒引起者最常见，其他有星状和杯状病毒、埃可病毒、柯萨奇病毒、诺沃克病毒、冠状病毒等。

（2）细菌（不包括法定传染病病原）：大肠埃希菌是引起夏季腹泻的主要病原，包括致病性大肠埃希菌、产毒性大肠埃希菌、侵袭性大肠埃希菌、出血性大肠埃希菌和黏附-集聚性大肠埃希菌5种类型。其他有空肠弯曲菌、耶尔森菌、沙门菌、难辨梭状芽孢杆菌、变形杆菌、金黄色葡萄球菌、铜绿假单胞菌等。

（3）真菌：常见为白色念珠菌，其次有曲霉菌、毛霉菌等。长期应用广谱抗生素引起肠道菌群失调或长期应用肾上腺皮质激素使机体免疫力低下，可发生真菌性肠炎。

（4）寄生虫：蓝氏贾第鞭毛虫、阿米巴原虫和隐孢子虫等可引起肠炎。

2. 肠道外感染　患上呼吸道感染、中耳炎、肺炎、皮肤感染、泌尿道感染及急性传染病时可引起腹泻，其发生机制为发热及病原体毒素作用使消化功能紊乱，或肠道外感染的病原体同时感染肠道。

3. 肠道菌群紊乱　营养不良、免疫功能低下、长期应用肾上腺糖皮质激素或广谱抗生素，可致肠道菌群紊乱，正常菌群减少，耐药性金黄色葡萄球菌、铜绿假单胞菌、变形杆菌、难辨梭状芽孢杆菌及白色念珠菌等大量繁殖引起药物难以控制的肠炎，称为抗生素相关性腹泻（antibiotic-associated diarrhea，AAD）。

（三）非感染因素

1. 饮食因素　①喂养不当是引起轻型腹泻的常见原因，多见于人工喂养儿，如喂养不定时、喂养量不当，或食物种类改变太快、成分不适宜、过早喂淀粉类或大量脂肪类食品等造成消化功能紊乱而引起腹泻；②少数婴儿对牛奶、大豆或某些食物成分过敏或不耐受而引起腹泻；③原发性或继发性双糖酶（主要为乳糖酶）缺乏或乳糖酶的活力下降，肠道对糖的消化吸收不良而引起腹泻等。

2. 气候因素　气候突然变冷，腹部受凉导致肠蠕动增加；天气过热使消化液分泌减少，而喂奶过多则增加消化道负担，均可诱发消化功能紊乱而引起腹泻。

二 发病机制

腹泻的发生机制有以下四种类型：①渗透性腹泻：大量不能吸收的具有渗透活性的物质在肠腔内积聚；②分泌性腹泻：肠腔内电解质分泌过多；③渗出性腹泻：由炎症所致的液体大量渗出；④肠道功能异常性腹泻：肠道蠕动功能异常引起的腹泻。大多非单一机制引起，常常是多种机制共同作用的结果。

（一）感染性腹泻

1. 病毒性肠炎　以轮状病毒最为常见。病毒侵入肠道后，在小肠绒毛顶端的柱状上皮细胞复制，使细胞发生变性、坏死，微绒毛肿胀、变短、脱落，致使小肠黏膜吸收水分及电解质的功能受损，肠液在肠腔内大量积聚而引起水样腹泻。同时，病变的肠黏膜细胞双糖酶分泌不足且活性下降，使食物中糖类消化不全而积滞在肠腔内，并被细菌分解成小分子的短链有机酸，导致肠液渗透压增高；加之微绒毛破坏后使载体减少，上皮细胞钠转运功能障碍，引起水和电解质进一步丧失，致腹泻加重并出现水、电解质及酸碱平衡紊乱（图7-1）。

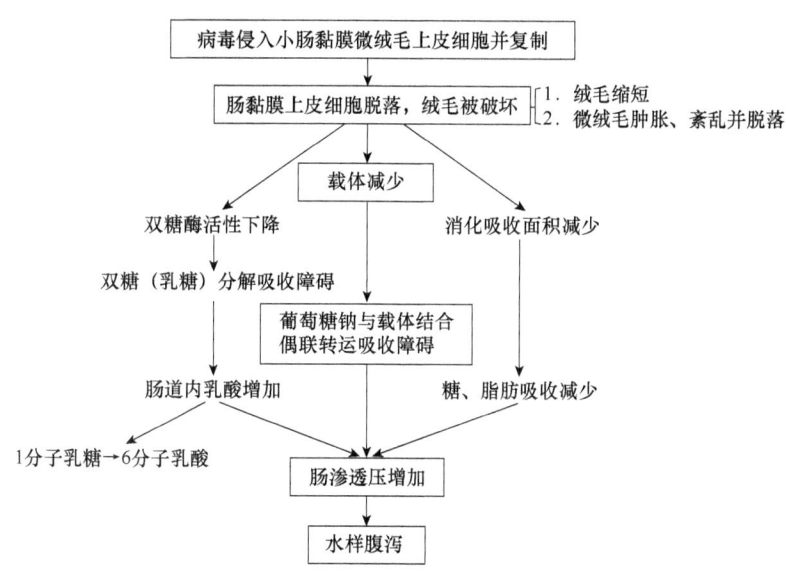

图 7-1　病毒性肠炎的发病机制

2. 细菌性肠炎

（1）肠毒素性肠炎：系由各种产生肠毒素的细菌（如产毒性大肠埃希菌等）所致的分泌性腹泻。病原菌侵入肠道后在肠腔内繁殖，并产生毒素：不耐热肠毒素（LT）和耐热肠毒素（ST），分别与小肠黏膜上皮细胞膜上的受体结合并激活腺苷酸环化酶和鸟苷酸环化酶，使三磷酸腺苷（ATP）转变为环磷酸腺苷（cAMP）、三磷酸鸟苷（GTP）转变为环磷酸鸟苷（cGMP），两者均导致肠上皮细胞对Na^+、Cl^-和水的吸收减少，并促进Cl^-的分泌，使小肠液总量增加，当超过结肠的吸收限度时即排出大量水样便（图7-2），导致患儿脱水和电解质紊乱。

（2）侵袭性肠炎：由各种侵袭性细菌（如侵袭性大肠埃希菌、沙门菌属、空肠弯曲菌、金

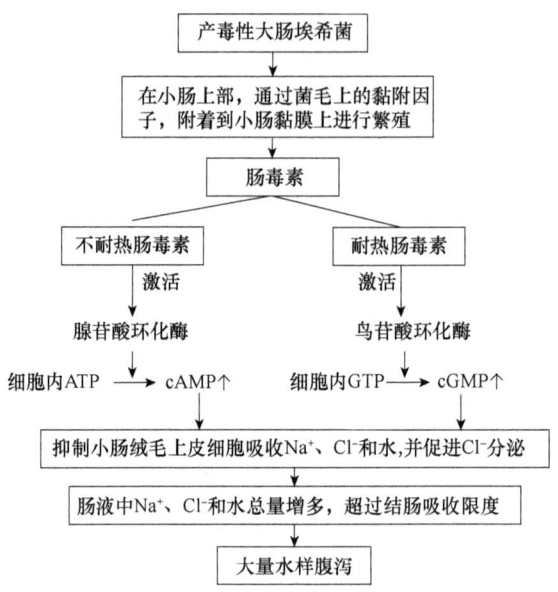

图 7-2 肠毒素性肠炎的发病机制

黄色葡萄球菌、耶尔森菌等）感染所致的渗透性腹泻。致病菌直接侵袭小肠或结肠，使肠黏膜充血、水肿、渗出，炎症细胞浸润，甚至发生溃疡而出现黏液脓血便，大便中可检测大量白细胞、红细胞。由于肠道受损后水的吸收受限，以及细菌毒素的作用，也可出现水样便。

（二）非感染性腹泻

非感染性腹泻主要由饮食不当引起。当进食量过多或食物的成分不当时，可导致正常消化过程发生障碍，食物不能充分消化吸收而积滞于小肠上部，使局部肠腔内酸度降低，有利于肠道下部细菌上移、繁殖，分解食物并使食物发酵、腐败，造成内源性感染和消化功能紊乱。同时产生的短链有机酸致肠腔内渗透压增加，腐败性毒性产物刺激肠道，使肠蠕动增加而导致腹泻、脱水和电解质紊乱（图 7-3）。

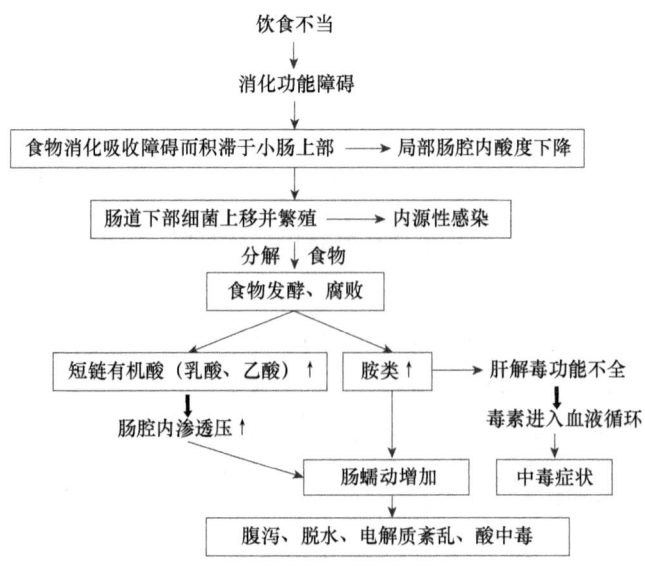

图 7-3 饮食不当引起腹泻的发病机制

临床表现

不同病因引起的腹泻病具有相似的临床表现，但又各具特点和不同的临床过程。根据病程可分为急性腹泻（病程小于2周，最多见）、迁延性腹泻（病程2周至2个月）和慢性腹泻（病程2个月以上）。

（一）急性腹泻

1. 轻型腹泻　多由饮食因素及肠道外感染引起。起病可急可缓，以胃肠道症状为主，主要表现为食欲缺乏，可有溢乳，偶有呕吐，大便次数增多，但一般每日不超过10次，每次量不多，呈黄色或黄绿色稀便或水样便，可有白色或黄白色奶瓣（皂块）和泡沫，有酸味。无脱水及明显全身中毒症状，偶有低热，排便前常因腹痛而哭闹不安，便后恢复安静。大便镜检可见大量脂肪球和少量白细胞。多在数日内痊愈。

2. 重型腹泻　多由肠道内感染引起，或由轻型腹泻加重、转变而来。常急性起病，除有较重的胃肠道症状外，还有明显的脱水及电解质紊乱和全身中毒症状。

（1）胃肠道症状：食欲低下，常伴有呕吐，严重者可吐咖啡渣样物；大便次数明显增多，每日10次以上，甚至可达数十次，多呈黄色水样便或蛋花汤样便，含有少量黏液。大便镜检可见脂肪球及少量红细胞、白细胞。

（2）全身中毒症状：发热或体温不升、精神萎靡或烦躁不安、面色苍白、嗜睡甚至昏迷、惊厥、休克。

（3）水、电解质和酸碱平衡紊乱：由于吐泻丢失体液和摄入量不足，使体液总量尤其是细胞外液量减少，患儿发生轻、中或重度脱水；由于丢失的水和电解质比例的不同，可造成等渗、低渗或高渗性脱水，以前两者多见。脱水后，患儿出现眼窝、前囟凹陷，尿少、泪少，皮肤黏膜干燥、弹性下降，甚至因循环血量不足而导致休克。重型腹泻时常出现代谢性酸中毒、低钾血症、低钙血症等（参阅第三章第三节）。

3. 不同病原所致腹泻的临床特点

（1）轮状病毒肠炎：是秋、冬季最常见的小儿腹泻，以秋季流行为主，故又称秋季腹泻。多见于6~24个月的婴幼儿，呈散发或小流行。潜伏期1~3天，起病急，常伴发热和上呼吸道感染症状，病初即可发生呕吐，随后出现腹泻，大便次数多、水分多，呈黄色或淡黄色水样或蛋花汤样，含少量黏液，无腥臭味。一般无明显感染中毒症状，常伴有脱水、电解质紊乱和酸中毒。可侵犯全身多个器官，导致心肌损害、肺炎和肝胆损害等。本病病程有自限性，数日后呕吐渐停、腹泻减轻，自然病程为3~8天，不喂乳类的患儿恢复更快。大便镜检偶有少量白细胞，感染后1~3天大量病毒从大便中排出，血清抗体多在感染后3周上升。临床常用ELISA法或胶体金法检测粪便中病毒抗原。

（2）产毒性大肠埃希菌肠炎：多发生于5~8月气温较高季节。起病较急，轻症仅大便次数稍增多，重症腹泻频繁，大便呈蛋花汤样或水样，混有黏液，量多，常有呕吐，严重者可伴发热，易发生脱水、电解质紊乱和酸中毒。大便镜检无白细胞。为自限性疾病，病程一般为3~7天。

（3）侵袭性细菌引起的肠炎：多见于夏季，临床表现与细菌性痢疾相似。起病急，高热，可排出痢疾样黏液脓血便，有腥臭味，腹泻频繁；常伴恶心、呕吐、腹痛、里急后重，可出现严重的全身中毒症状甚至休克。大便镜检，可见大量白细胞及数量不等的红细胞，细菌培养可找到相应致病菌。鼠伤寒沙门菌肠炎，多见于新生儿和婴儿，常引起暴发流行；临床分为败血症型和胃肠炎型两型，新生儿多为前者，易在新生儿室流行；可排深绿色黏液脓便或白色胶冻样便。空肠弯曲菌常侵犯空肠和回肠，表现为腹痛剧烈，且有脓血便，易误诊为阑尾炎或肠套叠。

（4）抗生素相关性腹泻（AAD）：多由于长期使用大量广谱抗生素引起菌群失调所致，营养不良、长期应用肾上腺皮质激素、免疫功能低下者更易发病。①金黄色葡萄球菌肠炎：主要表现为发热、呕吐、腹泻、脱水和电解质紊乱及不同程度的中毒症状，甚至发生休克。典型病例大便为暗绿色，似海水样，量多，含有黏液和假膜，少数为血便。大便培养有葡萄球菌生长，凝固酶试验阳性，镜检有大量脓细胞和成簇的革兰氏阳性球菌。②假膜性小肠结肠炎：多种抗生素可诱发，致病菌是难辨梭状芽孢杆菌。主要表现为腹泻，大便呈黄色或黄绿色水样，可排出假膜（为坏死毒素所致肠黏膜坏死组织），假膜脱落后，黏膜下层暴露，可大便带血。轻症者大便每日数次，停用相关抗生素后很快痊愈；重症者频繁腹泻，可出现脱水、电解质紊乱和酸中毒。伴有腹痛、腹胀和全身中毒症状，甚至休克。大便厌氧菌培养有助于诊断。③真菌性肠炎：常见于2岁以下婴儿，多为白色念珠菌感染所致，病程迁延，常伴鹅口疮。主要表现为大便次数增多，为黄色稀便，泡沫多、带黏液，有时可见豆腐渣样细块（菌落）。大便镜检可见真菌孢子和菌丝，真菌培养可确定诊断。

（二）迁延性腹泻和慢性腹泻

迁延性腹泻和慢性腹泻多与急性腹泻治疗不彻底、营养不良、免疫功能低下、肠道菌群失调、感染、药物因素、食物过敏、先天性畸形及滥用抗生素等有关，以上因素均可导致急性腹泻迁延不愈甚至转为慢性，其中以人工喂养、营养不良婴幼儿最为常见。患儿病情反复，主要以消化功能紊乱和慢性营养紊乱为特点，多无全身中毒症状，脱水、代谢性酸中毒及电解质紊乱也不明显。营养不良患儿易致腹泻迁延不愈，腹泻迁延不愈又加重了营养不良，两者互为因果、互相影响，形成恶性循环。

四 实验室检查和其他检查

1. 大便检查　大便常规检查无或偶见白细胞者，常为侵袭性细菌感染以外原因引起的腹泻；有较多白细胞者多由各种侵袭性细菌感染引起。大便细菌培养可检出致病菌；涂片发现真菌孢子和菌丝有助于诊断真菌性肠炎；疑为病毒感染者可进行病毒分离、病毒抗体测定、利用PCR及核酸探针技术检测病毒抗原。

2. 血常规　白细胞总数及中性粒细胞增多提示细菌感染，降低则提示病毒感染；嗜酸性粒细胞增多常提示过敏性因素或寄生虫感染。

3. 血液生化检查　血清Na^+浓度测定可提示脱水性质，血清K^+、Ca^{2+}、Mg^{2+}测定可反映体内电解质变化情况。血气分析可了解体内酸碱平衡紊乱的程度和性质。重症患儿应同时测尿素氮等了解肾脏功能。

4. 其他　十二指肠肠液检查可了解肠道的消化吸收能力，纤维结肠镜检查、小肠黏膜活检可了解肠黏膜的病理变化等。小肠黏膜活检是判定慢性腹泻病理改变的可靠方法。食物回避-激发试验可用于食物过敏方面的检查。消化道造影或CT等有助于进一步了解消化道的器质和功能性改变。

五 诊断与鉴别诊断

根据发病季节、病史、临床表现、大便性状等较易作出临床诊断。同时应判定有无脱水、脱水的程度和性质、有无电解质紊乱和酸碱平衡失调；查找腹泻病因，确定病原体。迁延性和慢性腹泻的病因诊断，必须详细询问病史，进行全面的体格检查和必要的辅助检查。

腹泻病需与以下疾病相鉴别。

1. 生理性腹泻　多见于6个月以内的婴儿，外观虚胖，常有湿疹。出生后不久即出现腹泻，除大便次数增多外，无其他症状，精神、食欲好，不影响生长发育。添加辅食后，大便即逐渐转为正常。

2. 细菌性痢疾　多在夏季发病，常有流行病学史。起病急，全身症状重，大便次数多，每次量少，为脓血便，伴里急后重。大便镜检可见较多脓细胞、红细胞、吞噬细胞，大便细菌培养可以确诊。

3. 坏死性肠炎　频繁呕吐、腹胀、腹痛、高热，大便糊状呈暗红色，逐渐出现典型的赤豆汤样血水便，有腐败腥臭味。中毒症状重，可伴休克。腹部平片可见小肠呈局限性扩张充气、肠间隙增宽、肠壁积气等，直立位可有大小不等的液平面。

4. 阿米巴痢疾　全身中毒症状不明显，大便镜检可见大量红细胞和少量白细胞，并可查到阿米巴滋养体。

六　治疗

治疗原则包括调整饮食，合理用药，加强护理，预防和纠正水、电解质及酸碱平衡紊乱，预防并发症。不同类型腹泻治疗重点各有侧重，急性腹泻注重维持水、电解质平衡及抗感染治疗，迁延性腹泻和慢性腹泻注重饮食疗法，纠正肠道菌群失调。

（一）调整饮食

适宜的营养摄入对促进肠黏膜损伤的恢复、补充疾病的消耗、缩短腹泻病程、预防营养不良非常重要，故腹泻患儿除严重呕吐者暂禁食（不禁水）4～6小时外均应继续进食。母乳喂养儿继续哺喂母乳，暂停辅食；人工喂养者，可喂以等量稀释的牛奶或其他代乳品，待腹泻次数减少后，可给予半流食，少量多餐，随病情稳定和好转逐渐过渡到正常饮食。病毒性肠炎多继发有双糖酶缺乏，对可疑病例可改喂豆制代乳品、淀粉类食品，或去乳糖配方奶，以减轻腹泻，缩短病程。腹泻停止后逐渐恢复营养丰富的饮食，并每日加餐1次，共2周。

（二）加强护理

呕吐频繁者注意勤饮水，保持口腔清洁。腹泻患儿肛门周围皮肤容易发生糜烂，甚至溃疡、感染，便后应用温水清洗臀部，用干净毛巾擦干，保持臀部及会阴部皮肤干燥、清洁。感染性腹泻患儿为减少感染的传播应注意消化道隔离。

（三）纠正水、电解质紊乱及酸碱平衡失调

参阅本书第三章第三节。

1. 口服补液　适用于腹泻时脱水的预防和纠正轻、中度脱水。常选用口服补液盐（ORS）。补液量：轻度脱水50～80ml/kg，中度脱水80～100ml/kg，少量多次服用，于8～12小时补足累积丢失量。有休克、腹胀明显、心功能不全或其他严重并发症者及新生儿不宜口服补液，若呕吐频繁、脱水加重者及时改为静脉补液。

2. 静脉补液　适用于严重呕吐、腹泻伴中、重度脱水的患儿。根据不同的脱水程度、脱水性质，结合年龄、营养状况等决定补液的成分、容量和滴注时间。原则是先浓后淡，先快后慢，见尿补钾，防惊补钙。

（1）第一天补液：①定量。婴儿轻度脱水为90～120ml/kg，中度脱水为120～150ml/kg，重度脱水为150～180ml/kg，补液总量包括累积损失量、继续损失量和生理需要量。幼儿或伴有营养不良、肺炎、心肾功能不全时应根据具体病情适当减少。②定性。根据体液累积损失所引起的脱水性质选择不同张力的液体，低渗性脱水一般选择2/3张含钠液，等渗性脱水选择1/2张含钠液，高渗性脱水选择1/5~1/3张含钠液；补充继续损失量选择1/3~1/2张含钠液，生理需要量选择1/5~1/4张含钠液。若临床判断脱水性质有困难时，先按等渗性脱水处理。③定速。补液速度主要取决于脱水程度及继续损失的量和速度，中、重度脱水有周围循环障碍者，用2∶1等张含钠液20ml/kg（最大量不超过300ml），于30~60分钟内输入，以迅速扩充血容量。累积损失量（扣除扩容液体量）一般在8~12小时补完，滴速宜8~10ml/（kg·h）；继续损失量和生理需要量在12~16小时内补充，滴速约5ml/（kg·h）。④纠正酸中毒。补液后轻、中度酸中毒可以得到纠正，重度酸中毒需补充碱性液。可按5%碳酸氢钠溶液5ml/kg（约可提高CO_2CP 5mmol/L）计算，或根据血气分析、CO_2CP测定结果计算碱性溶液用量，一般先给半量，以后根据病情变化加以调整。⑤纠正低钾血症。患儿经补液治疗排尿后应补钾，纠正低钾血症需要一定时间，补钾浓度过高、速率过快可引起高钾血症，致心搏骤停。静脉补钾浓度不宜超过0.3%，时间不应少于6~8小时，一般静脉补钾需持续4~6天。能口服时可改为口服补充。⑥纠正低钙、低镁血症。出现低钙症状时可用10%葡萄糖酸钙溶液5~10ml加等量葡萄糖溶液稀释后缓慢静脉注射，低镁血症者用25%硫酸镁溶液每次0.1ml/kg深部肌内注射，每天1~2次，症状缓解后停用。

（2）第二天及以后的补液：经第一天补液后，脱水及电解质紊乱已基本纠正，主要补充继续损失量和生理需要量，可改为口服补液，补液量根据进食和吐泻情况估算。若腹泻、呕吐仍频繁者可静脉补液。一般生理需要量按60~80ml/（kg·d）补充，用1/5~1/4张含钠液；继续损失量按"丢多少补多少""随时丢随时补"的原则补充，用1/3~1/2张含钠液。将两部分相加于12~24小时内均匀静脉滴注。继续注意维持电解质和酸碱平衡。

（四）药物治疗

1. 控制感染　①水样便腹泻，多为病毒及非侵袭性细菌感染所致，一般不用抗生素，若伴有明显感染中毒症状、营养不良、新生儿或免疫缺陷患儿应酌情选用抗生素治疗。②黏液脓血便患儿，多为侵袭性细菌肠炎，首先可根据临床特点选用抗生素治疗，再根据大便细菌培养及药敏试验进行调整。大肠埃希菌、空肠弯曲菌、鼠伤寒沙门菌、耶尔森菌肠炎常选用抗革兰氏阴性杆菌及大环内酯类抗生素；金黄色葡萄球菌肠炎、假膜性肠炎、真菌性肠炎应立即停用原抗生素，根据症状选用氯唑西林、苯唑西林、利福平、甲硝唑或抗真菌药物治疗。

2. 肠黏膜保护剂　临床常用蒙脱石粉（思密达），能吸附肠腔内病原体及毒素，维持肠细胞的吸收和分泌功能，增强肠道的屏障功能。

3. 微生态疗法　常用药物有双歧杆菌制剂如丽珠肠乐、促菌生等，乳酸杆菌制剂如妈咪爱、乳酸杆菌素等。作用在于恢复肠道正常菌群，抑制病原菌的定植和侵袭。

4. 对症治疗　腹泻急性期不用止泻剂。经治疗一般情况好转、中毒症状消失、仍频繁腹泻者可酌情选用鞣酸蛋白、次碳酸铋等。腹胀可因肠道产气过多或低钾血症、中毒性肠麻痹引起，可早期补钾、腹部热敷、肛管排气或肌内注射新斯的明等。呕吐严重者可肌内注射氯丙嗪等。

5. 补锌治疗　急性腹泻患儿给予元素锌治疗可缩短病程。元素锌剂量：6个月以下每天10mg，6个月以上每天20mg，疗程10~14天。

●案例7-1分析

诊断正确。患儿为9个月婴儿，主要症状为腹泻，脱水征明显，符合腹泻病的临床表现，可初步诊断为"腹泻病"。诊断腹泻病，需根据发病季节、病史、临床表现和大便性状作出临床诊断，之后，应进一步作出病情诊断，判定有无脱水及其程度和性质、电解质紊乱和酸碱失衡；并根据条件选择辅助检查确定病因（病原）。腹泻病治疗主要包括饮食疗法，预防和纠正脱水，加强护理，合理用药，预防并发症。

（五）迁延性腹泻和慢性腹泻的治疗

1. 病因治疗　积极寻找病因，针对病因进行治疗。
2. 调整饮食　由于患儿消化功能低下，调整饮食不宜过快。母乳喂养儿继续母乳喂养，但暂停辅食，待病情好转后逐渐恢复；人工喂养儿应调整饮食，喂哺稀释奶以保证足够的热量。双糖不耐受患儿，采用去双糖饮食，如豆浆、去乳糖配方奶粉。蛋白质过敏患儿应改用其他饮食或水解蛋白饮食。随着腹泻减轻，消化功能好转，逐渐过渡到一般饮食。必要时，可根据治疗条件给予要素饮食（这种饮食不经胃肠消化，小肠即可全部吸收，是慢性腹泻患儿最理想的治疗饮食）或静脉营养。
3. 药物治疗　①应用微生态调节剂和肠黏膜保护剂。②补充微量营养素。供给锌、铁、维生素 A、B 族维生素和叶酸、维生素 C 等，以加快肠黏膜更新和修复。③抗生素应用。切忌滥用，对确认有细菌感染的患儿根据药敏试验选用抗生素，避免造成顽固性肠道菌群失调。
4. 中医中药　中医辨证施治，辅以推拿、捏脊等疗法，常可收到良好效果。
5. 其他　迁延性腹泻、慢性腹泻常伴有营养不良及其他并发症，应采取综合措施，予以纠正。同时注意预防和治疗脱水，纠正电解质和酸碱平衡紊乱。

| 链接 |

要素饮食及静脉营养

要素饮食中含有氨基酸、中链甘油三酯、葡萄糖、多种维生素和微量元素，是肠黏膜损伤患儿最理想的食物。应用浓度和量视患儿病情而定。如果不能耐受口服营养者，可用全静脉高营养：热能 50～90cal/（kg·d），液体 120～150ml/（kg·d），葡萄糖 12～15g/（kg·d），复方氨基酸 2～2.5g/（kg·d），脂肪乳剂 2～3g/（kg·d），电解质及微量元素适量。

七　预防

1. 合理喂养，提倡母乳喂养，科学断乳，正确添加辅食。人工喂养者选择合适代乳品。
2. 培养良好的饮食卫生习惯，注意食物的新鲜和食具、玩具等的清洁和消毒。
3. 对感染性腹泻患儿应注意隔离治疗，排泄物要消毒处理。感染性腹泻流行期间要注意集体机构的消毒隔离，防止感染传播。
4. 避免长期应用广谱抗生素或肾上腺皮质激素，防止引起菌群失调。及时治疗营养不良、佝偻病、贫血等。
5. 适当户外活动，增强体质。有条件者可进行轮状病毒疫苗接种，保护率达 80% 以上。

第四节　胃炎和消化性溃疡△

一　胃炎

胃炎（gastritis）是指由多种理化因素或生物性有害因子引起的胃黏膜炎性病变。胃炎分为急性胃炎和慢性胃炎,以慢性胃炎发病率高。急性胃炎包括单纯性和糜烂性两种,慢性胃炎包括浅表性胃炎、萎缩性胃炎和肥厚性胃炎。儿童慢性胃炎中以浅表性胃炎最多见,占90%~95%。

(一)病因与发病机制

1. 急性胃炎　多为继发性,可由多种原因引起。食用污染食物或细菌、病毒感染及其毒素对胃黏膜的损伤;服用对胃黏膜有损害的药物(如阿司匹林等非甾体抗炎药)、毒物、腐蚀剂及浓茶、烈酒、咖啡等化学因素;进食过冷或过热及粗糙的食物,使胃黏膜损伤等物理因素;急重症疾病如严重感染、颅脑损伤、严重烧伤、休克、呼吸衰竭等引起的应激反应;精神、神经功能失调及各种因素所导致的变态反应均可引起胃黏膜发生急性炎症损害。

2. 慢性胃炎　病因尚未完全明确,可能与有害因子长期、反复作用于胃黏膜引起损伤有关。

(1)急性胃炎反复发作,胃黏膜病变经久不愈。

(2)感染:已证实幽门螺杆菌(Hp)感染是胃炎的主要病因。在活动性胃炎及重度胃炎中Hp检出率可达90%~100%。

(3)长期服用刺激性食物或药物对胃黏膜的刺激:经常暴饮暴食,食物粗糙、辛辣、过冷、过热、过硬;常饮浓茶、咖啡;类固醇激素类药物和非甾体抗炎药等。

(4)其他因素:胆汁反流降低了胃黏膜的屏障功能,使胃液中H^+得以反弥散进入胃黏膜引起炎症;持续的精神紧张、压力过大使消化道激素(如促胃液素)异常分泌;慢性胃炎患者胃液、血液或在萎缩的胃黏膜内可找到壁细胞抗体、内因子抗体,某些自身免疫性疾病伴有慢性胃炎等,提示本病可能与免疫反应有关。

(二)病理

1. 急性胃炎　表现为上皮细胞变性、坏死,固有膜中大量中性粒细胞浸润,极少见(或无)淋巴细胞、浆细胞,腺体细胞表现不同程度的变性、坏死。

2. 慢性胃炎　①浅表性胃炎:上皮细胞变性,小凹上皮细胞增生,固有膜炎症细胞主要为淋巴细胞和浆细胞浸润。②萎缩性胃炎:固有腺体萎缩,肠腺化生和炎症细胞浸润。

(三)临床表现

1. 急性胃炎　起病急骤,轻者仅有食欲缺乏、恶心、呕吐、上腹不适或腹痛,伴肠炎者可出现腹泻;严重者可出现呕血、黑便、脱水和电解质及酸碱平衡紊乱,有感染者常伴有全身中毒症状。

2. 慢性胃炎　反复发作、无规律性的腹痛是其常见症状。轻者为间歇性隐痛或钝痛,严重者为剧烈绞痛;疼痛常出现在进食过程中或餐后,多位于上腹部或脐周,部分患儿疼痛部位不固定。常伴有食欲缺乏、恶心、呕吐、腹胀,胃黏膜糜烂出血者可伴有呕血、黑便。病程迁延不愈可影响患儿营养状况及正常生长发育。

(四)实验室检查和其他检查

1. 胃镜检查　为最可靠的诊断手段。可见胃黏膜广泛充血、水肿、糜烂、出血,有时可见反流的胆汁。Hp感染的胃炎可见到胃黏膜微小结节形成(又称为胃窦小结节,或淋巴细胞样小结节增生)。此法可直接观察胃黏膜病变及程度,并可取病变部位组织进行幽门螺杆菌和病理学检查。

2. Hp检测　①选择胃黏膜组织切片染色与培养是最准确的诊断方法,在微氧环境下用特殊培养基进行Hp培养,3~5天出结果。②尿素酶活性试验:方法快速、简便,特异性和敏感性可达90%以上。③粪便Hp抗原检测。④^{13}C尿素呼吸试验:其特异性和敏感性可达90%以上。

3. X线钡餐造影 多数情况下病变在黏膜表层，钡餐造影难有阳性发现。气钡双重造影效果较好，可见胃黏膜纹理增粗、迂曲，呈锯齿状，胃窦部浅表性胃炎有时可呈现胃窦部激惹征，幽门前区表现为半收缩状态，可见不规则痉挛收缩等。

（五）诊断与鉴别诊断

根据病史、临床表现、胃镜、X线钡餐、病理学检查等基本可以确诊。多数胃炎患儿体征不明显，仅表现为饭后饱胀、反酸、嗳气、无规律性腹痛等消化功能紊乱症状，临床需加以注意。急性发作的腹痛需与外科急腹症及肝、胆、胰、肠等器官的器质性疾病相鉴别，慢性反复发作性腹痛要与肠痉挛、肠道寄生虫病等鉴别。

1. 肠痉挛 可因受凉、饮食不当引起肠蠕动增加所致，表现为反复发作的阵发性腹痛，腹部无异常体征，排气、排便后缓解。

2. 肠蛔虫症 常有不固定腹痛（但以脐周部为主）、偏食、异食癖、恶心、呕吐等消化功能紊乱症状，有时出现全身过敏症状。常有吐虫、排虫史，粪便查找虫卵、驱虫治疗有效等可有助诊断。现发病已大为减少。

3. 过敏性紫癜（腹型） 部分过敏性紫癜患儿以阵发性腹痛为首发症状，或伴有呕吐、便血，但多随即出现其他表现：对称分布的出血性皮疹、关节肿痛，部分患儿可有血尿。

4. 功能性（再发性）腹痛 是儿童期常见的一种身心疾病。某些儿童在情绪改变、精神紧张、家庭成员过度焦虑等心理因素影响下，出现弥漫性发作性腹痛，持续数十分钟或数小时而自行缓解，可伴恶心、呕吐，临床和辅助检查均无阳性发现。

（六）治疗

1. 急性胃炎 ①祛除各种致病因素。②注意饮食卫生，给予清淡易消化食物，避免进食对胃黏膜有刺激性的食物和药物，防止暴饮暴食。呕吐严重者暂禁食，及时纠正水、电解质紊乱。③有上消化道出血者应卧床休息、监测生命体征，注意呕吐及便血情况，给予止血、保护胃黏膜等治疗。④静脉滴注 H_2 受体拮抗剂、质子泵抑制剂（PPI）等抑制胃酸药物，口服胃黏膜保护剂。

2. 慢性胃炎 ①培养良好的饮食习惯和生活规律，饮食定时定量，避免刺激性食物，避免服用对胃黏膜有损害的药物。②应用蒙脱石粉、次碳酸铋、硫糖铝等黏膜保护剂。③胃酸增高者应用西咪替丁、雷尼替丁、法莫替丁等 H_2 受体拮抗剂抑制胃酸。④呕吐、腹胀及胆汁反流者加用多潘立酮（吗丁啉）、西沙必利等胃肠动力药。⑤有幽门螺杆菌感染者应进行规范的抗Hp治疗（详见消化性溃疡的治疗）。

二、消化性溃疡

消化性溃疡（peptic ulcer）是指发生在胃和十二指肠的慢性溃疡，多见于学龄期儿童，以上腹部反复发作性、节律性疼痛为特征。婴幼儿多为急性、继发性溃疡，常有明确的原发疾病，胃溃疡（GU）和十二指肠溃疡（DU）发病率相近；年长儿多为慢性、原发性溃疡，以DU多见，男孩多于女孩，可有明显的家族史。

（一）病因及发病机制

消化性溃疡的病因与发病机制尚未完全阐明，目前认为溃疡的形成是由于对胃和十二指肠黏膜有损害作用的侵袭因子（如酸、胃蛋白酶、微生物、药物、胆盐等）与黏膜自身的防御因素（黏膜屏障、黏膜血流量、黏膜重碳酸盐屏障、细胞更新、表皮生长因子及前列腺素等）之间失去平衡，诸多因素共同作用的结果。一般认为，与酸增加有关的因素对十二指肠溃疡的发生意义较大，组织防御减弱对胃溃疡的形成有更重要的意义。

1. **胃酸和胃蛋白酶的侵袭力** 胃酸和胃蛋白酶分泌过多是形成溃疡的主要原因。胃酸分泌随年龄而增长，新生儿出生后1~2天胃酸分泌高，4~5天时下降，以后又逐渐增高，故年长儿消化性溃疡的发病率较婴幼儿高。胃液中过多的胃酸和胃蛋白酶破坏黏膜屏障、侵蚀和消化黏膜而产生溃疡。

2. **胃和十二指肠黏膜的防御功能降低** 胃黏膜表面的黏液层、黏膜丰富的血流、黏膜屏障的完整性和上皮细胞的再生等，是决定胃黏膜抵抗损伤能力的因素。在各种攻击因子（如对胃有刺激性的食物、药物、肾上腺皮质激素、胆汁反流等）的作用下，黏膜血液循环、上皮细胞的分泌与更新受到影响，屏障功能受损，黏膜缺血、坏死形成溃疡。

3. **Hp感染** Hp感染是引起消化性溃疡的重要病因。80%以上的DU和50%以上的GU存在Hp感染。Hp根除后溃疡的复发率下降，说明Hp感染在溃疡病发病中起重要作用。

4. **遗传因素** 消化性溃疡属常染色体显性遗传病，20%~60%消化性溃疡患儿有家族史。O型血的人DU发病率高于其他血型的人，单卵双胎儿发生溃疡有较高的一致性。

5. **其他因素** 根据现代生物-心理-社会医学模式观点，消化性溃疡属于典型的心身疾病。精神创伤、高度紧张、外伤、手术后等均可影响胃液的分泌，引起应激性溃疡或促发消化性溃疡急性穿孔。各种危重疾病所致的应激反应，可引起继发性溃疡。

（二）病理

胃和十二指肠同时有溃疡时称复合性溃疡。DU好发于球部，偶发于球后以下部位称球后溃疡。多为单发，也可多发。GU多发于胃窦部和胃小弯，偶可见于胃大弯和胃底。典型的溃疡呈圆形或不规则圆形、线形，周围黏膜充血、水肿而增厚，溃疡基底部光滑，表面常覆以纤维素膜或纤维脓性膜而呈灰白或灰黄色。溃疡浅者累及黏膜基层，深者达肌层或浆膜层，溃破血管时引起出血，穿破浆膜层时引起穿孔。

（三）临床表现

由于溃疡在各年龄阶段的好发部位、类型及演变过程不同，不同年龄患者的临床特点各不相同，年龄越小，症状越不典型。

1. **新生儿** 以继发性溃疡多见，表现为急性起病、哭闹、拒食、呕血、黑便。常继发于早产、窒息、缺氧、严重感染、低血糖、呼吸窘迫综合征及中枢神经系统疾病等。也可于出生后2~3天因胃酸分泌较高而发生原发性溃疡。

2. **婴儿期** 继发性溃疡多见，起病急，首发症状可为消化道出血或穿孔。原发性以GU多见，表现为食欲差，进食后哭闹、呕吐、呕血、腹胀、黑便及生长发育迟缓。

3. **幼儿期** 主要为间歇发作的脐周及上腹部疼痛，重者夜间及清晨痛醒，较少伴有烧灼感。食欲差，进食后呕吐，可发生呕血、黑便，常伴有消瘦及生长发育迟缓。

4. **学龄前期和学龄期** 以原发性DU多见，男孩多于女孩。随着年龄的增长，溃疡的表现逐渐接近成人，表现为反复发作的脐周及上腹部的节律性疼痛伴烧灼感，持续数分钟至数小时，饥饿时或夜间多发，严重者可出现呕血、便血、贫血。合并穿孔时疼痛剧烈并放射至左右上腹部或背部。

（四）并发症

出血、穿孔、幽门梗阻是最常见的并发症，常伴发缺铁性贫血。大量出血可出现失血性休克。溃疡穿孔可并发腹膜炎、胰腺炎等。

（五）实验室检查和其他检查

1. **胃、十二指肠纤维内镜检查** 是当前公认诊断溃疡病准确率最高的方法。内镜检查不仅能确认溃疡有无、估计溃疡大小及周围炎症的轻重、溃疡表面有无血管暴露、评估药物治疗效果，同时可取黏膜标本作病理组织学和细菌学检查，还可在内镜下控制活动性出血。

2. 胃肠X线钡餐造影　钡餐造影直接征象为胃和十二指肠壁出现龛影时可确诊；间接征象示溃疡对侧出现切迹，十二指肠球部痉挛、畸形，对诊断有参考价值。因小儿溃疡浅表且钡餐通过快，检出率较成人低，假阳性率也较高。气钡双重对比造影效果较佳。

3. 粪便隐血试验　活动性溃疡可呈阳性结果。

4. 幽门螺杆菌检测　详见胃炎有关内容。

（六）诊断与鉴别诊断

儿童消化性溃疡的症状、体征不典型，临床常易漏诊或误诊，故对出现以下情况的患儿，均应警惕消化性溃疡的可能性，需及时进行内镜检查明确诊断：①反复发作、进食后缓解的上腹痛，夜间及清晨症状明显；②反复胃肠不适，且有溃疡病尤其是DU家族史；③剑突下有烧灼感或饥饿痛；④原因不明的呕血、便血；⑤粪便隐血试验阳性的贫血患儿；⑥与饮食有关的呕吐。同时，注意以下症状的鉴别：

1. 呕血　新生儿及小婴儿出现呕血，应与新生儿自然出血症、食管裂孔疝相鉴别。年长儿需与全身出血性疾病、肝硬化食管静脉曲张破裂出血相鉴别。

2. 便血　消化性溃疡出血多为柏油样便，大量出血可见鲜红色血便。应与肠套叠、腹型过敏性紫癜、梅克尔憩室、息肉、血液病等相鉴别。

3. 腹痛　应与肠痉挛、蛔虫症、结石等相鉴别。

（七）治疗

目的是缓解和消除症状，促进溃疡愈合，防止复发，预防并发症。

1. 一般治疗　建立规律的生活、饮食制度，饮食定时定量、易消化，避免过硬、过酸、过冷和粗糙的食物，少用对胃有刺激性的药物（如非甾体抗炎药和糖皮质激素等）。避免精神过度紧张。有出血时，应卧床休息，给予消化道局部止血治疗（如喷药、电凝治疗等）及全身止血治疗，同时密切监测生命体征，防治失血性休克。

2. 药物治疗　原则为抑制胃酸分泌、中和胃酸，保护胃黏膜，抗Hp治疗。

（1）抑制胃酸和抗酸治疗：①H_2受体拮抗剂（H_2RI）：可直接抑制组胺与壁细胞上H_2受体结合，抑制胃酸分泌，促进溃疡愈合。常用药物：雷尼替丁3～5mg/(kg·d)，每12小时1次或每晚1次服用，或每日分2～3次静脉滴注，疗程4～8周；西咪替丁10～15mg/(kg·d)，分4次饭前10～30分钟口服，或每日分1～2次，静脉滴注，疗程4～8周；法莫替丁0.9mg/(kg·d)，睡前1次口服，或每日1次静脉滴注，疗程2～4周。②PPI：作用于胃黏膜壁细胞，降低细胞中H^+-K^+-ATP酶的活性，阻抑H^+从细胞质内转移到胃腔而抑制胃酸分泌，亦具有抑制Hp生长的作用。常用奥美拉唑（洛赛克）0.6～0.8mg/(kg·d)，清晨顿服，疗程2～4周。③中和胃酸的抗酸剂：可以缓解症状和促进溃疡愈合，常用氢氧化铝凝胶、氢氧化镁、复方碳酸钙等，饭后1小时嚼碎后服用。

（2）胃黏膜保护剂：①硫糖铝：在酸性胃液中与蛋白形成大分子复合物，覆盖在溃疡表面发挥保护作用，还具有增强内源性前列腺素合成、促进溃疡愈合作用。常用剂量为10～25mg/(kg·d)，分4次口服，疗程4～8周。②蒙脱石粉、麦滋林-S颗粒剂：具有保护胃黏膜、促进溃疡愈合的作用。

（3）抗Hp治疗：有Hp感染的消化性溃疡，需应用抗菌药物治疗，根除Hp可显著降低消化性溃疡的复发率，减少并发症。临床常用：羟氨苄西林50mg/(kg·d)，克拉霉素15～30mg/

(kg·d)，甲硝唑 20mg/(kg·d)，呋喃唑酮 5～10mg/(kg·d)。疗程均 2～4 周。由于 Hp 栖居部位环境的特殊性，目前多主张联合用药以达根治目的。参考方案：以 PPI 为中心药物的"三联"治疗方案：PPI＋上述抗生素中的两种，持续 2 周。

3. **手术治疗** 消化性溃疡合并穿孔、难以控制的大出血及瘢痕性幽门梗阻经胃肠减压等内科积极治疗不缓解者，可根据个体情况考虑手术治疗。

医考链接

患儿，腹泻 2 天，出现中度脱水伴中度酸中毒，血钠 126mmol/L，患儿补充累积损失量首选的液体是（ ）

A. 1:1 液　　B. 1/3 张液　　C. 2:1 等张含钠液　　D. 2:3:1 液　　E. 4:3:2 液

正确答案：E

题解：该患儿血钠低于正常值，为低渗性脱水，应给 2/3 张液，故选 E。4:3:2 液的组成为：4 份 0.9% 氯化钠溶液，3 份 5%～10% 葡萄糖溶液，2 份 1.4% 碳酸氢钠溶液或 1.87% 乳酸钠溶液，常用于低渗性脱水。

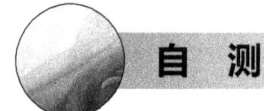

自测题

A₁ 型题

1. 关于儿童腹泻病不正确的是（ ）
   A. 多病原引起
   B. 多因素引起
   C. 0.5～2.0 岁婴幼儿发病率高
   D. 主要表现为大便次数增多和大便性状改变
   E. 不会对小儿的生长发育产生影响

2. 下列哪项不是婴幼儿腹泻的易感因素（ ）
   A. 胃内酸度低
   B. 肠道内感染
   C. 消化道负担重
   D. 血中免疫球蛋白及胃肠道分泌型 IgA 低
   E. 消化系统发育不成熟

3. 重型腹泻的临床表现主要指（ ）
   A. 食欲差　　B. 呕吐重
   C. 腹泻频繁　　D. 发热
   E. 有脱水、电解质紊乱和酸中毒

4. 婴儿腹泻伴低钾血症，下列哪一项不正确（ ）
   A. 腹泻时排钾过多致低钾
   B. 血钾低于 3.5mmol/L 时出现低钾症状
   C. 补液后钾从尿中排出增加
   D. 酸中毒时血钾更低
   E. 补液后血钾较补液前相对较低

5. 小儿迁延性腹泻的病程是（ ）
   A. 2 周以内　　B. 2 周至 2 个月
   C. 2 个月以上　　D. 半年以上
   E. 以上均不对

6. 口服补液盐适用于（ ）
   A. 新生儿肠炎
   B. 腹泻合并重度脱水
   C. 腹胀明显的腹泻患儿
   D. 有轻、中度脱水，无酸中毒
   E. 心功能不全者

7. 关于非感染性腹泻的病因，下列哪项叙述错误（ ）
   A. 饮食不洁引起
   B. 进食过量或食物成分不恰当
   C. 气候突变
   D. 对某些食物成分过敏或不耐受
   E. 过早过量喂食淀粉或脂肪

A₂ 型题

8. 7 个月女孩，纠正酸中毒与补液 12 小时后出现嗜睡，呼吸较前为浅，心音低钝，心

率160次/分，腹胀，肠鸣音弱，血钠为135mmol/L。治疗应采取的措施是（　　）
A. 继续纠酸　　　　B. 脱水
C. 补钠　　　　　　D. 补钾
E. 能量合剂

A₃/A₄型题
（9、10题共用题干）

1岁男婴，体重10kg，腹泻3天后体重减轻0.9kg，口渴，尿少，皮肤弹性差，四肢稍凉，CO_2CP 9.7mmol/L。

9. 下列输液哪项是错误的（　　）
A. 第1天补液总量为120～150ml/kg
B. 首先用2∶1液200ml扩容
C. 第一阶段补液可选用3∶2∶1混合液
D. 前10小时补累积损失量700ml
E. 见尿补钾，浓度<0.3%

10. 脱水及代谢性酸中毒纠正后患儿突然抽搐，此时应优先检查（　　）
A. 脑脊液　　　　B. 血钙
C. 脑电图　　　　D. 血镁
E. 血糖

（王凤枝）

第八章 循环系统疾病

引言：先天性心脏病是儿童最常见的心脏病，严重影响儿童的生长发育，甚至危及生命。近年来随着无创性诊断技术和微创性治疗技术的快速发展，大多数常见先天性心脏病得以根治，先天性心脏病的预后大为改观。那么，儿童常见的先天性心脏病有哪些？该如何治疗呢？

第一节 儿童心血管系统解剖生理特点

 心脏的胚胎发育

在胚胎早期第 2 周左右，由胚胎腹面两侧的原始基所形成的两个血管源性管状结构在胚胎中轴两侧向中线融合，形成原始心管。胚胎 22~24 天，在一系列基因调控下，由头至尾，形成动脉干、心球、心室、心房及静脉窦等结构，至胚胎第 4 周左右，心脏外形基本形成，开始有循环作用，但此时心脏仍为单一的管道。至第 8 周房室间隔已完全形成，成为四腔心脏。心脏发育的关键时期是胚胎第 2~8 周，先天性心脏畸形的形成主要就在这一时期。

 心脏的胚胎发育

1. 胎儿的血液循环　胎儿时期的营养和气体代谢，是通过脐血管、胎盘与母体之间以弥散方式进行的。来自胎盘的动脉血经脐静脉进入胎儿体内，至肝下缘分为两支：一支约 50% 血流入肝与门静脉血流汇合；另一支经静脉导管入下腔静脉，与来自下半身的静脉血混合共同流入右心房。由于下腔静脉瓣的阻隔，来自下腔静脉的混合血（以动脉血为主）进入右心房后，约 1/3 经卵圆孔入左心房，再经左心室进入升主动脉，主要供应心脏、脑及上肢；其余的流入右心室。自上腔静脉回流的、来自上半身的静脉血，入右心房后绝大部分流入右心室，与来自下腔静脉的血一起进入肺动脉。由于胎儿肺脏处于压缩状态，故肺动脉的血只有少量流入肺脏，经肺静脉回流到左心房；而 80% 的血液经动脉导管进入降主动脉（以静脉血为主），与来自升主动脉的血汇合后供应腹腔器官及下肢，最后经脐动脉回至胎盘，换取营养及氧气（图 8-1）。

胎儿血液循环的特点：①左、右心都向全身供血，肺脏处于压缩状态，肺动脉压力高于主动脉；②静脉导管、卵圆孔、动脉导管是胎儿正常血液循环的特殊通道；③供应肝的血氧量最高，心、脑、上肢次之，腹腔器官及下肢的血氧量最低。

2. 出生后血液循环的改变　①出生后脐血管被阻断，呼吸建立，肺泡扩张，肺循环建立，肺循环阻力下降，从右心经肺动脉流入肺的血液增多，使肺静脉回流至左心房的血量也增多，左心房压力因而增高。当左心房压力超过右心房时，卵圆孔瓣膜先在功能上关闭，至生后 5~7 个月出现解剖上闭合。②肺循环的建立使血氧含量增高，动脉导管壁平滑肌受到刺激而收缩；加之肺循环阻力下降而体循环阻力增高，使流经动脉导管的血液逐渐减少，以致逆转为左向右分流，动脉血氧分压增高和出生后体内前列腺素减少，使动脉导管逐渐收缩、闭塞。约 80% 的足月儿于出生后 10~15 小时形成功能性关闭。约 80% 婴儿于出生后 3 个月、95% 婴儿于出生后 1 年完成解剖性关闭。若动脉导管持续未闭，可认为有畸形存在。③脐血管则在血流停止后 6~8 周完全闭锁，脐动脉形成膀胱韧带，脐静脉形成肝圆韧带。

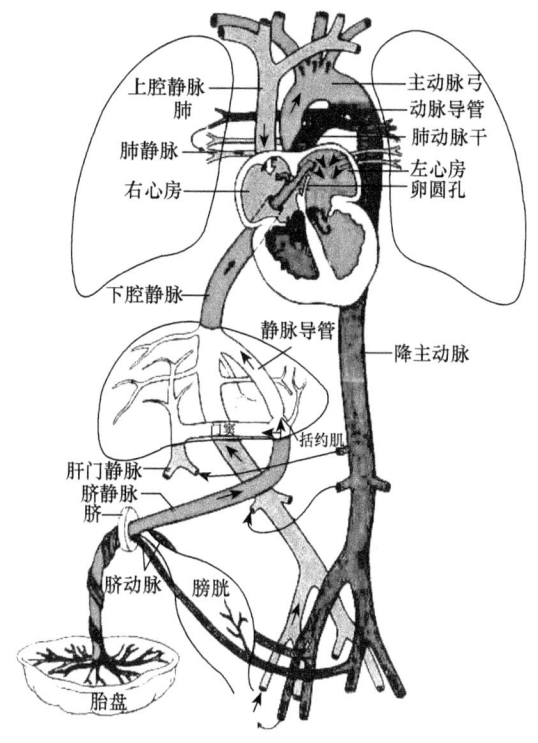

图 8-1　胎儿血液循环示意图

三 儿童心血管特点

1. 心脏　相对比成人重。新生儿心脏重量为 20~25g，占体重的 0.8%（成人只占 0.5%）。1~2 岁达 60g。心脏重量与体重的比值随年龄的增长而下降。婴幼儿时期心脏为球形、圆锥形或椭圆形，6 岁以后心脏形状接近成人，多为长椭圆形。儿童心脏的位置随年龄而改变，2 岁以内多呈横位，2 岁以后心脏逐渐转为斜位。心尖搏动部位随年龄和心脏位置而变化，2 岁以内心尖搏动位于左侧第 4 肋间锁骨中线外 1cm，以后逐渐内移，5~6 岁时心尖搏动在左侧第 5 肋间锁骨中线上，7 岁以后逐渐移至左侧第 5 肋间锁骨中线内 0.5~1cm。

2. 心率　儿童新陈代谢旺盛、交感神经兴奋性较高，故心率较快。年龄越小，心率越快。新生儿平均 120~140 次/分，1 岁以内 110~130 次/分，2~3 岁 100~120 次/分，4~7 岁 80~100 次/分，8~14 岁 70~90 次/分。儿童心率不稳定，易受紧张、进食、活动、哭闹、发热等因素的影响，因此，应在儿童安静时测量心率。体温每升高 1℃，心率可增加 10~15 次/分。

3. 血管特点　儿童动脉较成人相对粗。动、静脉内径之比，新生儿为 1∶1，而成人为 1∶2。随着年龄增长，动脉口径相对变小。10 岁以内肺动脉较主动脉粗，至青春期则二者相反。婴儿期，毛细血管及肺、肾、肠、皮肤的微血管相对较粗，有利于血液供应和新陈代谢。

4. 血压　由于儿童心排血量较少，血管口径较粗，动脉壁弹性较好，故血压偏低。新生儿收缩压平均 60~70mmHg，1 岁时 70~80mmHg，2 岁以后可用公式计算：收缩压=年龄×2+80（mmHg），舒张压为收缩压的 2/3。正常情况下，下肢血压比上肢血压约高 20mmHg。

第二节　先天性心脏病

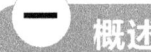

先天性心脏病（congenital heart disease，CHD）简称先心病，是胎儿期心脏及大血管发育异常而致的先天畸形，是儿童最常见的心脏病。有资料显示，先心病的发病率为活产婴儿的6‰～10‰。近年来，由于先进诊疗技术的普及和提高，许多常见的先心病能够得到及早诊断，并且多数获得根治。因此，先心病的预后已大为改观。

（一）病因和预防

在心脏胚胎发育时期，任何因素的影响使心脏某一部分发育停顿或异常，即可造成先天性心脏畸形。影响心脏胚胎发育的因素很多，与遗传、母体和环境因素有关。

1. 遗传因素　先心病与遗传有关，可由染色体异常或多基因突变引起，如18-三体综合征患儿90%以上伴有先心病，21-三体综合征患儿50%伴有先心病（主要为心内膜垫缺损和室间隔缺损）。

2. 母体健康因素

（1）感染：母孕早期被病毒感染，如风疹、流行性感冒、流行性腮腺炎和柯萨奇病毒感染等，其胎儿心脏畸形的发生概率较高。

（2）孕母患代谢性疾病（糖尿病、高钙血症、苯丙酮尿症等）、叶酸缺乏及宫内缺氧等，以及孕早期服用某些药物（如抗癌药、抗癫痫药、苯丙胺、甲苯磺丁脲等），可致胎儿心脏畸形。

3. 环境因素　母孕早期接触大剂量放射物质、不健康的生活方式、生活环境恶劣等均可能与发病有关。

先心病的发生是胎儿周围环境因素与遗传因素相互作用的结果。加强孕妇保健，特别是在妊娠早期适量补充叶酸，积极预防风疹、流感等病毒感染，避免接触与发病有关的高危因素，对预防先心病具有积极的意义。

（二）分类

临床上常根据左、右心或大血管之间有无异常通道和血液分流的方向，将其分为3类。

1. 左向右分流型（潜伏青紫型）　左、右心或大血管间有异常通道和分流。正常情况下，由于体循环压力高于肺循环，血液自左向右分流而不出现青紫，当剧烈哭闹、屏气或任何病理情况致肺动脉或右心压力增高并超过左心压力时，则可使血液自右向左分流，静脉血流入体循环而出现暂时性青紫，如室间隔缺损、房间隔缺损和动脉导管未闭等。

2. 右向左分流型（青紫型）　左、右心或大血管间有异常通道和分流，但由于某些原因（如右心室流出道狭窄），致使右心压力增高并超过左心，使血液经常从右向左分流，或因大血管起源异常，使大量静脉血流入体循环，均可出现持续性青紫，如法洛四联症和大动脉转位等。

3. 无分流型（无青紫型）　左、右心或大血管间无异常通道和分流，如肺动脉狭窄和主动脉缩窄等。

（三）诊断

先心病的诊断主要依据病史、体格检查和辅助检查。超声心动图、心导管检查及心血管造影等特殊检查是先心病确诊的依据。

1. 病史

(1) 母孕史及家族史：应详细询问患儿母亲在孕早期（妊娠2~8周）有无病毒感染、接触放射线或服用某些影响胎儿发育的药物等，以及家族中遗传病、先心病的发病情况。

(2) 常见症状：轻症先心病患儿临床上可无特殊症状。重症先心病患儿在婴儿期即有喂养困难、体重不增、多汗、气促、易呕吐、反复呼吸道感染等。注意有无哭声嘶哑、咳嗽、蹲踞和晕厥现象。

2. 体格检查

(1) 全身检查：评价儿童的生长发育状况，注意精神状态、有无特殊面容和体位等，有无发绀及发绀发生的部位，有无杵状指（趾）等。注意颈动脉搏动，肝颈静脉回流征，肝脏大小、质地，有无水肿等。

(2) 心脏检查：检查有无心前区隆起，心尖搏动位置、强弱和范围。心前区有无抬举冲动感及震颤。心脏杂音的部位、性质、时期、强度及传导方向，对鉴别先心病的类型有重要意义。注意第一、二心音的强弱，特别是肺动脉瓣区第二心音（P_2）的强弱和有无分裂，第二心音亢进提示肺动脉高压，第二心音减弱提示肺动脉狭窄，第二心音固定分裂是房间隔缺损的独特体征。

(3) 周围血管征：比较四肢脉搏及血压，如股动脉搏动减弱或消失，下肢血压降低而上肢血压增高者，提示主动脉缩窄。若脉压增大，伴有毛细血管搏动、水冲脉、股动脉枪击音，提示动脉导管未闭或主动脉瓣关闭不全。

3. 特殊检查

(1) 胸部X线检查：包括透视和摄片。可了解心脏和大血管的搏动、位置、形态，以及肺血管的粗细、分布等情况。

(2) 心电图：能反映心脏位置、心房和心室有无肥大及心脏传导系统的情况，了解先心病患儿的血流动力学变化，对心脏病的诊断有一定帮助。

(3) 超声心动图：是一项无痛、非常重要的、非侵入性检查技术，能显示心脏内部结构的精确图像，还能提供心脏功能及部分血流动力学信息。常用的有M型超声心动图、二维超声心动图、三维超声心动图和多普勒超声等。

(4) 心导管检查：是先心病进一步明确诊断和手术前的重要检查方法之一。可探查异常通道，测定心腔及大血管不同部位的血氧含量、压力及变化，明确有无分流及分流部位，为诊断提供依据。有右心导管、左心导管检查2种，临床上以右心导管检查最常用。

(5) 心血管造影：通过导管检查仍不能确诊而又需考虑手术治疗的患儿，可做心血管造影。最常用的是选择性造影。借助于心导管检查，根据诊断需要将导管顶端插到需要显影了解的心腔或大血管，然后注入造影剂，并同时连续快速摄片或摄影。数字减影造影技术（DSA）对人体伤害小，诊断更精确。

(6) 其他：磁共振成像（MRI）、螺旋CT、电子束CT及放射性核素心血管造影，以及经皮脉搏血氧饱和度测定等，也越来越多地应用于先心病的检查。

(四) 治疗

1. 内科治疗　目的是保障患儿健康，防治并发症，使患儿安全成长到适合手术的年龄。主要措施：加强随访，每6个月至1年复查一次；建立合理的生活制度，加强营养；适当活动，增强体质，但避免剧烈运动；按时预防接种，积极防治感染，及时治疗肺炎和心力衰竭。青紫型先心病患儿因血液黏稠度高，要注意每日摄入足够的水分，以防止脱水和血栓形成。

2. 外科治疗　儿童先心病的治疗已取得很大进展,绝大部分患儿都能施行根治手术,效果较好。最适宜的手术年龄为4~5岁,但分流量大、症状明显或反复发生心力衰竭者,可不受年龄限制。某些复杂型先心病,多主张在新生儿期即可手术。介入治疗(interventional therapy)是近年来治疗先心病的新技术,不需开胸,且疗效确切、安全,恢复快,并发症少,为先心病的治疗带来广阔前景。

> **链接**
>
> 先心病介入治疗的适应证
>
> 1. 室间隔缺损　适用于肌部或部分膜部缺损。Rashkind法适用于缺损<8mm、体重>12kg,不伴由右向左分流的肺动脉高压者。
> 2. 房间隔缺损　①继发孔型房缺,直径<30mm,房间隔边缘>4mm,房间隔大于缺损口最大延伸直径的2倍;②卵圆孔未闭;③外科手术后残余分流的房缺;④二尖瓣球囊扩张术后遗留明显的心房水平分流。
> 3. 动脉导管未闭　单纯动脉导管未闭及动脉导管未闭结扎术后再通者。

二　室间隔缺损

室间隔缺损(VSD)是儿童最常见的先心病,约占我国先心病的50%。室间隔缺损可以单独存在,也可合并其他心血管畸形。根据缺损位置不同,可分为膜周部缺损和肌部缺损,但以膜周部缺损最多见,占60%~70%。

(一)病理生理

由于左心室压力高于右心室,室间隔缺损所引起的分流自左心室流向右心室(图8-2),患儿一般无发绀。分流量大小取决于缺损面积、心室间压力差及肺小动脉阻力。小型缺损(缺损直径<0.5cm)因分流量较小,可无症状;中型缺损(缺损直径0.5~1cm),分流量较大,肺循环血流量可达体循环的2~3倍,但因肺血管床有很丰富的后备容受量,肺动脉收缩压和肺血管阻力可较长时期不增高;大型缺损(缺损直径>1cm),大量分流使肺循环血流量增加,肺循环血流量可达体循环的3~5倍,当超过肺血管床的容量限度时,出现容量性肺动脉高压,致肺小动脉痉挛。随着病程进展,肺小动脉中层和内膜逐渐增厚,管腔变窄、梗阻,肺循环阻力增加,渐变为不可逆的阻力性肺动脉高压。当右心室收缩压超过左心室收缩压时,发生双向分流或逆转为由右向左分流而出现发绀,即艾森门格综合征。

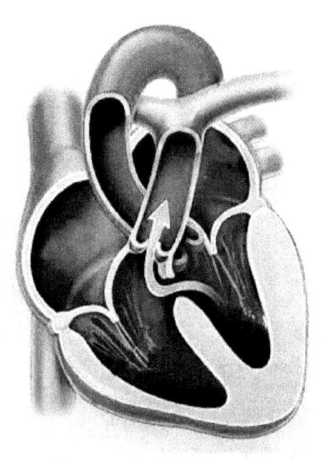

图8-2　室间隔缺损血循环示意图

(二)临床表现

临床表现取决于缺损大小和心室间压力差。

小型缺损,多无明显症状,中型或大型缺损在婴儿期即可出现症状,如喂养困难,活动后气短、乏力、多汗,消瘦、体重不增,生长发育落后,反复发生呼吸道感染和充血性心力衰竭、潜在发绀(当屏气、剧烈哭闹等因素使肺循环阻力增加,发生由右向左分流时可出现发绀)等。有时可因扩张的肺动脉压迫喉返神经,引起声音嘶哑。

体格检查心脏搏动活跃,胸骨左缘第3、4肋间可闻及Ⅲ~Ⅳ级响亮粗糙的全收缩期杂音,向心前区及后背传导，并有收缩期震颤。分流量较大时，在心尖部可闻及二尖瓣相对狭窄的较柔和的舒张中期杂音。伴明显肺动脉高压时（多见于年长儿），因右心室压力显著升高而发生反向分流，患儿出现发绀，并逐渐加重，此时杂音减轻，但第二心音显著亢进。

室间隔缺损易并发支气管肺炎、充血性心力衰竭、肺水肿及感染性心内膜炎。

（三）实验室检查和其他检查

1. X线检查　小型缺损心肺X线检查无明显改变。中型及大型缺损心影呈轻、中度以上增大，左、右心室增大，以左心室增大为主，晚期有肺动脉高压者以右心室增大为主；主动脉弓影较小，肺动脉段明显突出，肺血管影增粗，搏动强烈。

2. 心电图　小型缺损ECG可正常或轻度左心室肥大；中型缺损以左心室肥厚为主；大型缺损常为左、右心室合并肥大或右心室肥厚。可伴有心肌劳损。

3. 超声心动图　M型超声心动图显示左心室、右心室内径增大及室间隔的矛盾运动，主动脉内径较小。二维超声可显示室间隔回声中断，并可提示缺损的位置和大小。彩色多普勒血流显像可观察分流的位置、方向和估测分流量的大小。动态三维超声心动图可观察缺损的整体形态及其与毗邻结构的立体关系，以及随心动周期的动态变化，提高诊断的准确率。

4. 心导管检查　可进一步证实诊断，了解肺动脉压力、阻力及分流量大小。导管造影可显示心腔形态、大小及心室水平分流束的起源、部位、时相、数目和大小，除外其他并发畸形。

● 案例8-1

患儿，男，9个月，曾患肺炎2次，现哭闹后有发绀。查体：血压80/35mmHg，发育营养差，胸骨左缘第3、4肋间闻及Ⅲ级收缩期杂音，肺动脉瓣区第二心音亢进，心尖部有Ⅰ级舒张期杂音。ECG示左、右心室肥大。X线胸片：两肺充血，心外形轻度增大，肺动脉段突出，主动脉结不大，左前斜位示左支气管略抬高，心后三角缩小。

问题：该患儿最先考虑的疾病应是什么？有哪些证据支持这个诊断？

（四）治疗

室间隔缺损有自然闭合可能。无明显症状的中小型缺损可随访至学龄前期；有临床症状如反复呼吸道感染和心力衰竭时应进行抗感染、强心、利尿、扩血管等内科治疗。大、中型缺损有难以控制的心力衰竭者，肺动脉压力持续升高超过体循环压的1/2时，应及时处理。外科手术修补疗效确切，但创伤较大。目前常用通过介入性导管置入封堵器关闭缺损。

三、房间隔缺损

房间隔缺损（ASD）是儿童时期常见的先心病，占先心病总数的5%～10%，男女性别比例为1:2。

（一）病理分型

根据病变部位，主要分为3型。①原发孔（第一孔）型：约占15%，缺损位于心内膜垫与房间隔交界处，常合并二尖瓣或三尖瓣裂缺；②继发孔（第二孔）型：最常见，约占75%，缺损位于房间隔中心卵圆窝处，又称中央型；③静脉窦型：约5%，缺损位于上腔静脉或下腔静脉入口处。除上述三种类型外，另有2%属冠状静脉窦型，缺损位于冠状静脉窦上端与左心房间，造成左心房血流经冠状静脉窦缺口分流入右心房。缺损可单独存在，也可合并其他畸形。

（二）病理生理

房间隔缺损时分流量与缺损大小、两侧心房压力差及心室的顺应性有关。出生后初期分流量不多。随着年龄增长，肺血管阻力及右心室压力下降，右心室充盈阻力也较左心室低，故分流量增加。通常情况下，由于左心房压力高于右心房，血液在心房水平自左向右分流，再流入右心室，右心房除了接收正常由上、下腔静脉回流的血液外，还接收来自左心房分流的血液，使右心房和右心室舒张期负荷加重，导致右心房、右心室增大；由于左心房一部分血分流入右心房，故流入左心室、主动脉、体循环血量减少。由于分流导致肺循环血量增多，压力增高，晚期可导致肺小动脉增厚、管腔狭窄，引起肺动脉高压，使由左向右分流减少，甚至出现由右向左分流，出现发绀（图8-3）。

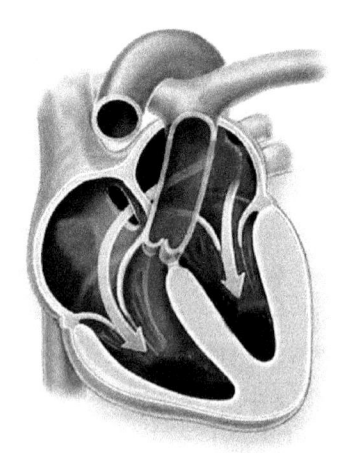

图8-3　房间隔缺损血循环示意图

（三）临床表现

1. 症状　缺损小者，分流量小，可无任何临床症状，仅在体检时发现胸骨左缘第2～3肋间有收缩期杂音。缺损大时分流量大，导致体循环血流量不足而影响生长发育，表现为体型瘦长、面色苍白、乏力、多汗、活动后气促和生长发育迟缓。由于肺循环充血而易患支气管炎或肺炎，严重者早期可发生心力衰竭。在哭闹、肺炎、心力衰竭时，因发生右向左分流而呈现发绀。

2. 体征　多数患儿在婴儿期无明显体征，以后心脏增大，前胸饱满，分流量大者可扪及震颤，心浊音界扩大。听诊有以下特点：①第一心音亢进，第二心音增强。②由于右心室容量增加，收缩时喷射血流时间延长，肺动脉瓣关闭更落后于主动脉瓣，出现不受呼吸影响的第二心音固定分裂。③由于右心室增大、肺动脉瓣相对狭窄，在左侧第2肋间近胸骨旁可闻及2～3级喷射性收缩期杂音，系右心室排血量增加，大量血流通过正常肺动脉瓣时形成相对狭窄所致。④分流量明显增大者，在胸骨左缘第4～5肋间隙可闻及短促、低频的舒张早中期杂音，系肺循环血流量增多，大量血流通过三尖瓣形成相对狭窄所致。随着病情进展，出现肺动脉扩张或肺动脉高压时，由左向右分流逐渐减少，可在肺动脉瓣区听到第二心音亢进、固定分裂消失和收缩早期喀喇音。

（四）并发症和预后

本病易并发支气管肺炎，感染性心内膜炎较少见。部分继发孔型房间隔缺损可自然闭合，多发生在4岁以内。未闭的继发孔型缺损在儿童时期能较好地耐受，通常在20～30岁后出现肺动脉高压、房性心律失常、三尖瓣或二尖瓣关闭不全，心力衰竭是晚期表现。

（五）实验室检查和其他检查

1. X线检查　缺损小者心影正常。缺损大时右心房及右心室增大，肺动脉段明显突出，肺门血管影增粗，肺野充血，透视下可见肺门"舞蹈"症。主动脉影缩小，心脏略呈梨形。原发孔型缺损可见左心房和左心室增大。

2. 心电图　典型表现为电轴右偏和不完全右束支传导阻滞，部分病例表现为右心房和右心室肥大。原发孔型缺损常见电轴左偏及左心室肥大。

3. 超声心动图　M型超声心动图显示右心房、右心室增大及室间隔的矛盾运动，主动脉内径较小。二维超声可显示房间隔回声中断，并可提示缺损的位置和大小。彩色多普勒血流显像可观察分流的位置、方向和估测分流量的大小。动态三维超声心动图可观察缺损的整体形态及其与毗邻结构的立体关系,以及随心动周期的动态变化,提高诊断的正确率。

4. 心导管检查 当合并肺动脉高压、肺动脉瓣狭窄时可行右心导管检查。导管容易通过缺损由右心房进入左心房,右心房血氧含量高于上、下腔静脉血氧含量,并可了解肺动脉压力、阻力及分流量大小。导管造影显示造影剂注入右上肺静脉,可见其通过房间隔缺损迅速由左心房进入右心房。

5. 磁共振 可以清晰显示缺损的位置、大小及肺静脉回流情况而确立诊断。

(六)治疗

小型继发孔缺损在4岁以内有15%的自然闭合率,大于8mm的缺损一般不会自然闭合。鉴于成年后发生心力衰竭和肺动脉高压,宜在儿童时期进行修补。外科手术修补疗效确切,但创伤较大。在排除其他合并畸形、严格掌握指征的情况下,目前常用通过介入性导管用蘑菇伞等装置封堵缺损。适应证:年龄≥2岁,缺损边缘至上下腔静脉,冠状静脉窦右上肺静脉之间距离≥5mm,至房室瓣距离≥7mm。

四 动脉导管未闭

动脉导管未闭(PDA)为小儿先心病常见类型之一,约占先心病总数的15%。动脉导管为胎儿期重要的血液循环通道,出生后先是发生功能性关闭,80%在生后3个月解剖性关闭,出生后1年在解剖学上应完全关闭。若持续开放,并产生病理生理改变,即称动脉导管未闭。

(一)病理分型

未闭的动脉导管一般分为3型。①管型:导管两端粗细一致;②漏斗型:近主动脉端粗大,肺动脉端逐渐变窄;③窗型:导管短、直径较大。以漏斗型为临床多见。PDA大多单独存在,有10%的病例合并其他心脏畸形。

(二)病理生理

分流量大小与导管的粗细及主、肺动脉之间的压力差有关。由于主动脉压力较肺动脉压力高,无论在心脏的收缩期或舒张期,血液均自主动脉向肺动脉分流,肺动脉同时接受来自右心室及主动脉的血液,使肺循环、左心房、左心室和升主动脉的血流量明显增加,左心负荷加重,其排血量达正常时的2~4倍。部分患儿可导致左心房扩大、左心室肥厚扩大,甚至发生充血性心力衰竭。肺小动脉长期受到分流血液的冲击可发生反应性痉挛,形成动力性肺动脉高压;继之管壁增厚、硬化,导致阻力性肺动脉高压,此时右心室收缩期负荷过重,右心室肥厚甚至衰竭。当肺动脉压力超过主动脉时,由左向右分流明显减少或停止,肺动脉血流逆向分流进入降主动脉,呈现差异性发绀,即下半身青紫,左上肢轻度青紫,右上肢正常(图8-4)。

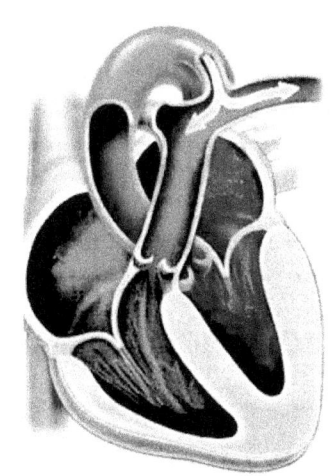

图8-4 动脉导管未闭血循环示意图

(三)临床表现

动脉导管细、分流量小者,临床上可无症状;导管较粗、分流量大者,有肺循环充血和体循环缺血表现,如咳嗽、气急、喂养困难、体重不增、生长发育落后等。

患儿心前区隆起,心尖搏动强烈。典型体征为胸骨左缘上方闻及粗糙响亮的连续性"机器样杂音,占据整个收缩期和舒张期,杂音向左锁骨下、颈部和背部传导,常伴有震颤。分流量大者因二尖瓣相对狭窄而在心尖部可闻及较短的舒张期杂音。肺动脉瓣区第二心音增强。新生儿因肺动脉压力较高,或合并肺动脉高压或心力衰竭的患儿,多仅有收缩期杂音。

由于舒张压降低,脉压增宽,可出现周围血管征,如水冲脉、甲床毛细血管搏动等。有显著肺动脉高压者,可出现差异性发绀。

(四)并发症和预后

常见的并发症为支气管肺炎、充血性心力衰竭、感染性心内膜炎和感染性动脉炎。肺动脉和动脉导管瘤样扩张、血栓形成较少见。早产儿的动脉导管未闭有自动闭合可能,但足月婴儿和儿童的动脉导管未闭通常不会自然关闭。

(五)实验室检查和其他检查

1. X线检查 动脉导管细者可无异常表现。分流量大者心胸比率增大,左心室增大,心尖向下扩张,左心房轻度增大。肺血增多,肺动脉段突出,肺门血管影增粗。有心力衰竭时,可见肺淤血表现,透视下左心室和主动脉搏动增强。肺动脉高压者,肺门处肺动脉总干及其分支扩大,而远端肺野肺小动脉狭小,右心室有扩大肥厚征象。主动脉结正常或凸出。

2. 心电图 分流量大者可有不同程度的左心室肥大,偶有左心房肥大。肺动脉高压明显者,左、右心室肥厚,严重者以右心室肥厚为主。

3. 超声心动图 M型超声心动图显示左心房、左心室和主动脉内径增宽。二维超声心动图可显示导管位置和粗细。多普勒彩色血流显像可直接见到导管形态及分流方向。

4. 心导管检查 当肺血管阻力增加或疑有其他畸形时,需行心导管检查,可见肺动脉血氧含量高于右心室。部分患者右心导管可从肺动脉通过未闭的动脉导管进入降主动脉。

5. 心血管造影 逆行主动脉造影对复杂病例有重要诊断价值。在主动脉根部注入造影剂可见主动脉和肺动脉同时显影,未闭的动脉导管亦能显影。

(六)治疗

不同年龄、不同大小的动脉导管未闭均应及时手术或经介入方法予以关闭。无症状及无肺动脉高压者,可选择学龄前期手术;粗的分流量大的动脉导管,可在婴儿期出现心力衰竭及反复肺炎,应尽早手术;3个月以内婴儿因动脉导管粗大而致临床症状严重者,应立即手术。近年来广泛采用介入疗法,经导管送入微型弹簧圈或蘑菇伞等堵塞装置堵塞动脉导管以达到治疗目的。

对于早产儿动脉导管未闭,可于出生后1周内用吲哚美辛关闭动脉导管,常用方法为吲哚美辛0.1~0.2mg/kg,静脉滴注,每12小时1次,共3次。

> **链接**
>
> **吲哚美辛、布洛芬与动脉导管未闭**
>
> 吲哚美辛治疗早产儿动脉导管未闭,给药剂量有多种方案,取决于首次给药时婴儿的日龄。例如,按静脉滴注,每12小时1次,共3次的方案,日龄<2天,首次剂量为0.2mg/kg,随后2次的剂量为0.1mg/kg;日龄2~7天,3次给药剂量均为0.2mg/kg;日龄>7天,首次剂量为0.2mg/kg,随后2次的剂量为0.25mg/kg。
>
> 有资料报告,布洛芬被认为是吲哚美辛的替代药物,它不仅可以治疗,而且可以预防早产儿动脉导管未闭。布洛芬可能比吲哚美辛有更好的疗效。

五 法洛四联症

法洛四联症（TOF）是1岁以后小儿最常见的青紫型先心病，占先心病总数的10%~15%。1888年，法国医生 Etienne Fallot 最早描述了该病的病理及临床表现，因而得名。

（一）病理解剖

法洛四联症由4种畸形组成。①右心室流出道梗阻：可分为漏斗部狭窄（约50%）、肺动脉瓣狭窄（10%）或二者同时存在；②室间隔缺损；③主动脉骑跨：主动脉根部粗大且顺钟向旋转右移并骑跨在室间隔缺损上；④右心室肥厚：为肺动脉狭窄后右心室负荷增大的结果。以上4种畸形中以右心室流出道狭窄最主要，它决定了患儿的病理生理、病情严重程度及预后。狭窄可随时间推移而逐渐加重。本病可合并其他心血管畸形，如右位型主动脉弓、房间隔缺损、动脉导管未闭等。

（二）病理生理

因右心室流出道狭窄程度不同，心室水平可出现由左向右、双向甚至由右向左分流。由于肺动脉狭窄，血液进入肺循环受阻，右心室压力增高，引起右心室代偿性肥厚。狭窄严重时，右心室压力超过左心室，血液则通过室间隔缺损从右心室分流到左心室。由于主动脉骑跨于两心室之上，主动脉除接受左心室的血液外，还直接接受一部分来自右心室的静脉血，输送到全身各部，因而出现全身持续性发绀（图8-5）。同时因肺动脉狭窄，进入肺部进行气体交换的血流量减少，更加重了发绀。在动脉导管关闭前，肺循环血流量减少程度较轻，发绀可不明显；随着动脉导管的关闭和漏斗部狭窄的逐渐加重，发绀日益明显，并出现杵状指（趾）。缺氧导致机体产生过多的红细胞，血液黏稠度高，血流缓慢，可引起脑血栓、脑脓肿等。

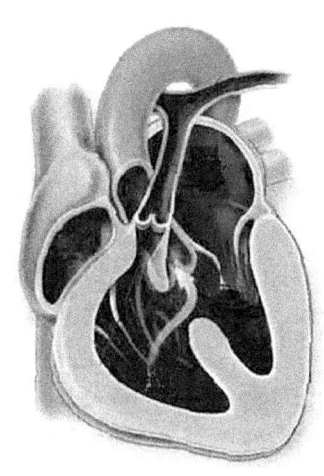

图8-5 法洛四联症血循环示意图

（三）临床表现

临床症状出现的时间、发绀程度及右心室肥厚程度取决于右心室流出道血流梗阻的程度。

1. 发绀 大多数患儿于1岁后出现发绀，常见于毛细血管丰富的浅表部位，如口唇、指（趾）甲床、球结合膜等。因血氧含量下降，活动耐力差，稍有活动如啼哭、情绪激动、吃奶等，即可引起气急和发绀加重。

2. 蹲踞 患儿每于行走或游戏时，常主动下蹲片刻。蹲踞时下肢屈曲，静脉回心血量减少，减轻了心脏负荷，同时下肢动脉受压，体循环阻力增加，使右向左分流量减少，缺氧症状暂时得以缓解。小婴儿常喜大人抱起，双下肢呈屈曲状。

3. 杵状指（趾） 缺氧、发绀持续6个月以上，可致指（趾）端毛细血管扩张增生，局部软组织和骨组织也增生肥大，指（趾）端膨大如鼓槌状，称杵状指（趾）。

4. 阵发性缺氧发作 多见于婴儿，因吃奶、哭闹、情绪激动、感染、贫血等诱发。表现为呼吸加深加快，发绀加重，严重者可发生突然晕厥、抽搐甚至死亡。其原因是在肺动脉漏斗部狭窄的基础上，突然发生该处肌部痉挛，引起肺动脉一过性梗阻，使脑缺氧加重所致。年长儿常诉头痛、头晕。

5. 体征 生长发育较迟缓，智能发育也可落后。心前区稍隆起，胸骨左缘第2~4肋间可闻及2~3级粗糙喷射性收缩期杂音，此为肺动脉狭窄所致。肺动脉第二心音减弱。部分患儿可听到亢进的第二心音,系由右跨的主动脉传来。极重度的流出道狭窄时,可听不到杂音,第二心音减弱或消失。

> **医考链接**
>
> 1岁后青紫型先天性心脏病最多见的是(　　)
> A. 动脉导管未闭　　B. 法洛四联症　　C. 室间隔缺损
> D. 房间隔缺损　　　E. 完全性大动脉转位
> 正确答案:B
> 题解:由于法洛四联症的血流动力学改变,出现发绀时间决定于肺动脉狭窄的严重程度,发绀的发生有一个过程,在所有青紫型先天性心脏病中,1岁后的发绀最多见于法洛四联症。故选B。

(四)并发症

法洛四联症常见并发症为脑栓塞、脑脓肿及感染性心内膜炎。

(五)实验室检查和其他检查

1. X线检查　心脏大小一般正常,心尖上翘,肺动脉段凹陷,心影呈"靴"形。肺门血管影缩小,肺纹理减少,透亮度增加,主动脉影增宽。

2. 心电图　示电轴右偏,右心室肥大。狭窄严重者常出现心肌劳损,可见右心房肥大。

3. 超声心动图　二维超声可见主动脉骑跨于室间隔之上,内径增宽,室间隔中断,并可判断主动脉骑跨的程度。右心室内径增大,流出道狭窄,左心室内径缩小。彩色多普勒血流显像可见室间隔处双向分流,右心室直接将血液注入骑跨的主动脉。

4. 心导管检查　右心室压力明显增高,肺动脉压力明显降低。心导管自肺动脉向右心室退出时的连续曲线可显示明显的压力阶差,据此可判断狭窄的类型。导管容易从右心室进入主动脉和左心室,说明主动脉右跨及室间隔缺损的存在。导管不易进入肺动脉,说明肺动脉狭窄较重。主动脉血氧饱和度低,说明存在右向左分流。

5. 心血管造影　造影剂注入右心室后,可见主、肺动脉同时显影。心血管造影能发现室间隔缺损的位置、增粗的主动脉影,了解肺动脉狭窄的部位、程度、肺动脉分支的形态及伴随的畸形。

6. 血液检查　周围血红细胞和血红蛋白浓度明显增高,血细胞比容也增高。血小板降低,凝血酶原时间延长。

(六)治疗

1. 内科治疗

(1)一般治疗:经常饮水,防治感染,高热、呕吐、腹泻时及时补液,防治脱水和并发症。注意去除引起缺氧发作的诱因,尽量保持患儿安静。

(2)缺氧发作的治疗:发作轻者取胸膝位即可缓解。重者立即吸氧,给予去氧肾上腺素0.05mg/kg或普萘洛尔0.1mg/kg静脉注射。必要时可皮下注射吗啡0.1~0.2mg/kg。纠正酸中毒,给予5%碳酸氢钠溶液1.5~5.0ml/kg静脉注射。经常有缺氧发作者,可口服普萘洛尔1~3mg/(kg·d)。

2. 外科治疗　临床症状明显者应在生后6个月后行根治术。重症患儿也可先行姑息手术,待一般情况改善、肺血管发育好转后,再行根治术。轻症者可考虑于5~9岁行一期根治手术。

第三节 病毒性心肌炎

病毒性心肌炎是由于病毒侵犯心脏而引起以心肌炎性病变为主要表现的疾病，有时可伴有心包和心内膜炎症改变。其病理特征为心肌细胞的变性、坏死。发病率尚不确切。本病秋冬季多见，预后大多良好，少数可发生心力衰竭、心源性休克，甚至猝死。

一、病因与发病机制

引起本病的常见病毒有柯萨奇病毒（B组和A组）、埃可病毒、脊髓灰质炎病毒、腺病毒、传染性肝炎病毒、流感和副流感病毒、麻疹病毒、单纯疱疹病毒及流行性腮腺炎病毒等。

发病机制尚不完全清楚。一般认为在疾病早期，病毒及其毒素可经血液循环直接侵犯心肌细胞，导致心肌细胞变性、坏死和溶解；有学者认为是病毒感染触发的机体自身免疫反应引起心肌损害。还有人认为病毒性心肌炎的发生与遗传因素有关。

二、临床表现

起病前1～3周多有呼吸道或消化道病毒感染的前驱症状。

（一）症状

轻重不一，取决于患儿年龄及感染的过程。部分患者起病隐匿，有乏力、胸闷、气短、活动受限、心前区不适、心悸、头晕等症状。少数重症患儿可发生心力衰竭并发严重心律失常、突发心源性休克甚至猝死。部分病例呈慢性进程，逐渐演变为扩张型心肌病。

（二）体征

心脏可有轻度扩大，伴心动过速、心音低钝及奔马律，可出现心力衰竭及晕厥等。反复心力衰竭者，心脏明显扩大，肺部出现湿啰音及肝脾肿大，呼吸急促和发绀。发生心源性休克时，脉搏细弱，血压下降。

三、实验室检查和其他检查

（一）心电图

可见严重心律失常，T波平坦、双向或倒置或ST段的改变。

（二）血清学检查

肌酸磷酸激酶（CPK）及其同工酶（CK-MB）、乳酸脱氢酶（LDH）同工酶早期多有升高，对心肌炎早期诊断有意义。心肌钙蛋白（cTnI或cTnT）的变化对心肌炎诊断的特异性更强。

（三）病毒学检查

早期从咽拭子、粪便、血液中分离出病毒，且恢复期血清同型病毒抗体滴度比急性期升高4倍以上，或病程早期血清中特异性IgM抗体滴度在1∶128以上，有诊断意义。采用聚合酶链反应或病毒核酸探针原位杂交法，在早期活检组织或血液标本中查到病毒核酸，可作为某一型病毒存在的依据。

（四）影像学检查

X线检查可显示心影不同程度增大。超声心动图可显示心房、心室的扩大，心室收缩功能受损程度，探查有无心包积液和瓣膜功能。

四、诊断

（一）临床诊断

1. 心功能不全、心源性休克或心脑综合征。
2. 心脏扩大（X线、超声心动图检查具有表现之一）。
3. 心电图改变，以R波为主的2个或2个以上主要导联（Ⅰ、Ⅱ、aVF、V_5）的ST-T改变持续4天以上伴动态变化，窦房、房室传导阻滞，完全右或左束支传导阻滞，成联律、多型、多源、成对或并行期前收缩，非房室结及房室折返引起的异位性心动过速，低电压（新生儿除外）及异常Q波。
4. CK-MB升高，心肌肌钙蛋白（cTnI或cTnT）阳性。

具备2项临床诊断依据可作临床诊断。临床诊断更适合于基层医院。

（二）病原学诊断

1. **确诊指标** 自心内膜、心肌、心包（活检、病理）或心包穿刺液检查发现以下之一者可确诊：①分离到病毒；②用病毒核酸探针查到病毒核酸；③特异性病毒抗体阳性。
2. **参考依据** 发现以下之一者结合临床表现可考虑病毒心肌炎：①自粪便、咽拭子或血液中分离到病毒，且恢复期血清同型抗体滴度较第一份血清升高或降低4倍以上；②病程早期血中特异性IgM抗体阳性；③用病毒核酸探针自患儿血中查到病毒核酸。

（三）确诊依据

发病同时或发病前1~3周有病毒感染的证据支持诊断：①同时具备病原学确诊依据之一者，可确诊为病毒性心肌炎；②具备病原学参考依据之一者，可临床诊断为病毒性心肌炎；③凡不具备确诊依据，应给予必要的治疗或随诊，根据病情变化，确诊或除外心肌炎；④应除外风湿性心肌炎、中毒性心肌炎、先心病、风湿性疾病或代谢性疾病（如甲状腺功能亢进症）引起的心肌损害、原发性心肌病、原发性心内膜弹力纤维增生症、先天性房室传导阻滞、心脏自主神经功能异常、β受体功能亢进及药物引起的心电图改变。

五、治疗

（一）休息

急性期至少卧床休息3~4周。有心功能不全或心脏扩大者，应绝对卧床休息3个月。

（二）药物治疗

1. 处于病毒血症阶段的早期患儿，可选用利巴韦林等抗病毒药物。
2. **改善心肌营养和代谢** 大剂量维生素C 150~250mg/kg，每日1次，静脉滴注，疗程3~4周。1，6-二磷酸果糖（FDP）100~250mg/kg，每日1次，静脉滴注，疗程1~3周。大剂量人免疫球蛋白，2g/kg，静脉滴注，可通过免疫调节作用减轻心肌细胞损害。应用辅酶Q10、维生素E、复合维生素B等。中药生脉饮、黄芪口服液、丹参注射液等。
3. **糖皮质激素** 一般不主张使用。对合并心源性休克、致死性心律失常（Ⅲ度房室传导阻滞、室性心动过速）等重型患儿，应足量、早期应用。可用氢化可的松，10mg/（kg·d）。
4. **抗心力衰竭治疗** 可根据病情联合应用利尿剂、洋地黄和血管活性药物，需特别注意洋地黄饱和量应较常规剂量减少，并注意补钾，以免洋地黄中毒。
5. **纠正心律失常** 根据其不同类型，可分别选用抑制性或兴奋性抗心律失常药物，严重者最好在心电监护下用药。

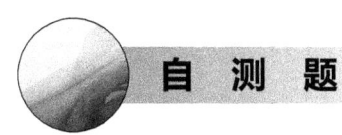

自 测 题

A₁型题

1. 正常胎儿血液循环中，下列哪一部位血氧含量最高（　　）
   A. 右心房　　　　B. 右心室
   C. 脐动脉　　　　D. 脐静脉
   E. 主动脉

2. 先心病中最常见的类型是（　　）
   A. 室间隔缺损　　B. 房间隔缺损
   C. 动脉导管未闭　D. 法洛四联症
   E. 肺动脉狭窄

3. 室间隔缺损和动脉导管未闭患儿出现声音嘶哑，最常见的原因是（　　）
   A. 左心室肥大压迫喉返神经
   B. 肺动脉显著扩张压迫喉返神经
   C. 双室肥大压迫喉返神经
   D. 右心室肥大压迫喉返神经
   E. 右心房肥大压迫喉返神经

4. 动脉导管未闭有显著肺动脉高压者，出现发绀的部位是（　　）
   A. 全身
   B. 上肢发绀较下肢发绀明显
   C. 右上肢发绀较左上肢发绀明显
   D. 一侧肢体
   E. 下半身

5. 查体中发现有水冲脉和指甲床毛细血管搏动，应考虑是哪种先天性心脏病（　　）
   A. 房间隔缺损　　B. 室间隔缺损
   C. 动脉导管未闭　D. 法洛四联症
   E. 肺动脉瓣狭窄

6. 法洛四联症的畸形不包括（　　）
   A. 室间隔缺损　　B. 主动脉骑跨
   C. 右心室肥厚　　D. 肺动脉狭窄
   E. 动脉导管未闭

7. 法洛四联症右向左分流量的大小主要取决于（　　）
   A. 主动脉骑跨程度　B. 肺动脉狭窄程度
   C. 室缺位置的高低　D. 室缺大小
   E. 右心室肥厚的程度

8. 法洛四联症患儿喜蹲踞，是因为（　　）
   A. 使心脑供血增加
   B. 缓解漏斗部痉挛
   C. 使腔静脉回心血量增加
   D. 增加体循环阻力、减少由右向左分流及回心血量
   E. 使劳累、气急缓解

9. 法洛四联症患儿突然晕厥最常见的原因是（　　）
   A. 长期缺氧所致
   B. 血液黏滞、血流变慢而引起脑血栓
   C. 肺动脉漏斗部肌肉痉挛
   D. 合并脑脓肿
   E. 合并脑膜炎

（张丽卓）

第九章 泌尿系统疾病

引言：泌尿系统疾病在儿科较常见，仅次于呼吸和消化系统疾病。儿童急性肾炎、肾病综合征和尿路感染从病因、病理生理、临床表现、转归和对药物治疗的反应均与成人有较大区别，不可与成人疾病相混淆。那么，如何学习这些内容呢？要从了解儿童泌尿系统解剖生理特点入手，熟悉常见泌尿系统疾病的病因与发病机制，掌握其临床表现特点、诊断要点和治疗原则，并结合病例分析及医考题来检验所学知识。

第一节 儿童泌尿系统解剖生理特点

一、解剖特点

1. **肾脏** 儿童年龄越小，肾脏相对越重。婴儿肾脏位置较低，其下极可低至髂嵴以下第4腰椎水平，2岁以后位置达髂嵴以上，右肾位置稍低于左肾，故2岁以内健康儿童腹部触诊时容易扪及肾脏。婴儿肾脏表面呈分叶状，至2~4岁时分叶完全消失。

2. **输尿管** 婴幼儿输尿管长而弯曲，管壁肌肉和弹力纤维发育不良，容易受压和扭曲，导致梗阻而发生尿潴留，诱发感染。

3. **膀胱** 婴儿膀胱位置比年长儿高，尿液充盈时，膀胱顶入腹腔而容易触及，随年龄增长逐渐下降至盆腔内。膀胱容量计算公式：膀胱容量（ml）=（年龄+2）×30。

4. **尿道** 新生女婴尿道长仅1cm（性成熟期3~5cm），且外口暴露而接近肛门，易受细菌污染。男婴尿道虽较长，但常有包茎，积垢时也易引起上行性细菌感染。

二、生理特点

肾脏的主要功能是排泄体内代谢产物、调节水和电解质平衡、维持内环境稳定及内分泌功能。这些重要生理功能的完成主要是通过肾小球滤过、肾小管重吸收和分泌及排泄作用来实现。新生儿和小婴儿肾脏功能尚未发育成熟，调节能力较弱，贮备能力亦差，至1~2岁时肾脏形态和功能才接近成人。

1. **肾小球滤过率（GFR）** 新生儿出生时GFR为成人的1/4，早产儿更低，3~6个月为成人的1/2，6~12个月为成人的3/4，2岁时才达成人水平，故小婴儿不能有效地排出过多的水分和溶质。

2. 肾小管的生理功能　肾小管的功能是重吸收原尿中的水、电解质及营养物质，分泌电解质和有机物质，排泄废物，参与尿的浓缩与稀释，调节体液平衡。新生儿和小婴儿肾小管重吸收能力较低，如葡萄糖、氨基酸和磷的肾阈均较成人低，易出现糖尿、一过性高氨基酸尿等。出生后数周近端肾小管功能发育成熟，大部分钠在近端肾小管重吸收。新生儿排钠能力较差，如输入钠过多，易发生钠潴留和水肿；低体重儿排钠较多，如输入不足，可出现低钠血症。出生后10天内的新生儿，因钾排泄能力较差，故血钾偏高。

3. 浓缩和稀释功能　新生儿及小婴儿由于髓襻短、尿素形成量少（婴儿蛋白合成代谢旺盛）及抗利尿激素分泌不足，使尿液浓缩功能不足，在应激状态下保留水分的能力低于年长儿和成人。婴儿每由尿中排出1mmol溶质时需水分1.4~2.4ml，成人仅需0.7ml。脱水时小婴儿尿渗透压最高不超过700mmol/L，而成人可达1400mmol/L，故入量不足时易发生脱水，甚至诱发急性肾功能不全。新生儿及小婴儿尿稀释功能接近成人，但因GFR较低，入液量过多或输液过快时易发生水肿。

4. 酸碱平衡调节　新生儿及婴幼儿易发生酸中毒，主要原因：①肾保留HCO_3^-的能力低，碳酸氢盐的肾阈低，仅为19~22mmol/L；②泌H^+和泌NH_3的能力低；③尿中磷酸盐排出量少，排出可滴定酸的能力受限。

5. 内分泌功能　肾脏是重要的内分泌器官。新生儿肾脏已具有内分泌功能，但含量不稳定。新生儿肾血流量低，因而前列腺素合成速率较低。胎儿期因血氧分压较低，故胚肾合成促红细胞生成素较多，出生后随着血氧分压的增高，促红细胞生成素合成减少。婴儿血清中$1,25-(OH)_2D_3$水平高于儿童期。

三　儿童排尿及尿液特点

1. 排尿次数　93%的新生儿在出生后24小时内排尿，99%在48小时内排尿。如超过48小时仍未排尿，应考虑有无泌尿道畸形或肾脏病变。出生后头几天内，因摄入量少，每日排尿仅4~5次；1周后，随着入量增多而膀胱容量较小，排尿突增至20~25次；1岁时每日排尿12~15次，至学龄前和学龄期每日6~7次。

2. 排尿控制　正常排尿机制在婴儿期由脊髓反射完成，以后建立脑干-大脑皮质控制，小儿至3岁已能控制排尿。在1.5~3岁，小儿主要通过控制尿道外括约肌和会阴肌控制排尿，若3岁后仍不能控制膀胱逼尿肌收缩，则出现不稳定膀胱，表现为白天尿频、尿急，偶尔尿失禁和夜间遗尿。

3. 每日尿量　小儿尿量个体差异较大，新生儿生后48小时尿量一般为1~3ml/（kg·h）。新生儿尿量<1.0ml/（kg·h）为少尿，<0.5ml/（kg·h）为无尿。婴幼儿排尿量<200ml/d，学龄前儿童<300ml/d，学龄期儿童<400ml/d为少尿；尿量<50ml/d为无尿；尿量超过正常3倍以上则为多尿。不同年龄小儿正常尿量见表9-1。

表9-1　不同年龄小儿正常尿量

年龄	尿量（ml/24h）	年龄	尿量（ml/24h）
~2天	30~60	~5岁	600~700
3~10天	100~300	~8岁	700~1000
~2个月	250~450	~14岁	800~1400
~12个月	400~500	>14岁	1000~1600
~3岁	500~600		

4. 尿的性质

（1）尿色：部分新生儿出生后头2~3天尿色深，稍混浊，放置后有红褐色沉淀，此为尿酸盐结晶。正常婴幼儿尿液呈淡黄透明。在寒冷季节如排出的尿液变为白色混浊，加热或加酸后溶解变清，此为尿酸盐或磷酸盐结晶所致，可与脓尿或乳糜尿鉴别。

（2）酸碱度：尿的pH可反映肾脏调节体液酸碱平衡的能力。普通膳食下尿pH呈中性或弱酸性（pH 5~7）。尿液酸碱度变化受饮食种类的影响很大，摄入蛋白质类食物尿液呈酸性，摄入果蔬类食物尿液呈碱性。

（3）尿渗透压和尿比重：尿比重指在4℃条件下尿与同体积纯水的重量之比，可粗略反映肾小管的浓缩稀释功能。新生儿尿液多为低渗，其渗透压平均为240mmol/L，尿比重为1.006~1.008，随年龄增长逐渐增高。婴儿尿渗透压为50~600mmol/L，1岁后接近成人水平；儿童尿渗透压通常为500~800mmol/L，尿比重为1.003~1.030，通常为1.011~1.025。

（4）尿蛋白：正常小儿尿液仅含微量蛋白，蛋白定性为阴性，定量≤100mg/（$m^2 \cdot d$），尿蛋白/尿肌酐≤0.2。若尿蛋白定量＞150mg/d或＞4mg/（$m^2 \cdot h$），或＞100mg/L，定性实验为阳性，即为蛋白尿。尿蛋白主要来自血浆蛋白，2/3为清蛋白，1/3为Tamm-Horsfall蛋白和球蛋白。

（5）细胞和管型：正常新鲜尿液离心后沉渣镜检，红细胞＜3个/HPF，白细胞＜5个/HPF，偶见透明管型。12小时尿细胞计数（Addis count，阿迪斯计数）：红细胞＜50万，白细胞＜100万，管型＜5000个为正常。

第二节　急性肾小球肾炎

急性肾小球肾炎（acute glomerulonephritis，AGN）简称急性肾炎，是指与感染有关的急性免疫反应性肾小球疾病。临床表现为急性起病，是以血尿、蛋白尿、水肿、高血压和肾功能不全为特点的肾小球疾病。本病多见于儿童和青少年，以5~14岁多见，小于2岁少见，男女之比为2:1。绝大多数预后良好。急性肾炎绝大多数由链球菌感染后引起，故又称急性链球菌感染后肾小球肾炎（acute poststreptococcal glomerulonephritis，APSGN），本节描述的即为APSGN。

● 案例 9-1

患儿，男，9岁。因眼睑水肿4天，伴尿少、肉眼血尿入院。患儿4周前曾患脓疱疮，眼睑水肿4天，近2天来延及下肢，伴尿少，有肉眼血尿，次日起感上腹部不适，半夜起频咳、气急、不能平卧，尿量明显减少。体格检查：体温37.5℃，眼睑及下肢水肿，呈非凹陷性，呈端坐呼吸，呼吸42次/分，血压150/102mmHg，心率126次/分，心音稍钝，心尖部闻及收缩期杂音，两肺背部可闻及少许水泡音，腹软，肝右肋缘下可及2cm，质软，有轻压痛。其他未见明显异常。尿常规：尿蛋白＋＋，红细胞（RBC）2个/HPF，白细胞（WBC）3~5个/HPF；血液检查：RBC和血红蛋白（Hb）轻度下降，抗链球菌溶血素O（ASO）500U、血清总补体活性（CH50）及C3减少；X线胸片示肺纹理增多，心影增大。

问题：1. 该病例最可能的诊断是什么？
　　　2. 应该如何治疗？

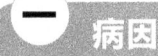
病因

APSGN大多数为A组β溶血性链球菌急性感染后引起的免疫复合物性肾小球肾炎。引发

APSGN 的前驱感染中，以上呼吸道感染或扁桃体炎最常见，占 51%，皮肤感染占 25.8%，急性咽炎、脓皮病、猩红热等也可引起。

二 发病机制与病理

APSGN 主要与 A 组 β 溶血性链球菌中的致肾炎菌株感染有关，所有致肾炎菌株均导致急性肾炎发病。主要发病机制为抗原-抗体免疫复合物引起肾小球毛细血管炎性病变，包括循环免疫复合物和原位免疫复合物形成；其次，某些菌株可直接与机体的免疫球蛋白（IgG）结合，诱发自身免疫，产生自身抗体和免疫复合物而致病。免疫复合物沉积在肾小球基底膜内皮下，造成基底膜的损害，激活补体系统，导致肾小球毛细血管出现炎性反应，内皮细胞肿胀、系膜细胞增生，毛细血管管腔狭窄或闭塞，临床上出现一系列病理生理改变。APSGN 的发病机制见图 9-1。

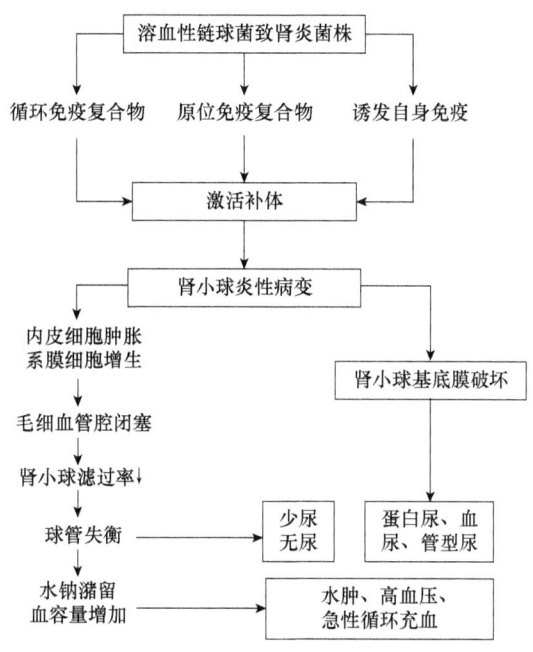

图 9-1 急性链球菌感染后肾炎的发病机制

主要病理特点为急性弥漫性、渗出性、增殖性肾小球肾炎。光镜下部分患儿可见上皮细胞节段性增生所形成的新月体，使肾小球囊腔受损。电镜下可见电子致密物在上皮细胞下沉积，呈散在的圆顶状驼峰样分布，为本病特征。基底膜有局部裂隙或中断。免疫荧光检查可见弥散一致性纤细或粗颗粒状的 IgG、C3 和备解素沉积，主要分布于肾小球毛细血管祥和（或）系膜区，有时可见 IgM、IgA 沉积。系膜区或肾小球囊腔内可见纤维蛋白原和纤维蛋白沉积。

三 临床表现

临床表现轻重悬殊，轻者仅表现为无症状性镜下血尿，重者可呈急进性过程，短期内出现肾功能不全。

1. 前驱感染　90% 病例有前驱感染史，以呼吸道及皮肤感染为主，如化脓性扁桃体炎、咽炎、猩红热、脓疱病、疖肿等。前驱感染期多为 1～3 周，咽炎者为 6～12 天（平均 10 天），皮肤感染者为 14～28 天（平均 20 天）。

2. 典型表现　经过前驱感染期 1～3 周后急性起病，表现为：

（1）水肿：最常见。约 70% 的病例有程度不等的水肿。轻者晨起双眼睑、颜面部水肿，重者发展至全身，甚至出现胸腔积液、腹水。水肿是因肾小球滤过率降低、钠水潴留所致，故呈非凹陷性水肿。

（2）血尿：50%～70% 的患儿有肉眼血尿，所有患儿均有镜下血尿。尿色呈烟灰水样或茶褐色，也可呈洗肉水样。持续 1～2 周后转为镜下血尿，镜下血尿可持续 1～3 个月或更长。

（3）蛋白尿：程度不等，一般尿蛋白定量<3g/d，有 20% 病例可达肾病水平。

（4）高血压：30%～80% 患儿出现轻、中度高血压，多于 1～2 周后随尿量增多而恢复正常。

（5）尿量减少：肉眼血尿严重者可伴有排尿困难、尿量减少甚至无尿。

除上述症状外，患儿还常有乏力、食欲缺乏、恶心、呕吐、发热、头痛、头晕、腹痛、鼻出血等表现。

3. 非典型表现

（1）无症状性急性肾炎：为亚临床病例，患儿仅有镜下血尿或血清 C3 降低而无其他临床表现。健康体检时可发现。

（2）肾外症状性急性肾炎：患儿有明显水肿、高血压，甚至有严重循环充血及高血压脑病，但尿改变轻微或正常。有链球菌前驱感染，血清 C3 水平明显降低。

（3）以肾病综合征为表现的急性肾炎：少数患儿以急性肾炎起病，但水肿和蛋白尿突出，伴轻度高胆固醇血症和低清蛋白血症，临床表现似肾病综合征。预后较差。

4. 严重表现　少数患儿在起病 2 周时可出现下列严重表现。

（1）严重循环充血：常发生于起病 1 周内。引起循环充血的主要原因为水钠潴留，血浆容量增加、循环负荷过重。早期表现为呼吸急促、心率增快，烦躁不安，肺部有湿啰音；重者表现为呼吸困难、端坐呼吸、颈静脉怒张、频咳、咳粉红色泡沫痰、双肺满布湿啰音、心脏扩大、奔马律、肝大压痛、水肿加剧。此严重表现与心力衰竭有本质不同，但少数病例由于心脏持续高负荷而病情急剧恶化，发生心力衰竭。

（2）高血压脑病：在血压（尤其是舒张压）急剧升高基础上，脑血管发生痉挛，脑缺血、缺氧、血管通透性增高而发生脑水肿。常发生于疾病早期，血压可达（150～160）/（100～110）mmHg。起病急，临床表现为剧烈头痛、呕吐、复视或一过性失明、惊厥、昏迷，甚至脑疝。神经系统检查没有明显局限体征，眼底检查见视乳头水肿、视网膜小动脉痉挛。高血压控制后上述症状迅速消失。

（3）急性肾功能不全：常发生于疾病初期，主要是由于肾小球内皮和系膜增生、毛细血管腔变窄甚至阻塞，肾小球血流量减少、滤过率降低所致。表现为尿少或无尿，引起暂时性氮质血症、电解质紊乱和代谢性酸中毒。一般持续 3～5 日（不超过 10 日），随着尿量增加、症状消失，肾功能逐渐恢复。若持续数周仍不恢复，则预后严重。

四 实验室检查和其他检查

1. 尿液检查　肉眼血尿或镜下血尿，出现红细胞管型，也可见透明、颗粒管型。早期可见较多的白细胞和上皮细胞，并非感染。尿常规一般 4～8 周恢复正常，12 小时尿细胞计数 4～8 个月恢复正常。尿蛋白多在＋～＋＋，且与血尿的程度相平行。

2. 血常规检查　常有轻、中度贫血，与血容量增大、血液稀释有关。白细胞轻度升高或正常。红细胞沉降率加快，一般 2～3 个月恢复正常，红细胞沉降率与疾病严重程度无关，但提示疾病有活动性。

3. 肾功能及血生化检查 血尿素氮和肌酐一般正常，早期可有稀释性低钠血症。当持续少尿和无尿时，可发生血肌酐（SCr）升高、内生肌酐清除率降低、高钾血症和代谢性酸中毒。

4. 细菌学和免疫学检查

（1）ASO 检测：呼吸道感染后 ASO 滴度大多升高，通常于链球菌感染 10～14 天开始升高，3～5 周达高峰，3～6 个月恢复正常，ASO 升高与疾病的严重程度无关，仅提示近期有链球菌感染。还可检测抗双磷酸吡啶核苷酸酶（ADPNase）、抗脱氧核糖核酸酶（ADNase-B）和抗透明质酸酶（AH），如滴度升高，则更具诊断价值。

（2）血清补体检测：80%～90% 患儿急性期血清总补体和 C3 下降，6～8 周恢复正常。补体下降的程度与病情轻重无明显关系，但有鉴别诊断意义。若超过 8 周补体持续降低，应考虑为其他类型的肾炎。

5. 肾活组织病理检查 急性肾炎出现以下情况时应考虑肾活检：①持续性肉眼血尿在 3 个月以上者；②持续性蛋白尿和血尿在 6 个月以上者；③诊断困难，需与其他相关疾病进行鉴别者。

五 诊断与鉴别诊断

根据链球菌前驱感染史，急性起病，临床表现有血尿、蛋白尿、水肿、高血压等特点，急性期 ASO 升高，血清 C3 下降，即可作出临床诊断。应注意与以下疾病相鉴别。

1. IgA 肾病 以血尿为主要症状，多在上呼吸道感染后 1～2 天出现反复发作性肉眼血尿，多无水肿、高血压，血清 C3 正常。确诊靠肾活检免疫病理诊断。

2. 慢性肾炎急性发作 无明显前驱感染，除有肾炎症状外，还常有贫血等体征，肾功能持续异常，尿比重低且固定，尿改变以蛋白增多为主。

3. 其他病原体感染后肾小球肾炎 多种病原体可引起急性肾炎，可从原发感染灶及各自临床特点加以区别。如病毒性肾炎一般前驱期短，为 3～5 天，临床症状轻，以血尿为主，无明显水肿及高血压，血清 C3 及 ASO 正常。

4. 原发性肾病综合征 肾炎急性期偶有出现严重蛋白尿，此时容易与肾病综合征混淆，根据患儿急性起病，有明确的链球菌感染证据，血清 C3 降低等，有助于鉴别。

5. 其他 还应与急进性肾炎、紫癜性肾炎、狼疮性肾炎、乙肝病毒相关性肾炎等相鉴别。

六 治疗

主要通过合理休息与饮食，清除感染灶，纠正水、电解质紊乱，防治严重表现，保护肾功能等处理，以利其自然恢复。

1. 休息 急性期需卧床休息 2～3 周，直至肉眼血尿消失，水肿减退，血压正常，方可下床轻微活动。红细胞沉降率正常后方可上学，3 个月内应避免剧烈活动。尿检完全正常后可以恢复体力活动。

2. 饮食 推荐低盐饮食，食盐应控制在 60mg/（kg·d）以下，严重水肿或高血压者需无盐饮食。适当限制水的摄入，每日水分摄入以不显性失水加尿量计算。有氮质血症者应限蛋白，可给优质动物蛋白 0.5g/（kg·d）。

3. 清除感染灶 如仍有感染灶，需用青霉素或其他敏感药物治疗 10～14 天。

4. 利尿药应用　经限制水盐摄入仍有水肿、少尿者，可用氢氯噻嗪 1~2mg/（kg·d），分 2~3 次口服。无效时用呋塞米（速尿），每次 1~2mg/kg 静脉注射，每日 1~2 次，最大量不宜超过每次 60mg，因剂量过大可致一过性耳聋。

5. 降压药应用　凡经休息、限制水盐和利尿后，血压仍高者，应给予降压药。临床上常用钙通道阻滞剂如硝苯地平及血管紧张素转换酶抑制剂如卡托普利，两者交替使用效果更佳。硝苯地平开始剂量 0.25mg/（kg·d），最大剂量 1mg/（kg·d），分 3 次口服；卡托普利初始剂量 0.3~0.5mg/（kg·d），最大剂量 5~6mg/（kg·d），分 3 次口服。

6. 严重表现的治疗

（1）急性循环充血的治疗：及时纠正水钠潴留，恢复血容量，以利尿为主。肺水肿症状明显者，可加用硝普钠 5~20mg，加入 5% 葡萄糖溶液 100ml 中，以 1μg/（kg·min）速度静脉滴注，须严密监测血压，随时调整滴速，以防发生低血压；滴注时需新鲜配制，针筒、输液管等须用黑纸覆盖，以免药物遇光分解。如无心力衰竭发生，一般不主张应用洋地黄制剂。

（2）高血压脑病的治疗：宜快速利尿、降压、止痉。首选硝普钠，用法同上。止痉可采用地西泮或与苯巴比妥联合应用。

（3）急性肾功能不全的治疗：以"量出为入"的原则，严格控制水、盐入量。每日液量＝前 1 日尿量＋显性失水（呕吐、大便、引流量）＋不显性失水－内生水。无发热患儿不显性失水按 300ml/（m²·d），体温每升高 1℃，不显性失水增加 75ml/m²；内生水在非高分解代谢状态为 100ml/（m²·d）。所用液体均应为非电解质液。配合其他治疗措施，如纠正电解质紊乱和代谢性酸中毒，积极利尿，供给足够热量，必要时及早透析治疗等。

> **链接**
>
> **血液透析指征**
>
> 近年来多主张早期透析，可挽救患者生命。透析指征：①心功能不全、肺水肿；②血尿素氮＞28.5mmol/L（80mg/dl）；③血肌酐＞6mmol/L；④严重酸中毒。

七、预后和预防

急性肾炎预后好。95% 的 APSGN 能完全恢复，＜5% 的病例有持续尿异常，死亡率＜1%。

防治链球菌感染是预防急性肾炎的根本。平时加强体质锻炼，注意皮肤清洁卫生，减少呼吸道和皮肤感染。一旦发生急性扁桃体炎、猩红热及脓疱疮，应及早、彻底给予青霉素或其他敏感抗生素治疗。A 组溶血性链球菌感染后 2~3 周内应注意检查尿常规，以便及早发现异常。

第三节　肾病综合征

肾病综合征（nephrotic syndrome，NS）简称肾病，是一组由多种原因引起肾小球基底膜通透性增高，致血浆中大量蛋白质从尿中丢失，引起一系列病理生理改变的临床综合征。临床以大量蛋白尿、低白蛋白血症、高脂血症和明显水肿为特征（常称"三高一低"），其中大量蛋白尿和低白蛋白血症两项为必备条件。

NS 在小儿肾脏疾病中发病率仅次于急性肾炎。发病多见于学龄前儿童，3~5 岁为发病高峰。男女之比为 3.7∶1。本病按病因可分为原发性、继发性和先天性 3 种类型。原发性肾病综合征（PNS）占儿童时期 NS 总数的 90%，本节作主要叙述。

一、病因与发病机制

病因及发病机制目前尚不明确。近年来研究证实 PNS 的发生与 T 细胞免疫功能紊乱和遗传因素有关（图 9-2）。

1. **大量蛋白尿（proteinuria）** 是肾病综合征最主要的病理生理改变，也是导致本病其他三大特征的根本原因。蛋白尿的形成是肾小球毛细血管滤过屏障（包括分子屏障和电荷屏障）受损的结果。主要见于微小病变型肾病，既可由于电荷屏障破坏，使带阴电荷的中分子血浆白蛋白漏入肾小囊，形成高选择性蛋白尿；也可由于分子屏障损伤，尿中丢失多种大中分子蛋白，形成低选择性蛋白尿。非微小病变型肾病常见免疫球蛋白和（或）补体成分肾内沉积，损伤滤过膜正常屏障作用而发生蛋白尿。

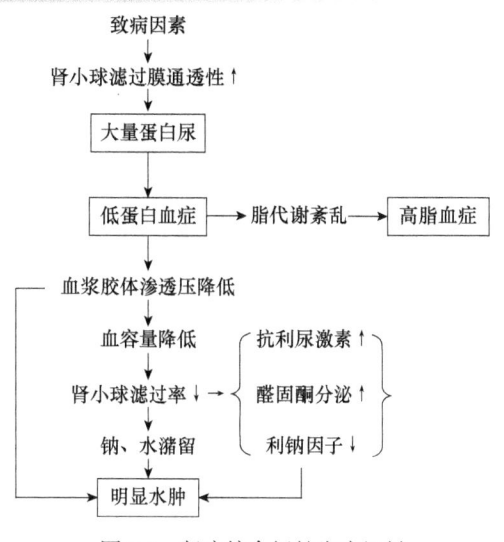

图 9-2 肾病综合征的发病机制

2. **低蛋白血症（hypoproteinemia）** 主要原因是大量血浆蛋白自尿中丢失，肝合成蛋白的速度降低和蛋白分解代谢率增加也使血浆蛋白降低。低蛋白血症是 NS 病理生理改变中的重要环节，对机体内环境的稳定造成很大影响。

3. **水肿（edema）** 水肿是肾病综合征的主要临床表现。其发生与下列共同因素有关：①低蛋白血症使血浆胶体渗透压下降。血浆白蛋白<25g/L 时，血浆中水分自血管渗入组织间隙，即造成局部水肿；<15g/L 则可有腹水或胸腔积液。②血浆胶体渗透压下降引起血容量减少，刺激容量和渗透压感受器，使抗利尿激素和肾素-血管紧张素-醛固酮分泌增加、心钠素减少，远端肾小管钠、水吸收增加，导致钠、水潴留；③低血容量使交感神经兴奋性增高，近端肾小管 Na^+ 吸收增加；④某些肾内因子改变了肾小管管周体液平衡机制，使近曲小管 Na^+ 吸收增加。

4. **高脂血症（hyperlipemia）** 患儿血清胆固醇、甘油三酯、低密度脂蛋白（LDL）及极低密度脂蛋白（VLDL）均增高，多数认为是由于低蛋白血症刺激肝脏合成大量脂蛋白，其中大分子脂蛋白不能从肾小球滤出，使之在血中蓄积导致高脂血症。

二、临床表现

1. 典型表现

（1）起病隐匿，常无明显诱因。约 30% 有病毒或细菌感染病史。

（2）水肿：最常见。水肿开始仅见于眼睑，逐渐遍及全身，呈凹陷性，重者可出现腹水和（或）胸腔积液，男孩阴囊显著水肿（图 9-3，图 9-4）。

（3）尿改变及肾功能：常有尿量减少，颜色变深。15% 的患儿有短暂的镜下血尿。一般无肉眼血尿。一般肾功能正常，部分患儿可出现短暂的肌酐清除率下降，急性肾衰竭少见。

（4）血压：大多数血压正常，15% 的患儿有轻度高血压。严重的高血压常不支持微小病变型 NS 的诊断。

（5）其他：因长期低蛋白血症导致蛋白质营养不良，表现为面色苍白、皮肤干燥、毛发干枯、乏力、纳差和反复感染。部分患儿晚期可有肾小管功能障碍，出现肾性糖尿、氨基酸尿等。

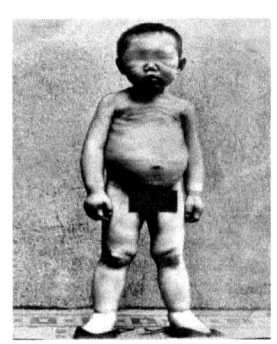

图9-3　肾病综合征全身性水肿

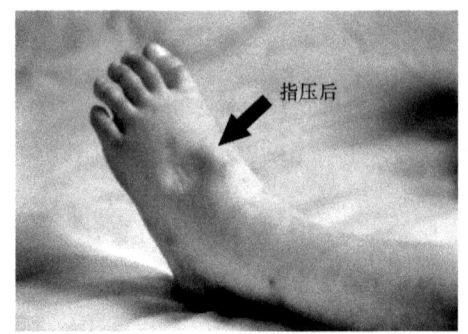

图9-4　肾病综合征凹陷性水肿

2. 分型　PNS可依临床表现情况分为以下两型。

（1）单纯型肾病综合征：占68.4%，年龄偏小。具有上述典型表现。

（2）肾炎型肾病综合征：约占31.6%，多见于7岁以上儿童。常伴有血尿、不同程度的高血压和氮质血症。主要表现：①反复或持续高血压：学龄期儿童≥130/90mmHg，学龄前儿童≥120/80mmHg，除外糖皮质激素等原因所致；②2周内3次以上离心尿检查红细胞≥10个/HPF，并证实为肾小球源性血尿者；③持续低补体血症；④肾功能不全，并排除血容量不足等原因。具备以上4项之一或多项者均属肾炎型肾病。

● 案例9-2

患儿，男，5岁。少尿、水肿15天。查体：T 38.4℃，R 35次/分，血压正常，眼睑、面部、四肢、阴囊水肿明显，腹部移动性浊音（＋），双肾区无叩痛。尿常规示蛋白（＋＋＋），RBC 0～2个/HPF，WBC 3个/HPF，肾功能基本正常。

问题：1. 该病例的诊断应最先考虑什么病？
　　　2. 为什么？还需做哪些检查？

三　并发症

1. 感染　是最常见的并发症和引起死亡的主要原因。因大量免疫球蛋白的丢失、细胞免疫功能低下、长期应用激素及免疫抑制剂，再加上营养不良等，极易导致感染的发生。以上呼吸道感染最常见，占50%以上；其次皮肤、泌尿道感染和原发性腹膜炎等。细菌感染以肺炎链球菌为主，其次为结核杆菌。医院感染不容忽视，以呼吸道、泌尿道感染最常见，致病菌多为条件致病菌。

2. 电解质紊乱和低血容量　常见的电解质紊乱有低钠、低钾、低钙血症。低钠血症最常见，主要由于不适当长期禁盐、使用利尿剂和感染、吐泻等引起。患儿出现厌食、乏力、嗜睡、懒言、血压下降、抽搐等。由于低蛋白血症，血浆胶体渗透压下降，血容量常有不足，在各种诱因引起低钠血症时更易出现低血容量性休克。

3. 高凝状态和血栓形成　NS时因体内纤维蛋白原、凝血因子和血小板数量增加，抗凝血酶Ⅲ及血浆纤溶酶原活性下降等，使血液呈高凝状态，易致各种动、静脉血栓形成。以肾静脉血栓形成常见，表现为突发腰痛、出现血尿或血尿加重、少尿甚至肾衰竭。还可发生下肢动脉和深静脉血栓形成、股动脉血栓形成、肺栓塞和脑栓塞等。

4. 急性肾衰竭　5% 的微小病变型肾病患者可并发急性肾衰竭。

四　实验室检查和其他检查

1. 尿液检查　尿蛋白定性多在（＋＋＋）以上，24 小时尿蛋白定量＞50mg/kg，尿蛋白/尿肌酐≥3.0（正常儿童上限为 0.2）。尿镜检大多可见透明管型、颗粒管型和卵圆脂肪小体。

2. 血清蛋白测定　血清白蛋白＜30g/L，白蛋白、球蛋白比例倒置。因肝脏合成增加，α_2、β 球蛋白增高。IgG 降低，IgM、IgE 可增加。

3. 血清胆固醇测定　胆固醇＞5.7μmol/L，甘油三酯、LDL、VLDL 均增高，HDL 多正常。

4. 肾功能测定　一般正常，血 BUN、Cr 在肾炎型肾病综合征可升高，晚期可有肾小管功能损害。

5. 其他检查　肾炎型肾病综合征血清补体多降低。对新诊断的肾病综合征患儿需检测抗核抗体（ANA）、抗 -dsDNA 抗体、Smith 抗体等，有助于对有血尿、补体减少的患儿明确诊断。多数患儿存在不同程度的高凝状态，血小板增多，血浆纤维蛋白原增加，尿纤维蛋白裂解产物（FSP）增高。对疑有血栓形成者，可通过多普勒 B 型超声、数字减影血管造影（DSA）检查以明确诊断。

五　诊断与鉴别诊断

结合病史，凡具备肾病"三高一低"四大特征即可诊断原发性肾病综合征，其中大量蛋白尿和低蛋白血症是诊断的必备条件。诊断时注意：须排除继发性肾病综合征（如狼疮性肾炎、过敏性紫癜性肾炎、乙肝病毒相关性肾炎等均可有肾病综合征样表现）后方可诊断原发性肾病综合征；同时应注意分型。

出现以下情况之一者需做肾活检帮助确诊：①对糖皮质激素治疗耐药或频繁复发者；②有证据支持肾炎型肾病综合征或慢性肾小球肾炎的患儿。

六　治疗

单纯性肾病采取以肾上腺糖皮质激素为主的综合治疗；反复发作或对激素耐药者配合免疫抑制剂；长期用药配合中药来减轻西药的不良反应。

1. 一般治疗

（1）休息：除有高度水肿、并发感染或严重高血压外，一般不需卧床休息。

（2）饮食：显著水肿和严重高血压时应短期限制水钠摄入，食盐控制在 1～2g/d，病情缓解后不必继续限盐。蛋白质摄入 1.5～2g/(kg·d)，以高生物效价优质蛋白如乳、鱼、蛋、禽、牛肉为宜。在糖皮质激素治疗过程中，应每日补充维生素 D 400U 及适量钙剂。

（3）防治感染：患病和治疗期间避免与传染病接触，一旦发生感染，应及时治疗。各种预防接种可致肾病复发，应推迟至病情完全缓解 3 个月后进行。

（4）家庭教育和心理治疗：使患儿及其父母了解肾病有关知识，解除焦急、疑虑等心理障碍，积极配合治疗。

2. 水肿治疗　一般不需用利尿剂。如在使用激素之前水肿较重，伴尿少、合并感染、或对激素不敏感者可使用利尿剂。首选氢氯噻嗪 1～2mg/(kg·d)，每日 2～3 次，口服；无效时加用螺内酯 2mg/(kg·d)，每日 2～3 次，口服。对利尿剂无效且血容量不足者，可先扩容继之利尿。选用低分子右旋糖酐 5～10ml 加入多巴胺 10mg，酚妥拉明 10mg 静脉滴注，多巴胺滴速控制在

3～5μg/（kg·min），滴毕静脉注射呋塞米 1～2mg/kg。应密切观察出入水量、体重变化及电解质情况，肾病患儿有效循环血量处于脆弱状态，利尿剂应用不当易导致低血容量性休克，应予以注意。

3. 糖皮质激素治疗　是目前诱导肾病缓解的首选药物。可能的作用机制：①利尿；②免疫抑制作用；③改善肾小球基底膜的通透性。应用激素总的原则：诊断明确后应尽早给予泼尼松等药物治疗，始量要足，减量要慢，维持时间要长。

（1）初发肾病：现多采用中、长程疗法。①中程疗法：先以泼尼松 2mg/（kg·d）（最大剂量 60mg/d），分次口服。若 4 周内尿蛋白转阴，则自转阴后至少巩固 2 周再开始减量；以后改为隔日 2mg/kg，早餐后顿服，继续用 4 周；以后每 2～4 周总剂量中减 2.5～5mg，直至停药。疗程为 6 个月。②长程疗法：若开始治疗后 4 周尿蛋白未转阴，可继续服至尿蛋白转阴后 2 周，一般不超过 8 周；以后再改为隔日 2mg/kg，早餐后顿服，继续用 4 周；以后每 2～4 周减量一次，直至停药。疗程为 9 个月。

（2）复发和糖皮质激素依赖型肾病：①查找患儿有无感染及影响激素疗效的诱发原因，积极控制感染；②调整糖皮质激素的剂量和疗程：如在糖皮质激素治疗后或减量过程中复发者，原则上再次恢复到初始疗效剂量或上一个疗效剂量，或改隔日疗法为每日疗法，或将激素减量的速度放慢、疗程延长；③更换糖皮质激素制剂：对泼尼松疗效差者，可换用曲安西龙（阿赛松）等。

> **链接**
>
> **肾病综合征对糖皮质激素反应分型**
>
> ①激素敏感型：泼尼松足量治疗≤8 周尿蛋白转阴者；②激素耐药型：泼尼松足量治疗 8 周尿蛋白仍阳性者；③激素依赖型：对激素敏感，但连续 2 次减量或停药 2 周内复发者；④复发与频复发：复发指连续 3 天，尿蛋白由阴性转为（+++）或（++++），或 24 小时尿蛋白定量>50mg/kg 或尿蛋白/尿肌酐≥2.0；频复发是指肾病病程中半年内复发≥2 次，或 1 年内复发≥3 次。

需要注意，长期超生理剂量使用糖皮质激素，可见以下不良反应：①代谢紊乱：明显库欣貌、蛋白质营养不良、高血糖、尿糖、高血压、高尿钙、骨质疏松、水钠潴留、尿中失钾、肌肉萎缩无力和伤口愈合不良等；②消化性溃疡和精神欣快感、兴奋、失眠，甚至呈精神病、癫痫发作等，亦可发生白内障、无菌性股骨头坏死、生长停滞等；③易发生感染，诱发结核灶活动；④急性肾上腺皮质功能不全和戒断综合征：指突然停药或遇严重感染、手术等应激状态，肾上腺皮质分泌相对或绝对不足，表现为恶心、腹痛、休克前期乃至休克。

4. 免疫抑制剂治疗　主要用于 NS 频繁复发，激素依赖、耐药或出现严重不良反应者。在小剂量激素隔日治疗同时，可选用以下免疫抑制剂。

（1）环磷酰胺（CTX）：一般剂量 2.0～2.5mg/（kg·d），分 3 次口服，疗程 8～12 周。或用环磷酰胺冲击治疗，剂量 8～12mg/（kg·d），加入 5% 葡萄糖氯化钠溶液 100～200ml 静脉滴注 1～2 小时，连续 2 天为 1 个疗程，每 2 周重复 1 个疗程，累积量应<150～200mg/kg。用药日嘱多饮水。CTX 不良反应：近期常见胃肠道反应、白细胞减少、脱发、肝功能损害、出血性膀胱炎等，少数可发生肺纤维化；远期为性腺损害，导致不育症。避免青春期前和青春期用药。

（2）其他免疫抑制剂：可酌情选用环孢素 A、雷公藤总苷、硫唑嘌呤、霉酚酸酯等。

5. 其他治疗

（1）抗凝及纤溶药物：①肝素钠：1mg/（kg·d），加入 10% 葡萄糖溶液 50～100ml 中静脉滴注，每日 1 次，2～4 周为 1 个疗程。病情好转后改为口服抗凝药维持治疗。②尿激酶：可直接激活纤溶酶溶解血栓,一般剂量为3万~6万 U/d,加入10%葡萄糖溶液100~200ml中静脉滴注,每日1次,1~2周为1个疗程。③双嘧达莫:5~10mg/(kg·d),分3次饭后服,6个月为1个疗程。

(2) 免疫调节剂:一般用于糖皮质激素的辅助治疗,适于常伴感染、频复发或激素依赖病例。常选用左旋咪唑,2.5mg/kg,隔日用药,疗程6个月。

(3) 血管紧张素转换酶抑制剂(ACEI):对延缓肾小球硬化有良好作用,尤其适用于有高血压的NS。常选用卡托普利、依那普利、福辛普利等。

七 预后

原发性肾病综合征的预后转归主要取决于其病理改变和对激素治疗的反应。微小病变型预后最好;局灶性肾小球硬化预后最差,若对激素敏感,则预后可改善。微小病变型90%~95%的患儿对首次应用糖皮质激素有效,其中85%可有复发,复发在第1年比以后更常见。3~4年未复发者,其后复发概率约为5%。70%的肾病复发与病毒感染有关。肾病综合征患儿可死于感染或糖皮质激素的严重不良反应。

第四节 泌尿道感染

泌尿道感染(urinary tract infection, UTI)是指病原菌直接侵入尿路而引起的炎症,可分为肾盂肾炎(pyelonephritis)、膀胱炎(cystitis)、尿道炎(urethritis)。由于儿童时期感染局限在尿路某一部位者较少,且临床上定位困难,故统称为UTI。UTI占儿童泌尿系疾病的12.5%。年长儿女孩UTI发病率高于男孩,但新生儿和婴幼儿早期,男孩发病率高于女孩。

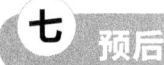

一 病因与发病机制

1. 病原菌 任何致病菌均可引起UTI,绝大多数为革兰氏阴性杆菌引起。最常见的为大肠埃希菌,占60%~80%。新生儿UTI常见致病菌为大肠埃希菌、克雷伯杆菌和肠球菌;所有年龄的女孩和1岁以下的男孩,主要致病菌为大肠埃希菌;1岁以上男孩主要致病菌为变形杆菌;10~16岁女孩,常见致病菌为白色葡萄球菌。此外,有尿道畸形、外科操作及长期应用抗生素的儿童易引起铜绿假单胞菌、链球菌、金黄色葡萄球菌等感染。

2. 感染途径

(1) 上行性感染:是最常见的感染途径。

(2) 血源性感染:主要见于新生儿及小婴儿,多为金黄色葡萄球菌感染。

(3) 淋巴感染或直接蔓延:结肠内和盆腔感染可通过淋巴管感染肾脏,肾脏周围邻近器官和组织的感染也可直接蔓延。

(4) 尿路器械检查感染。

3. 机体内在因素

(1) 生理特点:婴儿尿布、尿道口常受细菌污染,且局部防卫能力差,加上女婴尿道短、直而宽,男婴包皮,故易致上行感染。

(2) 尿道周围菌种的改变及尿液性状的变化:正常情况下,尿道周围寄生的细菌以乳酸杆菌、表皮葡萄球菌和粪链球菌为主,它们能够抑制大肠埃希菌和变形杆菌的繁殖。若因治疗等原因导致该处正常菌群发生改变或尿液性状发生改变,则成为致病菌入侵和繁殖的有利条件。

（3）免疫因素：儿童尤其是新生儿和小婴儿，抗感染能力差。UTI 患儿 SIgA 的产生存在缺陷，使尿中 SIgA 的浓度降低，细菌在黏膜表面易于黏附，增加 UTI 的发生机会。

（4）膀胱的防御机制：正常儿童通过排尿，会将入侵膀胱的细菌冲走，细菌不会滞留、繁殖。如膀胱排空功能紊乱、神经性膀胱和膀胱输尿管反流（vesicoureteral reflux，VUR）等，形成残存尿时，细菌不能被冲走，则增加尿路感染的危险性。

（5）疾病因素：糖尿病、高钙血症、高血压、慢性肾脏疾患、先天性尿路畸形、长期使用糖皮质激素或免疫抑制剂的患儿，UTI 发病率可增高。

4. 发病机制　UTI 的发病是机体内在因素与细菌致病性相互作用的结果。病原体直接侵入尿路，在尿液中生长繁殖，并侵犯尿路黏膜或组织，引起尿路损伤。VUR 常是细菌上行性感染的直接通道。反复发作的 UTI 导致肾瘢痕的形成，最终引起成人后肾衰竭。

临床表现

1. 急性 UTI　指病程在 1 年内的 UTI。随年龄不同，临床表现差异较大，年龄越小，症状越不典型。

（1）新生儿：临床症状极不典型，多以全身症状为主，如发热或体温不升、苍白、吃奶差、呕吐、腹泻等。多数患儿体重增长缓慢或不增，生长发育停滞，且伴有黄疸。部分患儿可有嗜睡、烦躁甚至惊厥等神经系统症状。常伴有败血症，局部排尿刺激症状多不明显，30% 的患儿血和尿培养出的致病菌一致。

（2）婴幼儿：症状仍不典型，常以发热为突出症状。拒食、呕吐、腹泻等全身症状也较明显。局部尿路刺激症状随年龄增长渐明显。仔细观察可发现患儿排尿时哭闹不安、尿布有臭味和顽固性尿布疹等。

（3）年长儿：发热、寒战、腹痛等全身症状较为突出，常伴有腰痛和肾区叩击痛、肋脊角压痛等，尿频、尿急、尿痛等尿路刺激症状明显，尿液混浊，偶见肉眼血尿。

2. 慢性 UTI　指病程迁延或反复发作持续 1 年以上者。病程迁延或反复发作，轻重不一，可有倦怠无力、食欲缺乏、低热、贫血、消瘦、生长迟缓、高血压或肾功能不全。部分可既无全身症状又无明显的尿路刺激症状。

3. 无症状性菌尿　在常规的尿过筛检查中，可发现部分健康儿童存在有意义的菌尿，但无任何尿路感染症状。可见于各年龄组，以学龄期女孩常见。无症状菌尿患儿常同时伴有尿路畸形、既往有症状的尿路感染症状史。病原体多数为大肠埃希菌。

实验室检查和其他检查

1. 尿常规检查及尿细胞计数

（1）尿常规检查：如清洁中段尿离心沉渣中白细胞 ≥5 个/HPF，即可怀疑为 UTI。如白细胞成堆或见白细胞管型，则诊断价值更大。血尿也很常见。若有中等蛋白尿、白细胞管型尿及晨尿比重和渗透压下降，则可考虑为肾盂肾炎。

（2）尿细胞计数：1 小时尿白细胞排泄率测定，其判断指标是白细胞数 $>30×10^4$/h 为阳性，可怀疑 UTI；$<20×10^4$/h 为阴性，可排除 UTI。

2. 尿培养细菌学检查　尿细菌培养及菌落计数是诊断 UTI 的主要依据。

①中段尿培养：菌落数 $>10^5$/ml 可确诊，$10^4\sim10^5$/ml 为可疑，$<10^4$/ml 为污染。但应结合患儿性别、有无症状等综合评价分析。②耻骨上膀胱穿刺尿培养：最敏感，只要发现有细菌生

长,即有诊断意义。因此,耻骨上膀胱穿刺法是诊断 UTI 的金标准。③伴有严重尿路刺激症状的女孩,若尿中有较多白细胞,中段尿细菌定量培养≥10^2/ml,且有明确致病菌者,可诊断为 UTI。④对临床高度怀疑 UTI 而尿普通细菌培养阴性者,应作 L 型细菌和厌氧菌培养。

3. 尿沉渣直接涂片找细菌　取一滴清洁混匀的新鲜尿置玻片上烘干,用亚甲蓝或革兰氏染色,油镜下如每个视野都能找到一细菌,表明尿内细菌数>10^5/ml。

4. 亚硝酸盐试纸条试验(Griess 试验,格里斯试验)　利用绝大多数细菌能将尿中硝酸盐还原成亚硝酸盐的原理而设计的尿试纸条。大肠埃希菌、副大肠埃希菌和克雷伯杆菌呈阳性,变形杆菌、铜绿假单胞菌和葡萄球菌为弱阳性。采用晨尿,可提高其阳性率。

5. 影像学检查　可以确定泌尿系有无畸形,了解慢性肾损害或瘢痕进展情况。常用超声检查、静脉肾盂造影加断层摄片、排泄性膀胱尿路造影、肾核素造影、CT 扫描等。

四　诊断与鉴别诊断

1. 确定诊断　诊断标准如下:①有 UTI 症状,中段尿培养菌落计数>10^5/ml;②离心尿沉渣 WBC>5 个/HPF,或有尿路感染症状;③耻骨上膀胱穿刺,只要有细菌生长,即可确诊;④离心尿沉渣涂片革兰氏染色查找细菌,细菌>1 个/HPF,结合临床、尿路感染症状,也可确诊;⑤尿菌落计数在 10^4~10^5/ml 为可疑,应复查。具备①、②两条可确诊,如无第 2 条,应再做菌落计数,若>10^5/ml,且两次细菌相同者可确诊。

完整的 UTI 诊断还应包括:①本次感染是初染、复发或再感染;②确定致病菌的类型并做药敏试验;③有无尿路畸形如 VUR、尿路梗阻等,如有 VUR,还要进一步了解"反流"的严重程度及有无肾脏瘢痕形成。

2. 需与以下疾病相鉴别

(1) 急性肾小球肾炎:早期可有轻微的尿路刺激症状,尿常规检查红细胞明显增多,也可有白细胞增多,但多有蛋白尿和管型尿。临床上多伴有水肿和高血压。尿培养阴性。

(2) 肾结核:年长儿多见,患儿常有尿路刺激症状和脓尿,易误诊为 UTI。但肾结核患儿多有既往结核病史,起病缓慢,临床上常见低热、盗汗等结核中毒症状,PPD 试验阳性。尿沉渣中可找到结核杆菌。

(3) 急性尿道综合征:临床表现为尿频、尿急、尿痛、排尿困难等尿路刺激症状,清洁中段尿培养无细菌生长或为无意义性菌尿。多次尿培养可供鉴别。

五　治疗

治疗原则:积极控制感染,根除病原体,去除诱发因素,预防再发,减少肾脏损害。

1. 一般处理　急性期卧床休息,鼓励患儿多饮水勤排尿,减少细菌及其毒素在膀胱内停留时间,女孩应注意外阴部的清洁卫生。供给足够的热量、丰富的蛋白质和维生素。对高热、头痛、腰痛的患儿可给予解热镇痛剂缓解症状;对尿路刺激症状明显者,可服用阿托品、654-2 等抗胆碱药物,或口服碳酸氢钠碱化尿液,以减轻尿路刺激症状。

2. 控制感染　抗菌药物应用原则:①选择在肾组织、尿液、血液中都能达到高浓度的药物。②选用抗菌能力强、抗菌谱广的药物,最好用强效杀菌剂,且不易使细菌产生耐药菌株。③根据感染途径选择药物:对上行性感染,首选磺胺类药物治疗;如发热等全身症状明显或属血源性感染,多选用青霉素类、氨基糖甙类或头孢菌素类强效杀菌剂,单独或联合治疗。④根据尿培养及药敏试验结果用药:开始可以经验性治疗,待药敏结果报告后及时调整,同时结合临床疗效选用抗生素。⑤选择对肾功能损害小的药物。

（1）症状性泌尿道感染的治疗：①对下尿路感染，经验用药初治首选阿莫西林 25～40mg/（kg·d），分3次；或复方磺胺甲噁唑 30～60mg/（kg·d），分2次。连用 7～10 天。②对上尿路感染或有尿路畸形者，经验用药一般选用广谱或两种抗菌药物，如头孢曲松 75mg/（kg·d），每日1次静脉滴注；头孢噻肟 150mg/（kg·d），分次静脉滴注。疗程 10～14 天。治疗开始后应进行尿液检查，必要时随访尿培养以指导和调整用药。

（2）无症状性菌尿的治疗：单纯无症状性菌尿一般无需治疗。若合并尿路梗阻、VUR 或其他尿路畸形，或既往感染使肾脏留有陈旧性瘢痕者，应积极选用上述药物治疗。疗程 7～14 天，随后给予小剂量抗菌药物预防，直至尿路畸形被矫治为止。

（3）再发性 UTI 的治疗：再发性 UTI 包括复发和再感染。进行尿细菌培养后选用 2 种抗菌药物联合治疗，疗程 10～14 天，然后以小剂量药物维持，以防再发。

3. 其他治疗　慢性或反复发作的 UTI 多同时伴尿路畸形，以 VUR 最常见，应积极予以矫治。对于顽固性慢性膀胱炎经全身给药治疗无效者，可采用膀胱内药液灌注治疗。

六 预后与预防

急性 UTI 经合理抗菌治疗，多于数日内治愈，但有近 50% 患儿可复发或再感染。肾瘢痕在学龄期儿童最易形成，一旦肾瘢痕导致高血压，如不能有效控制，将最终发展为慢性肾衰竭。急性 UTI 疗程结束后，应每月随访 1 次，共随访 3 次，如无复发可认为治愈。反复发作者，每 3～6 个月复查 1 次，共 2 年或更久。

主要预防措施：①注意个人卫生，勤洗外阴，防止细菌入侵；②及时发现和处理男孩包茎、女孩处女膜伞、蛲虫感染等；③及时矫治尿路畸形，防止尿路梗阻和肾瘢痕形成。

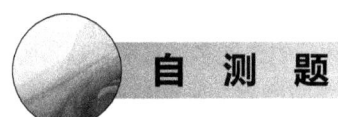

自 测 题

A₁ 型题

1. 鉴别单纯性肾病和肾炎性肾病的指征不包括（　　）
   A. 低蛋白血症　　B. 补体 C3 降低
   C. 高血压　　　　D. 氮质血症
   E. 血尿

2. 急性肾小球肾炎患儿在疾病早期突然发生惊厥，考虑（　　）
   A. 高热惊厥　　　B. 高血压脑病
   C. 低钠血症　　　D. 低钙惊厥
   E. 中毒性脑病

3. 婴儿少尿的标准是每日尿量少于（　　）
   A. 50ml　　　　　B. 100ml
   C. 150ml　　　　 D. 200ml
   E. 250ml

4. 儿童急性肾小球肾炎的病因中最常见的相关病原是（　　）
   A. 金黄色葡萄球菌
   B. A 组 β 溶血性链球菌
   C. 肺炎支原体
   D. 乙型肝炎病毒
   E. 肺炎链球菌

A₂ 型题

5. 患儿，男，4 岁，10 天前受凉感冒，服药后好转，3 天前眼睑水肿，伴尿少，今天烦躁不安，抽搐 2 次。查体：T 39℃，R 28 次/分，P 110 次/分，BP 150/110mmHg，心肺正常，肝未触及，神经系统检查无异常，可能的诊断是急性肾炎合并（　　）
   A. 高血压脑病　　B. 循环充血

C. 高热惊厥　　　D. 低钙血症
E. 肾衰竭

6. 患儿，男，5岁。因肾病综合征入院做肾活检，病理显示膜性肾病。治疗过程中突然出现双侧肾区疼痛，尿量减少，低热，蛋白尿显著增多伴肉眼血尿，下肢水肿加重，肾功能较前稍有减退。B超示双肾大小较前有所增大。此时最可能的原因是（　）
   A. 伴发肾石症
   B. 原有膜性肾病加重
   C. 伴发泌尿系肿瘤
   D. 肾静脉血栓形成
   E. 泌尿系结核病

A₃/A₄型题

（7、8题共用题干）

15kg小儿，水肿、蛋白尿10天，诊断为原发性肾病综合征，给予泼尼松30mg/d，口服4周，尿蛋白转阴。

7. 该患儿最可能肾病理改变是（　）
   A. 微小病变　　　B. 系膜增生性肾炎
   C. 膜性肾病　　　D. 淀粉样病型
   E. 局灶阶段性肾小球硬化泼尼松

8. 下一步治疗方案是（　）
   A. 停用泼尼松
   B. 继续用该量泼尼松
   C. 泼尼松减量一半，每天服
   D. 泼尼松改隔日顿服
   E. 继续用该量泼尼松3个月

（9～12题共用题干）

患儿，男，2岁半，因少尿、水肿15天，发热、咳嗽5天就诊。查体 T 38.4℃，R 35次/分，血压正常，眼睑、面部、四肢及阴囊水肿明显，咽充血，扁桃体Ⅱ度肿大。HR 106次/分，心音有力，律齐，双肺呼吸音粗，少许中细湿啰音，腹软，移动性浊音（＋），肾区无叩痛。尿蛋白（＋＋＋），红细胞2个/HPF，肾功能基本正常。

9. 该患儿最主要的诊断可能是（　）
   A. 急性肾炎
   B. 急性肾炎合并肺炎
   C. 原发性肾病综合征合并肺炎
   D. 心功能不全
   E. 急性肾炎并发严重循环充血

10. 对原发病诊断最有意义的是（　）
    A. X线胸片　　　B. 痰培养
    C. 尿蛋白定量　　D. 肾功能
    E. 血糖

11. 入院时首选的措施是（　）
    A. 糖皮质激素　　B. 免疫抑制剂
    C. 利尿　　　　　D. 强心剂
    E. 积极控制肺部感染

12. 治疗原发病的首选药物是（　）
    A. 静脉输白蛋白
    B. 糖皮质激素
    C. 免疫抑制剂
    D. 血管扩张剂
    E. 利尿剂

（何　方）

第十章　血液系统疾病

引言：儿童血液系统疾病在儿科临床比较常见，尤其是缺铁性贫血，发病率占儿童血液系统疾病的首位，严重危害儿童健康，是我国重点防治的儿童"四病"之一。在各种原因导致的出血性疾病中，以免疫性血小板减少症较多见。白血病是儿童血液系统的恶性肿瘤，近年来呈现发病年龄提前、发病率增高的特点，应引起重视。这些疾病从病因、病理改变、临床表现、转归和对药物治疗的反应等方面均与成人有很大的区别，学习中不可与成人疾病相混淆。

第一节　儿童造血和血液特点

　造血特点

造血器官起源于中胚叶，包括肝、脾、骨髓、胸腺和淋巴结等器官，在各不同阶段，主要的造血器官并不相同。儿童造血分胚胎期造血和出生后造血。

（一）胚胎期造血

1. 中胚叶造血期　胚胎第 3 周开始出现卵黄囊造血，之后在中胚叶组织中出现广泛的原始造血成分，其中主要是原始的有核红细胞。在胚胎第 6 周后，中胚叶造血开始减退。

2. 肝脾造血期　自胚胎第 6～8 周开始，肝开始造血，并成为胎儿中期的主要造血器官，胎儿第 4～5 个月肝造血达高峰，至胎儿 6 个月后肝造血功能逐渐减退。肝造血主要产生有核红细胞，也可产生少量的粒细胞和巨核细胞。

约于胎儿第 8 周，脾参与造血，以生成红细胞为主，稍后粒系造血也相当活跃，至 12 周时出现淋巴细胞和单核细胞。至胎儿 5 个月之后，脾造红细胞和粒细胞的功能减退并逐渐消失，而造淋巴细胞的功能维持终身。

胸腺是中枢淋巴器官，胚胎 6～7 周开始生成淋巴细胞。胸腺还是来源于卵黄囊、肝或骨髓的淋巴干细胞诱导分化的器官，终身维持细胞免疫功能。此外，胚胎期胸腺还有短暂的生成红细胞和粒细胞功能。

自胎儿第 11 周淋巴结开始生成淋巴细胞，从此，淋巴结成为终生造淋巴细胞和浆细胞的器官。

3. 骨髓造血期　胚胎第 6 周出现骨髓，到胎儿 4 个月骨髓开始出现造血活动，迅速成为胎儿后期造血的主要器官，并成为出生2～5周后唯一的造血器官。

（二）出生后造血

出生后主要是骨髓造血，由淋巴组织（胸腺、脾、淋巴结）产生淋巴细胞，特殊情况下可出现骨髓外造血。

1. 骨髓造血　出生后主要是骨髓造血。婴幼儿期所有骨髓均为红髓，全部参与造血，以满足生长发育的需要。5～7岁开始，脂肪组织（黄髓）逐渐代替长骨中的造血组织，因此年长儿和成人红髓仅分布于椎骨、胸骨、肋骨、骨盆、肩胛骨、颅骨等扁平骨和长骨。黄髓具有潜在的造血功能，当造血需要增加时，黄髓可转变为红髓而恢复造血功能。小儿出生后头几年骨髓内缺少黄髓，故造血的代偿能力低，如果造血需要增加，就容易出现骨髓外造血。

2. 骨髓外造血　在正常情况下，骨髓外造血极少。出生后，尤其在婴儿期，当发生感染性贫血或溶血性贫血等需要增加造血时，由于骨髓造血代偿潜力低，肝、脾和淋巴结可随时适应需要，恢复到胎儿时的造血状态。表现为肝、脾、淋巴结肿大，同时外周血中可出现有核红细胞和（或）幼稚中性粒细胞。这是小儿造血器官的一种特殊反应，称为骨髓外造血。感染及贫血纠正后，即恢复正常的骨髓造血。

二 血液特点

（一）红细胞数和血红蛋白量

由于胎儿期处于相对缺氧状态，红细胞生成素合成增加，故红细胞数和血红蛋白量较高，出生时红细胞数为$(5.0～7.0)×10^{12}/L$，血红蛋白量为150～220g/L。出生后6～12小时因不显性失水和进食少，血液浓缩，红细胞数和血红蛋白量往往较出生时高。出生后由于自主呼吸的建立，血氧含量增加，致红细胞生成素合成减少，骨髓造血功能暂时性降低；胎儿红细胞寿命较短，且破坏较多（生理性溶血）；出生后生长发育迅速，循环血容量迅速增加等因素，使红细胞数与血红蛋白量逐渐降低，至2～3个月时红细胞数降至$3.0×10^{12}/L$，血红蛋白量降至110g/L左右，出现轻度贫血，称为"生理性贫血"。早产儿"生理性贫血"发生更早，程度更重。"生理性贫血"呈自限性，3个月后，红细胞数和血红蛋白量又缓慢上升，约于12岁时达成人水平。此外，出生时外周血中可见到少量有核红细胞，出生后1周内消失。

网织红细胞数在出生3天内为红细胞数的0.04～0.06，出生后第7天迅速下降至0.02以内，以后随"生理性贫血"恢复而短暂上升，婴儿期以后与成人相同。

（二）白细胞数与分类

出生时白细胞总数为$(15～20)×10^9/L$，出生后6～12小时达$(21～28)×10^9/L$，然后逐渐下降，1周时平均为$12×10^9/L$，婴儿期白细胞总数约维持在$10×10^9/L$，8岁后接近成人水平。

白细胞分类主要是中性粒细胞和淋巴细胞比例的变化，出生时中性粒细胞约占0.65，淋巴细胞约占0.30。随着白细胞总数的下降，中性粒细胞比例也相应下降，出生后4～6天两者比例约相等；之后淋巴细胞比例上升，中性粒细胞比例下降，1～2岁时淋巴细胞约占0.60，中性粒细胞约占0.35；之后中性粒细胞比例逐渐上升，至4～6岁时两者比例又大致相等；以后白细胞分类与成人相似。嗜酸性粒细胞、嗜碱性粒细胞及单核细胞各年龄期差别不大。

（三）血小板数

血小板数与成人相似，为$(150～300)×10^9/L$。

(四)血红蛋白种类

胚胎期的血红蛋白在胚胎 12 周时消失,并为胎儿血红蛋白(HbF)所替代。胎儿 6 个月时 HbF 占 0.90,而成人血红蛋白(主要为 HbA)仅占 0.05~0.10;以后 HbA 合成逐渐增加。至出生时 HbF 占 0.70,HbA 占 0.30。出生后 HbF 逐渐被 HbA 所替代,2 岁时达成人水平(不超过 0.02),而 HbA 约占 0.95。

(五)血容量

儿童血容量相对较成人多,新生儿血容量约占体重的 10%,平均为 300ml;儿童占体重的 8%~10%。成人占体重的 6%~8%。

第二节 小儿贫血

一 概述

(一)贫血定义

贫血是指外周血中单位容积内的红细胞(RBC)数或血红蛋白量(Hb)低于正常,是儿童时期常见的一种综合征。儿童红细胞数和血红蛋白量随年龄不同而有差异,诊断贫血时必须参照不同年龄的正常值(以 Hb 值为基本依据)。

1. 6 个月以下小儿贫血的标准(我国制定) 新生儿期 Hb<145g/L,1~4 个月 Hb<90g/L,4~6 个月 Hb<100g/L。

2. 6 个月至 14 岁贫血标准(WHO 制定) 6 个月至 5 岁:Hb≤110g/L;5~11 岁:Hb≤115g/L;12~14 岁 Hb≤120g/L。海拔每升高 1000m,Hb 上升 4%,低于此值称为贫血。

(二)贫血分类

1. 按程度分类 根据外周血红细胞数或血红蛋白含量,将贫血分为四度。① Hb 从正常下限~90g/L 为轻度,~60g/L 为中度,~30g/L 为重度,< 30g/L 为极重度。②新生儿 Hb 144~120g/L 为轻度,~90g/L 为中度,~60g/L 为重度,< 60g/L 为极重度。

2. 按病因分类 可分为红细胞或血红蛋白生成不足、溶血性和失血性三类。

(1)红细胞或血红蛋白生成不足:①造血物质缺乏:如缺铁性贫血、维生素 B_{12} 和(或)叶酸缺乏、维生素 B_6 缺乏、铜缺乏、蛋白质缺乏等。②骨髓造血功能障碍:如再生障碍性贫血。③其他:感染、中毒、慢性肾病及癌症所致贫血等。

(2)溶血性贫血:可由红细胞内在异常或外在因素引起。①红细胞内在异常:包括红细胞膜结构异常(如遗传性球形红细胞增多症、阵发性睡眠性血红蛋白尿)、红细胞酶缺乏(如葡萄糖-6-磷酸脱氢酶缺乏症)、血红蛋白合成或结构异常(如地中海贫血等)。②红细胞外在因素:包括免疫因素(如新生儿溶血病、自身免疫性溶血性贫血)、非免疫因素(如感染、物理化学因素、脾功能亢进、弥散性血管内凝血、毒素等)导致红细胞的破坏等。

(3)失血性贫血:包括急性失血(如外伤性大出血)和慢性失血(如溃疡病、肠息肉、钩虫病等)所引起的贫血。

3. 形态分类 根据红细胞数、血红蛋白量和血细胞比容,计算红细胞平均容积(MCV)、红细胞平均血红蛋白(MCH)和红细胞平均血红蛋白浓度(MCHC),将贫血分为四类(表 10-1)。

表 10-1　贫血患者的细胞形态分类

项目	MCV (fl)	MCH (pg)	MCHC (%)
正常值	80~94	28~32	32~38
大细胞性	>94	>32	32~38
正细胞性	80~94	28~32	32~38
单纯小细胞性	<80	<28	32~38
小细胞低色素性	<80	<28	<32

（三）贫血的临床表现

贫血的临床表现与贫血发生的原因、快慢、程度和年龄等有关。由于红细胞的主要功能是携带氧气，故贫血的症状主要因组织缺氧而引起，缺氧的程度和组织对缺氧的代偿能力决定临床症状的轻重，全身各系统均可受到不同程度的影响。常见的表现如下所述。

1. 一般表现　突出表现为皮肤、黏膜苍白，以口唇、睑结膜、手掌和甲床等处较明显，重度贫血时皮肤往往呈蜡黄色。病程长者可出现疲倦乏力、毛发干枯、营养低下、体格发育迟缓等。

2. 造血器官的反应　婴幼儿期贫血时因骨髓不能进一步代偿而出现骨髓外造血，患儿肝、脾和淋巴结可见不同程度的增大，外周血中可见有核红细胞和（或）幼粒细胞。

3. 各系统症状

（1）呼吸与循环系统：呼吸与心率加快，哭闹及活动后更明显，重度贫血时，心脏代偿功能失调，出现心脏扩大，心前区可闻及收缩期杂音，由于心肌缺氧，可发生代偿功能不足而出现充血性心力衰竭。

（2）神经系统：常见精神不振、烦躁不安、注意力不集中，对周围环境反应力差，年长儿可诉头痛、头晕、耳鸣、眼前出现黑点儿等。维生素 B_{12} 缺乏时还可见震颤、腱反射亢进和踝阵挛等体征。

（3）消化系统：贫血影响胃肠蠕动和消化酶的分泌，消化功能减退及食欲缺乏是最常见的症状，婴儿常有腹泻，重者可有恶心、呕吐、腹胀或便秘等。

（四）贫血的诊断要点

贫血是一种综合征，因此不能满足于贫血程度的判断，而需要查明贫血的性质和原因，才能进行合理有效的治疗。详细询问病史、全面的体格检查和必要的实验室检查是贫血病因诊断的重要依据。

1. 病史

（1）发病年龄：不同年龄发生贫血的病因可不相同。出生后 48 小时内出现贫血伴有黄疸者，以新生儿溶血症可能性大；生理性贫血发生于出生后 2~3 个月。营养缺乏性贫血、遗传性贫血多见于婴儿，慢性出血性贫血、再生障碍性贫血多见于年长儿。

（2）病程经过和伴随症状：起病急、病程短者，提示急性溶血或急性失血；起病缓慢者，提示营养缺乏性贫血、慢性失血或溶血等。如伴有黄疸和血红蛋白尿提示溶血；伴有呕血、便血、血尿、瘀斑等提示出血性疾病；伴有神经和精神症状，如嗜睡、震颤等提示维生素 B_{12} 缺乏；伴有骨痛提示骨髓浸润性病变，肿瘤性疾病多伴有发热、肝脾大及淋巴结肿大。

(3) 喂养史：单纯乳类喂养未及时添加辅食的婴儿，易患缺铁性贫血或营养性巨幼细胞性贫血。

(4) 家族史：与遗传相关的贫血，如遗传性球形红细胞增多症、葡萄糖-6-磷酸脱氢酶缺乏、地中海贫血等，家族或近亲中常有同样患者。

(5) 其他病史：是否存在消化性溃疡、慢性肾病、严重结核等可引起贫血的疾病；有无寄生虫病特别是钩虫病；有无服用对造血系统有不良影响的药物如氯霉素、磺胺等。

2. 体格检查

(1) 生长发育：慢性贫血往往有生长发育障碍。某些遗传性溶血性贫血，特别是地中海贫血，除发育障碍外还表现有特殊面貌，如颧额突出、眼距宽、鼻梁低、下颌骨较大等。

(2) 营养状况：营养不良常伴有慢性贫血。

(3) 皮肤、黏膜：皮肤和黏膜苍白的程度可反映贫血的轻重，观察甲床、睑结膜、唇黏膜的颜色比较可靠。例如，贫血伴有皮肤、黏膜出血点或瘀斑，可见于出血性疾病和白血病。伴有黄疸时提示溶血性贫血。

(4) 指甲、毛发：缺铁性贫血时指甲薄、脆，严重者扁平甚至呈反甲。巨幼细胞性贫血时头发细黄、干稀、无光泽，有时呈绒毛状。

(5) 肝、脾和淋巴结肿大：是婴幼儿贫血的重要体征。肝脾明显大且以脾大为主者，多提示遗传性溶血性贫血；贫血伴有明显淋巴结肿大者，应考虑造血系统恶性病变（如白血病、恶性淋巴瘤）。

3. 实验室检查

(1) 外周血象：血常规是贫血诊断首选而必要的检查。可判断有无贫血及其程度，进行形态分类，对病因诊断有一定帮助。其中，网织红细胞增多提示骨髓造血功能活跃，见于急慢性溶血或失血性贫血；减少提示造血功能低下，见于再生障碍性贫血、营养性贫血等；在贫血的治疗过程中观察网织红细胞计数有助于判断疗效。例如，缺铁性贫血经合理治疗后，网织红细胞数在1周左右开始增加。

(2) 骨髓检查：骨髓涂片检查可直接了解骨髓造血细胞生成的质和量的变化，对某些贫血的诊断具有决定性意义（如白血病、再生障碍性贫血、营养性巨幼细胞贫血）。

(3) 其他：血红蛋白分析检查，对地中海贫血和异常血红蛋白病的诊断有重要价值。红细胞脆性试验，脆性增高见于遗传性球形红细胞增多症，减低见于地中海贫血。抗人球蛋白试验有助于自身免疫性溶血的诊断。血清铁、铁蛋白、红细胞游离原卟啉等检查可帮助诊断缺铁性贫血。放射性核素铬-51（^{51}Cr）可以测定红细胞寿命等。

(五) 贫血的治疗原则

1. 去除病因　是治疗贫血的关键。

2. 一般治疗　加强护理，保证饮食质量和合理搭配，预防感染。

3. 药物治疗　针对贫血的病因，选择有效药物给予治疗，如应用铁剂治疗缺铁性贫血，维生素 B_{12} 和叶酸治疗巨幼细胞贫血等。

4. 输血治疗　如贫血引起心功能不全时，输注红细胞是抢救措施。注意输血量和速度，一般选用浓缩红细胞 5~10ml/kg，速度不宜过快，以免引起肺水肿和心力衰竭。

5. 造血干细胞移植　这是目前根治严重遗传性溶血性贫血、再生障碍性贫血和"高危"白血病的有效治疗方法。

二、缺铁性贫血

案例 10-1

患儿，男，10个月，面色苍白2个月入院。近2个月来家长发现患儿面色逐渐苍白，不爱活动，食欲不佳，出生后单纯牛乳喂养，未添加辅食。体检：神志清，精神欠佳，双颈部4枚黄豆大小的淋巴结，活动度好，无压痛及粘连，皮肤黏膜苍白，两肺呼吸音清，心率130次/分，心音有力，节律规整，心前区闻及Ⅱ级收缩期杂音，腹平软，肝右肋缘下3cm，质软，脾肋下1cm。血常规：血红蛋白73g/L，红细胞3.95×10^{12}/L，白细胞8.5×10^9/L，血小板290×10^9/L，红细胞平均容积62fl，红细胞平均血红蛋白21pg，红细胞平均血红蛋白浓度0.28，外周血涂片可见红细胞大小不等，以小细胞为多，中央淡染区扩大。

问题：1. 该患儿的诊断是什么？
2. 确诊需进一步做哪些实验室检查？
3. 如何进行治疗？

缺铁性贫血（iron deficiency anemia, IDA）是由于体内铁缺乏而致血红蛋白合成减少引起的一种贫血，临床上以小细胞低色素性贫血、血清铁蛋白减少和铁剂治疗有效为特点。本病是儿童贫血中最常见的一种，尤多见于0.5～2.0岁的婴幼儿，严重危害儿童健康，是我国重点防治的儿童常见疾病之一。

（一）铁的代谢

人体总铁量中约64%用于合成血红蛋白，32%为储存铁（以铁蛋白及含铁血黄素的形式储存在肝、脾和骨髓中），3.2%用于合成肌红蛋白，极少量参与构成人体内必需的含铁酶等。人体内铁的主要来源有两个：①外源性铁：从食物中摄入，占人体铁摄入量的1/3。动物性食物含铁量高且吸收率高，植物性食物含铁量低且吸收率低。母乳的铁吸收率比牛乳高3倍。②内源性铁：指红细胞衰老破坏所释放的血红蛋白铁，占铁来源的2/3，几乎全部被再利用。

食物中铁主要以Fe^{2+}的形式在十二指肠和空肠上部被吸收，然后被氧化为Fe^{3+}，一部分与细胞内的去铁蛋白结合形成铁蛋白；另一部分与血浆中的转铁蛋白结合后，将铁运送到需铁和储铁组织，供机体利用。红细胞破坏后释放出的铁，也同样与转铁蛋白结合后运送到骨髓等组织，被利用或储存。肠黏膜细胞对铁的吸收有调节作用，当储存铁充足或造血功能减退时，铁吸收减少；当体内缺铁或造血功能增强时，铁的吸收增加。维生素C、稀盐酸、氨基酸等还原性物质可使Fe^{3+}还原成Fe^{2+}，有利于铁的吸收；植物纤维、茶、咖啡、蛋、牛奶、抗酸药等可抑制铁的吸收。

铁到达骨髓造血组织后即进入幼红细胞，在线粒体中与原卟啉结合形成血红素，血红素再与珠蛋白结合形成血红蛋白。在体内未被利用的铁以铁蛋白及含铁血黄素的形式储存。在机体需要铁时，这两种铁均可被利用，通过还原酶的作用，使铁蛋白中的Fe^{2+}释放，被氧化成Fe^{3+}，与转铁蛋白结合后被运送到需铁组织。

正常情况下，每日仅有极少量的铁通过肠道、肾脏和汗腺排出体外。由于生长发育的需要，儿童每日需摄入的铁量相对较成人多。4个月至3岁小儿，每日约需铁1mg/kg（早产儿需铁较多，约为2mg/kg）。各年龄儿童每日摄入总量不宜超过15mg。

（二）病因

1. **铁摄入量不足** 是引起缺铁性贫血的主要原因。人乳、牛乳、谷物中含铁量均低，如不及时添加含铁丰富的食物，容易发生缺铁性贫血。

2. **先天储铁不足** 胎儿妊娠最后 3 个月从母体获得的铁最多，早产、双胎或多胎、胎儿失血及孕母严重缺铁等均可使胎儿储铁减少。

3. **生长发育所需** 婴儿期生长发育较快，早产儿更快，随体重增长血容量也增加较快，如不及时添加含铁丰富的辅食，则易导致缺铁。

4. **铁的吸收障碍** 食物搭配不合理可影响铁的吸收。慢性腹泻不仅铁的吸收不良，而且铁的排泄也增加。

5. **铁的丢失过多** 长期慢性失血可致缺铁，如肠息肉、梅克尔憩室、钩虫病等可致慢性失血（每 1ml 血约含铁 0.5mg），用不经加热处理的鲜牛乳喂养的婴儿可因对牛乳过敏导致肠出血（每日失血约 0.7ml）。

（三）发病机制

1. **缺铁对血液系统的影响** 铁是合成血红蛋白的原料，缺铁时血红蛋白合成减少，新生的红细胞内血红蛋白含量不足，细胞质减少，细胞体积变小；而缺铁对红细胞的增殖、分裂影响较小，故红细胞数量减少的程度不如血红蛋白减少明显，形成小细胞低色素性贫血。从缺铁到贫血的发生要经过三个阶段：①铁减少期，此阶段体内储存铁减少，但是供红细胞制造血红蛋白的铁尚未减少；②红细胞生成缺铁期，此期储存铁进一步耗竭，红细胞生成所需的铁亦不足，但循环中血红蛋白量尚不减少；③缺铁性贫血期，此期出现小细胞低色素性贫血和一些非造血系统的症状。

2. **缺铁对其他系统的影响** 缺铁可引起肌红蛋白的合成减少，使体内许多含铁酶（如细胞色素 C、单胺氧化酶、核糖核苷酸还原酶、琥珀酸脱氢酶等）的活性减低，影响生物氧化、组织呼吸、神经介质分解与合成等，造成细胞功能紊乱而产生一系列非造血系统的症状，如易疲劳、体力减弱、表情淡漠、注意力不集中和记忆力减退等。缺铁还可引起舌炎、反甲等。缺铁可导致细胞免疫功能降低，易患感染性疾病。

（四）临床表现

起病缓慢，其临床表现随病情轻重而有不同。任何年龄均可发病，以 0.5~2.0 岁最多见。

1. **一般表现** 皮肤黏膜逐渐苍白，以唇、口腔黏膜及牙床较明显。易疲乏，不爱活动。年长儿可诉头晕、眼前发黑、耳鸣等。

2. **骨髓外造血表现** 肝、脾轻度肿大。年龄越小，病程越久，贫血越重，肝脾肿大越明显。

3. **非造血系统症状**

（1）消化系统症状：食欲缺乏，少数有异食癖（如嗜食泥土、墙皮、煤渣等）；可有呕吐、腹泻、口腔炎、舌炎或舌乳头萎缩；重者可出现萎缩性胃炎或吸收不良综合征。

（2）神经系统症状：表现为烦躁不安或萎靡不振，精神不集中，上课不专心听讲，记忆力下降。智力多数低于同龄儿。

（3）心血管系统症状：贫血明显时心率增快，严重者心脏扩大甚至发生心力衰竭。

（4）其他：因细胞免疫功能降低，常合并感染。可因上皮组织异常而出现反甲。

（五）实验室检查和其他检查

1. **外周血象** 血红蛋白降低较红细胞数减少明显，呈小细胞低色素性贫血。外周血涂片可见红细胞大小不等，以小细胞为多，中央淡染区扩大。网织红细胞数正常或轻度减少。白细胞、血小板一般正常。

2. 骨髓象　呈增生活跃，以中、晚幼红细胞增生为主；各期红细胞均较小，胞质少，染色偏蓝，显示胞质成熟程度落后于胞核。粒细胞系和巨核细胞系一般正常。

3. 铁代谢指标检查

（1）血清铁蛋白：可较敏感地反映体内储存铁情况，在缺铁后的铁减少期即已降低，是诊断铁减少期的敏感指标。

（2）红细胞游离原卟啉：红细胞游离原卟啉＞0.9μmol/L时提示红细胞内缺铁。如血清铁蛋白值降低、红细胞游离原卟啉值升高而未出现贫血，这是红细胞生成缺铁期的典型表现。

（3）血清铁（SI）、总铁结合力（TIBC）和转铁蛋白饱和度（TS）：血清铁是指与血浆中转铁蛋白结合的铁；未饱和铁结合力的含义是，转铁蛋白除与铁结合外，剩余的转铁蛋白仍具有与铁结合的能力，在体外加入一定量的铁可使其呈饱和状态，所加的铁量即为未饱和铁结合力。血清铁与未饱和铁结合力之和称为血清总铁结合力。血清铁在总铁结合力中所占的百分比称为转铁蛋白饱和度。这三项检查反映血浆中铁含量，通常在缺铁性贫血期才出现异常：即SI和TS降低，TIBC升高。SI＜9.0～10.7μmol/L有意义，TIBC＞62.7μmol/L有意义，TS＜15%有诊断价值。

（六）诊断

根据病史特别是喂养史、临床表现和外周血象特点，一般可做出初步诊断。进一步做有关铁代谢的检查有确诊价值。必要时可做骨髓检查。应用铁剂治疗有效可证实诊断。

地中海贫血、异常血红蛋白病、铁粒幼红细胞性贫血等也表现为小细胞低色素性贫血，需根据各病临床特点和辅助检查加以鉴别。

（七）治疗

本病的治疗原则是去除病因，补充铁剂，合理喂养及防治感染。

1. 一般治疗　加强护理，注意休息，适量活动；合理安排饮食结构，以增加铁的吸收；如伴有感染者应积极预防和控制感染；重度贫血者注意保护心脏功能。

2. 去除病因　对喂养不当者应纠正不合理的饮食习惯，合理安排饮食；如有慢性失血性疾病、钩虫病、消化道畸形等，应予以及时治疗。

3. 铁剂治疗　铁剂是治疗缺铁性贫血的特效药。

（1）口服铁剂：补充铁剂，若无特殊原因，应采用口服法给药。选用二价铁口服补铁易吸收。常用的口服铁剂有硫酸亚铁（含元素20%）、富马酸亚铁（含元素铁33%）、葡萄糖酸亚铁（含元素铁12%）、琥珀酸亚铁（含元素铁35%）等，口服铁剂的剂量为元素铁每日4～6mg/kg，分3次口服，以两餐之间口服为宜，同时服用维生素C、果汁等，以增加铁的吸收。牛乳、茶、咖啡及抗酸药等与铁剂同服均可影响铁的吸收。

（2）注射铁剂：慎用，易发生不良反应甚至过敏性反应致死。常用注射铁剂有山梨醇枸橼酸铁复合物、右旋糖酐铁复合物等。

应用铁剂12～24小时后，细胞内含铁酶开始恢复，烦躁等精神症状减轻，食欲增加。网织红细胞于用药2～3日开始上升，5～7日达高峰，2～3周降至正常。血红蛋白1～2周后逐渐上升，通常于治疗3～4周达正常。继续服用铁剂6～8周，以补充体内的储存铁。如治疗3周内血红蛋白上升不足20g/L应积极查找原因。

4. 输红细胞治疗　输红细胞治疗的适应证：贫血严重，尤其是发生心力衰竭者；合并感染者；急需外科手术者。贫血越严重，输入量越小，速度应越慢，一般每次可输入浓缩红细胞4～6ml/kg。

● 案例10-1分析

1. 根据食欲不佳，出生后一直单纯牛乳喂养，未添加辅食；皮肤黏膜苍白，肝、脾、淋巴结肿大；血常规示血红蛋白降低较红细胞数减少明显，呈小细胞低色素性贫血；外周血涂片可见红细胞大小不等，以小细胞为多，中央淡染区扩大；白细胞、血小板正常；诊断为缺铁性贫血。

2. 确诊需进一步做有关铁代谢的检查如血清铁蛋白、红细胞游离原卟啉、血清铁、总铁结合力和转铁蛋白饱和度。

3. 治疗措施：口服铁剂、维生素C，添加含铁丰富的辅食，合理安排小儿膳食。

（八）预防

做好广泛的卫生宣教工作，使全社会尤其是家长认识到缺铁对儿童健康的危害，引起全社会和有关部门对缺铁性贫血预防工作的重视，使之成为儿童保健工作的重要内容，降低缺铁性贫血的发生率。做好孕妇及哺乳期妇女的保健工作，应补充含铁丰富的食物；因母乳铁的吸收率较牛乳高，故提倡母乳喂养；无论母乳或人工喂养婴儿，均应强调及时添加含铁丰富的辅食，合理安排儿童膳食，纠正不良饮食习惯；对早产儿、尤其是低体重儿宜自2个月时给予铁剂进行预防；积极治疗引起缺铁性贫血的疾病。

三、营养性巨幼细胞性贫血

营养性巨幼细胞性贫血是由于维生素B_{12}和（或）叶酸缺乏所引起的一种大细胞性贫血。主要临床特点是贫血、神经精神症状、红细胞体变大、骨髓中出现巨幼细胞、用维生素B_{12}和（或）叶酸治疗有效。本病多见于0.5~2.0岁婴幼儿。

（一）病因

1. **摄入量不足**　单纯母乳喂养而未及时添加辅食、人工喂养不合理及严重偏食的婴幼儿可出现维生素B_{12}和叶酸缺乏。羊乳含叶酸量很低，单纯用羊乳喂养婴儿可致叶酸缺乏。维生素B_{12}主要来源于动物性食物如肉类、肝、肾、海产品、禽蛋等，食物中维生素B_{12}进入胃内后先与胃底壁细胞分泌的糖蛋白结合成复合物，然后经回肠黏膜吸收入血。叶酸亦主要来源于食物，如绿叶蔬菜、水果、酵母、谷类及动物内脏等，肠道细菌也可合成部分叶酸。人乳和牛乳均可提供足够的叶酸。羊乳中几乎不含叶酸。

2. **吸收代谢障碍**　维生素B_{12}和叶酸均经小肠吸收。严重营养不良、慢性腹泻、小肠病变或吸收不良综合征使维生素B_{12}和叶酸吸收减少。

3. **需要量增加**　早产儿、婴儿生长发育快，对维生素B_{12}和叶酸的需要量增加，严重感染使维生素B_{12}消耗增加。若未及时补充，可导致缺乏。

4. **药物作用**　长期使用广谱抗生素可影响肠道内叶酸的合成；抗叶酸制剂如甲氨蝶呤可抑制叶酸代谢；长期服用抗癫痫药如苯妥英钠、苯巴比妥等也可导致叶酸缺乏。

（二）发病机制

叶酸经叶酸还原酶的还原作用和维生素B_{12}的催化作用变成四氢叶酸，四氢叶酸是DNA合成必需的辅酶，因此，当维生素B_{12}或叶酸缺乏时，四氢叶酸合成减少，引起DNA合成障碍。幼红细胞内的DNA减少使红细胞的分裂和增殖时间延长，出现细胞核的发育落后于胞质，而血红蛋白的合成不受影响，红细胞体变大而形成巨幼红细胞。由于红细胞生成速度减慢，巨幼红细胞在骨髓内易遭破坏，进入血液循环的成熟红细胞寿命也较短，从而出现贫血；DNA 的合成不足也导致粒细胞核成熟障碍，胞体变大，出现巨大幼粒细胞、中性粒细胞分叶过多现象。巨核细胞也出现核发育障碍而致巨大血小板。

维生素 B_{12} 与神经髓鞘中脂蛋白的形成有关，能保持神经纤维的功能完整性，维生素 B_{12} 缺乏时可致中枢和外周神经髓鞘受损，出现神经精神症状。维生素 B_{12} 缺乏还可使中性粒细胞和巨噬细胞杀灭细菌的作用减弱，尤其有利于结核杆菌生长，易伴发结核病。叶酸缺乏主要导致情感改变。

（三）临床表现

1. 一般表现　多呈虚胖，轻度水肿，毛发稀疏枯黄，严重者皮肤有出血点或瘀斑。
2. 贫血表现　皮肤呈蜡黄色，疲乏无力，睑结膜、口唇、指甲等处苍白，常伴肝脾大。
3. 神经精神症状　多有烦躁不安、易怒等。维生素 B_{12} 缺乏者出现目光发直、表情呆滞、对周围反应迟钝、嗜睡、不认亲人、少哭不笑，智力、动作发育落后或退步。重者可出现震颤、手足无意识运动，甚至抽搐、共济失调、感觉异常、踝阵挛及 Babinski 征阳性。叶酸缺乏无神经系统症状，但可引起神经精神异常。
4. 消化系统症状　常出现较早，患儿食欲缺乏，可有恶心、呕吐、腹泻及舌炎、舌下溃疡等。

（四）实验室检查和其他检查

1. 外周血象　红细胞与血红蛋白均降低，但以红细胞数目的减少更为明显，呈大细胞性贫血。血涂片可见红细胞大小不等，以大细胞为多，可见巨幼变的有核红细胞，易见嗜多色性和嗜碱点彩红细胞，中性粒细胞呈分叶过多现象。网织红细胞、白细胞、血小板计数常减少。
2. 骨髓象　骨髓增生活跃，以红细胞系增生为主，粒、红系统均出现巨幼变，表现为胞体变大、核染色质粗而松，细胞核的发育落后于胞质，中性粒细胞的胞质空泡形成，核分叶过多。巨核细胞的核有过度分叶现象，巨大血小板。
3. 血清维生素 B_{12} 和叶酸测定　血清维生素 B_{12} <100ng/L（正常值 200～800ng/L），叶酸<3μg/L（正常值 5～6μg/L）。

（五）诊断

根据病史、临床表现、外周血象及骨髓象可诊断巨幼细胞性贫血。如有明显神经精神症状则考虑维生素 B_{12} 缺乏引起。有条件时进行血清维生素 B_{12} 和叶酸测定可明确诊断。

● 案例 10-2

患儿，女，1 岁。因面色苍白、坐不稳半个月来诊。出生后人工喂养，未添加辅食。7 个月时会翻身和独坐，现坐不稳，面色渐苍白。查体：T 36.5℃，P 128 次/分，体重 8.5kg。表情淡漠，反应迟钝，面色苍白、泛黄，口唇苍白，毛发稀黄，心肺听诊无异常。腹软，肝脏右肋下 4cm，脾左肋下 3cm。外周血象：RBC $2.5×10^{12}$/L，Hb 78g/L，MCV 95fl，网织红细胞 0.010，白细胞计数正常，中性粒细胞呈分叶过多现象。

问题：1. 该患儿有何临床特点？
　　　2. 最可能的诊断是什么？

（六）治疗

1. 一般治疗　去除病因，合理喂养，及时添加辅食，加强护理，防治感染。

2. 药物治疗

（1）维生素 B_{12} 治疗：有神经精神症状者，应以维生素 B_{12} 治疗为主，如单用叶酸反而有加重症状的可能。维生素 B_{12} 500~1000μg 一次肌内注射；或每次肌内注射100μg，每周2~3次，连用数周，直至临床表现好转，血象显示贫血纠正为止。维生素 B_{12} 治疗后一般精神症状 2~4 日后好转；网织红细胞 2~4 日开始增加，6~7 日达高峰，2 周后降至正常；精神神经症状恢复较慢。

（2）叶酸治疗：剂量为每次 5mg，每日 3 次，口服，连续数周至临床症状好转、血象恢复正常为止。同时，口服维生素 C 可促进叶酸的吸收。应用叶酸治疗 1~2 日后食欲好转；网织红细胞 2~4 日开始增加，4~7 日达高峰，2~6 周血象恢复正常。

（七）预防

哺乳母亲应改善营养，婴儿及时添加辅食，纠正患儿的不良饮食习惯，注意饮食均衡，积极治疗慢性腹泻、严重感染等影响维生素 B_{12} 和叶酸吸收及代谢的疾病，注意合理应用抗叶酸代谢药物。

第三节 免疫性血小板减少症

免疫性血小板减少症（immune thrombocytopenia，ITP）既往称特发性血小板减少性紫癜，是儿童最常见的出血性疾病，其主要临床特点为皮肤、黏膜自发性出血，血小板减少，出血时间延长，束臂试验阳性和血块收缩不良等。本病可见于儿童各年龄时期，1~5 岁为高发年龄。本病发病无性别差异，冬、春季发病率较高。

一、病因与发病机制

病因尚未完全明了，目前认为 ITP 是与病毒感染有关的免疫性疾病。多数患儿于发病前有病毒感染史，如上呼吸道感染、水痘、风疹、麻疹、传染性单核细胞增多症等。发病机制有三个方面：①病毒感染刺激机体产生相应抗体，抗体与血小板发生交叉反应，导致单核-巨噬细胞系统破坏血小板过多，从而引起血小板减少；②血液中的抗原与抗体形成免疫复合物附着于血小板表面上，导致血小板易被单核-巨噬细胞系统破坏，血小板的寿命缩短，引起血小板减少；③由于巨核细胞与血小板有共同的抗原性，骨髓中的巨核细胞同样受到抗血小板抗体的作用，而导致巨核细胞生成和释放都受到严重影响，使血小板进一步减少。

二、临床表现

起病急，可有发热。发病前 1~3 周常有急性病毒感染史。

以自发性皮肤、黏膜出血为突出表现，多为散在针尖大小的皮内或皮下出血点，形成瘀点或瘀斑，遍布全身，以四肢较多，在易于受压和碰撞的部位更多见；常有鼻出血、齿龈出血。青春期女性患者可有月经过多。胃肠道大出血者不多见，偶见肉眼血尿。颅内出血少见，一旦发生，可能为致死的主要原因。出血严重者可伴贫血，患儿偶见轻度肝脾肿大。

80%~90% 的患儿在 1~6 个月内痊愈，10%~20% 患儿转变为慢性。病死率为 0.05%~1.00%。

三、实验室检查和其他检查

1. 外周血象 血小板减少，血小板数常减少至 $100×10^9/L$ 以下，出血轻重与血小板数多少有关，血小板数低于 50×10^9/L 时可见自发性出血，血小板数低于 20×10^9/L 时出血明显，血小板数低于 10×10^9/L 时出血严重。出血较多时可见贫血，白细胞数正常。出血时间延长，血块收缩不良，血清凝血酶原消耗不良，凝血时间正常。

2. 骨髓象　骨髓巨核细胞数增多或正常。慢性病例巨核细胞显著增多，幼稚巨核细胞增多，核分叶减少，胞质中常有空泡形成、颗粒减少和胞质少等现象，产生血小板的巨核细胞明显减少。

3. 血小板抗体测定　主要是血小板相关抗体增高。

4. 其他检查　血小板寿命测定提示明显缩短，只有数小时（正常为 8～10 天）。束臂试验阳性。

四　诊断与鉴别诊断

根据发病年龄、季节和有关病史，结合临床出血表现特点和血小板减少等外周血象特点，可以作出诊断。现提出 ITP 分型为 4 型：①新诊断的 ITP：确诊后 3 个月以内的 ITP 患者。②持续性 ITP：确诊后 3 个月以上至 12 个月血小板持续减少的 ITP 患者。③慢性 ITP：血小板持续减少超过 12 个月的 ITP 患者。④重症 ITP：血小板<10×10^9/L，应诊时存在出血症状或常规治疗中发生新的出血症状，且需要其他升血小板药物治疗或增加现有治疗的药物剂量。

本病需与下列疾病相鉴别。

1. 过敏性紫癜　为出血性斑丘疹，对称分布，成批出现，多见于下肢和臀部，血小板数正常，一般易于鉴别。

2. 再生障碍性贫血　患儿表现为发热、贫血和出血，肝、脾和淋巴结不肿大。但再生障碍性贫血时外周血白细胞数和中性粒细胞数减少，巨核细胞减少，骨髓造血功能减低有助于诊断。

3. 急性白血病　特征是血涂片和骨髓检查可见到白血病细胞。

4. 继发性血小板减少性紫癜　如病毒、细菌感染可引起血小板减少，化学药物、脾功能亢进症、系统性红斑狼疮等亦可致血小板减少，应注意鉴别。

五　治疗

1. 一般治疗　急性期病例以住院治疗为宜，尽量减少活动，避免创伤，明显出血时应卧床休息。积极预防及控制感染，避免服用影响血小板功能的药物（如阿司匹林等）。

2. 糖皮质激素的应用　主要药理作用是抑制血小板抗体产生；抑制单核 - 巨噬破坏有抗体吸附的血小板；降低毛细血管通透性。常用泼尼松，剂量为 1.5～2mg/（kg·d），分 3 次口服；出血严重者可用冲击疗法，给予地塞米松 0.5～2mg/（kg·d），或甲泼尼龙 20～30mg/（kg·d），静脉滴注，连用 3 天，症状缓解后改为口服泼尼松。待血小板数接近正常水平即可逐渐减量，疗程一般为 4～6 周。停药后如有复发，可再用泼尼松治疗。

3. 大剂量静脉注射用人免疫球蛋白（IVIG）　主要药理作用是封闭巨噬细胞受体，抑制巨噬细胞对血小板的结合与吞噬；抑制血浆中的 IgG 或免疫复合物与血小板结合，使血小板免遭吞噬细胞破坏；抑制自身免疫反应，使抗血小板抗体减少。可单独应用，升血小板效果与激素相似。常用剂量为 0.4～0.5g/（kg·d），连续 5 天，静脉滴注。或每次 1g/kg 静脉滴注，必要时次日可再用 1 次，以后每 3～4 周 1 次。

4. 抗 -D 免疫球蛋白　其升高血小板的作用较慢，但持续时间长。常用剂量为 25～50μg/（kg·d），静脉注射，连用 5 天为 1 个疗程。

5. 慢性 ITP 的治疗　除以上治疗外，要选用以下治疗措施。

（1）免疫抑制剂：慎重选用，环孢素 3~5mg/（kg·d），分 2~3 次口服，应根据血药浓度调整剂量，疗程 3~4 个月；或环磷酰胺每次 300~400mg/m²，加入 5% 葡萄糖溶液静脉滴注，每 1~2 周 1 次，连续应用 3~4 次；或硫唑嘌呤 1.5~2.5mg/（kg·d），口服 8~12 周。

（2）利妥昔单抗：主要用于慢性和难治性 ITP 患儿，剂量为 375mg/m²，静脉滴注，每周 1 次，共 4 次。

（3）重组人血小板生成素（TPO）及其受体激动剂：TPO 及其受体激动剂血小板生成素拟肽，有利于血小板生成。

（4）脾切除：适用于病程超过 1 年，血小板持续 $<50×10^9/L$（尤其是 $<20×10^9/L$），有较严重的出血症状，内科治疗效果不好者。脾切除有效率约为 70%，手术宜在 6 岁以后进行。10 岁以内发病的患者，其 5 年自然缓解机会较大，尽可能不行脾切除。

链接

关于输入血小板治疗 ITP

由于患儿血液循环中存在大量抗血小板抗体，输入的血小板很快被破坏，故在 ITP 治疗过程中，通常不主张输血小板。只有在发生颅内出血或急性内脏大出血危及生命时才输入血小板，并需同时应用大剂量肾上腺皮质激素，以减少输入血小板被破坏。

第四节　急性白血病△

白血病（leukemia）是造血系统的恶性增生性疾病。其特点为造血组织中某一血细胞系统的过度增生、进入血流并浸润到各组织和器官，从而引起一系列临床表现。发病率在我国儿童恶性肿瘤中占首位，其中 90%~95% 为急性白血病。10 岁以下儿童发病率为 3/10 万~4/10 万，男孩发病率高于女孩。任何年龄均可发病，但以学龄前期和学龄期儿童多见。

一、病因与发病机制

1. 病因　目前尚未明了，通常认为白血病的发生是遗传与环境相互作用的结果，可能与下列因素有关。

（1）理化因素：儿童对电离辐射较为敏感，在接受放射治疗的胸腺肥大儿童中，白血病发生率较正常儿童高 10 倍。孕母经放射线照射腹部后，其新生儿的白血病发病率比未经照射者高 17.4 倍。杀虫剂、苯及其衍生物、氯霉素、保泰松、甲醛、亚硝胺类和细胞毒药物等均可诱发白血病。

（2）遗传因素：白血病不属遗传性疾病，但有遗传缺陷的儿童易发生白血病，如唐氏综合征、先天性睾丸发育不全症及严重联合免疫缺陷病等患儿，其白血病的发病率较一般儿童明显增高；同卵双生儿中一个患急性白血病，另一个患白血病的概率为 20%，较二卵双生儿的发病率高 12 倍。以上均提示发病与遗传因素有关。

（3）病毒感染：研究证明属于 RNA 病毒的反转录病毒，又称人类 T 细胞白血病病毒，可引起人类 T 淋巴细胞白血病。

2. 发病机制　尚未完全明确，下列机制可能在白血病的发病中起重要作用。

（1）原癌基因的转化：人类和许多哺乳动物体内存在原癌基因，正常情况下，其主要功能是参与调控细胞的增殖、分化和衰老、死亡；当机体受到致癌因素的作用时，原癌基因可发生点突变、染色体重排或基因扩增，转化为肿瘤基因，从而导致白血病的发生。

（2）抑癌基因畸变：正常人体存在着抑癌基因，当这些基因发生突变、缺失等变异时，失去其抑癌活性，造成癌细胞异常增殖而发病。

（3）细胞凋亡受抑：细胞凋亡是在基因调控下的一种细胞主动自我消亡过程，是人体组织器官发育中细胞清除的正常途径。当细胞凋亡受到抑制或阻断时，细胞没有正常凋亡而继续增殖导致恶变。

二 分类与分型

急性白血病的分类与分型对于诊断、治疗和提示预后具有一定意义。根据增生的白细胞种类不同，可分为急性淋巴细胞白血病（ALL，简称急淋）和急性非淋巴细胞白血病（ANLL，简称急非淋）两大类。ALL发病率较高，占儿童白血病的70%~85%。常用分类分型方法简介如下。

1. 形态学分型　采用FAB分型，根据原淋巴细胞形态学，将ALL分为L1、L2、L3三型，将ANLL分为M_0~M_7八型。

2. 免疫学分型　用单克隆抗体检测淋巴细胞表面抗原标记，一般将ALL分为T、B两大系列；ANLL则以形态学分型（M_0~M_7）为基础进行描述。

3. 细胞遗传学分型　应用细胞遗传学技术对白血病进行染色体核型和数目检测，无论是ALL还是ANLL，都分为染色体数目异常和染色体核型异常。

4. 临床分型　将ALL分为3型：标危型急淋（SR-ALL）、中危型急淋（IR-ALL）、高危型急淋（HR-ALL）；将ANLL分为2型：标危型急非淋（SR-ANLL）和高危型急非淋（HR-ANLL）。

三 临床表现

各型急性白血病的临床表现基本相同。大多急性起病，早期症状有乏力、精神不振、食欲低下、鼻出血或牙龈出血等，少数患儿以类似风湿热的骨关节疼痛为首发症状。

1. 发热　多数起病时有发热，热型不定，一般不伴有寒战。白血病性发热多为低热且抗生素治疗无效，合并感染时表现多为高热。

2. 贫血　出现较早，随病情呈进行性加重，表现为面色苍白、乏力、活动后气促、易疲倦等。主要是由于骨髓造血干细胞受到抑制所致。

3. 出血　以皮肤和黏膜出血常见，表现为皮肤瘀点、瘀斑、鼻出血、牙龈出血、消化道出血和血尿，偶有颅内出血，是导致死亡的重要原因之一。出血的主要原因是骨髓被白血病细胞浸润，巨核细胞受抑制使血小板的生成减少和功能不足；肝脏被白血病细胞浸润，肝功能受损，纤维蛋白原、凝血酶原和凝血因子等生成不足；感染和白血病细胞浸润，导致毛细血管受损，血管通透性增加；合并DIC。

4. 白血病细胞浸润引起的临床表现

（1）肝、脾、淋巴结肿大：白血病细胞浸润多发生于肝、脾，而致肝脾肿大，可有压痛，以急性淋巴细胞白血病尤其明显。全身浅表淋巴结可有轻度肿大，但多局限于颈部、颌下、腋下和腹股沟等处。有时因纵隔淋巴结增大引起压迫症状而发生呛咳、呼吸困难和静脉回流受阻。

（2）骨和关节浸润：骨和关节痛较常见，多见于急性淋巴细胞白血病。约25%的患儿以骨和关节痛为首发症状，部分患儿关节呈游走性疼痛，局部红肿不明显，常伴有胸骨压痛，骨骼X线检查可见骨质疏松、溶解，骨骺端出现密度减低横带和骨膜下新骨形成等征象。

（3）中枢神经系统浸润：白血病细胞浸润脑实质和（或）脑膜时即引起中枢神经系统白血病（CNSL），是导致急性白血病复发的主要原因。多见于急性淋巴细胞白血病，出现头痛、呕吐、嗜睡、视神经水肿、脑膜刺激征、脑神经麻痹、惊厥、昏迷等。脑脊液色清或微浊，压力增高，细胞数增多；脑脊液离心沉淀涂片检查可发现白血病细胞。

（4）睾丸浸润（TL）：白血病细胞侵犯睾丸时即引起睾丸白血病，可致睾丸肿大、触痛，阴囊皮肤呈红黑色，由于化疗药物不易进入睾丸，成为白血病复发的另一重要原因。

（5）绿色瘤：是急性粒细胞白血病的一种特殊类型，白血病细胞浸润眶骨、颅骨、胸骨、肋骨或肝、肾、肌肉等组织，在局部呈块状隆起而形成绿色瘤。

（6）其他器官浸润：少数患儿有皮肤、心脏、肾脏、消化系统浸润等。

四 实验室检查和其他检查

1. 外周血象　约一半以上患儿白细胞数增高。白细胞分类示原始细胞和幼稚细胞占多数。红细胞和血红蛋白均减少，大多为正细胞正色素性贫血。网织红细胞数大多较低，少数正常，偶在外周血中见到有核红细胞。血小板减少。

2. 骨髓象　骨髓检查是确诊的重要依据。典型的骨髓象为该类型白血病的原始及幼稚细胞极度增生；幼红细胞和巨核细胞减少。但少数患儿的骨髓象表现为增生低下。

3. 溶菌酶检查　测定血清和尿液中溶菌酶的含量，可以协助鉴别白血病的细胞类型。正常人血清含量为4～20mg/L，尿液中不含此酶。ALL时溶菌酶浓度减少或正常；急性粒细胞白血病时中度增高；急性单核细胞白血病时明显增高。

4. 其他　组织化学染色主要用于协助鉴别细胞类型。

五 诊断与鉴别诊断

典型病例根据临床表现、血象和骨髓象的改变即可作出诊断。发病早期症状不典型，特别是白细胞数正常或减少者，其血涂片不易找到幼稚白细胞，可使诊断困难。需与再生障碍性贫血、传染性单核细胞增多症、类白血病反应、风湿性关节炎等疾病鉴别。

六 治疗

本病治疗主要是采用以化疗为主的综合疗法，其原则是早期诊断、早期治疗；按照类型选用不同的化疗方案；选用合理的药物剂量。同时，要早期防治中枢神经系统白血病和睾丸白血病，重视支持疗法。持续完全缓解2～3年方可停止治疗。

1. 支持疗法　①防治感染：感染是白血病患儿最常见的并发症，化疗期间应被保护性隔离，居住相对洁净无菌的病房或单人病房，定时进行空气和地面消毒，有条件者应住层流室或无菌单人层流床。医护人员接触患儿前应洗手消毒，严格无菌操作。注意个人卫生，保持口腔卫生，保持鼻腔、外耳道及肛周等部位的清洁。并发感染时应及时进行抗感染治疗。②成分输血：明显贫血时可输红细胞，因血小板减少导致出血者可输血小板，可酌情输注人免疫球蛋白。③对骨髓抑制明显者，可应用集落刺激因子（G-CSF）。④化疗早期应注意补充水分，口服别嘌醇防止高尿酸血症。⑤加强营养，给予高热量、高蛋白、高维生素饮食；注意休息，有发热、出血者应卧床休息。

2. 化学疗法（化疗）　目的是杀灭白血病细胞，解除白血病细胞浸润引起的症状，使病情缓解，以至治愈。联合化疗是目前根治大多数ALL和部分ANLL的首选方法。

（1）ALL 的化疗程序：①诱导缓解治疗：是患儿能否长期无病生存的关键，需联合数种化疗药物，最大程度迅速地杀灭白血病细胞，从而尽快达到完全缓解。应用柔红霉素、门冬酰胺酶、长春新碱、泼尼松或地塞米松治疗，其中柔红霉素和门冬酰胺酶是提高完全缓解率和长期生存率的两个重要药物。②巩固治疗：目的是在缓解状态下最大限度地杀灭白血病细胞，有效防止早期复发。多采用 CAM 方案，基本药物为环磷酰胺、阿糖胞苷、6-巯基嘌呤。③预防髓外白血病：CNSL 和 TL 均会导致骨髓复发、治疗失败，因此有效的髓外白血病的预防是白血病特别是 ALL 患儿获得长期生存的关键之一。可选用甲氨蝶呤、阿糖胞苷和地塞米松三联药物鞘内注射治疗、大剂量甲氨蝶呤+四氢叶酸钙疗法、颅脑放射治疗等方案。④维持和加强治疗：目的是巩固疗效，达到长期缓解或治愈。可采用 6-巯基嘌呤或 6-硫鸟嘌呤+甲氨蝶呤维持治疗，采用原诱导缓解方案或其他方案强化。总疗程 2～3 年。

（2）ANLL 的化疗程序：①诱导缓解治疗。除 M_3 外其他 ANLL 治疗方案可用：柔红霉素+阿糖胞苷，或柔红霉素+阿糖胞苷+依托泊苷治疗。M_3 者治疗方案可用：全反式维 A 酸+柔红霉素+阿糖胞苷，或全反式维 A 酸+三氧化二砷治疗。②缓解后治疗。巩固治疗继续使用原有效的诱导方案 1～2 个疗程；根治性强化治疗，采用含大剂量阿糖胞苷的化疗方案，或造血干细胞移植。

3. 造血干细胞移植（HSCT） 不仅可提高患儿的长期生存率，而且还可能根治白血病。但它也是一种高风险、高投入的医疗手段，因此，要严格掌握移植时机。

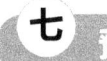

造血干细胞移植

造血干细胞移植是患者先经过超剂量放疗或化疗，以清除体内的肿瘤细胞，然后再静脉输注采自自身或他人的造血干细胞，重建正常造血和免疫功能的一种治疗手段。造血干细胞移植分为外周血造血干细胞移植、骨髓移植和脐带血造血干细胞移植。

4. 及时治疗 CNSL 和 TL 选用不同的方案，进行化疗和放射治疗。

七 预后

近 10 年来由于化疗技术的不断改进，急性白血病的预后有显著改善，ALL 已不再被认为是致死性疾病，5 年无病生存率达 70%～85%；ANLL 的初治完全缓解率亦已达 80%，5 年无病生存率为 60%～65%。

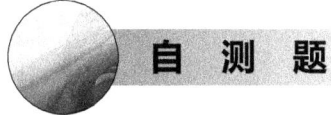

A_1 型题

1. 营养性巨幼细胞性贫血的叙述不正确的是（ ）
   A. 由于维生素 B_{12} 和（或）叶酸缺乏所致
   B. 面色蜡黄，头发稀疏枯黄
   C. 肝脾轻度增大
   D. 小细胞低色素性贫血
   E. 表情呆滞、对周围反应迟钝

2. 小儿生理性贫血发生的时间是（ ）
   A. 出生后 1 周
   B. 出生后 4～6 周
   C. 出生后 2～3 个月
   D. 出生后 6～8 个月
   E. 10～12 个月

3. 关于骨髓外造血的叙述，不正确的是（   ）
   A. 造血需求增加时而出现的特殊造血状态
   B. 小儿出生后的主要造血形式
   C. 其表现为肝大，脾及淋巴结肿大
   D. 末梢血中可出现幼稚中性粒细胞
   E. 多发生在婴幼儿

4. 小儿出生后白细胞分类的两次交叉分别发生在（   ）
   A. 出生后4～6天，出生后4～6周
   B. 出生后4～6天，出生后4～6岁
   C. 出生后4～6周，出生后4～6个月
   D. 出生后4～6个月，出生后4～6岁
   E. 出生后4～6天，出生后2～3个月

5. 关于小儿缺铁性贫血的叙述不正确的是（   ）
   A. 以0.5～2.0岁最多见
   B. 异食癖
   C. 皮肤、黏膜苍白
   D. 大细胞性贫血
   E. 肝、脾可轻度增大

6. 引起小儿缺铁性贫血原因的叙述，不正确的是（   ）
   A. 早产、双胎或多胎
   B. 小儿生长发育快
   C. 铁摄入量不足
   D. 葡萄糖-6-磷酸脱氢酶缺乏
   E. 慢性失血

7. 小儿最常见的贫血是（   ）
   A. 营养性缺铁性贫血
   B. 营养性巨幼细胞性贫血
   C. 溶血性贫血
   D. 白血病
   E. 再生障碍性贫血

8. 缺铁性贫血口服铁剂治疗时为促进铁的吸收宜同服（   ）
   A. 维生素C   B. 牛乳
   C. 茶   D. 咖啡
   E. 抗酸药

A₃/A₄型题

（9、10题共用题干）

患儿，10个月，单纯母乳喂养，未添加辅食，面色蜡黄2个月，表情呆滞，目光发直，嗜睡，手震颤，踝阵挛阳性。外周血象：血红蛋白76g/L，红细胞$2.0×10^{12}$/L，中性粒细胞核分叶过多。

9. 该患儿最可能的诊断是（   ）
   A. 癫痫
   B. 缺铁性贫血
   C. 营养性巨幼细胞性贫血
   D. 佝偻病
   E. 先天性甲状腺功能减低症

10. 采取的治疗措施是（   ）
    A. 补充维生素D   B. 口服甲状腺素
    C. 口服泼尼松   D. 口服钙剂
    E. 应用维生素B_{12}和叶酸

（11、12题共用题干）

患儿，男，10个月，近2个月来面色苍白，食欲差。出生后一直母乳喂养，未添加辅食，易患呼吸道感染。体检：营养差，皮肤、黏膜苍白，心前区闻及Ⅱ级收缩期杂音，肝肋下3cm，脾肋下1cm。实验室检查：血红蛋白75g/L，红细胞计数$3.5×10^{12}$/L，白细胞计数$8.5×10^9$/L，血小板计数$245×10^9$/L。血涂片检查可见红细胞大小不等，小细胞为主，中央淡染区扩大。

11. 该患儿最可能的诊断是（   ）
    A. 生理性贫血
    B. 再生障碍性贫血
    C. 缺铁性贫血
    D. 营养性巨幼细胞性贫血
    E. 遗传性球形红细胞增多症

12. 最适宜的治疗方案是（   ）
    A. 注意饮食调节即可
    B. 口服铁剂
    C. 给予维生素B_{12}和叶酸
    D. 无须治疗
    E. 少量输注浓缩红细胞

（李　锋）

第十一章 神经系统疾病

引言：儿童神经系统疾病可发生于大脑、小脑、脑干、脊髓、周围神经乃至神经肌肉接头等部位，其病因复杂，包括感染、先天或后天脑损伤、缺血缺氧、理化因素和遗传因素等。在临床中，以细菌、病毒等引起的中枢神经系统感染较为常见；其次，因大脑结构和功能先天或后天损伤引发的癫痫、脑性瘫痪也不少见。这些疾病各具特点，临床表现轻重不一，若治疗不及时，有一定的病死率及致残率，严重危害儿童的健康。

第一节 儿童神经系统解剖生理特点

一、脑和脊髓的发育

（一）脑的发育

儿童神经系统在各系统中发育最早，尤其是脑的发育最为迅速。年龄越小脑发育速度越快，出生时中脑、脑桥、延髓、脊髓发育已较好，故能维持基本生命活动。新生儿大脑已有主要的沟、回，但脑沟浅、脑回宽、灰质薄、细胞分化不成熟。新生儿脑重平均390g（占体重的1/9～1/8），6月龄时达700g左右，1岁时达900g，8岁时与成人基本相同，约1500g。大脑皮质神经细胞从胎儿第5个月开始增殖分化。出生后，大脑神经细胞数目不再增加，以后的变化主要是神经细胞体积的增大、树突的增多、髓鞘的形成和功能的逐渐成熟。出生后3个月皮质发育较快，到6月龄时开始接近成人，3岁时脑细胞分化基本完成，8岁时与成人基本相同。

出生时神经髓鞘发育不完善，兴奋易泛化。髓鞘的形成时间在神经系统各部位也不相同。脑神经1.5岁基本完成髓鞘化，锥体束2岁时完成髓鞘化，脊髓神经3岁时完成髓鞘化，皮质神经纤维的髓鞘化则更晚。故婴幼儿时期，外界刺激引起的冲动传入大脑时，速度慢，易于泛化，且不易在大脑皮质内形成明显的兴奋灶。

出生时皮质下中枢（如丘脑、下丘脑）功能较为成熟，但大脑皮质及新纹状体尚未发育成熟，故新生儿的活动主要由皮质下中枢调节，常表现为肌张力较高、动作多而缓慢。小脑出生后6个月达生长高峰，15月龄时体积接近成人。脑干在出生时已发育较好，呼吸、循环、吞咽等维持生命的中枢功能已发育成熟。

（二）脊髓的发育

脊髓在出生时已有较好的发育，且已具备功能，2岁时构造接近成人。脊髓的发育与运动功能的发育是平行的，但与脊柱的发育不平衡。脊髓末端在出生时位于第3~4腰椎水平，4岁时上移至第1~2腰椎间隙水平。临床上腰椎穿刺时，婴幼儿以第4~5腰椎间隙安全，4岁以后与成人相同。

二、脑脊液

新生儿脑脊液量约为50ml，压力较低，脑脊液引流较困难。脑脊液量随年龄增长不断增多，婴儿为40~60ml，幼儿为60~100ml，年长儿为100~150ml。脑脊液压力（侧卧位）：新生儿为30~80mmH$_2$O，儿童为70~120mmH$_2$O。外观无色透明，有黄疸时可呈微黄色。脑脊液白细胞计数<10×10^6/L（小婴儿<20×10^6/L）；葡萄糖为2.8~4.5mmol/L，氯化物为117~127mmol/L，蛋白为0.2~0.4g/L（新生儿0.2~1.2g/L）。

三、神经反射与脑膜刺激征

（一）神经反射

（1）出生时具备、以后逐渐消失的反射，称为原始反射，包括觅食、吸吮、握持、拥抱、踏步、颈肢反射。一般于3~6月龄消失。若消失过早或过晚，均提示为病理情况。

（2）出生时具备并保持终生的反射，如吞咽反射、瞳孔对光反射和角膜反射等。若某种情况下消失或减弱，提示神经系统病变。

（3）出生时不存在、以后逐渐形成并终生存在的反射，分为浅反射和腱反射。浅反射包括腹壁反射、提睾反射、跖反射等，腹壁反射和提睾反射在新生儿和婴儿不易引出，至1岁时才稳定。腱反射包括肱二头肌反射、膝腱和踝反射等，腱反射减弱或消失常提示神经、肌肉、神经肌肉接头处或小脑疾病；反射亢进和踝阵挛提示上运动神经纤维疾病。

（4）病理反射，包括Babinski征、Gordon征（戈登征）、Hoffmann征（霍夫曼征）等。Babinski征在18月龄之前双侧阳性，属生理现象，18月龄以后出现阳性反应，则为锥体束损害的重要体征。

（5）其他：出生后头数个月的小婴儿可有眼球震颤、膝反射亢进，有时可有踝阵挛。

（二）脑膜刺激征

脑膜刺激征包括颈强直、Kernig征、Brudzinski征，是由于神经根受损而引起的反射性颈背肌张力增强所致。小婴儿由于囟门和颅缝可以缓解颅内压增高，所以脑膜刺激征体征可能不明显或出现较晚。

第二节 化脓性脑膜炎

案例11-1

患儿，男，2岁，有轻咳、流涕3天，高热1天，伴哭闹、呕吐、精神萎靡、抽搐1次就诊。来院时查体：T 39℃，R 36次/分，P 122次/分，BP 100/70mmHg。皮肤无瘀点、瘀斑，卡疤正常。嗜睡状态，呼之能应，双瞳孔等大等圆，双肺呼吸音粗，无啰音，心腹查体无明显异常。神经系统检查：脑神经（-），四肢肌力V级，腱反射活跃，颈抵抗（+），Kernig征（+），Brudzinski征（-），Babinski征（-）。血常规：WBC 20×10^9/L，中性粒细胞比例0.80；脑脊液检查：外观混浊，压力250mmH$_2$O，白细胞总数1000×10^6/L，中性粒细胞0.7，蛋白定量0.9g/L，葡萄糖定量1.5mmol/L，氯化物115mmol/L。

问题：1. 此患儿最可能的诊断是什么？
2. 选择抗生素治疗的方案是什么？

化脓性脑膜炎（purulent meningitis），简称化脑，是由各种化脓性细菌感染引起的以脑膜炎症为主要病变的中枢神经系统急性感染性疾病，小儿，尤其婴幼儿时期常见，2岁以内发病者约占本病的75%。临床以急性发热、惊厥、意识障碍、颅内压增高和脑膜刺激征及脑脊液脓性改变为特征。

致病菌和入侵途径

许多化脓菌都能引起本病，我国2/3以上患儿是由脑膜炎球菌、肺炎链球菌和流感嗜血杆菌引起。不同年龄小儿感染的致病菌有很大差异，2个月以下幼婴儿和新生儿及原发或继发性免疫缺陷病者，易发生肠道革兰氏阴性杆菌（大肠埃希菌、变形杆菌、铜绿假单胞菌等）和金黄色葡萄球菌脑膜炎。B组β溶血性链球菌颅内感染少见。由脑膜炎球菌引起的脑膜炎呈流行性。

致病菌可通过多种途径侵入脑膜：①血流：是最常见的途径，致病菌大多由上呼吸道入侵血流，新生儿的皮肤、胃肠道黏膜或脐部也常是致病菌的侵入门户。在形成菌血症的基础上，细菌通过血脑屏障而到达脑膜。②邻近组织器官感染，如中耳炎、乳突炎等扩散波及脑膜。③与颅腔存在直接通道，如颅骨骨折、皮肤窦道或脑脊髓膜膨出，细菌可因此直接进入蛛网膜下腔。

发病机制

在细菌毒素和多种炎症相关细胞因子作用下，形成以软脑膜、蛛网膜和表层脑组织为主的炎症反应，表现为广泛性血管充血、大量中性粒细胞浸润和纤维蛋白渗出，伴有弥漫性血管源性和细胞毒性脑水肿。早期或轻型病例，炎性渗出物主要在大脑顶部表面，逐渐蔓延至大脑基底部和脊髓表面。严重者可有血管痉挛、血管闭塞，继发脑出血和脑梗死。感染延及脑室内膜则形成脑室膜炎。软脑膜下及脑实质亦可有细胞浸润、出血、坏死和变性，发生脑膜脑炎。稠厚的脓块粘连或堵塞脑室孔，可形成梗阻性脑积水。由于发生粘连、蛛网膜颗粒萎缩而影响脑脊液吸收，则可形成交通性脑积水。感染波及周围脑神经，或因颅内压增高使脑神经受压、坏死，则可引起相应的脑神经损伤，如失明、面瘫、耳聋等。桥静脉发生栓塞性静脉炎，可导致硬膜下积液或积脓。

临床表现

90%的化脑为5岁以下儿童，1岁以下是患病高峰年龄，流感嗜血杆菌引起的化脑多集中在3个月～3岁儿童。一年四季均有化脑发生，但肺炎链球菌引起的化脑以冬、春季多见，而脑膜炎球菌和流感嗜血杆菌引起的化脑分别以春、秋季发病多。大多患者急性起病，病前数日常有上呼吸道或胃肠道感染病史。脑膜炎球菌所致流行性脑脊髓膜炎的暴发型起病急骤，病情迅速进展，出现进行性休克、皮肤出血点或瘀斑、弥散性血管内凝血及中枢神经系统功能障碍，如不及时治疗可在24小时内危及生命。

典型临床表现有以下三个方面。

1. 感染中毒及急性脑功能障碍症状　主要为发热、烦躁不安和进行性加重的意识障碍。年长儿可有头痛、关节痛、肌肉痛，随病情加重，患儿逐渐从精神萎靡、嗜睡、昏睡、昏迷到深度昏迷。30%以上患儿有反复的全身或局限性惊厥发作。婴幼儿可表现为易激惹、不安、反应低下等。

2. 颅内压增高表现　年长儿较典型，主要表现为头痛和喷射性呕吐。婴儿可表现为前囟饱满及张力增高、颅缝分离、头围增大等。合并脑疝时，有呼吸不规则、突然意识障碍加重及瞳孔不等大等体征。

3. 脑膜刺激征　以颈项强直最常见，有 Kernig 征和 Brudzinski 征阳性。

年龄小于 3 个月的婴幼儿和新生儿化脑表现多不典型，主要表现：①体温可高可低或不发热，甚至体温不升；②颅内压增高表现可不明显。婴幼儿不会诉头痛，可能仅有吐奶、尖叫、用手打头或颅缝开裂；③惊厥可不典型，如仅见面部、肢体局灶或多灶性抽动、局部或全身性肌阵挛，或呈眨眼、呼吸不规则、屏气等各种不显性发作；④脑膜刺激征不明显，与婴儿肌肉不发达、肌力弱和反应低下有关。

四　并发症

1. 硬脑膜下积液　常见于起病 7～10 天后，30%～60% 的化脑并发本症。主要发生在 1 岁以下婴儿，以流感嗜血杆菌和肺炎链球菌感染者多见。凡经化脑有效治疗 48～72 小时后脑脊液有好转，但体温不退或体温下降后再升高；或一般症状好转后又出现意识障碍、惊厥、前囟隆起或颅内压增高等症状，首先应怀疑本病。头颅透光检查和 CT 检查可协助诊断，最后确诊有赖硬膜下穿刺放出积液。正常婴儿硬脑膜下积液量不超过 2ml，蛋白定量小于 0.4g/L。

2. 脑室管膜炎　是造成化脑预后不良和严重后遗症的重要原因。主要发生在治疗被延误的婴儿。患儿在有效抗生素治疗下发热不退，惊厥、意识障碍不改善，颈强直进行性加重甚至角弓反张，脑脊液始终无法正常化，CT 见脑室扩大时，需考虑本症，确诊依赖侧脑室穿刺，取脑室内脑脊液检查显示异常。治疗大多困难，病死率和致残率高。

3. 抗利尿激素异常分泌综合征　炎症刺激神经垂体致抗利尿激素过量分泌导致低钠血症、血浆低渗透压、脑水肿加剧，患儿表现为昏睡、惊厥、昏迷、全身软弱无力、肌张力低下、尿少等。

4. 脑积水　炎症渗出物粘连堵塞脑室内脑脊液流出通道，如导水管、第四脑室侧孔或正中孔等狭窄处，引起梗阻性脑积水；炎症破坏蛛网膜颗粒，或颅内静脉窦栓塞致脑脊液重吸收障碍，造成交通性脑积水。发生脑积水后，患儿烦躁不安、嗜睡、呕吐、惊厥发作，头颅进行性增大，骨缝分离，前囟扩大饱满、头颅破壶音和头皮静脉扩张。至疾病晚期大脑皮质退行性萎缩，患儿出现进行性智力减退和其他神经功能倒退。

5. 其他　脑实质损害可使脑神经受累，出现耳聋、失明、面瘫、肢体瘫痪、智力低下、癫痫、视力障碍和行为异常等。

五　实验室检查和其他检查

1. 脑脊液检查　是确诊本病的重要依据。典型表现为压力增高，外观混浊似米汤样。白细胞总数显著增多，≥$1000×10^6$/L，分类以中性粒细胞为主。糖含量常有明显降低，蛋白含量显著增高，氯化物正常。确认致病菌对明确诊断和指导治疗均有重要意义，脑脊液沉渣涂片找菌和细菌培养是明确致病原的重要方法。乳胶颗粒凝集法等可检测出脑脊液中致病菌特异性抗原，对涂片和培养未能检测到致病菌的患者有诊断价值。

> **链接**
>
> **腰椎穿刺禁忌证**
>
> ①颅内压增高明显；②严重心肺功能受累和休克；③腰椎穿刺部位有皮肤感染。对颅内压增高的患儿必须进行腰椎穿刺时，须先应用甘露醇降颅压之后再进行穿刺，以防腰椎穿刺后发生脑疝。

2. 血培养及局部病灶分泌物培养 对疑似化脑的病例均应做血培养、咽培养、皮肤脓液或新生儿脐部分泌物培养等，以帮助寻找致病菌。皮肤瘀点、瘀斑找菌是发现脑膜炎球菌重要而简便的方法。

3. 血液检查 外周血象，白细胞总数大多明显增高，以中性粒细胞为主。但在感染严重或不规则治疗者，可能出现白细胞总数的减少。血清降钙素原＞0.5ng/ml 提示细菌感染。

4. 神经影像学检查 头颅 CT 及 MRI 有助于化脑合并硬膜下积液、脑积水等并发症的诊断和监测。前囟未闭者可行 B 超检查。

六 诊断与鉴别诊断

早期诊断十分重要。凡急性发热起病，伴有反复惊厥、意识障碍或颅内压增高表现的婴幼儿，均应注意本病的可能，应进一步做脑脊液检测确立诊断。婴幼儿和不规则治疗者临床表现常不典型，后者的脑脊液改变也可不明显，病原学检查往往阴性，诊断时应仔细询问病史和详细进行体格检查，结合脑脊液检查及治疗后病情变化，进行综合分析。

除化脓性细菌外，结核杆菌、病毒、真菌等都可引起脑膜炎，因临床表现相似，需注意鉴别。脑脊液检查是鉴别诊断的关键（表 11-1）。

表 11-1 常见脑膜炎的脑脊液鉴别

类别	压力（kPa）	外观	潘氏试验	白细胞（$\times 10^6$）	蛋白（g/L）	糖（mmol/L）	氯化物（mmol/L）	查找病原
正常	0.69～1.96	清亮、透明	-	0～10	0.2～0.4	2.8～4.5	117.0～127.0	
化脓性脑膜炎	不同程度增高	米汤样混浊	＋～＋＋＋	数百至数千，多核细胞为主	明显增高	明显降低	多数降低	涂片或培养可发现致病菌
结核性脑膜炎	增高	微浊，毛玻璃样	＋～＋＋	数十至数百，淋巴细胞为主	增高	降低	降低	涂片或培养可发现抗酸杆菌
病毒性脑膜炎	正常或轻度增高	清亮	－～＋	正常至数百，淋巴细胞为主	正常或轻度增高	正常	正常	特异性抗体阳性，病毒分离可能阳性
隐球菌性脑膜炎	增高或明显增高	微浊	＋～＋＋	数十至数百，淋巴细胞为主	增高	降低	多数降低	涂片墨汁染色可发现隐球菌

1. 病毒性脑膜炎 临床表现与化脑相似，感染中毒及神经系统症状均比化脑轻，病程自限，大多不超过 2 周。脑脊液清亮，白细胞数（0 至数百）$\times 10^6$ /L，分类以淋巴细胞为主，蛋

白正常或轻度增高，糖、氯化物含量正常。脑脊液中特异性抗体和病毒分离有助于诊断。

2. 结核性脑膜炎　需与不规则治疗的化脑鉴别。结核性脑膜炎呈亚急性起病，不规则发热1～2周才出现脑膜刺激征、惊厥或意识障碍等表现，或于昏迷前先有脑神经或肢体麻痹。有结核接触史、PPD试验阳性或肺部等其他部位结核病灶。脑脊液外观呈毛玻璃样，白细胞数多<500×10⁶/L，分类以淋巴细胞为主，薄膜涂片抗酸染色和结核菌培养可帮助确立诊断。

3. 隐球菌性脑膜炎　临床和脑脊液改变与结核性脑膜炎相似，但病情进展可能更缓慢，症状更为隐匿，病程更长，头痛等颅内压增高表现更持续和严重。脑脊液涂片墨汁染色和培养找到致病真菌可明确诊断。

4. 脑脓肿　可发生于外伤、中耳炎、败血症、先天性心脏病患儿。临床表现与化脑不易区分，但起病多较缓慢，有时呈局限性症状，脑脊液压力增高明显，细胞数正常或稍增高，蛋白略增高，头颅影像学检查可进一步确诊。

5. 脑肿瘤　病程较长，经过更隐匿，一般有颅内高压征，且可有异常的局部神经体征，缺乏感染表现。多依靠头颅影像学检查确诊。

此外，还应与热性惊厥、颅内出血、中毒性脑病等相鉴别。

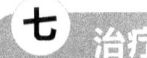 治疗

1. 抗生素治疗

（1）用药原则：①选择对病原菌敏感，且能较高浓度透过血脑屏障的药物。②静脉用药，做到用药早、剂量足和疗程够。

（2）病原菌明确前的抗生素选择：选用对肺炎链球菌、脑膜炎球菌和流感嗜血杆菌三种常见致病菌均有效的抗生素。推荐第三代头孢菌素，包括头孢噻肟200mg/(kg·d)，分2～4次静脉滴注，或头孢曲松100mg/(kg·d)，分2次静脉滴注。疗效不理想时可联合万古霉素40mg/(kg·d)。对β-内酰胺类药物过敏的患儿，可改用氯霉素100mg/(kg·d)。

（3）病原菌明确后的抗生素选择：①肺炎链球菌：半数以上对青霉素耐药，当药敏试验提示致病菌对青霉素敏感时，可用青霉素20万～40万U/(kg·d)。否则，应按上述病原菌未明确方案选药。②脑膜炎球菌：该菌大多数对青霉素依然敏感，故首先选用，剂量同前。③流感嗜血杆菌：对敏感菌株可用氨苄西林200mg/(kg·d)。耐药者用上述第三代头孢菌素联合美罗培南120mg/(kg·d)。④致病菌为金黄色葡萄球菌者应参照药敏试验选用萘夫西林200mg/(kg·d)、万古霉素或利福平10～20mg/(kg·d)。革兰氏阴性杆菌者除考虑上述第三代头孢菌素外，可加用氨苄西林或美罗培南。

（4）抗生素疗程：肺炎链球菌和流感嗜血杆菌脑膜炎，其疗程为静脉滴注有效抗生素10～14天，脑膜炎球菌者7天，金黄色葡萄球菌和革兰氏阴性杆菌脑膜炎应21天以上。若有并发症，还应适当延长。

2. 肾上腺皮质激素的应用　肾上腺皮质激素可抑制多种炎症因子的产生，降低血管通透性，减轻脑水肿和颅内高压。常用地塞米松0.6mg/(kg·d)，分4次静脉注射。一般连续用2～3天。强调与抗生素同时使用，对新生儿非常规应用。

3. 并发症的治疗

（1）硬膜下积液：少量积液无须处理。如积液量较大引起颅内压增高时，应作硬膜下穿刺放出积液，放液量每次、每侧不超过15ml，每日或隔日一次。经穿刺放液，大多数患儿积液逐渐减少而治愈。个别迁延不愈者，需外科手术引流。

（2）脑室管膜炎：需进行侧脑室穿刺引流，以缓解症状。同时，选择适宜抗生素脑室内注入。

（3）脑积水：主要依赖手术治疗。

4. 对症和支持治疗

（1）急性期严密监测生命体征，定期观察患儿意识、瞳孔和呼吸节律改变，及时处理颅内高压（应用甘露醇0.25~1g/kg和地塞米松），预防脑疝发生。

（2）及时控制惊厥发作，并防止再发。可用地西泮0.3~0.5mg/kg缓慢静脉推注（最大量≤10mg；婴幼儿≤2mg），或10%水合氯醛0.5ml/kg保留灌肠。

（3）维持体内水、电解质、血浆渗透压和酸碱平衡。对并发抗利尿激素异常分泌综合征者，适当限制液体入量，酌情补充钠盐。

八、预后

随着脑膜炎球菌及流感嗜血杆菌疫苗、肺炎球菌疫苗的接种和诊断、治疗水平不断发展，本病发病率和病死率明显下降。婴幼儿死亡率10%。死亡率和病原菌、患病年龄（<6个月）、脑脊液中的细菌量、治疗前惊厥持续时间相关。6个月以下幼婴儿本病预后更为严重。10%~20%的幸存者遗留各种神经系统严重后遗症。

● 案例11-1分析

1. 根据患儿发热、意识改变、惊厥、神经系统检查存在脑膜刺激征表现，初步考虑为中枢神经系统感染；患儿血常规白细胞计数、中性粒细胞升高提示细菌性脑膜炎可能；结合脑脊液检查外观混浊、压力升高、细胞数增高，多核细胞为主，蛋白定量增高，糖定量减低，可临床诊断为化脓性脑膜炎。进一步可查血或行脑脊液培养等寻找病原学证据。

2. 应立即予以抗生素治疗。由于缺乏细菌学直接证据，根据经验，应选用对肺炎链球菌、流感嗜血杆菌、脑膜炎球菌皆有效的广谱抗生素或联合用药。可给予第三代头孢菌素，也可联合大剂量青霉素治疗。

第三节 病毒性脑炎

病毒性脑炎（viral encephalitis，VM）是指多种病毒引起的颅内急性炎症。多为急性起病，有发热、头痛、呕吐、惊厥和（或）意识障碍。若病变主要累及脑膜，临床表现为病毒性脑膜炎；若病变主要影响大脑实质，则以病毒性脑炎为临床特征。若脑膜和脑实质同时受累，则称为病毒性脑膜脑炎。大多数患者病程呈自限性，夏、秋季节高发。

一、病因与发病机制

在中枢神经系统病毒感染者中，80%为肠道病毒（如柯萨奇病毒、埃可病毒等），其次为虫媒病毒、腺病毒、单纯疱疹病毒、腮腺炎病毒和其他病毒。

病毒经肠道（如肠道病毒）或呼吸道（如腺病毒等）进入淋巴系统繁殖，然后经血流感染颅外某些器官，引起发热等全身症状。若病毒在定居器官内进一步繁殖，即可能入侵脑或脑膜组织，出现中枢神经症状。因此，颅内急性病毒感染的病理改变主要是大量病毒对脑组织的直接入侵和破坏；若宿主还对病毒抗原发生强烈免疫反应，将进一步导致脱髓鞘、血管与血管周围脑组织损害。

二、病理

脑膜和（或）脑实质广泛性充血、水肿，伴淋巴细胞和浆细胞浸润。可见炎症细胞在小血管周围呈袖套样分布，血管周围组织神经细胞变性、坏死和髓鞘崩解。病理改变大多弥漫分布，但也可在某些脑叶突出，呈相对局限倾向。单纯疱疹病毒常引起颞叶为主的脑部病变。病毒抗原还可能会激发宿主免疫系统，产生强烈免疫应答，进一步出现脱髓鞘、血管及其周围脑组织损害。

三、临床表现

病情轻重差异很大，取决于脑膜或脑实质受累的程度。一般说来，病毒性脑炎的临床经过较脑膜炎严重，重症脑炎更易发生急性期死亡或后遗症。

1. 病毒性脑膜脑炎　急性或亚急性起病，可先有上呼吸道感染症状等前驱疾病症状。主要表现为发热、恶心、呕吐、软弱、嗜睡。年长儿会诉头痛，婴儿则烦躁不安，易激惹。很少有严重意识障碍和惊厥。可有颈项强直等脑膜刺激征。但无局限性神经系统体征。病程大多1～2周。

2. 病毒性脑炎　起病急，但其临床表现因累及脑实质部位、范围和严重程度而有不同。

（1）大多数患儿因弥漫性大脑病变而主要表现为发热、反复惊厥发作、不同程度意识障碍和颅内压增高症状。惊厥大多呈全身性，但也可有局灶性发作，严重者呈惊厥持续状态。患儿可有不同程度的意识障碍，甚至去皮质状态。颅内高压明显时可并发脑疝。部分患儿尚伴偏瘫或肢体瘫痪表现。

（2）病变主要累及额叶皮质运动区时，临床则以反复惊厥发作为主要表现，伴或不伴发热。惊厥表现为多种形式，多数为全身性或局灶性强直阵挛或阵挛性发作，少数表现为肌阵挛或强直性发作，可出现癫痫持续状态。

（3）病变主要累及额叶底部、颞叶边缘系统时，则主要表现为精神情绪异常，如躁狂、幻觉、失语、定向力、计算力与记忆力障碍等。伴或不伴发热。多种病毒可引起此类表现，单纯疱疹病毒引起者最严重，常合并惊厥与昏迷，病死率高。

其他还有以偏瘫、单瘫、四肢瘫或各种不自主运动为主要表现者。不少患者可能同时兼有上述多种类型表现。当病变累及锥体束时出现阳性病理征。某些全身症状对病原学诊断有帮助，如有手足口特异分布皮疹时常提示肠道病毒感染，肝脾及淋巴结肿大时常提示EB病毒、巨细胞病毒感染。

四、实验室检查和其他检查

1. 血常规　白细胞计数正常或降低，有时也可增高（如流行性乙型脑炎）。

2. 脑脊液检查　外观清亮，压力正常或增加。白细胞数正常或轻度增多，分类以淋巴细胞为主（早期以中性粒细胞为主），蛋白含量大多正常或轻度增高，糖含量正常。涂片和细菌培养阴性。

3. 病原学检查

（1）血清学检查：脑脊液、血液等标本可采用ELISA、免疫荧光法，检测病毒抗原、病毒特异性IgM、IgG抗体，恢复期血清特异性抗体滴度高于急性期4倍以上有诊断价值。

（2）病毒分离：脑脊液、粪便、尿液、血液等可进行病毒培养、分离病毒，明确病原。

（3）分子生物学检测：可采用PCR法检测病毒核酸。

4. 脑电图 以弥漫性或局限性异常慢波背景活动为特征，少数伴有棘波、棘-慢复合波。

5. 影像学检查 头颅 CT、MRI 检查可评估中枢神经系统受损程度。可发现弥漫性脑水肿，皮质、基底核、脑桥、小脑的局灶性异常。

五 诊断与鉴别诊断

主要依据病史、临床表现、脑脊液和病原学检查进行诊断。大多数病毒性脑炎的诊断有赖于排除颅内其他非病毒性感染、Reye 综合征等急性脑部疾病后确立。少数患者若能明确因某种病毒性传染病并发，或脑脊液检查证实特异性病毒抗体阳性者，可支持病毒性脑炎的诊断。鉴别诊断如下所述。

1. 颅内其他病原感染 主要根据脑脊液外观、常规、生化和病原学检查，与化脓性、结核性、隐球菌脑膜炎鉴别。此外，合并硬膜下积液者支持化脓性脑膜炎。

2. Reye 综合征 急性脑病表现和脑脊液无明显异常，与病毒性脑炎易混淆。但 Reye 综合征无黄疸而肝功能明显异常、起病后 3～5 天病情不再进展、可有血糖降低等特点，可与病毒性脑炎鉴别。

3. 其他 还需与急性播散性脑脊髓炎、脑血管病变、脑肿瘤、线粒体脑病等鉴别。

六 治疗

本病缺乏特异性治疗。但由于病程自限性，急性期正确的支持与对症治疗，是保证病情顺利恢复、降低病死率和致残率的关键。

1. 一般治疗 密切观察生命体征（呼吸、心率、血压、体温、意识状态）；维持水、电解质、酸碱平衡；补充足量热量和营养物质；保证供氧，必要时呼吸支持；对卧床者及时翻身、拍背、吸痰，防止压疮、坠积性肺炎发生。

2. 对症治疗

（1）控制高热：如有高热，可给予物理或药物降温。

（2）控制惊厥：可给予止惊剂如地西泮、苯巴比妥钠等。如止惊无效，可在控制性机械通气下给予肌肉松弛剂。

（3）降低颅内高压：①严格限制液体入量；②静脉注射脱水剂，如甘露醇，必要时可加用呋塞米。

3. 抗病毒药物 多数病毒性脑炎缺乏特异性有效的抗病毒药物。①疱疹病毒：首选阿昔洛韦 5～10mg/kg，每 8 小时 1 次，疗程 2～3 周，有免疫缺陷者适当延长。②巨细胞病毒：选用更昔洛韦 5mg/kg，每 12 小时 1 次，疗程 2～3 周。③流感病毒：选用奥司他韦，早期应用可改善预后，疗程 5 天。④肠道病毒：可选用利巴韦林等。干扰素可增加机体抗病毒能力。

4. 免疫调节 人免疫球蛋白 400mg/(kg·d)，连用 5 天；重症者也可 1g/(kg·d)，连用 2 天。它可减轻自身免疫反应及炎症反应导致的损伤，提供大量抗体给受者，有一定抗病毒作用。

5. 康复治疗 对恢复期或留有后遗症者，应及早开展功能运动训练，并予以中医理疗、高压氧治疗等，同时应用营养神经药物，促进神经功能恢复。

七 预后

病程 2～3 周，多数患儿能完全恢复，重者可持续数周至数月。单纯疱疹病毒脑炎、2 岁以下儿童患病、全脑弥漫性病变者预后差。少数遗留癫痫、肢体瘫痪、智力倒退等后遗症。

第四节 癫　　痫

癫痫（epilepsy）是一种以具有持久性的产生癫痫发作的倾向为特征的慢性脑功能障碍性疾病。癫痫发作（seizures）是指大脑神经元过度异常放电引起的突然的、短暂的症状或体征，临床可有多种发作表现，包括意识、运动、感觉异常及精神和自主神经功能障碍。癫痫和癫痫发作是两个不同的概念，前者是指临床呈长期反复性发作的疾病过程，后者是指发作性皮质功能异常所引起的一组临床症状。我国癫痫累计患病率为3.5‰～4.8‰，而60%的癫痫患者起源于儿童时期，且在4岁内最多，因而癫痫是儿童时期常见的神经系统疾病。长期、频繁或严重的痫性发作会导致进一步脑损伤，甚至出现持久性神经精神障碍。

一 病因

1. **遗传因素** 在癫痫发病中起重要作用，包括单基因遗传、多基因遗传、染色体异常、线粒体脑病等。癫痫是遗传缺陷的直接结果。

2. **脑内结构异常** 先天或后天性脑损伤，如脑发育畸形、脑血管疾病（颅内出血、血管畸形等）、颅内感染、颅内占位病变、宫内感染、产伤、中毒等，均可产生异常放电的致痫灶，或降低痫性发作阈值而导致癫痫发生。

3. **诱发因素** 许多因素可诱发癫痫发作，如饥饿、疲劳、进食过量、睡眠不足、过度换气、预防接种等。有的癫痫主要发生于睡眠或初醒时，女性患儿青春期来临时易有癫痫发作加重等。

二 癫痫发作类型及临床特点

根据国际抗癫痫联盟（ILAE）提出和修订的资料，简述癫痫常见的发作类型及其临床特点。

1. **全身性发作** 指发作时两侧半球同步放电并迅速扩布，常伴有程度不等的意识障碍，运动症状呈双侧性。

（1）强直-阵挛发作：又称大发作，是临床常见的发作类型之一，临床表现一开始为全身骨骼肌短暂肌肉屈曲，伴意识丧失、双眼上翻，随后出现较长时间的强直性伸展。呼吸肌强烈收缩可引起喉中发声，呼吸暂停可引起发绀，即强直期；紧接着全身反复、短促地猛烈屈曲性抽动，即阵挛期。常有头痛、嗜睡、疲乏等发作后现象。发作期脑电图（EEG）呈全脑棘波或棘-慢复合波，继发性者从局灶放电扩散到全脑。

（2）阵挛性发作：临床表现为意识丧失伴突然肌张力减低，常见肢体、躯干或面部肌肉节律性抽动而无强直发作成分。发作期脑电图为10Hz以上的快活动及慢波，有时为棘-慢波。

（3）典型失神发作：临床表现为突然的意识障碍，双目凝视，停止正在进行的活动，不摔倒，手中物品不落地，持续数秒钟后意识恢复，对发作不能回忆，过度换气往往可以诱发其发作。EEG有典型的全脑同步3Hz棘-慢复合波。

（4）不典型失神发作：与典型失神发作表现类似，但开始及恢复速度均较典型失神发作慢。发作期EEG为1.5～2.5Hz的全脑慢-棘慢复合波。多见于伴有广泛性脑损害的患儿。

（5）肌阵挛发作：临床表现为肌肉不自主的快速收缩，为突发的全身或部分骨骼肌触电样短暂收缩（<0.35秒），常表现为突然点头、前倾或后仰，而两臂快速抬起。重者致跌倒，轻者感到患儿"抖"了一下。发作期EEG通常有全脑棘-慢或多棘-慢波暴发。

（6）强直发作：突发的全身肌肉强直收缩伴意识丧失，使患儿固定于某种姿势，但持续时间较肌阵挛长，5～10秒。常见角弓反张、伸颈、头仰起、头躯体旋转或强制性张嘴、睁眼等姿势，通常有跌倒和发作后症状。发作期EEG为广泛10～25Hz棘波节律，间期EEG背景活动异常，伴多灶性棘-慢或多棘-慢波暴发。

（7）失张力发作：全身或躯体某部分的肌肉张力突然短暂性丧失伴意识障碍。前者致患儿突然跌倒、头着地甚至头部碰伤。部分性失张力发作者表现为点头样或肢体突然下垂动作。EEG见节律性或不规则、多灶性棘-慢复合波。

（8）癫痫性痉挛：这种发作常见于婴儿痉挛，表现为同时出现点头、伸臂（或屈肘）、弯腰、踢腿（或屈腿）或过伸样等动作，其肌肉收缩的整个过程为1～3秒，肌收缩速度比肌阵挛发作慢，持续时间较长，但比强直性发作短。痉挛可持续至婴儿期后，甚至可以在婴儿期过后新发。

2. 局灶性发作　指一侧大脑半球神经元异常放电，临床表现仅限于放电对侧身体或某一部位。

（1）单纯局灶性发作：发作时不伴意识障碍。①运动性发作。最常见，多表现为一侧某部位的抽动，如肢体、手、足、口角、眼睑、面肌等处。也可表现为旋转性发作、姿势性发作或杰克逊（Jackson）发作等。杰克逊发作时局部癫痫灶的放电沿大脑皮质运动区对躯体的支配顺序扩展，如抽搐先从一侧口角开始，依次波及手、臂、肩、躯干、下肢等。②感觉性发作。表现为发作性躯体感觉异常（如针刺感、麻木感）、空间知觉异常或发作性特殊感觉异常（如嗅、味、听、视觉异常或眩晕发作）。③自主神经性发作。发作时表现为各种自主神经症状，如腹痛、肠鸣、呕吐、苍白、潮红、竖毛、头痛、尿失禁等。④精神症状性发作。发作时表现为恐惧、暴怒、欣快、梦样状态、陌生感、似曾相识感、视物变大或变小等幻觉、错觉及情感、认知和记忆障碍等。

（2）复杂局灶性发作：发作时伴有不同程度的意识障碍、精神行为异常或自动症。自动症（automatism）指在意识混浊状态下发生的无目的的重复动作，或无意义的不合时宜的语言和行为，如咀嚼、舔唇、吞咽、自言自语、拍手、摇晃身体、摸索衣物、出走、奔跑、无故脱衣等。

（3）局灶性发作继发全面性发作：由单纯局灶性或复杂局灶性发作扩展为全面性发作。

三 儿童常见的几种癫痫综合征

某些癫痫患者无论其病因是否相同，因具有一组相同的发作症状和体征，在临床上称为癫痫综合征，在治疗和预后的估计上有其特殊性。以下介绍几种儿科常见的癫痫综合征。

1. 伴中央颞区棘波的儿童良性癫痫（BECT）　是儿童最常见的一种癫痫综合征，占儿童时期癫痫的15%～20%。约30%的患者有类似家族史。多数认为属常染色体显性遗传，但外显率低且有年龄依赖性。通常2～14岁发病，8～9岁为高峰，男略多于女。3/4的发作在入睡后不久及睡醒前。发作大多起始于口面部，呈局灶性发作，如唾液增多、喉头发声、不能主动发声或言语及面部抽搐等，部分患儿很快继发全身性强直-阵挛发作而意识丧失。体格检查无异常。发作间期EEG背景正常，在中央区和颞中区可见棘、尖波或棘-慢复合波，一侧、两侧或交替出现，30%的患儿仅在睡眠记录中出现异常。本病预后良好，药物易于控制，生长发育不受影响，大多在12～16岁前停止发作，但不足2%的病例可能继续有癫痫发作。

2. 儿童失神癫痫　大多于3～13岁发病，6～7岁为高峰，近2/3为女孩，有明显遗传倾向。表现为频繁的失神发作，每日数次甚至上百次。每次发作数秒钟，不超过30秒，因而不跌倒，也无明显体位改变。患儿不能回忆发作中的情况，无头痛、嗜睡等发作后症状，体格检查无异常。EEG 为特征性全部性 3Hz 棘-慢复合波暴发，过度换气常可诱发特征 EEG 暴发图形和临床发作。药物易于控制，预后大多良好。

3. 婴儿痉挛（infantile spasm） 又称 West 综合征。本病以 1 岁前婴儿期起病（出生后 4~8 个月为高峰）、频繁的痉挛发作、特异性高幅失律 EEG 及病后精神运动发育倒退为基本临床特征。痉挛发作主要表现为屈曲性、伸展性和混合性三种形式，但以混合性和屈曲性居多。典型屈曲性痉挛发作时，婴儿呈点头哈腰屈（或伸）腿状，伸展性发作时婴儿呈角弓反张样。痉挛多成串地发作，每串连续数次或数十次，动作急速，可伴有婴儿哭叫。常在思睡期和苏醒期加重。发作间期 EEG 高幅失律图形对本病诊断有价值。其病因复杂，可分为隐源性和症状性。后者是发病前已有宫内、围生期或出生后脑损伤证据，如精神运动发育迟缓、异常神经系统体征或头颅影像学改变等，治疗效果差，80% 以上的婴儿有遗留智力低下的危险。约 20% 的婴儿痉挛属隐源性，病前无脑损伤证据可寻。若早期治疗，40% 的患儿可望获得基本正常的智力和运动发育。

4. Lennox-Gastaut 综合征（简称 LGS） 以儿童期（1~8 岁）起病、频繁而多样的发作形式、慢-棘慢（<3Hz）复合波 EEG 及智力、运动发育倒退为基本特征。25% 以上有婴儿痉挛病史。患儿每天同时有多种形式发作，其中以强直性多见，其次为不典型失神或失张力发作，还可有强直-阵挛、肌阵挛等。非快速眼动（NREM）睡眠期较清醒时发作更频繁。多数患儿的智力和运动发育倒退。EEG 显示在异常慢波背景活动上重叠 1.5~2.5Hz 慢-棘慢复合波。治疗困难，是儿童期常见的一种难治性癫痫综合征。

5. 热性惊厥附加症 有热性惊厥史的儿童，于 6 岁后仍有热性惊厥，或者出现了不伴发热的全面强直-阵挛性发作，称为热性惊厥附加症。本病发作可达数十次（2~100 多次）。一个家族中可有多种发作形式，多数仅表现为一般热性惊厥，部分表现为热性惊厥附加症，还出现了热性惊厥伴失神发作、或伴肌阵挛发作、或伴失张力发作等，称为全面性癫痫伴热性惊厥附加症。本病属常染色体显性遗传病。

四、癫痫持续状态

凡一次癫痫发作持续 30 分钟以上，或反复发作而间歇期意识不能恢复超过 30 分钟者，均称为癫痫持续状态（status epilepticus，SE）。各种癫痫发作均可发生持续状态，但临床以强直-阵挛持续状态常见。全身性发作的 SE 常伴有不同程度的意识、运动功能障碍，严重者还有脑水肿和颅内压增高的表现。即使积极抢救，病死率仍达 3.6%。同时，智力低下、瘫痪和更严重癫痫发作等神经系统后遗症发生率高达 9%~20%。突然停药、药物中毒或高热等是癫痫持续状态的常见诱因。

五、诊断

确立癫痫诊断，应力求弄清以下三个问题：①判断是否为癫痫；②确定发作类型或癫痫综合征；③寻找病因。一般按以下步骤搜集诊断依据。

1. 病史与查体 详细而准确的发作史对诊断特别重要。询问起病年龄、发作时表现、是否有先兆、持续时间、意识状态、发作次数、有无诱因及与睡眠的关系、发作后的状态等，还要询问出生史、生长发育史、既往史、家族史。查体应仔细，尤其是头面部及皮肤、神经系统的检查。

2. 脑电图检查 脑电图是诊断癫痫最重要的实验室检查，如果发现棘波、尖波、棘-慢复合波等痫样波发放，不仅是对癫痫的确认，对临床发作分型和转归分析也有重要价值。可根据需要选择常规脑电图、动态脑电图、录像脑电图检查。

3. 神经影像学检查　检查的主要目的是寻找病因，尤其是有局灶性症状和体征者，更应该进行颅脑影像学检查，包括 CT、MRI 等。

4. 其他检查　根据需要选做遗传代谢病筛查、基因分析、染色体、血生化和脑脊液检查等。

六　鉴别诊断

癫痫需与多种非癫痫性发作症状鉴别，儿童常见的非癫痫性发作有以下几种。

1. 晕厥　是暂时性脑血流灌注不足和缺氧引起的一过性意识障碍。多见于年长儿。常发生在患儿持久站立，或从蹲位骤然起立，以及剧痛、劳累、阵发性心律不齐、家族性 Q-T 间期延长等情况。晕厥前，患儿常先有不安、苍白、出汗、眼前发黑、头晕、无力等，继而出现短暂意识丧失，偶有肢体强直或抽动，清醒后对意识障碍不能回忆，并有疲乏感。与癫痫不同，晕厥患者意识丧失和倒地均逐渐发生，发作中少有躯体损伤，EEG 正常，直立倾斜试验呈阳性反应。

2. 癔症　可与多种癫痫发作类型混淆，与精神因素有关。表现为发作性晕厥、四肢抽动，但发作时并无真正意识丧失，发作中慢慢倒下，不会有躯体受伤，无大小便失禁或舌咬伤。抽搐动作杂乱无规律，瞳孔无散大，深、浅反射存在，发作中面色正常，无神经系统阳性体征，无发作后嗜睡，常有夸张色彩。发作期与发作间期 EEG 正常，暗示治疗有效，与癫痫鉴别不难。

3. 睡眠障碍　儿童期常见的睡眠障碍如夜惊、梦魇和梦游等，需与癫痫鉴别。①夜惊：常见于 4~7 岁的儿童，属 NREM 期睡眠障碍。深睡中患儿突然坐起哭叫，表情惊恐，伴有瞳孔散大、出汗、呼吸急促等交感神经兴奋的表现，不易唤醒。数分钟后即再度安静入睡。次日对发作无记忆。根据其发作的自限性，EEG 正常，可与癫痫区别。②梦魇：以学龄前或学龄期儿童居多。常发生在后半夜和快速眼动（REM）睡眠期，患儿因噩梦引起惊恐状发作，患儿易被唤醒，醒后对梦境能清楚回忆，并因此心情惶恐无法立即再睡。根据其 EEG 正常和对发作中梦境的清楚回忆，可与癫痫鉴别。③梦游症：也是 NREM 深睡期障碍。患儿从睡中突然起身，从事一些无目的的活动，如穿衣、搜寻、进食甚至开门窗等。发作中表情呆滞，自言自语地说一些旁人听不懂的言辞。患儿很易被劝导回床上，也无发作后意识恍惚或乏力等表现。醒后对发作无记忆。本病发作中 EEG 正常。

4. 偏头痛　是儿童反复头痛发作的主要病因。典型偏头痛主要表现为视觉先兆、偏侧性头痛、呕吐、腹痛和嗜睡等。但以普通型偏头痛多见，无先兆，头痛部位也不固定。EEG 无局灶性痫性波发放。

5. 抽动障碍　指突发性不规则肌群重复而间断的异常收缩。大多原因不明，精神因素可致发作加剧，睡眠中消失，抽动能被患者有意识时暂时控制。多表现为仅涉及一组肌肉的短暂抽动，如眨眼、头部抽动或耸肩等，或腹肌抽动、踢腿、跳跃等动作；或突然暴发出含糊不清的嗓音，如清喉、吭吭声等。EEG 发作期无癫痫样发电。

此外，还应与儿童擦腿综合征、屏气发作等相鉴别（参见第一章第二节）。

七　治疗

癫痫治疗的目的是达到癫痫发作的完全控制，并且临床没有明显的不良反应，最大程度地提高生活质量。早期合理的治疗，能使 90% 以上患儿的癫痫发作得到完全或大部分控制。多数患儿可望癫痫不再复发。

1. 病因治疗　如有明确的病因，应积极进行病因治疗，如脑肿瘤、某些可治疗的代谢病。

2. 药物治疗　合理使用抗癫痫药物是治疗癫痫的主要手段。治疗遵循以下原则。

1) 早期治疗：反复的癫痫发作将导致新的脑损伤，早期规则治疗者成功率高。一旦确诊，应尽早使用药物控制发作。

2) 根据发作类型选药：不同癫痫发作类型的药物选择见表11-2。常用药物中，丙戊酸（VPA）与氯硝西泮（CZP）是对大多数发作类型均有效的广谱抗癫痫药；在抗癫痫新药中，托吡酯（TPM）、拉莫三嗪（LTG）等均有较广抗癫痫谱。

表 11-2　小儿癫痫发作类型与适用药物

发作类型	传统抗癫痫药	抗癫痫新药
局灶性发作	CBZ、VPA、PB、PHT	OXC、TPM、ZNS、LTG
强直-阵挛发作	CBZ、VPA、PB、PHT	OXC、TPM、ZNS、LTG、LEV
失神发作	VPA、ESM	LTG、ZNS、TPM
肌阵挛、失张力发作	VPA、CZP、NZP	TPM、LTG、ZNS、LEV
强制发作	CBZ、PB、NZP	TPM、LTG、ZNS、LEV
婴儿痉挛	ACTH、VPA、CZP	VGB、TPM、LTG、ZNS
Lennox-Gastaut综合征	VPA、CZP、NZP	LTG、TPM、VGB、ZNS

注：LBZ，卡马西平；VPA，丙戊酸；PB苯巴比妥；PHT，苯妥英钠；OXC奥卡西平；TPM，托吡酯；ZNS，唑尼沙胺；LTG，拉莫三嗪；LEV，左乙拉西坦；ESM，乙琥胺；NZP，硝西泮；ACTH，促肾上腺皮质释放激素；CZP，氯硝西泮；VGB，氨己烯酸。

3) 单药或联合用药的选择：近3/4的病例仅用一种抗癫痫药物即能控制其发作。但经2~3种单药合理治疗无效，尤其多种发作类型的患儿，应考虑2~3种作用机制互补的药物联合治疗。

4) 用药剂量个体化：从小剂量开始，依据疗效、患者依从性和血药浓度逐渐调整剂量，达最佳疗效有效血药浓度时为止。

5) 长期规则服药：一般应在服药后完全不发作2~4年，又经3~6个月逐渐减量过程才能停药。婴幼儿期发病、不规则服药、EEG持续异常及同时合并大脑功能障碍者，停药后复发率高。青春期来临易致癫痫复发或加重，故要避免在这个年龄期减量与停药。

6) 定期复查：密切观察疗效与药物不良反应。至少每年应复查1次常规EEG。

3. 手术治疗　有20%~25%的患儿对各种抗癫痫药物治疗无效而被称为难治性癫痫，对其中有明确局灶性癫痫发作起源的难治性癫痫，可考虑手术治疗。

> **链接**
>
> **儿童难治性癫痫的手术治疗**
>
> 近年来对儿童难治性癫痫的手术治疗有增多趋势，其中2/3因颞叶病灶致癫痫难治而行病灶切除，术后约67.9%发作完全停止，24%有不同程度改善。其他手术方式包括非颞叶皮质区病灶切除术、病变半球切除术，以及不切除癫痫灶的替代手术（如胼胝体切断术、软脑膜下皮层横切术）。做好术前评估、选择好手术适应证是决定术后疗效的关键。

4. 生酮饮食疗法（ketogenic diet，KD） 为高脂肪、适量蛋白质、低糖类的饮食方案，对一些难治性癫痫有效。常见不良反应有酸中毒、恶心、呕吐、腹泻、便秘等，少见不良反应有高脂血症、肾脏结石、生长减缓等。

5. 激素治疗 皮质激素在癫痫中的应用已有50余年的历史。目前促肾上腺皮质激素作为一线药物被广泛应用于婴儿痉挛，对约70%患儿有效。几乎半数以上发作可控制，但易复发。还可以用于Landau-Kleffner综合征、棘-慢波癫痫性脑病（CSWS）、Lennox-Gastaut综合征等。

> **链接**
>
> **生酮饮食治疗癫痫**
>
> 自20世纪90年代开始，生酮饮食用于治疗难治性癫痫，对50%～80%的患儿有效。作用机制：饥饿时体内脂肪分解成为主要的能量来源，脂肪分解代谢的中间产物酮体（丙酮、乙酰乙酸和β-羟丁酸）对癫痫发作有抑制作用。用含脂肪比例高、蛋白质和糖类比例低的饮食配方，通过脂肪分解代谢产生酮体模拟身体对饥饿的反应从而达到治疗癫痫的效果。

6. 癫痫持续状态的急救处理

（1）尽快控制发作：立即静脉注射快速止痉药，通常首选地西泮，每次剂量0.3～0.5mg/kg，一次总量不超过10mg（婴幼儿≤2mg）。原液可不稀释直接静脉推注，速度不超过1～2mg/min（新生儿0.2mg/min）。必要时0.5～1.0小时后可重复1次，24小时内可用2～4次。要密切观察有无呼吸抑制。与地西泮同类的有效药物还有劳拉西泮、氯硝西泮、咪达唑仑等。苯妥英钠、苯巴比妥都属于抢救癫痫持续状态（SE）的第一线药物，其作用各有特色，单独或联合应用。

（2）支持治疗：①生命体征监测，重点注意呼吸循环衰竭或脑疝体征；②保持呼吸道通畅，吸氧，必要时行人工机械通气；③监测与矫治血气、血糖、血渗透压及血电解质异常；④防治颅内压增高。

第五节 脑性瘫痪

脑性瘫痪（cerebral palsy，简称脑瘫）是指各种原因造成的发育期胎儿或婴儿非进行性脑损伤，临床主要表现为运动发育和姿势异常，运动功能受限，常伴有智力障碍、感觉和行为异常等。本病在我国发病率为2‰左右。

一、病因

许多围生期危险因素与脑瘫的发生有关。近年来，学者对脑瘫的病因作了更深入的探讨，目前认为胚胎早期阶段的发育异常，很可能就是导致婴儿早产、低出生体重和易有围生期缺氧缺血等事件的重要原因，成为脑瘫发生的始动因素。

导致胎儿早期发育异常的因素很多，主要包括母亲妊娠期各种异常情况，如宫内感染、缺氧、中毒、接触放射线、孕母营养不良、多胎、妊娠高血压综合征及遗传因素导致的脑发育不良等。出生后窒息、产伤、缺氧、颅内感染、颅内出血、胆红素脑病、低血糖等也可导致脑瘫的发生。

二、临床表现

1. 基本表现 临床表现多种多样，由于类型、受损部位不同而表现各异。以出生后非进行性运动发育异常为特征。一般都有以下4种表现。

（1）运动发育落后和瘫痪肢体主动运动减少：患儿不能完成相同年龄正常儿童应有的运动发育进程，包括抬头、坐、站立、独走等大运动及手指的精细动作。

（2）肌张力异常：因脑瘫不同临床类型而异，痉挛型表现为肌张力增高；肌张力低下型则表现为瘫痪肢体松软，但可引出腱反射；手足徐动型表现为变异性肌张力不全。

（3）姿势异常：受异常肌张力和原始反射延迟消失不同情况影响，患儿可出现多种肢体异常姿势，并因此影响其正常运动功能的发挥。将患儿分别置于俯卧位、仰卧位、直立位，以及由仰卧牵拉成坐位时，即可发现瘫痪肢体的异常姿势和非正常体位。

（4）反射异常：多种原始反射延迟消失。痉挛型脑瘫患儿腱反射活跃，可引出踝阵挛和Babinski征阳性。

2. 临床类型

（1）按运动障碍性质分类

1）痉挛型：最常见，占全部病例的50%～60%。主要因锥体束受累，肌张力增高，肢体活动受限。上肢表现为肘、腕关节屈曲，拇指内收，手紧握呈拳状；下肢大腿外展困难，踝关节跖屈。坐位时双下肢向前伸直困难，站立时足尖着地，下肢内收交叉呈剪刀样。

2）不随意运动型（手足徐动型）：主要病变在锥体外系。不随意运动增多，表现为手足徐动、舞蹈样动作、肌张力不全，也可表现为扭转痉挛或其他锥体外系受累症状。

3）肌张力低下型：可能因锥体系和锥体外系同时受累，导致瘫痪肢体松软，表现为肌张力低下，自主运动很少，关节活动范围很大，但腱反射存在。本型常为脑瘫的暂时阶段，以后大多转为痉挛型或手足徐动型。

4）强直型：全身肌张力显著增高、僵硬，锥体外系受损症状。

5）共济失调型：较少见，表现为小脑症状，步态不稳、摇晃，走路时两足间距加宽，四肢动作不协调，上肢可有意向性震颤，腱反射不亢进。

6）震颤型：多为锥体外系相关的静止性震颤。

7）混合型：以上某几种类型同时存在。

医考链接

患儿，男，9个月，出生后至今抬头无力，喂养困难，伸舌，流涎。查体见肌张力低下，膝腱反射存在，双侧Babinski征阴性，诊断为脑性瘫痪。请判断其类型（　　　）

A. 肌张力低下型　　　　B. 强直型

C. 痉挛型　　　　　　　D. 共济失调型

E. 手足徐动型

正确答案：A

题解：脑性瘫痪按运动障碍分类，各型各有特点，其中肌张力低下是肌张力低下型脑瘫的显著特点。本例患儿表现最符合此型，其他几型均不符合。故选A。

（2）按瘫痪累及部位分类：可分为四肢瘫（四肢和躯干均受累）、双瘫（也是四肢瘫，但双下肢相对较重）、截瘫（双下肢受累，上肢及躯干正常）、偏瘫、三肢瘫和单瘫等。

3. 伴随症状和疾病　一半以上脑瘫患儿可能合并智力低下，45%的患儿伴有癫痫，其他如语言功能障碍、视力障碍、听力障碍等。有的伴随症状如流涎、关节脱位则与脑瘫自身的运动功能障碍相关。

三 诊断

脑瘫有多种类型，临床表现复杂，容易与婴幼儿时期其他神经及肌肉疾病引起的肌无力相混淆。诊断有赖于认真询问病史和体格检查，根据各类型脑瘫的特点，选择必要的辅助检查。1/2～2/3 的患儿可有头颅 CT、MRI 异常，但正常者不能否定本病的诊断。诊断脑瘫同时，需对患儿同时存在的伴随症状和疾病如智力低下、癫痫、语言听力障碍、关节脱位等做出判断，为本病的综合治疗创造条件。

四 治疗

治疗原则：①早期发现和早期治疗：早期发现运动异常，尽早加以纠正，容易取得较好疗效。②按小儿运动发育规律，循序渐进促进正常运动发育，抑制异常运动和姿势。③采取综合治疗：运用各种有益手段对患儿进行全面治疗。除针对运动障碍外，应同时控制其癫痫发作，治疗语言障碍、听力障碍等。④医师指导和家庭训练相结合。

1. 功能训练

（1）体能运动训练：主要训练粗大运动，特别是下肢的功能。针对各种运动障碍和异常姿势进行物理学手段治疗，目前常用 Vojta 法和 Bobath 法，国内还采用上田法。

（2）技能训练：重点训练上肢和手的精细运动，提高患儿独立生活技能。

（3）语言训练：包括听力、发音、语言和咀嚼吞咽功能的协同矫正。

2. 矫形器的应用　功能训练中，配合使用一些支具或辅助器械，有帮助矫正异常姿势，抑制异常反射的功效。

3. 手术治疗　主要用于痉挛型，目的是矫正畸形，恢复或改善肌力与肌张力的平衡。

4. 物理治疗　包括水疗及各种电疗，患儿在水中能产生更多的自主运动，肌张力得到改善，对呼吸动作有调整作用，对改善语言障碍也有帮助。

5. 药物治疗　包括中药和西药，主要针对癫痫发作、改善肌张力等用药。

6. 其他　针灸、推拿、肢体按摩、中药熏蒸等对脑性瘫痪的康复有帮助。高压氧、生物反馈疗法等，对功能训练也可起辅助作用。

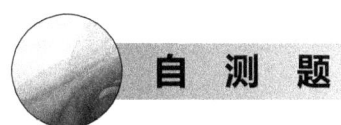

自　测　题

A₁ 型题

1. 出生时具备并保持终生的反射不包括下列哪一项（　　）
   - A. 角膜反射
   - B. 咽反射
   - C. 握持反射
   - D. 吞咽反射
   - E. 瞳孔反射

2. 婴幼儿腰椎穿刺的进针点在（　　）
   - A. 第 1～2 腰椎间隙
   - B. 第 2～3 腰椎间隙
   - C. 第 3～4 腰椎间隙
   - D. 第 4～5 腰椎间隙
   - E. 第 5～6 腰椎间隙

3. 我国导致小儿化脓性脑膜炎最常见的三种致病菌是（　　）
   - A. 金黄色葡萄球菌、链球菌、志贺菌
   - B. 脑膜炎球菌、肺炎球菌和流感嗜血杆菌
   - C. 新型隐球菌、草绿色链球菌、四叠球菌
   - D. 阴沟杆菌、乳酸杆菌、双歧杆菌
   - E. 表皮葡萄球菌、溶血性链球菌、鼠伤寒沙门菌

4. 引起流行性脑脊髓膜炎的细菌是（ ）
   A. 流感嗜血杆菌   B. 肺炎球菌
   C. 金黄色葡萄球菌 D. 脑膜炎球菌
   E. 新型隐球菌

5. 下列哪一项描述符合小儿典型化脓性脑膜炎脑脊液特点（ ）
   A. 外观清亮，镜检白细胞（500~1000）×10⁶/L，以单核细胞为主
   B. 脑脊液仅蛋白质增高，糖正常
   C. 外观混浊或脓样，镜检白细胞（500~1000）×10⁶/L，以单核细胞为主
   D. 蛋白定性试验多为阴性，蛋白质和糖正常
   E. 外观混浊或脓样，镜检白细胞可达1000×10⁶/L 或以上，以多核细胞为主

6. 在获得病原菌及其药敏试验结果前，化脓性脑膜炎一般首选的抗生素是（ ）
   A. 氨苄西林   B. 三代头孢菌素
   C. 青霉素   D. 氨基糖苷类
   E. 万古霉素

7. 引起病毒性脑炎最为常见的病毒是（ ）
   A. 单纯疱疹病毒
   B. 肠道病毒（柯萨奇病毒和埃可病毒等）
   C. 水痘-带状疱疹病毒
   D. 风疹病毒
   E. 腮腺炎病毒

8. 与化脓性脑膜炎相比较，属于病毒性脑炎患儿主要临床特征的是（ ）
   A. 病程大多有自限性约2周
   B. 病因均为细菌感染引起
   C. 脑脊液培养都有细菌生长
   D. 病毒性脑炎患儿都有后遗症
   E. 都可伴有皮疹

9. 患儿，女，9岁。近1年来反复发作发呆凝视，持物不落地，意识丧失，持续数秒钟缓解，每天数十次，学习成绩下降，脑电图示全脑同步的3Hz棘-慢复合波阵发。首选的抗癫痫药物应是（ ）
   A. 卡马西平   B. 苯巴比妥
   C. 苯妥英钠   D. 托吡酯
   E. 丙戊酸钠

10. 患儿出现何种表现提示可能发生脑疝（ ）
    A. 血压降低   B. 口吐白沫
    C. 四肢抖动   D. 咳嗽
    E. 瞳孔忽大忽小，对光反射迟钝

11. 按运动障碍类型分类，小儿脑性瘫痪最常见临床类型是（ ）
    A. 不对称性迟缓型瘫痪，有感觉障碍
    B. 对称性迟缓型瘫痪，无感觉障碍
    C. 对称性迟缓型瘫痪，有感觉障碍
    D. 不对称性迟缓型瘫痪，无感觉障碍
    E. 痉挛型瘫痪

12. 化脓性脑膜炎患儿有急性颅高压、脑疝症状时，最好首先选用（ ）
    A. 20%甘露醇溶液静脉推注
    B. 5%葡萄糖溶液静脉推注
    C. 呋塞米肌内注射
    D. 50%甘油三酯
    E. 地塞米松肌内注射

A₂ 型题

13. 2岁细菌性脑膜炎患儿，经过抗生素治疗后体温逐渐下降，但患儿突然出现心率减慢，血压升高，瞳孔两侧不等大，呼吸不规则时，可能已发生（ ）
    A. 颅高压脑疝   B. 脑积水
    C. 脑室内出血   D. 脑室管膜炎
    E. 硬膜下积液

14. 患儿，男，1岁。哭吵、烦躁、低热9天入院。体检：神情萎靡，颈抵抗可疑，心肺无异常。对该患儿最需要的检查是（ ）
    A. 血常规   B. 骨髓培养
    C. 脑电图   D. 脑脊液常规
    E. 血培养

A₃/A₄ 型题

（15、16题共用题干）

患儿，男，1岁，体重10kg，发热2天后出现嗜睡、烦躁，突发抽搐就诊，查

体脑膜刺激征阳性，前囟膨隆，血常规 WBC 18.7×10⁹/L，分类 N 0.81。

15. 下列哪项治疗是错误的（　　）
    A. 头孢曲松钠静脉输入
    B. 20% 甘露醇溶液 50ml 降颅压
    C. 地西泮止惊
    D. 立即行腰椎穿刺
    E. 水合氯醛灌肠

16. 患儿经抗感染、降颅压等治疗后，体温下降，精神好转，现再次发热，抽搐频繁，此时应优先检查（　　）
    A. 脑脊液　　　　B. 血钙
    C. 血糖　　　　　D. 头颅 CT
    E. 脑电图

（王　燕）

第十二章 遗传代谢内分泌疾病

引言：在儿科临床工作中，遗传代谢内分泌类疾病虽然每种单一疾病的发病率很低，但是总体上在儿科疾病谱中的地位不容忽视。特别是由于多数遗传代谢内分泌疾病目前尚缺乏有效的治疗方法，存活患儿常伴有智力低下和体格残疾，使此类疾病的预防显得更为重要。那么临床上常见的遗传代谢内分泌疾病有哪些呢？应该如何进行防治？

第一节 唐氏综合征

● 案例 12-1

患儿，男，2岁零3个月。因说话延迟、流涎5个月就诊。患儿出生后生长缓慢，反应慢，家长未在意。2岁时患儿仍不会站立，发音不清，只会咿呀发声，流涎多，智力发育落后于同龄儿童。患儿系足月顺产，G3P1，出生后无窒息，出生时其母41岁。其母孕前两胎自然流产。已接种卡介苗及乙肝疫苗。无结核、肝炎接触史。查体：体重12.2kg，身长85cm，头型短，鼻梁扁平，眼距宽，眼裂小，口半张，舌伸出口外，流涎，四肢肌力低，手有通贯纹，小指短而内弯。呼吸略促，双肺无异常。心音有力，胸骨左缘第2、3肋间闻及Ⅱ级收缩期杂音。腹软，肝脾不大。细胞遗传学检查：核型为47，XX（XY），+21。

问题：1. 患儿初步诊断是什么？
2. 诊断依据有哪些？

唐氏综合征（又称 Down 综合征、先天愚型、21-三体综合征）属常染色体畸变，是人类发现最早的、最常见的一种染色体疾病。孕母年龄越大，发病率越高。活产婴儿中发生率为1.0‰～1.7‰。出生后25%～30%的唐氏综合征患儿于1岁内死亡，50%在5岁内夭折，能存活至40岁以上者约占8%。

一、病因

细胞遗传学特征是第21号染色体呈三体征。其发生是由于亲代之一的生殖细胞在减数分裂过程中，染色体不分离，致使一个配子中含有一条多余的21号染色体，受精后形成异常的三体型子代细胞。

影响本病发生的因素有遗传因素、孕母高龄、放射线、自身免疫性疾病、病毒感染、口服避孕药等。

二 临床表现

临床主要特征为智能低下、特殊面容和生长发育迟缓，可伴多种畸形。

（一）特殊面容

出生时即有明显的特殊面容：表情呆滞，眼距宽，眼裂小，眼外眦上斜，内眦赘皮，鼻梁低平，耳小。舌大，常伸出口外，流涎不止，头小面圆，前囟大且闭合延迟，颈短而宽（图12-1）。常有嗜睡和喂养困难。

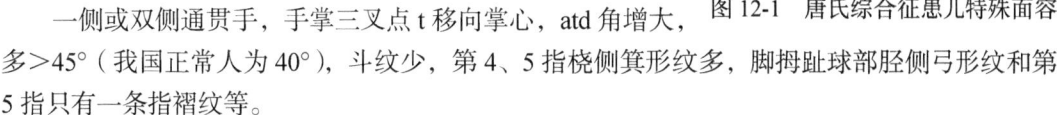

图12-1　唐氏综合征患儿特殊面容

（二）智能低下

这是本病最突出、最严重的表现。绝大多数患儿有不同程度的智能发育障碍，智商低，随年龄增长而逐渐明显。

（三）皮纹特征

一侧或双侧通贯手，手掌三叉点t移向掌心，atd角增大多＞45°（我国正常人为40°），斗纹少，第4、5指桡侧箕形纹多，脚拇趾球部胫侧弓形纹和第5指只有一条指褶纹等。

（四）生长发育迟缓

出生时身长和体重均较正常儿为低，出生后体格、动作及性发育均迟缓。身材矮小，四肢短，手指粗短，骨龄落后，出牙迟且顺序异常。韧带松弛，关节过度弯曲；四肢肌张力低下，腹膨隆，可伴有脐疝。

（五）伴发畸形和其他异常

约50%的患儿伴有先天性心脏病（常见室间隔缺损、房间隔缺损和动脉导管未闭），其次是消化道畸形（如十二指肠狭窄、巨结肠、直肠脱垂及肛门闭锁等）等。部分男孩有隐睾，成年后大多无生育能力。女孩无月经，少数可有生育能力。患儿免疫功能低下，易患各种感染性疾病。白血病和先天性甲状腺功能减退症的发病率明显高于正常人群。

三 实验室检查及其他检查

（一）染色体核型分析

可有标准型、嵌合型和异位型3种核型。

1. 标准型　核型为47,XY（或XX），+21，最常见，约占本病的95%，此型的发生率随母亲年龄增大而增高。

2. 嵌合型　较少见，约占2.5%，核型为46,XY（或XX）/47,XY（或XX），+21。患儿体内有两种以上细胞株（以两种为多见），一株正常，另一株为21-三体细胞，若47,XY（或XX），+21细胞的比例较大时，临床症状相对较重，比例小时，临床症状相对较轻。

3. 易位型　约占5%，染色体总数为46条，其中一条是易位染色体。常见的一种为D/G易位，即G组21号染色体与D组14号染色体发生着丝粒融合，核型为46,XY（或XX），-14,+t（14q;21q）；另一种为G/G易位，即G组中的两条21号染色体发生着丝粒融合，形成等臂染色体，核型为46,XY（或XX），-21,+t（21q;21q）。

（二）血生化检查

患者红细胞中超氧化物歧化酶（SOD-1）活性较正常人增高约50%，白细胞中的碱性磷酸酶亦增高。患者T淋巴细胞转化反应受抑制，血中丙种球蛋白含量降低。

四、诊断与鉴别诊断

典型病例根据特殊面容、智能低下、生长发育落后、皮纹特征等可作出临床诊断，但应做染色体检查，进行核型分析以确诊。应除外其他原因引起的智力低下疾病。

本病应与先天性甲状腺功能减低症鉴别。后者有颜面黏液性水肿、头发干燥、皮肤粗糙、喂养困难、腹胀、便秘等表现。可检测血清促甲状腺激素（TSH）、甲状腺素（T_4）和染色体核型分析以资鉴别。

五、治疗

目前尚无有效治疗方法。应注意加强护理，预防感染及传染病，对轻型患儿可进行长期耐心的教育和训练，提高生活自理能力。可试用维生素B_6、叶酸、谷氨酸等，以促进患儿的精神活动，改善智商。如伴有畸形，可行手术矫正。

六、遗传咨询和产前诊断

（一）遗传咨询

标准型唐氏综合征患儿父母核型正常，其再发风险为1%，母亲年龄越大，风险率越高，>35岁者发病率明显上升。易位型患儿的父母应行核型分析，以便发现平衡易位携带者，如母方或父方为D/G易位，则风险率分别为10%和4%；绝大多数G/G易位病例均为散发，父母亲核型大多正常，若母方为21/21易位携带者，其子代活产婴中100%罹患本病。

（二）产前筛查

目前普遍应用的孕期筛查方法是唐氏筛查。方法是对35岁以上孕妇，测定其血清中β-绒毛膜促性腺激素（β-HCG）、甲胎蛋白（AFP）、游离雌三醇等含量，结合孕妇年龄，计算本病的危险度，将孕妇分为高危和低危两类。对于高危孕妇须进一步做羊水穿刺以达最终诊断。唐氏筛查的缺点是假阳性率高、漏检率高。

第二节 苯丙酮尿症

苯丙酮尿症（PKU）是由于苯丙氨酸代谢过程中酶缺陷所致的遗传代谢性疾病，是较常见的氨基酸代谢障碍，属常染色体隐性遗传病。临床主要特征为智力发育落后，皮肤、毛发颜色变浅，尿液、汗液有鼠尿臭味。其发病率随种族而异，我国发病率约为1/11 000，是目前少数可治疗的遗传代谢病之一。

一、病因与发病机制

苯丙氨酸是人体必需的氨基酸之一，正常小儿每日需要量为200~500mg，其中1/3供机体合成组织蛋白，2/3则通过肝细胞中苯丙氨酸羟化酶（PAH）的作用转化为酪氨酸，合成甲状腺素、多巴胺、肾上腺素和黑色素等。在苯丙氨酸的羟化过程中，必须有PAH和辅酶四氢生物蝶呤（BH_4）的参与。人体内的BH_4来源于鸟苷三磷酸，在其合成和再生过程中必须经过鸟苷三磷酸环化水合酶（GTP-CH）、6-丙酮酰四氢蝶呤合成酶（6-PTPS）或二氢生物蝶呤还原酶（DHPR）的催化。上述4种酶的任何一个编码基因缺陷都可造成相关酶的活性降低，苯丙氨酸不能转化为酪氨酸，从而导致苯丙氨酸在血、脑脊液、各种组织和尿液中浓度增高，同时产生大量的苯丙酮酸、苯乙酸、苯乳酸等旁路代谢产物并从尿中排出。高浓度的苯丙氨酸及其代谢产物可使脑细胞受损，导致患儿出现神经系统症状。苯乙酸从尿中排出时，尿中出现"鼠尿味"。由于酪氨酸生成减少，使黑色素合成不足，患儿皮肤、毛发色素减少，头发黄、皮肤白。由于 BH_4 缺乏，使苯丙氨酸不能氧化为酪氨酸，造成多巴胺（DA）、5-羟色胺（5-HT）等重要神经递质合成受阻，加重了神经系统功能的损害。

二、临床表现

患儿在新生儿时期正常，出生后 3~6 个月可出现症状，1 岁左右症状明显。

（一）神经系统

智能发育落后最为突出。可有行为异常，如兴奋不安、多动、忧郁、孤僻等。少数有肌痉挛或癫痫发作、肌张力增高和腱反射亢进。80% 有脑电图异常。

（二）外貌

患儿在出生数月后因黑色素合成不足，致使头发由黑变黄，皮肤白皙，虹膜色泽变浅。约 1/3 患儿皮肤干燥，常有湿疹，可持续数年。

（三）体味

由于患儿尿液、汗液存在较多的苯乙酸，故患儿有特殊的鼠尿臭味。

三、诊断

早期诊断和治疗方能避免神经系统的不可逆性损伤。根据遗传病史，结合典型的临床特征，可作临床诊断。由于患儿症状出现较晚，因此，必须借助实验室检查明确诊断。常用的诊断方法如下所示。

（一）新生儿期筛查

新生儿期筛查是国际通用的新生儿筛查方法：新生儿喂奶 3 日后，采集婴儿足跟末梢血液 1 滴，吸在厚滤纸上，晒干后即可寄送至筛查实验室。苯丙氨酸浓度可采用 Guthrie 细菌生长抑制试验半定量测定，也可在苯丙氨酸脱氢酶作用下进行比色定量测定，后者假阴性率较低。当苯丙氨酸含量 >0.24mmol/L（4mg/dl），即两倍于正常参考值时，应再采集静脉血定量测定苯丙氨酸和酪氨酸含量以确诊。

（二）尿蝶呤分析

应用高压液相层析测定尿液中新蝶呤和生物蝶呤的含量，有助于明确不同酶缺陷导致的 PKU。

（三）酶学检查

外周血红、白细胞或皮肤成纤维细胞可以测定 GTP-CH、6-PTPS、DHPR 三种酶的活性，有助于 BH_4 缺乏引起的 PKU 的诊断。

（四）DNA 分析

目前对 PAH、6-PTPS、DHPR 缺陷可行 DNA 分析，但由于基因的多态性众多，基因分析结果务须谨慎。

四、治疗

本病是少数可治疗的遗传代谢病之一。一经诊断，应立即干预治疗。治疗越早效果越好。

给予低苯丙氨酸饮食是治疗 PKU 的主要方法，能够预防脑损害及智能低下的发生，原则是既限制苯丙氨酸的摄入，又要保证患儿的生长发育和体内代谢的基本需要，使血中苯丙氨酸浓度维持在 0.12～0.6mmol/L（2～10mg/dl）。对婴儿可喂给母乳或特制的低苯丙氨酸奶粉；幼儿期及以后患儿可加入牛奶、粥、面、蛋等（表 12-1）。添加食品以低蛋白、低苯丙氨酸为原则，其量和次数依据血苯丙氨酸浓度而定，并根据患儿具体情况及时调整。低苯丙氨酸饮食至少持续到青春期以后。

表 12-1 常用食物的苯丙氨酸含量

食物（每100g）	蛋白质含量（g）	苯丙氨酸含量（mg）
母乳	1.3	36
牛奶	2.9	113
籼米	7.0	352
小麦粉	10.9	514
小米	9.3	510
白薯	1.0	51
土豆	2.1	70
胡萝卜	0.9	17
藕粉或麦淀粉	0.8	4
北豆腐	10.2	507
南豆腐	5.5	266
豆腐干	15.8	691
瘦猪肉	17.3	805
瘦牛肉	19.0	700
鸡蛋	14.7	715
水果	1.0	—

［摘自中国预防医学科学院，营养食品卫生研究所编著. 1991. 食物成分表（全国代表值）. 北京：人民卫生出版社］

对诊断为 BH_4 缺乏症的患者，应补充 BH_4、5-HT 和左旋多巴（L-DOPA）。DHPR 缺乏症，采用饮食控制同时，应给予 5-HT、L-DOPA 及四氢叶酸治疗。

五 预防

宣传优生优育知识，避免近亲结婚。对有本病家族史的夫妇，可采用 DNA 分析或羊水检测，对胎儿进行产前诊断。推行新生儿筛查，早期发现 PKU 病例，早期治疗，防止智力低下。

第三节 先天性甲状腺功能减退症

案例 12-2

患儿，女，3 岁。因生长缓慢 3 年就诊。患儿自幼生长缓慢，反应慢，不爱说话，便秘，曾多次就诊，服用中药治疗，疗效不佳。至今仍便秘，不爱出汗，不会说单句话，能独立行走，不会跑，不爱与小朋友交往。体检：身高 84cm，体重 12kg，坐高 45cm，头围 48cm，智力欠佳。步行时轻度鸭步，身材矮小，体态欠匀称，全身皮肤干燥，毛发较稀疏，五官端正，轻度黏液水肿面容，其他检查未见明显异常。

问题：1. 患儿初步诊断是什么？诊断依据有哪些？
2. 为明确诊断，还需做哪些辅助检查？

先天性甲状腺功能减退症简称甲减，是由于甲状腺激素合成或受体缺陷所引起的一种疾病。根据病因可分为散发性和地方性两种。散发性甲减因先天性甲状腺发育不良、异位或甲状腺激素合成中酶缺陷引起，发病率约为 1/7000；地方性甲减多见于水、土和食物中缺碘的山区，随着我国碘化食盐的广泛应用，现已少见。

一、病因

1. 甲状腺不发育、发育不全或异位　是引起甲减的最主要原因。甲状腺完全缺如约占 1/3 病例，其余为发育不全或异位甲状腺，部分或完全丧失其功能。造成甲状腺发育异常的原因，可能与遗传素质和免疫介导机制有关。

2. 甲状腺激素合成障碍　是导致甲减的第二位病因。甲状腺激素的合成和分泌过程中因酶的先天缺陷，可造成甲状腺激素不足。多为常染色体隐性遗传病。

3. 促甲状腺激素（TSH）缺陷　因垂体分泌 TSH 障碍而造成甲状腺功能不足，但单一 TSH 缺乏甚为少见，促甲状腺激素释放激素（TRH）不足所致者较为多见。

4. 甲状腺或靶器官反应低下　因甲状腺细胞膜上 TSH 受体异常，TSH 不能激活受体使甲状腺对 TSH 不敏感或无反应；或靶器官的 β-甲状腺受体缺陷，对三碘甲状腺原氨酸（T_3）、甲状腺素（T_4）不反应。此原因少见。

> **医考链接**
>
> 甲减常见病因是（　　）
> A. 碘缺乏　　　　　　　　　　B. 甲状腺或靶器官反应性低下
> C. TSH 缺乏　　　　　　　　　D. 甲状腺合成过程中酶的缺乏
> E. 甲状腺不发育或发育不全
> 正确答案：E
> 题解：甲状腺不发育、发育不全或异位是引起先天性甲状腺减退症的最主要原因，故选 E。

二、发病机制

甲状腺的主要功能是合成 T_4 和 T_3。合成甲状腺激素的主要原料为碘和酪氨酸。甲状腺素的合成与释放受下丘脑分泌的 TRH 和垂体分泌的 TSH 及血甲状腺素水平的调节。甲状腺素的生理功能：①加速细胞内氧化过程，释放热能。②促进机体的代谢：促进蛋白质合成，增加酶的活力；促进糖的吸收、利用和糖原分解；促进脂肪的分解和利用。③促进细胞、组织的生长发育和成熟，促进钙、磷在骨骼中的合成代谢和骨、软骨的生长。④促进中枢神经系统的生长发育，特别在胎儿期和婴儿期，对神经系统的成熟更显重要。⑤参与维生素代谢，维持神经肌肉兴奋性，调节消化系统和心血管系统功能。

当存在先天性甲状腺发育不良、异位或甲状腺激素合成途径中酶缺陷，导致甲状腺激素合成不足或功能减退时，临床上出现代谢障碍、智能落后、生长发育迟缓和生理功能低下等。

三、临床表现

出生时多无症状。症状出现的早晚和轻重与患儿体内甲状腺组织的多少及功能减退程度有关。先天性无甲状腺或酶缺陷患儿在婴儿早期即可出现症状，甲状腺发育不良者常在出生后 3～6 个月时出现症状，亦偶有数年之后才出现症状。患儿的主要临床特征包括智能落后、生长发育迟缓和生理功能低下。

（一）典型表现

多数患儿在出生 6 个月后出现症状。

1. **特殊面容和体态** 头大、颈短、面色苍黄，皮肤粗糙，毛发稀少、无光泽，面部黏液水肿，眼睑水肿，眼距宽，鼻梁低平，鼻翼肥大，唇厚，舌大而宽厚、常伸出口外。身材矮小，躯干长而四肢短，指（趾）粗短。腹部膨隆，常有脐疝。

2. **神经系统症状** 智能发育低下，表情呆板、淡漠，神经反射迟钝；运动发育障碍，如翻身、坐、立、行发育均延迟。

3. **生理功能低下** 精神、食欲差，吸吮和吞咽缓慢，安静少哭、声音低哑，少动，嗜睡，对周围事物反应少。体温低，怕冷，脉搏、呼吸缓慢，心音低钝，肌张力低，肠蠕动慢，腹胀或便秘等。可伴心包积液，ECG 呈低电压，P—R 间期延长、T 波低平等。

（二）新生儿期表现

患儿常为过期产儿，出生后常有腹胀，便秘，胎粪排出延迟；前、后囟大；脐疝；生理性黄疸持续不退；对外界反应低下，嗜睡，肌张力低，吸吮力差，呼吸缓慢，哭声低微，体温不升，四肢冷，末梢循环差，皮肤出现斑纹或有硬肿等。以上症状和体征均无特异性，极易误诊为其他疾病。

医考链接

下列为散发性甲减的临床表现，应除外（　　）

A. 身材矮小，小指向内弯曲，通贯手，小指第二节指骨常不发育
B. 出生后 1～3 个月出现症状，生理性黄疸时间延长
C. 精神及动作反应都较迟钝，不爱活动
D. 吞咽缓慢，声音低哑，腹胀，常便秘
E. 皮肤粗糙，眼睑水肿，舌大宽厚，常伸出口外

正确答案：A

题解：身材矮小，小指向内弯曲，通贯手，小指第二节指骨常不发育为唐氏综合征的表现，故选 A。

四 实验室检查和其他检查

（一）新生儿筛查

我国已将本病列入新生儿筛查的疾病之一。采用出生后 2～3 天的新生儿干血滴纸片检测 TSH 浓度作为初筛，结果＞15～20mU/L（为阳性）时，再检测血清 T_4 和 TSH 以确诊。筛查阴性的病例，如有可疑的症状，应采血检查甲状腺功能。

（二）血清 T_4、T_3、TSH 测定

任何新生儿筛查结果可疑或临床可疑的小儿都应检测血清 T_4、TSH 浓度，如 T_4 降低、TSH 明显升高即可确诊。血清 T_3 浓度可降低或正常。

（三）TRH 刺激试验

若血清 T_4、TSH 均低，则疑 TRH、TSH 分泌不足，应进一步做 TRH 刺激试验。

（四）X线和放射性核素检查

摄腕部正位X线片或膝关节正位X线片（1岁以下），显示患儿骨龄落后。放射性核素检查可判断患儿甲状腺位置、大小、结节及发育情况等。

> **医考链接**
>
> 对先天性甲状腺功能减退症，新生儿筛查测定的项目是（　　）
> A. T_3、T_4　　　　　　　B. 血清碘　　　　　　　C. TSH
> D. 游离T_3、游离T_4、TSH　　E. 游离T_3、游离T_4
> 正确答案：C
> 题解：新生儿筛查采用出生后2～3天的新生儿干血滴纸片检测TSH浓度作为初筛，故选C。

五、诊断与鉴别诊断

根据典型临床表现和实验室检查，诊断不难。但新生儿病例不易确诊，应对新生儿进行群体筛查。

应注意与唐氏综合征、佝偻病、先天性巨结肠、骨骼发育障碍性疾病相鉴别。

1. **唐氏综合征**　患儿智能、动作发育落后，有特殊面容和皮纹特征，常伴其他先天畸形（参见本章第一节）。染色体核型分析可供鉴别。

2. **先天性巨结肠**　出生后即开始便秘、腹胀，常有脐疝，但其面容、精神反应及哭声等均正常，钡灌肠可见结肠痉挛段与扩张段。

3. **佝偻病**　参见第四章第二节。动作发育迟缓、生长落后，有佝偻病体征如颅骨软化等畸形，血生化和X线片可供鉴别。

4. **骨骼发育障碍性疾病**　如骨软骨发育不良、黏多糖病等都有生长迟缓表现，骨骼X线和尿中代谢物检查可供鉴别。

● **案例12-2分析**

1. 患儿初步诊断为先天性甲状腺功能减退症。诊断依据：①有特殊面容和体态：步行时轻度鸭步，身材矮小，体态欠匀称，皮肤干燥，毛发稀疏，黏液水肿面容；②生理功能低下、智能发育落后：反应慢，便秘，不会说单句话，不爱说话，不爱与小朋友交往；③运动和体格发育障碍：自幼生长缓慢，3岁时能独立行走，不会跑，身高、体重、坐高、头围均低于同龄儿正常水平。

2. 需做血清T_4、T_3、TSH测定，以及X线和放射性核素检查，进一步明确诊断。

六、治疗

本病可对神经系统产生严重损害，故早期确诊、尽早治疗至关重要。一旦确诊，应立即服用甲状腺素制剂，终生不能中断。饮食中应富含蛋白质、维生素和矿物质。

常用甲状腺素制剂主要是L-甲状腺素钠，每日1次口服，从小剂量开始，一般起始剂量为8～9μg/（kg·d），大剂量为10～15μg/（kg·d），维持剂量随年龄增长而减少。

一般治疗1～2周后临床症状改善：大便正常，食欲好转，腹胀消失，心率维持在正常范围，智能和体格发育改善。根据临床表现和血清 TSH、T_4 水平调整剂量，应使 TSH 正常，血 T_4 正常或增高。用量过大时可引起烦躁、多汗、消瘦、腹痛、腹泻、发热等。因此，在治疗过程中应注意随访，开始时每 2 周随访 1 次；血清 TSH 和 T_4 正常后，每 3~6 个月 1 次。随访中根据血清 T_4、TSH 变化和病情改善情况随时调整剂量。

> **医考链接**
>
> 4 岁女孩，面容特殊，眼距宽，鼻梁平，舌厚肥大，面部臃肿，皮肤粗糙，毛发干稀，智力低下，身高 80cm，腕部 X 线检查示一枚骨化中心。最可能的诊断是（　　）
>
> A. 黏多糖病　　　　　　　　　B. 苯丙酮尿症
> C. 先天愚型　　　　　　　　　D. 先天性甲状腺功能减退症
> E. 软骨发育不良
> 正确答案：D
> 题解：本患儿具有眼距宽、鼻梁平、舌厚肥大、面部臃肿的特殊面容，同时伴有皮肤粗糙、智力低下、身高低于正常、骨龄落后，故选 D。

七、预后

新生儿筛查可早期发现、早期诊断。一旦确诊应立即开始正规治疗，预后良好。出生后 3 个月内开始治疗，预后尚可，智能绝大多数可达到正常。若未能及早诊断而在 6 个月后才开始治疗，虽可改善生长状况，但智能仍会受到严重损害。

第四节　儿童糖尿病

糖尿病（diabetes mellitus，DM）是由于胰岛素分泌绝对或相对不足而引起的糖、脂肪、蛋白质代谢紊乱，致使血糖升高的慢性全身性代谢性疾病。DM 分为原发性和继发性两类。原发性糖尿病又分为：①1 型糖尿病：由于胰岛 B 细胞被破坏，导致胰岛素绝对缺乏，必须使用胰岛素治疗，故又称为胰岛素依赖型糖尿病（IDDM）。②2 型糖尿病：由于胰岛 B 细胞分泌胰岛素不足，或靶细胞对胰岛素不敏感（胰岛素抵抗）所致，此类患者不依赖胰岛素，称为非胰岛素依赖型糖尿病（NIDDM）。③青年成熟期发病型糖尿病（MODY）：是一种罕见的遗传性 B 细胞功能缺陷症，属常染色体显性遗传。继发性糖尿病大多由一些遗传综合征（如唐氏综合征等）和内分泌疾病（如库欣综合征等）所致。

98% 的儿童糖尿病为 1 型糖尿病，2 型糖尿病甚少，但随着儿童肥胖症的增多而有增加趋势。儿童 1 型糖尿病发病率有种族和地域差异，我国年发病率为 1.04/10 万。近年流行病学研究表明本病的发病率逐年增高。4~6 岁和 10~14 岁为 1 型糖尿病的高发年龄。本节主要叙述 1 型糖尿病。

一、病因与发病机制

1 型糖尿病发病机制尚未完全阐明，目前认为，在遗传易感基因的基础上，由外界环境因素的作用引起自身免疫反应，使胰岛 B 细胞破坏、死亡，导致胰岛素分泌减少至正常的 10% 时，即出现临床症状。遗传、免疫和环境因素在发病中都起着重要作用。

（一）遗传易感性

对同卵双胎的研究发现，1 型糖尿病的患病一致性仅为 50%，提示遗传易感性只是其发病因素之一，说明本病属多基因遗传病。目前研究发现人白细胞抗原（HLA）的 D 区 Ⅱ 类抗原基因与本病发生有关，位于第 6 号染色体短臂上的人类白细胞抗原基因位点 DR_3 和 DR_4 与 1 型糖尿病的关联性尤其显著。

（二）自身免疫因素

90% 的患儿起病早期血清中可测得胰岛细胞自身抗体（ICA）和胰岛 B 细胞膜抗体（ICSA）、胰岛素自身抗体（IAA）等多种抗体，这些抗体对胰岛细胞有毒性作用。新近证实，细胞免疫异常引起大量炎症介质释放，进而损伤胰岛 B 细胞，这一机制在 1 型糖尿病的发病中起着重要作用。

（三）环境因素

1 型糖尿病的发生与病毒感染（如腮腺炎病毒、风疹病毒等）、食物中的某些成分（牛乳中的乳球蛋白、酪蛋白）和化学毒物（四氧嘧啶等）有关。这些因素激发易感者体内免疫功能改变，对胰岛 B 细胞产生毒性作用，从而导致 1 型糖尿病的发生。

二、病理生理

由于胰岛 B 细胞被大量破坏，体内分泌胰岛素明显减少而分泌胰高血糖素的细胞和其他细胞则相对增生。正常情况下，胰岛素可促进葡萄糖透过细胞膜进入细胞内代谢，促进糖的利用和蛋白质的合成，促进脂肪合成并抑制糖异生，抑制肝糖原和脂肪分解。糖尿病患儿由于胰岛素缺乏或分泌不足，使葡萄糖利用减少，糖原合成障碍，而胰高血糖素、生长激素、皮质醇等反调节激素分泌增加，导致肝糖原分解和糖异生增加，脂肪和蛋白质分解加速，从而使血糖和细胞外液渗透压增高，细胞内液向细胞外转移。当血糖超过肾阈值（10mmol/L 或 180mg/dl）时，即出现糖尿，自尿中排出大量葡萄糖（200～300g/d），导致渗透性利尿，临床表现多尿、烦渴多饮、慢性脱水、电解质丢失。因组织不能利用葡萄糖，能量不足而有饥饿感，引起多食。胰岛素不足和反调节激素增高促进了脂肪分解增加，使血中脂肪酸增高，大量游离的脂肪酸进入肝脏在胰高血糖素等生酮激素的作用下加速氧化，生成大量的乙酰辅酶 A，超过了三羧酸循环的氧化代谢能力，从而导致生成乙酰乙酸、丙酮和 β- 羟丁酸等大量酮体，积聚在体内，导致酮症酸中毒。

酮症酸中毒时氧利用减低，大脑功能受损。酸中毒时 CO_2 严重潴留，为了排出更多的 CO_2，呼吸中枢兴奋而出现不规则的呼吸深快，呼气中有烂苹果味（丙酮的特殊气味）。糖尿病酮症酸中毒是最常见的死亡原因，大多由于脑水肿所致。

三、临床表现

起病较急。典型症状为多饮、多尿、多食和体重下降（即"三多一少"）。婴儿的多饮、多尿常不易被发现，很快即可发生脱水及酮症酸中毒。儿童因为夜尿增多可发生遗尿。年长儿常有消瘦、精神不振、倦怠乏力等体质显著下降表现。40% 的糖尿病患儿在就诊时即处于酮症酸中毒状态，常因过食、感染、胰岛素中断、诊断延误等因素诱发。表现为起病急、进食减少、恶心、呕吐、腹痛、关节或肌肉疼痛、皮肤黏膜干燥、呼吸深长、呼气有酮味，脉搏细速、血压下降、体温不升，严重者出现淡漠、嗜睡、昏迷等。易误诊为肺炎、急腹症或脑膜炎等。

体格检查见体重减轻、消瘦，多无其他体征。酮症酸中毒时呼吸深长，带有烂苹果味。病程较久，对糖尿病控制不良时可出现智能和体格发育落后，肝大；晚期可出现蛋白尿、高血压等糖尿病肾病的表现，最后导致肾衰竭。还可出现白内障、视力障碍和视网膜病变，甚至双目失明。

四、实验室检查和其他检查

（一）尿液检查

1. 尿糖　定性一般呈阳性。尿糖可间接反映糖尿病患者血糖控制的状况。在胰岛素治疗过程中，监测尿糖变化，可判断胰岛素用量及饮食是否恰当。

2. 尿酮体　伴有酮症酸中毒时尿酮体为阳性。

3. 尿蛋白　监测尿微量白蛋白，可及时了解肾脏的病变情况。

（二）血液检查

1. 血糖测定　血糖测定是确诊的主要手段。以静脉血浆（或血清）葡萄糖为标准。正常空腹血糖（FPG）3.9~5.6mmol/L。糖尿病患儿空腹血糖（FPG）≥7.0mmol/L。

2. 血脂　血清胆固醇、甘油三酰和游离脂肪酸明显增高。

3. 血气分析　1型糖尿病患儿酮症酸中毒发生率极高，当血 pH<7.30，HCO_3^-<15mmol/L时，提示有代谢性酸中毒存在。

4. 糖化血红蛋白（HbA1c）测定　HbA1c 是血红蛋白在红细胞内与血中葡萄糖或磷酸化葡萄糖非酶化结合而产生，其量与血糖浓度呈正相关，正常人 HbA1c<7%，治疗良好的糖尿病患儿 HbA1c 应<7.5%；HbA1c 7.5%~9% 提示病情控制一般；>9% 则表示血糖控制不理想。故 HbA1c 可作为血糖是否得到满意控制的指标。

5. 口服葡萄糖糖耐量试验（OGTT）　适用于空腹血糖正常或正常高限，餐后血糖高于正常而尿糖偶尔阳性的患儿。方法：试验当天零时起禁食，清晨口服葡萄糖 1.75g/kg（最大量不超过 75g），每克加水 2.5ml，于 3~5 分钟服完；口服前（0 分钟）及口服后 60、120、180 分钟分别测血糖。正常人 0 分钟血糖<6.7mmol/L，口服葡萄糖后 60、120 分钟血糖分别<10.0mmol/L 和 7.8mmol/L；而糖尿病患儿 120 分钟血糖>11.1mmol/L。

五、诊断与鉴别诊断

典型病例诊断并不困难，对仅有口渴、消瘦或遗尿症状患儿，或不明原因的脱水酸中毒患儿，尤其有糖尿病家族史者，都应考虑本病的可能。目前采用美国糖尿病学会 2005 年公布的诊断标准，符合下列任意一项即可诊断糖尿病：①有典型糖尿病症状，且餐后任意时刻血糖水平≥11.1mmol/L；②空腹血糖（FPG）≥7.0mmol/L；③OGTT 120 分钟血糖水平≥11.1mmol/L。空腹血糖受损（IFG）为 5.6~6.9mmol/L，糖耐量受损（IGT）为 OGTT 120 分钟血糖水平在 7.8~11.9mmol/L。IFG 和 IGT 被称为"糖尿病前期"。

本病应注意与非糖尿病性葡萄糖尿（如肾小管酸中毒等）、婴儿暂时性糖尿、其他发生酸中毒的疾病（如尿毒症、低血糖症、感染中毒性休克等）、应激性高血糖症（严重感染、手术、呼吸窘迫等）相鉴别。

六、治疗

治疗目的是降低血糖，消除临床症状，纠正代谢紊乱，预防并延缓急、慢性并发症的发生，使患儿能够正常生长发育和正常生活。强调综合治疗，包括 5 个方面：合理应用胰岛素；饮食管理；运动锻炼；自我血糖监测；糖尿病知识教育和心理支持。

（一）胰岛素治疗

胰岛素治疗是 1 型糖尿病患儿的主要治疗手段，一经确诊，需终生依赖外源性胰岛素替代治疗，在糖尿病饮食的基础上合理使用。胰岛素的种类、剂量、注射方法都与疗效有关。故胰岛素治疗要个体化，方案的选择依据年龄、病程、生活方式（如饮食、上学、运动时间）和既往健康状况等确定。

目前胰岛素制剂有速效胰岛素类似物；短效胰岛素（RI）；中效珠蛋白胰岛素（NPH）；长效鱼精蛋白锌胰岛素（PZI），长效胰岛素类似物甘精胰岛素、地特胰岛素和预混胰岛素等。

1. 治疗方案　胰岛素治疗方案很多，常用的有：①每天 2 次方案，即短效（或速效）和中效胰岛素的混合剂（短效与中效胰岛素比例为 1：2）分别于早餐前和晚餐前注射。②每天 3 次方案：早餐前用短效（或速效）和中效胰岛素的混合剂注射，午餐前用短效（或速效）胰岛素，晚餐或睡前用短效（或速效）和中效胰岛素的混合剂注射。③基础 - 餐食大剂量方案：三餐前注射短效或速效胰岛素类似物，睡前注射中效或长效胰岛素类似物，夜间的胰岛素量占总胰岛素量的 30%～50%，余量分 3 次于餐前注射。④持续皮下胰岛素输注：是 1 型糖尿病强化治疗之一。具体方法：可选用短效或速效胰岛素类似物，将全天总量按 1：1 比例分配至基础量和餐前追加量两部分。将 24 小时分为日间（07：00～21：00）和夜间（21：00～次日 07：00）两个阶段，日夜间基础量之比为 2：1。餐前追加量按 3 餐平均分配，于每餐前输注。

2. 胰岛素剂量　初始剂量按体重（kg）计算，0.5～1.0U/（kg·d）给予；年龄小者用量偏小，0.25～0.5U/（kg·d）；青春期前儿童用量 0.75～1.0U/（kg·d）；青春期儿童用量 1.2～1.5U/（kg·d）或更高。根据每天血糖和尿糖监测结果进一步调整胰岛素用量。

3. 胰岛素注射笔　皮下注射部位应选择大腿、上臂和腹壁等处，按顺序轮番注射，1 个月不要在同一部位注射 2 次，两针间距 2.0cm，以防日久局部皮肤萎缩，影响疗效。

4. 胰岛素泵　胰岛素泵能模拟正常胰腺的胰岛素分泌模式，持续 24 小时向患儿体内输入微量胰岛素，有利于血糖的控制。胰岛素泵一般使用短效胰岛素或速效胰岛素类似物。

5. 注意事项　长期使用胰岛素治疗，应注意胰岛素过量（Somogyi 现象）、胰岛素不足（清晨现象）和胰岛素耐药等情况。① Somogyi 现象：是因为使用胰岛素过量在午夜及凌晨出现低血糖，在反调节激素作用下使血糖升高，清晨出现高血糖。②清晨现象：是因晚间胰岛素用量不足，在 5：00～9：00 呈现血糖和尿糖增高。可加大晚间注射剂量或将 NPH 注射时间稍往后移。③胰岛素耐药：患儿在无酮症酸中毒的情况下，每日胰岛素用量＞2U/kg 仍不能控制高血糖，排除 Somogyi 现象后称为胰岛素耐药。

（二）饮食管理

原则是计划饮食而不限制饮食，其目的是维持正常的血糖和保持理想的体重。

1. 每日总热量　根据患儿年龄和平时饮食习惯制定每日总热量，食物的热量要适合患儿的年龄、生长发育和日常活动所需。每日总热量（kcal）＝1000＋年龄×（80～100），年龄较小或较瘦儿童宜偏高，年龄较大或较胖儿童宜偏低。一日三餐能量分配为 1/5、2/5 及 2/5，每餐中留出少量（5%）作为餐间点心。

2. 食物成分和比例　食物能量分配为糖类 50%～55%、脂肪 30%、蛋白质 15%～20%。蛋白质成分应以动物蛋白为主。脂肪应以含多价不饱和脂肪酸的植物油为主。糖类最好以糙米或玉米等粗粮为主，蔗糖等精制糖应避免。

(三)运动治疗

在胰岛素适量时,运动使肌肉对胰岛素的敏感性增加,加速葡萄糖的利用,有利于血糖的控制。但应根据年龄和运动能力安排运动的种类和强度,并做好胰岛素用量和饮食调节,运动前减少胰岛素用量或加餐,固定每天的运动时间,避免发生运动后低血糖。每天最好应有1小时以上的有氧运动,运动时间以进餐后1.5小时进行,以防出现低血糖。

(四)预防并发症

积极预防微血管继发损害所造成的肾功能不全、视网膜和心肌病变等。

(五)宣教管理和血糖监测

1. **宣教管理** 由于本病需终生饮食控制和注射胰岛素,因此,应与医务人员密切配合。医务人员必须向患儿及家长详细介绍有关糖尿病的知识,使患儿能坚持规律地生活与治疗,出院后患儿及家长应遵守医生的安排,同时应做好饮食、胰岛素注射次数及剂量、尿糖情况等家庭记录,并注意定期随访复查。

2. **血糖监测** 包括家庭日常血糖监测和定期总体血糖监测。家庭日常血糖监测记录包括胰岛素剂量、血糖水平、影响血糖控制的特殊事件(运动、患病、月经、聚会等)、日常生活习惯改变和低血糖事件及严重程度等。其记录有助于分析治疗效果及引起低血糖的原因,用于指导胰岛素调整,还有利于防止发生酮症酸中毒和低血糖。建议患儿每3~6个月到医院进行糖化血红蛋白、肝肾功能检查。

(六)糖尿病酮症酸中毒治疗

治疗目的是迅速纠正水和电解质紊乱,用胰岛素纠正糖和脂肪代谢紊乱,逆转酮血症和酮中毒,去除引起糖尿病酮症酸中毒的诱因。

1. **液体治疗** 酮症酸中毒时脱水量约为100ml/kg,一般为等渗性脱水。24小时补液总量=累积丢失量+维持量,遵循先快后慢、先浓后淡的原则进行,前8小时输入累积丢失量的1/2,余量在后16小时输入。根据血钠决定给1/2张或1/3张不含糖的液体。对于中度以上脱水伴休克患儿,最先给予0.9%氯化钠溶液10~20ml/kg,于30~60分钟内快速静脉滴注,以纠正血容量、改善循环和肾功能。在此后的24小时内,可视病情按60~80ml/kg静脉滴注同样液体,以供给生理需要量和继续损失量。补液时注意监测脉搏、呼吸、血压,精确记录出入量。

酮症酸中毒在补液治疗前血钾一般不低,补液及应用胰岛素后血钾迅速降低,因此在患儿排尿后应立即补钾,一般按2~3mmol/kg,输入浓度不超过0.3%。

酮症酸中毒不宜常规使用碳酸氢钠溶液,防止发生脑细胞酸中毒和高钠血症。仅在血pH<6.9时,可按2mmol/kg给予1.4%碳酸氢钠溶液静脉滴注,先用1/2量,当血pH≥7.1时即应停用。

2. **胰岛素治疗** 多采用小剂量胰岛素静脉滴注。有休克的患儿,待补液至休克逐渐恢复后才可用胰岛素,防止因钾迅速进入细胞内导致心律失常。方法是将胰岛素25U加入0.9%氯化钠溶液250ml中,按0.1U/(kg·h)静脉缓慢匀速输入,每小时复查血糖以便调整胰岛素输入量。血糖下降速度一般应为每小时2~5mmol/L,胰岛素输注浓度一般每小时不低于0.05U/kg。应持续用至酮症酸中毒纠正(pH>7.3、血糖<12mmol/L)为止。当临床状况稳定、能进食后或血糖下降至<11mmol/L、酮体消失时停止静脉滴注胰岛素,改为皮下注射,每次0.25~0.50U/kg,每4~6小时1次,直至血糖稳定。在滴注胰岛素停止前半小时应皮下注射1次短效胰岛素(RI)0.25U/kg。

3. **控制感染** 酮症酸中毒常并发感染,应同时应用有效抗生素治疗。

4. 随时调整治疗计划 酮症酸中毒在处理不当时，可引起脑水肿、低血糖、低血钾、碱中毒、心功能衰竭或肾衰竭等，在整个治疗过程中必须严密观察，随时调整治疗措施，避免因处理不当加重病情。

自测题

A₁型题

1. 先天愚型患儿的临床表现，下列哪项是错误的（　　）
   A. 身材矮小　　B. 愚笨面容
   C. 皮肤粗糙发干　　D. 肌张力低下
   E. atd 角增大

2. 下列哪种情况，唐氏综合征的发生风险最高（　　）
   A. 孕母为唐氏综合征患者
   B. 孕母为 21q21q 易位携带者
   C. 孕母为 D/G 平衡易位携带者
   D. 父亲为 D/G 平衡易位携带者
   E. 父亲或母亲为 21q21q 易位携带者

3. 苯丙酮尿症最重要的治疗原则是（　　）
   A. 限制蛋白质摄入
   B. 大量维生素
   C. 补充 5- 羟色胺
   D. 限制苯丙氨酸摄入
   E. 对症处理

4. 苯丙酮尿症患儿最突出的特点是（　　）
   A. 抽搐发作
   B. 尿有特殊霉臭味
   C. 智力低下
   D. 皮肤白皙易出现湿疹样皮疹
   E. 毛发呈黄褐色

5. 散发性甲状腺功能减低症，错误的是（　　）
   A. 体格发育落后
   B. 特殊外貌
   C. 结节性甲状腺肿大
   D. 智能发育差
   E. 生理功能低下

6. 新生儿先天性甲状腺功能减退症的典型实验室检查结果是（　　）
   A. T_4 升高，TSH 升高
   B. T_4 升高，TSH 下降
   C. T_4 下降，TSH 升高
   D. T_4 升高，TSH 正常
   E. T_4 下降，TSH 正常

7. 早期确诊先天性甲状腺功能减退症的实验室检查是（　　）
   A. 骨龄测定
   B. 血清 T_3、T_4、TSH 测定
   C. TRH 兴奋试验
   D. 甲状腺抗体的测定
   E. 甲状腺扫描

8. 下列哪项不是先天性甲状腺功能减退症患儿代谢低下的表现（　　）
   A. 怕冷
   B. 腹泻，腹胀
   C. 喂养困难，腹胀，便秘
   D. 心脏扩大，心率慢，心音低钝
   E. 体温低，四肢凉

A₂型题

9. 一婴儿诊断为散发性甲状腺功能减退症，不正确的治疗是（　　）
   A. 终身服用甲状腺片
   B. 明确诊断后立即治疗
   C. 供给充足的蛋白质
   D. 需加用碘剂治疗
   E. 供给各种维生素和矿物质

10. 患儿，男，1岁。智能落后，表情呆滞，鼻梁低，舌宽大并常伸出口外，皮肤苍黄、粗糙，四肢粗短，反射减弱。最可能的诊断是（　　）
    A. 佝偻病

B. 软骨营养不良
C. 先天性甲状腺功能减退症
D. 唐氏综合征
E. 苯丙酮尿症

11. 4岁小儿表情呆滞，智商低下，怕冷，食欲差，头发稀黄，颜面臃肿，呈睡容，鼻梁低平，眼距宽，舌体宽厚常伸出口外，腹胀便秘，四肢短。为协助诊断应首选（　　）

A. 尿三氯化铁试验
B. 血钙磷测定
C. 血 T_3、T_4、TSH 测定
D. 染色体核型分析
E. TRH 兴奋试验

（张丽卓　洪　昆）

第十三章 免疫性疾病

引言：免疫是机体的一种保护性生理功能。免疫功能失调或紊乱，可导致异常免疫反应，如反复感染、免疫缺陷病、变态反应、自身免疫性疾病及恶性肿瘤。当小儿的免疫系统遭到破坏时，会产生哪些疾病呢？我们应该如何防治呢？

第一节 概 述

免疫（immunity）是机体自身的一种生理性防护机制，其本质为识别自身、排除异己。具体功能包括防御感染，清除衰老、损伤或死亡的细胞，识别和清除突变细胞。免疫功能失调可致异常免疫反应，如变态反应、自身免疫性疾病、免疫缺陷病及恶性肿瘤。

一、儿童免疫系统发育特点

新的观点认为，出生时免疫器官和免疫细胞均已相当成熟，只是免疫功能尚不健全，特别是新生儿期尚未接触抗原、免疫记忆没有建立，因而对各种病原有易感性。

（一）非特异性免疫及其特点

非特异性免疫主要包括屏障防御机制、细胞吞噬系统、补体系统和其他免疫分子作用。这些免疫功能构成机体的第一道防线，当病原体入侵机体时首先发挥作用。

1. 屏障防御机制 主要指由皮肤黏膜屏障、血-脑脊液屏障、血-胎盘屏障、淋巴结过滤作用等构成的屏障。健康完整的皮肤黏膜形成阻止病原微生物侵入机体的第一道屏障，具有机械保护作用。儿童皮肤角质层薄嫩，容易破损，故屏障作用差，易受机械或物理损伤而继发感染。血-脑脊液屏障、淋巴结功能未发育成熟；肠壁通透性高，胃酸量少，杀菌力低等，均导致新生儿和婴幼儿的非特异性免疫功能较差，故易发生败血症、颅内感染及传染性疾病等。

2. 细胞吞噬系统 具有吞噬功能的细胞主要是单核/巨噬细胞和中性粒细胞。新生儿单核细胞发育已完善，但因缺乏辅助因子，其趋化、黏附、吞噬、氧化杀菌、产生粒细胞集落刺激因子（G-CSF）、IL-8等能力均较成人差。出生后12小时外周血中性粒细胞计数较高，72小时后逐渐下降，而后逐渐上升达成人水平。中性粒细胞功能暂时性低下是易发生化脓性感染的原因。

3. 补体和其他免疫分子 由于母体的补体不转输给胎儿，新生儿补体经典途径成分（CH50、C3、C4和C5）活性是其母亲的50%~60%，出生后3~6个月达到成人水平。旁路途径的各种成分发育更为落后。未成熟儿的经典和旁路途径均低于成熟儿。其他免疫分子如新生儿血浆纤连蛋白和甘露糖结合血凝素均低于成人。

（二）特异性免疫及其特点

特异性免疫主要包括细胞免疫和体液免疫，由免疫器官（胸腺、骨髓、脾、淋巴结等）和免疫细胞（T、B 淋巴细胞）完成。

1. 细胞免疫（T 细胞免疫） 是由 T 细胞介导的一种特异性免疫反应。足月新生儿外周血中 T 细胞绝对计数已达成人水平，但 T 细胞的分类比例和功能与成人不同。其中 CD4＋T 细胞数多，使 CD4＋/CD8＋T 比值高达 3～4，以后逐渐下降，约 2 岁 CD4＋T/CD8＋T 比值为 2，达到成人水平。

2. 体液免疫（B 细胞免疫） 是指 B 细胞在抗原刺激下转化成浆细胞并产生抗体即免疫球蛋白（Ig），抗体与相应抗原在体内特异性结合而引起的免疫反应。免疫球蛋白分为 IgG、IgM、IgA、IgE、IgD 5 类。

（1）IgG：是唯一可以通过胎盘的免疫球蛋白。大量 IgG 通过胎盘发生在妊娠后期，故胎龄小于 32 周的胎儿或未成熟儿的血清 IgG 很低（<400mg/dl）。来自母体的 IgG 于出生后 6 个月时几乎全部消失，故此时小儿容易发生感染。出生 6 个月以后自身合成的 IgG 才逐渐增加，8～10 岁时达到成人水平。

（2）IgM：胎儿期已能产生 IgM。出生时若脐血 IgM 水平增高提示有宫内感染。生后 IgM 合成更快，男孩于 3 岁、女孩于 6 岁达到成人水平。IgM 是抗革兰氏阴性杆菌的主要抗体，因新生儿血中含量低，故新生儿易患革兰氏阴性杆菌感染，尤其易患大肠埃希菌败血症。

（3）IgA：胎儿期不产生 IgA，且发育最迟，至青春后期才达到成人水平。2 个月婴儿可在唾液中检出分泌型 IgA（SIgA），于 2～4 岁时达到成人水平。

（4）IgD 和 IgE：两者均难以通过胎盘。IgD 自身合成较少，出生后脐血含量仅为成人的 1%，2～3 岁达成人水平。IgE 是血清中含量最低的一种免疫球蛋白，约 7 岁时达成人水平。

二 免疫缺陷病

免疫缺陷病（immunodeficiency diseases，ID）是指因免疫细胞（淋巴细胞、吞噬细胞和中性粒细胞）和免疫分子（可溶性因子，如白细胞介素、补体、免疫球蛋白和细胞膜表面分子）发生缺陷引起的机体免疫功能低下的一组临床综合征。免疫缺陷病分为原发性免疫缺陷病（PID）和继发性免疫缺陷病（SID）两类。前者为遗传性，是由不同基因缺陷导致免疫系统功能损害所致；后者为出生后环境因素（如感染、营养紊乱和某些疾病状态）影响免疫系统所致，因其程度较轻，又称为免疫功能低下。由人类免疫缺陷病毒（HIV）感染所致者，称为获得性免疫缺陷综合征（AIDS）。

（一）原发性免疫缺陷病

PID 是由遗传因素或先天性免疫系统发育不良导致免疫系统功能障碍的一组综合征。主要特征是抗感染功能低下，反复发生严重感染，同时伴有免疫监视和免疫稳定功能异常，而发生自身免疫性疾病、过敏性疾病和恶性肿瘤。有遗传倾向，往往在婴幼儿期和儿童期发病。迄今共发现 200 多种 PID，其中 150 余种已明确致病基因。

1. 常见的几种 PID 受疾病临床表型认识和诊断方法学的限制，我国基因确诊的 PID 主要集中于以下 6 种疾病：X 连锁无丙种球蛋白血症，X 连锁高免疫球蛋白 M 血症，湿疹、血小板减少伴免疫缺陷综合征，慢性肉芽肿病，严重联合免疫缺陷病，常见变异型免疫缺陷病。

2. PID 的共同临床表现 PID 的临床表现由于病因不同而极为复杂，但其共同的临床表现却非常一致，即反复感染、易患肿瘤和自身免疫性疾病，多数有明显的家族史。

（1）反复和慢性感染：感染是PID最常见的表现。主要为反复、持久、严重和难治的感染。感染原多为不常见和致病力低的细菌。大多数患儿需持续使用抗菌药物以预防感染。

1）感染发生年龄：40%起病于1岁内，1~5岁占40%，6~16岁占15%。

2）感染部位：以呼吸道感染最常见，如复发性或慢性中耳炎、鼻窦炎、支气管炎或肺炎；其次为胃肠道感染，如慢性肠炎。皮肤感染可为脓疖、脓肿或肉芽肿。也可发生泌尿道、颅内或全身性感染。

3）病原体：抗体缺陷时易发生化脓性感染；T细胞缺陷时易引起病毒、结核杆菌和沙门菌属感染，也可发生真菌和原虫感染；补体成分缺陷易致奈瑟菌属感染；中性粒细胞功能缺陷易致金黄色葡萄球菌的感染。

4）感染过程：多反复发作或迁延不愈，治疗效果欠佳，必须使用杀菌剂、剂量偏大、疗程较长才有一定的疗效。

（2）自身免疫性疾病和肿瘤：未因严重感染而致死亡者，随年龄增长，易发生自身免疫性疾病和肿瘤，尤以淋巴系统恶性肿瘤最多见。其发生率较正常人群高数十倍乃至100倍以上。肿瘤中淋巴瘤最常见。自身免疫性疾病包括溶血性贫血、血小板减少性紫癜、系统性血管炎、系统性红斑狼疮、皮肌炎、免疫复合物性肾炎、1型糖尿病、关节炎等。

（3）其他临床表现：包括湿疹和出血倾向，胸腺发育不全的特殊面容，生长发育停滞，淋巴结肿大或缺如，先天性心脏病和难以控制的低钙惊厥等。了解这些特征，有助于临床诊断。

3. 诊断

（1）病史：①过去史：严重的麻疹或水痘病程提示细胞免疫缺陷。了解是否使用过免疫抑制剂，是否做过淋巴结、扁桃体或脾切除手术，是否接受过放射治疗，以排除由此引起的继发性免疫缺陷。预防接种史应详细记录，如发生疫苗感染常提示PID。②家族史：发现家族中有明确的早年夭折，可怀疑为PID的特殊表现，应做家谱调查。

（2）体格检查：严重或反复感染可致生长发育落后、营养不良、轻中度贫血、肝脾肿大等。B细胞缺陷者的周围淋巴组织如扁桃体和淋巴结变小或缺如。X连锁淋巴组织增生症则出现全身淋巴结肿大。反复感染可导致肝脾肿大、皮肤疖肿、口腔炎、牙周病和鹅口疮等感染证据。

（3）实验室检查和其他检查：反复不明原因的感染和阳性家族史提示PID的可能性，应创造条件进行实验室检查。①免疫学检测和基因分析：是PID确诊的重要手段。可分为初筛试验、进一步检查、特殊或研究性试验三个层次进行。其中，初筛试验在疾病的初期筛查中尤其重要，如测定外周血淋巴细胞计数、形态及迟发皮肤过敏实验，以判定细胞免疫功能；测定血清免疫球蛋白含量以判断体液免疫功能等。②影像学检查：婴幼儿期胸部X线片缺乏胸腺影，提示T细胞功能缺陷。③基因突变分析、产前诊断和新生儿筛查：是早期确诊的最好手段和重要措施。

4. 治疗

（1）一般治疗：给予患儿特别的护理，包括预防和治疗感染。采取保护性隔离措施，尽量减少患儿与感染原的接触机会。注重营养。加强宣教，鼓励经治疗后的患儿尽可能参加正常生活，增强患儿和家长对抗疾病的信心。若患儿尚有一定抗体合成能力，可接种死疫苗，如百白破三联疫苗。严重免疫缺陷患儿禁忌活疫苗接种，以免引起致死性疫苗感染。T细胞缺陷患儿，不宜输血或新鲜血制品，以防发生移植物抗宿主反应（GVHR）。最好不做扁桃体和淋巴结切除术，禁忌脾切除术。糖皮质激素类药物也要慎用。

（2）替代治疗：主要是补充Ig或特异性免疫血清、细胞因子。

1）静脉注射用人免疫球蛋白（IVIG）：仅适用于低IgG血症。每月一次静脉注射IVIG 100~600mg/kg，持续终身。患儿经IVIG治疗后，可使症状完全缓解，获得正常的生长发育。

2）高效价免疫血清球蛋白（SIG）：包括水痘-带状疱疹、狂犬病、破伤风和乙型肝炎的SIG，用于预防高危患儿。

3）血浆：供给Ig、补体和其他免疫物质。适用于治疗免疫缺陷病。

4）其他：可给予胸腺素、转移因子、IFN-γ、IL-2等细胞因子治疗。吞噬细胞缺陷伴严重感染患儿，可输注新鲜白细胞。

（3）免疫重建：是采用正常细胞或基因片段植入患者体内，使之持久地发挥其免疫功能。现常用干细胞移植（骨髓干细胞移植、脐血干细胞移植），成功率为65%～75%。

（4）基因治疗：将正常的目的基因片段整合到患者干细胞基因组内（基因转化），这些被目的基因转化的细胞经有丝分裂，使转化的基因片段能在患者体内复制而持续存在。基因治疗尚处于探索和临床验证阶段。

（二）继发性免疫缺陷病

SID是出生后因不利的环境因素所致的暂时性免疫功能障碍，一旦不利因素消除，免疫功能即可恢复正常。发病率远高于PID。及早确诊、找到诱因并予以清除和纠正尤为重要。

1. 病因

（1）营养紊乱：是儿童时期SID最常见的原因，包括蛋白质-能量营养不良，锌、铁、维生素A、维生素D和B族维生素缺乏、脂肪和糖类摄入过多等。

（2）感染：细菌、真菌、病毒、寄生虫感染。

（3）免疫抑制：接触放射线、抗体、应用糖皮质激素、环孢素、细胞毒性药物、抗惊厥药物等。

（4）其他：遗传性疾病、恶性肿瘤、血液病、糖尿病、肾病综合征、蛋白质丢失性肠病、外科手术和创伤等。

2. 临床表现　最常见的表现为反复呼吸道感染（反复上呼吸道感染、支气管炎、肺炎），亦有胃肠道感染者。一般感染症状较轻，但常反复发作。反复的胃肠道感染可引起更严重的营养吸收障碍而加重营养不良，导致免疫功能进一步受损；感染本身也可直接引起免疫功能的进一步下降，如此形成恶性循环。

3. 诊断　详细询问患儿生活环境，了解其营养、应用药物及有无感染等情况，结合临床表现，有助于诊断。进行免疫功能测定，可进一步明确诊断。

4. 治疗　积极治疗原发性疾病，去除诱发因素，加强营养支持。

第二节　过敏性紫癜

● 案例13-1

患儿，男，7岁，因双下肢皮疹4天入院。患儿于4天前吃海鲜后双下肢出现皮疹，大小不等，不痛不痒，无发热，无咳嗽流涕。予当地医院给予抗过敏治疗，未见缓解。2天前出现腹痛，阵发性，不伴呕吐和腹泻，皮疹有加重。1天来右膝部出现肿痛，活动时加剧。体检：T 36.3℃，R 16次/分，P 90次/分，心肺无异常，腹软，右中下腹有轻触痛，无肌紧张及反跳痛，肠鸣音活跃。右膝关节肿胀，局部皮肤稍红、微热，活动稍受限，其他关节无异常。双下肢可见多量出血性斑丘疹，部分融合成片。

问题：1. 该患儿的初步诊断是什么？

2. 还应进一步做哪些检查？如何进行治疗？

过敏性紫癜（anaphylactoid purpura）又称亨-舒综合征（Henoch-Schonlein syndrome），是以小血管炎为主要病变的系统性血管炎。临床特点为非血小板减少性紫癜，常伴关节肿痛、腹痛、便血、血尿和蛋白尿。多发生于2～8岁的儿童，男孩多于女孩。一年四季均可发病，以春、秋季节多见。

一、病因

病因尚未明确。食物过敏（蛋类、乳类、豆类等）、药物（阿司匹林、抗生素等）、微生物（病毒、细菌、寄生虫等）、疫苗接种等与过敏性紫癜发病有关。临床发现50%患儿起病前有链球菌呼吸道感染史，现表明A组溶血性链球菌感染是诱发过敏性紫癜的重要原因。

二、发病机制

本病以B淋巴细胞多克隆活化为特征，患儿T淋巴细胞和单核细胞CD40配体过度表达，促进B淋巴细胞分泌大量IgA和IgE。IgA、补体C3和纤维蛋白沉积于皮肤、肾小球系膜和肠道毛细血管，故本病为IgA免疫复合物疾病。本病有一定遗传倾向。综上所述，本病的发病机制可能为各种感染原和过敏原作用于具有遗传学背景的个体，激发B细胞克隆扩增，导致IgA介导的系统性免疫性血管炎。

三、病理

主要病理改变为广泛的白细胞碎裂性小血管炎。以毛细血管为主，亦可累及小动脉和小静脉。血管壁可见胶原纤维肿胀和坏死，中性粒细胞浸润，内皮细胞肿胀，可有血栓形成。间质水肿，有浆液性渗出，可见渗出的红细胞。病变主要累及皮肤、肾、关节及胃肠道，少数累及心、肺等器官。

四、临床表现

多急性起病，首发症状以皮肤紫癜为主，少数病例以腹痛、关节炎或肾脏症状首先出现。起病前1～3周常有上呼吸道感染史。可伴有低热、食欲缺乏、乏力等全身症状。

（一）皮肤紫癜

反复出现皮肤紫癜为本病特征。多见于四肢及臀部，对称分布，伸侧较多，分批出现，面部及躯干较少。皮疹初起呈紫红色斑丘疹，高出皮肤，压之不褪色，数日后转为棕褐色而消退。部分患儿可伴有荨麻疹和血管神经性水肿。重症患儿可见紫癜融合成大疱伴出血性坏死。皮肤紫癜一般在4～6周后消退，部分患儿间隔数周、数月后又复发。

（二）胃肠道症状

胃肠道症状约见于2/3病例。最常见症状为腹痛，多表现为阵发性脐周或下腹绞痛，可伴呕吐，呕血少见。部分患儿可有黑便或血便。由血管炎引起的肠壁水肿、出血、坏死或穿孔是产生肠道症状及严重并发症的主要原因。

（三）肾脏症状

30%～60%的病例有肾脏损害。发生于起病1个月内或更晚，于其他症状消失后发生，少数则以肾炎为首发症状。症状轻重不一，与肾外症状的严重度无一致性关系。多数患儿出现血尿、蛋白尿或管型，伴血压增高及水肿，称为紫癜性肾炎；少数呈肾病综合征表现。血尿、蛋白尿可持续数月甚至数年，但大多数患儿都能完全恢复，少数发展为慢性肾炎，甚至死于慢性肾衰竭。

（四）关节症状

约 1/3 的患儿可出现膝、踝、肘、腕等大关节肿胀、疼痛、活动受限，呈单发或多发。关节腔病变常为一过性，可在数日内消失而不留关节畸形。

（五）其他症状

偶可发生颅内出血，出现惊厥、瘫痪、昏迷、失语等症状。还可发生鼻出血、牙龈出血、咯血、睾丸出血等。偶尔累及循环系统发生心肌炎和心包炎。

> **医考链接**
>
> 关于过敏性紫癜，下列哪项是不正确的（　　）
> A. 临床主要表现为皮肤紫癜　　　B. 女孩多见
> C. 本病是血管变态反应性疾病　　D. 关节型多见于膝踝等大关节
> E. 肾脏症状多表现为血尿、蛋白尿、高血压、水肿
> 正确答案：B
> 题解：过敏性紫癜多见于 2～8 岁儿童，男孩多于女孩，故选 B。

五、实验室检查和其他检查

1. **外周血象**　白细胞正常或增加，中性粒细胞和嗜酸性粒细胞可增高。一般无贫血。血小板计数正常或升高，出血和凝血时间正常，血块退缩试验正常，部分患儿毛细血管脆性试验阳性。

2. **尿常规**　可有红细胞、蛋白或管型，重者有肉眼血尿。

3. **大便隐血试验**　可呈阳性。

4. **其他血液检查**　血沉轻度增快。急性期血清 IgA 升高，C3、C4 正常或升高。C 反应蛋白及抗链球菌溶血素可呈阳性，抗核抗体和类风湿因子多为阴性。

六、诊断与鉴别诊断

典型病例诊断不难。若临床表现不典型，皮肤紫癜未出现时容易误诊为其他疾病。需与免疫性血小板减少症、风湿性关节炎、败血症、其他肾脏疾病和外科急腹症等鉴别。

> **医考链接**
>
> 患儿，男，7 岁，2 日来出现皮肤紫癜，以下肢为主，两侧对称，颜色鲜红，高出皮肤表面，伴有关节痛及腹痛，血小板 $100×10^9$/L，凝血时间正常。应诊断为（　　）
> A. 血小板减少性紫癜　　　B. 急性白血病　　　C. 过敏性紫癜
> D. 急性关节炎　　　　　　E. 急腹症
> 正确答案：C
> 题解：该患儿为 7 岁男孩，其主要表现是皮肤紫癜，下肢为主，对称分布，伴有关节痛和腹痛，血小板 $100×10^9$/L，凝血时间正常，初步诊断为过敏性紫癜，故选 C。

七、治疗

1. **一般治疗**　卧床休息，尽早去除致病因素，如控制感染。有荨麻疹或血管神经性水肿

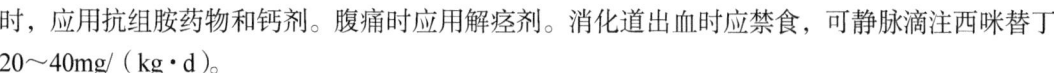

时，应用抗组胺药物和钙剂。腹痛时应用解痉剂。消化道出血时应禁食，可静脉滴注西咪替丁 20~40mg/（kg·d）。

2. **抗凝治疗** 常用阿司匹林 3~5mg/（kg·d）或双嘧达莫（潘生丁）3~5mg/（kg·d），分次服用。以紫癜性肾炎为主要表现时，可选用肝素钠 120~150U/kg，加入 10% 葡萄糖溶液 100ml 中静脉滴注，每日 1 次，连用 5~7 天。也可用尿激酶 1000~3000U/（kg·d），静脉滴注。

3. **糖皮质激素和免疫抑制剂** 对急性期腹痛、关节肿痛明显，或有紫癜性肾炎时，可考虑使用糖皮质激素。用法：泼尼松 1~2mg/（kg·d），分次口服；或用地塞米松、甲泼尼龙静脉滴注，症状缓解后即停用。严重的紫癜性肾炎，可加用免疫抑制剂，如环磷酰胺等。

4. **其他治疗** 钙拮抗剂如硝苯地平，非甾体抗炎药如吲哚美辛等，均有利于血管炎的恢复。中药制剂对症状改善有一定效果。

● 案例 13-1 分析

1. **患儿临床特点** 因吃海鲜后出现双下肢多量出血性斑丘疹，部分融合成片，阵发性腹痛，右膝部肿痛，活动时加剧。根据体格检查情况综合分析，初步诊断为过敏性紫癜。

2. 为进一步明确诊断还需完善血常规、ESR、CRP、免疫学检查等。应给予以下主要治疗措施：休息及止痛等一般对症治疗，抗凝治疗，应用糖皮质激素和免疫抑制剂等。

八、预后

一般预后良好。部分患儿可复发。肾脏受损程度是决定预后的关键因素。少数重症患儿可死于肠出血、肠套叠、肠坏死或神经系统损害。

第三节　皮肤黏膜淋巴结综合征

● 案例 13-2

患儿，男，3 岁，高热 3 天，无咳嗽，无呕吐、腹痛及腹泻。用抗生素治疗无效。体检：体温 40℃，呼吸 30 次/分，脉搏 118 次/分，右颈部可触及 1 个花生粒大小淋巴结。球结膜充血，口唇充血皲裂，口腔黏膜弥漫充血，舌乳头突起、充血，呈草莓舌，咽充血，双侧扁桃体 Ⅱ 度肿大，无脓苔，心肺腹查体未见明显异常。手足掌面有硬性水肿和掌跖红斑。血常规：WBC $20.3×10^9$/L，N 0.81，L 0.14，PLT $299×10^9$/L。C 反应蛋白（CRP）73mg/L。

问题：1. 该患儿的初步诊断是什么？诊断依据是什么？
2. 如何进行治疗？

皮肤黏膜淋巴结综合征（mucocutaneous lymphnode syndrome，MCLS）又称川崎病，是一种以全身性中小动脉炎性病变为主要病理特征的免疫性疾病。最严重的病变是冠状动脉损伤所致的冠状动脉扩张和冠状动脉瘤形成。本病以婴幼儿多见，男孩多于女孩，一年四季均可发病。

一、病因与发病机制

病因不明，可能与立克次体、丙酸杆菌、链球菌、葡萄球菌、反转录病毒、支原体等感染有关。

本病的发生可能与感染原引发的机体免疫功能紊乱有关。感染原的特殊成分如超抗原，可不经过单核/巨噬细胞，而直接通过与T细胞抗原受体结合，导致T细胞亚群失衡。在T细胞诱导下，B淋巴细胞多克隆活化且凋亡减少，产生大量的免疫球蛋白（IgG、IgM、IgA、IgE）和细胞因子 IL-1、IL-2、IL-6、TNF-α，血循环中抗中性粒细胞胞质抗体（ANCA）、抗内皮细胞抗体和细胞因子增多，直接损伤血管内皮细胞，导致内皮细胞功能失调、凋亡和坏死，血管壁进一步损伤。

二 病理

主要病理变化为全身性血管炎，好发于冠状动脉。病理过程可分为4期。

Ⅰ期：1~9天，小动脉周围炎症，冠状动脉主要分支血管壁上的小营养动脉和静脉受到侵犯。心包、心肌间质及心内膜炎症浸润。

Ⅱ期：10~25天，冠状动脉主要分支全层血管炎，血管内皮水肿、管壁弹力纤维和肌层断裂，可形成血栓和动脉瘤。

Ⅲ期：28~31天，动脉炎渐消退，血栓和肉芽形成，纤维组织增生，内膜明显增厚，冠状动脉部分或完全阻塞。

Ⅳ期：数月至数年，病变逐渐愈合，心肌瘢痕形成，阻塞的动脉可能再通。

三 临床表现

（一）主要表现

1. 发热 体温可达39~40℃以上，呈稽留热或弛张热型，持续7~14天或更长时间。抗生素治疗无效。
2. 球结合膜充血 于起病3~4天出现，无脓性分泌物，热退后消散。
3. 唇及口腔表现 口唇充血皲裂，口腔黏膜弥漫充血，舌乳头突起、充血，呈草莓舌。
4. 手足表现 急性期手足硬性水肿和掌跖红斑，恢复期指（趾）甲与皮肤交界处或手掌、足底出现膜状脱皮，重者指（趾）甲亦可脱落。
5. 皮肤表现 常在第1周出现多形性红斑和猩红热样皮疹，多见于躯干部。肛周皮肤发红、脱皮。
6. 颈部淋巴结肿大 病初可见单侧或双侧颈部淋巴结肿大，坚硬有触痛，不发红，无化脓，热退时消散。

口唇充血皲裂，舌乳头突起、充血呈草莓舌，手足硬性水肿、掌跖红斑并有膜状脱皮，多形性红斑和猩红热样皮疹等，为本病的特征性表现。

（二）心脏表现

在病程第1~6周可出现心包炎、心肌炎、心内膜炎和心律失常。发生冠状动脉瘤或狭窄者，可无临床表现，少数有心肌梗死症状。冠状动脉损害多发生于病程第2~4周。心肌梗死和冠状动脉瘤破裂可致心源性休克甚至猝死。3岁以下的男孩，红细胞沉降率、血小板、CRP明显升高是冠状动脉病变的高危因素。

（三）其他表现

可有消化系统症状，如腹痛、呕吐、腹泻、麻痹性肠梗阻、肝大和黄疸；也可有关节痛、关节炎、间质性肺炎和无菌性脑膜炎等。

> **医考链接**
>
> 以下关于MCLS临床表现的描述，正确的是（　　）
>
> A. 口腔黏膜糜烂、牙龈充血　　B. 长期低热
>
> C. 腹股沟淋巴结肿大　　D. 手足硬性水肿、掌跖红斑并有膜状脱皮
>
> E. 双眼结合膜炎，并有脓性分泌物
>
> 正确答案：D
>
> 题解：MCLS的临床表现为高热、球结膜充血但无脓性分泌物、口腔黏膜充血、草莓舌、颈部淋巴结肿大，手足硬性水肿、掌跖红斑并有膜状脱皮，应用抗生素治疗无效，故选D。

四 实验室检查和其他检查

1. **血液检查**　周围血白细胞增高，以中性粒细胞为主，伴核左移。轻度贫血。血小板早期正常，第2~3周时升高。血沉明显增快，CRP增高，血浆纤维蛋白原和血浆黏度增高。血清氨基转移酶升高。

2. **免疫学检查**　血清IgG、IgM、IgA、IgE和血循环免疫复合物升高；总补体和C3正常或增高。

3. **心电图检查**　心包炎时可有广泛ST段抬高和低电压；心肌梗死时ST段明显抬高、T波倒置及异常Q波。

4. **超声心动图**　急性期可见心包积液，左室内径增大，二尖瓣、主动脉瓣或三尖瓣反流。可显示冠状动脉异常，如冠状动脉扩张（直径>3mm，≤4mm为轻度；4~7mm为中度）、冠状动脉瘤（≥8mm）和冠状动脉狭窄。

5. **冠状动脉造影**　超声波检查有多发性冠状动脉瘤，或心电图有心肌缺血表现者，应进行冠状动脉造影，以明确冠状动脉病变严重程度，指导治疗。

6. **多层螺旋CT**　检测冠状动脉狭窄、血栓、钙化性能明显优于超声心动图。

五 诊断与鉴别诊断

（一）诊断标准

发热5天以上，伴下列5项临床表现中4项，排除其他疾病后，即可诊断为MCLS。

（1）四肢变化：急性期掌跖红斑，手足硬性水肿；恢复期指（趾）端膜状脱皮。

（2）多形性红斑。

（3）眼结合膜充血，非化脓性。

（4）唇充血皲裂，口腔黏膜弥漫充血，舌乳头突起、充血，呈草莓舌。

（5）颈部淋巴结肿大。

若5项临床表现中不足4项，但超声心动图有冠状动脉损害，亦可确诊。

（二）鉴别诊断

本病需与渗出性多形性红斑、幼年特发性关节炎全身型、猩红热等相鉴别。

1. **渗出性多形性红斑**　皮疹为水疱、溃疡、结痂，眼、唇部可有脓性分泌物和假膜形成，无手足硬肿及指（趾）端膜状脱皮。

2. **幼年特发性关节炎全身型**　无口唇充血、皲裂，无眼结膜充血，无手足硬肿及指（趾）

端膜状脱皮，无冠状动脉损害。

3. 猩红热　皮疹于发热当天或第2日出现，为全身充血性粟粒样小丘疹，无手足硬肿。青霉素治疗有效。

六 治疗

1. 阿司匹林　剂量为30～50mg/（kg·d），分2～3次口服，热退后3天逐渐减量，2周左右减至3～5mg/（kg·d），维持6～8周。如有冠状动脉病变时，应延长用药时间，直至冠状动脉恢复正常。

2. 静脉注射用人免疫球蛋白（IVIG）　1～2g/kg于8～12小时静脉缓慢输入。宜于发病早期（10天以内）应用，可迅速退热，预防冠状动脉病变的发生。应同时合用阿司匹林，剂量、疗程同上。效果不好者可重复应用1～2次。应用过IVIG的患儿，在9个月内不宜进行麻疹、风疹、腮腺炎等疫苗的预防接种。

3. 糖皮质激素　糖皮质激素可促进血栓形成，易导致冠状动脉瘤的发生且影响冠脉病变修复，故不宜单独应用。对IVIG治疗无效的患儿可考虑使用糖皮质激素，亦可与阿司匹林和双嘧达莫合并应用。常用泼尼松2mg/（kg·d），疗程2～4周。

4. 抗血小板聚集　除阿司匹林外，可加用双嘧达莫3～5mg/（kg·d），分2～3次服用。

5. 对症及支持治疗　补充每日所需的液体及热量；保护心肌和肝脏功能，控制心力衰竭、纠正心律失常等，有心肌梗死时应及时进行溶栓治疗。严重的冠状动脉病变需进行冠状动脉搭桥术。

● 案例 13-2 分析

1. 该患儿初步诊断：皮肤黏膜淋巴结综合征。诊断依据：幼儿，男孩，高热，抗生素治疗无效；有颈部淋巴结肿大、球结膜充血、口唇充血、皲裂、口腔黏膜弥漫充血、舌乳头突起、充血，呈草莓舌，咽充血；手足掌面有硬性水肿和掌跖红斑；CRP↑，血常规白细胞和中性粒细胞升高。

2. 主要是应用阿司匹林、糖皮质激素、静脉注射用人免疫球蛋白等药物治疗，以及保护心脏等对症支持治疗等。

七 预后

绝大多数患儿预后良好，呈自限性经过，复发率1%～2%。无冠状动脉瘤者需随访1～2年。未经治疗的患儿，15%～25%并发冠状动脉瘤，更应长期密切随访。冠状动脉瘤多于病后2年内自行消失。

第四节　风　湿　热

● 案例 13-3

患儿，男，8岁。因间断多关节肿痛2个月入院。患儿于2个月前出现右膝关节疼痛，局部肿胀，表面不红，活动时疼痛明显。予抗感染治疗后好转，但左膝关节疼痛，2天后左踝关节疼痛伴轻度肿胀。以后间断出现上述关节疼痛，每次予以抗生素治疗后好转。半个月前出现发热、咽痛，自觉乏力、胸闷。发病以来间断低热，体温能自行下降。体检：体温36.8℃，呼吸14次/分，脉搏100次/分，咽充血，双扁桃体Ⅱ度肿大，双肺呼吸音清。心尖部第一心音减弱，闻及Ⅱ级收缩期杂音，腹部、神经系统检查未见异常。

问题：1. 该患儿的初步诊断是什么？
 2. 还应进一步做哪些检查？如何进行治疗？

风湿热（rheumatic fever，RF）是一种由A组乙型溶血性链球菌感染后所致的反复发作的急性或慢性免疫性疾病，主要累及关节、心脏、皮肤和皮下组织，偶尔累及中枢神经系统、血管、浆膜及肺、肾等。临床表现以关节炎和心脏炎为主，可伴发热、皮疹、皮下小结及舞蹈病等。急性发作时通常以关节炎为主要表现，急性发作后常遗留不同程度的心脏损害，最为显著的是瓣膜病变，形成风湿性瓣膜病或慢性风湿性心脏病。本病多见于5～15岁儿童，以冬、春季多见。

我国风湿热发病率为22/10万，尤其是农村和边远地区发病率仍然很高，且近年来发病率有回升趋势，值得重视。

一、病因与发病机制

（一）病因

A组乙型溶血性链球菌感染与风湿热密切相关，风湿热是A组乙型溶血性链球菌感染所致咽峡炎的晚期并发症。影响本病发生的因素有：①链球菌在咽峡部存在的时间越长，发病机会越大；②特殊的致病菌株，如M血清型和黏液样菌株；③患儿的遗传学背景，一些人群具有明显的易感性。

（二）发病机制

本病发病机制尚未十分明确。目前公认的机制是由于链球菌感染后的免疫反应，包括两个方面：①分子模拟：A组乙型溶血性链球菌的抗原性很复杂，各种抗原分子结构与机体器官抗原存在同源性，机体的抗链球菌免疫反应可与人体组织产生免疫交叉反应，导致器官损害。②自身免疫反应：与链球菌抗原模拟的自身抗原与抗链球菌抗体产生免疫反应，形成循环免疫复合物，沉积于人体关节滑膜、心肌、心瓣膜，激活补体成分产生炎性病变；细胞免疫反应异常也是促进机体损伤的一个环节。

二、病理

本病可分为急性渗出期、增生期和硬化期3期。

1. 急性渗出期　受累部位（心脏、关节、皮肤等）结缔组织变性、水肿，淋巴细胞和浆细胞浸润；心包膜纤维素性渗出，关节腔内浆液性渗出。持续约1个月。

2. 增生期　主要是在心肌和心内膜（包括心瓣膜）形成风湿小体（Aschoff小体），其结构是小体中央为胶原纤维素样坏死物质，外周有淋巴细胞、浆细胞和巨大的多核细胞（风湿细胞）。风湿小体还可分布于肌肉及结缔组织，多于关节处皮下组织和腱鞘形成皮下小结，是诊断风湿热的病理依据和风湿活动的指标。本期持续3～4个月。

3. 硬化期　风湿小体中央变性和坏死物质被吸收，炎症细胞减少，纤维组织增生和瘢痕形成。二尖瓣最常受累，其次为主动脉瓣。此期持续2～3个月。

三、临床表现

多为急性起病,发病前 1~6 周常有链球菌性咽峡炎病史。风湿热主要有游走性多发性关节炎、心脏炎、皮下小结、环形红斑及舞蹈病 5 个表现,这些表现可单独出现或合并出现。常反复发作。发热和关节肿痛是最常见的主诉。

(一)一般表现

急性起病者体温在 38~40℃,热型不规则,1~2 周后转为低热;隐匿起病者可为低热或无热。其他表现有精神不振、疲乏无力、食欲下降、体重减轻、面色苍白、多汗、鼻出血等。

(二)心脏炎

40%~50% 的风湿热患者累及心脏,是风湿热唯一的持续性器官损害。初次风湿热发作,多在起病 1~2 周内出现心脏炎症状,以心肌炎和心内膜炎最多见,也可同时累及心肌、心内膜和心包,称为全心炎。

1. 心肌炎　轻者可无症状,重者可伴不同程度的心力衰竭。常见表现:①安静时心率增快,与体温升高不成比例;②心脏扩大,心尖搏动弥散;③心音低钝,可闻及奔马律;④心尖部轻度收缩期吹风样杂音,75% 患儿可在主动脉瓣区闻及舒张中期杂音;⑤X 线示心脏扩大,心脏搏动减弱;⑥ECG 示 P-R 间期延长,伴有 T 波低平和 ST 段异常,或有心律失常。

2. 心内膜炎　最常累及二尖瓣,其次是主动脉瓣,造成关闭不全。二尖瓣关闭不全时心尖部可闻及(2~3)/6 级全收缩期吹风样杂音,向腋下传导,有时可闻及二尖瓣相对狭窄所致舒张期杂音。主动脉瓣关闭不全时胸骨左缘第 3 肋间闻及舒张期叹气样杂音。急性期瓣膜损害多为瓣膜充血水肿所致,恢复期可逐渐消失。多次反复发作可造成瓣膜永久性瘢痕形成,导致风湿性心瓣膜病。

3. 心包炎　积液量少时,可有心前区疼痛,心底部有时可闻及心包摩擦音。积液量多时心前区搏动消失,心音遥远,有颈静脉怒张、肝大等心包填塞表现。X 线检查示心影向两侧扩大呈烧瓶状。ECG 示低电压,早期 ST 段抬高,随后 ST 回到等电线,并出现 T 波改变。有心包炎表现者,提示心脏炎严重,易发生心力衰竭。

> **医考链接**
>
> 风湿热的心内膜炎,最常受侵犯的瓣膜是(　　)
> A. 三尖瓣　　　　　　　　B. 肺动脉瓣
> C. 三尖瓣和肺动脉瓣　　　D. 主动脉瓣
> E. 二尖瓣
> 正确答案:E
> 题解:风湿热发生心内膜炎,最常受侵犯的瓣膜是二尖瓣,其次是主动脉瓣,故选 E。

(三)关节炎

关节炎占风湿热患儿的 50%~60%,典型表现是游走性多关节炎,主要累及膝、踝、肘、腕等大关节,局部表现红、肿、热、痛,活动受限。每个受累关节症状持续数日后消失,不留畸形。但此起彼伏,可延续 3~4 周。

(四)舞蹈病

舞蹈病占 3%~10%。表现为全身或局部肌肉无目的的不自主快速运动,如挤眉弄眼、伸舌耸肩、手舞足蹈、语言障碍、书写困难等,细微动作不协调,兴奋或注意力集中时加剧,入睡后消失。常伴肌无力和情绪不稳定。舞蹈病常在其他症状出现后数周至数月出现，也可单独出现或合并风湿热的其他表现。病程 1~3 个月。

（五）皮肤表现

1. 环形红斑　发生率为 6%~25%。常见于躯干和四肢近端屈侧，为环形或半环形边界清楚的淡红色斑，边缘轻度隆起，中心苍白，大小不等，不痒不痛，呈一过性或时隐时现，可持续数周，消失后不遗留脱屑及色素沉着。

2. 皮下小结　见于 2%~16% 的患儿。常见于肘、膝、腕、踝等关节伸侧，或枕部、前额及胸、腰椎脊突的突起部位。为坚硬无痛结节，直径 0.1~1cm，与皮肤无粘连。常与心脏炎并存，是风湿活动的显著标志。经 2~4 周自然消失。

四　实验室检查和其他检查

1. 链球菌感染的证据　20%~25% 的患儿咽拭子培养可发现 A 组乙型溶血性链球菌。链球菌感染 1 周后血清 ASO 滴度开始上升，4~6 周达高峰，2 个月后逐渐下降。50%~80% 的风湿热患儿 ASO 升高，同时抗脱氧核糖核酸酶 B、抗链球菌激酶（ASK）和抗透明质酸酶（AH）阳性率达 95%。

2. 风湿活动的指标　包括白细胞计数和中性粒细胞增高、ESR 增快、CRP 阳性，α_2 球蛋白和黏蛋白增高等。仅能反映疾病的活动情况，对诊断并无特异性。

五　诊断与鉴别诊断

（一）诊断

风湿热的诊断主要依据临床表现和实验室检查的综合分析。目前仍参照 1992 年美国心脏病协会修订的 Jones 诊断标准，包括 3 个部分：主要指标、次要指标、链球菌感染的证据。在确定链球菌感染的前提下，有两项主要指标或一项主要指标伴两项次要指标即可诊断（表 13-1）。近年风湿热不典型和轻型病例增多，WHO 于 2002~2003 年对风湿热的诊断标准作了如下修订：①对伴有风湿性心脏病的复发性风湿热的诊断，只需具有 2 项次要表现及前驱链球菌感染证据即可确立诊断；②对隐匿发病的风湿性心脏炎和舞蹈病的诊断也放宽，不需要其他主要表现，即使前驱链球菌感染证据缺如，也可作出诊断；③对多关节炎、多关节痛或单关节炎可能发展为风湿热给予重视，以避免误诊及漏诊。

表 13-1　Jones 诊断标准（1992 年修订）

主要指标	次要指标	链球菌感染的证据
1. 心脏炎	1. 临床表现	1. 近期患过猩红热
（1）杂音	（1）既往风湿热病史	2. 咽培养溶血性链球菌阳性
（2）心脏增大	（2）关节痛	3. ASO 或风湿热抗链球菌抗体增高
（3）心包炎	（3）发热	
（4）充血性心力衰竭		
2. 多发性关节炎	2. 实验室检查	
3. 舞蹈病	（1）ESR 增快、CRP 阳性，白细胞增多、贫血	
4. 环形红斑	（2）心电图：P-R 间期延长，Q-T 间期延长	
5. 皮下小结		

注：如多发性关节炎作为主要指标时，关节痛则不能作为一项次要指标；心脏炎作为主要指标时，心电图不能作为一项次要指标。

风湿热确诊后,应尽可能明确其发病类型,了解是否有心脏损害。对既往有风湿热病史者,应明确风湿热的活动性。

(二)鉴别诊断

1. 幼年特发性关节炎 多于3岁以下起病,常侵犯指(趾)小关节,关节炎无游走性特点。反复发作后遗留关节畸形,X线骨关节摄片可见关节面破坏、关节间隙变窄和邻近骨骼骨质疏松。

2. 急性化脓性关节炎 为全身脓毒血症的局部表现,全身中毒症状重,多累及大关节。血培养阳性,常为金黄色葡萄球菌。

3. 非特异性肢痛 又名"生长痛",疼痛部位多位于双膝附近肌肉,于夜间或入睡后发生,喜按摩,局部无红肿、无发热,与链球菌感染无关。

4. 感染性心内膜炎 先天性心脏病或风湿性心脏病合并感染性心内膜炎时,易与风湿性心脏炎相混淆。感染性心内膜炎有贫血、脾大、皮肤瘀斑或其他栓塞症状有助于鉴别。血培养可获阳性结果。超声心动图可看到心瓣膜或心内膜有赘生物。

5. 病毒性心肌炎 心脏杂音不明显,较少累及心内膜,较多出现期前收缩等心律失常,实验室检查可找到病毒感染的证据。

医考链接

风湿热主要的诊断标准不包括(　　)

A. 游走性多发性关节炎　　B. 心脏炎

C. 发热　　D. 环形红斑

E. 舞蹈病

正确答案:C

题解:风湿热的诊断标准,主要表现包括心脏炎、多发性关节炎、舞蹈病、皮下小结、环形红斑,故选C。

六 治疗

治疗目标是去除诱发风湿热的病因,控制临床症状,处理各种并发症。

1. 休息 卧床休息的时间取决于心脏受累的程度和心功能状态。急性期无心脏炎者卧床休息2周,随之逐渐恢复活动,2周内可达正常活动水平;有心脏炎无心力衰竭者卧床休息4周,随之4周内逐渐恢复正常活动;有心脏炎伴心力衰竭者,需卧床休息至少8周,2~3个月内逐渐增加活动量。

2. 抗风湿热治疗 常用阿司匹林和糖皮质激素。①阿司匹林:适用于无心脏炎的患儿。100mg/(kg·d)(最大量≤3g/d),分次服用,2周后逐渐减量,疗程4~8周。②糖皮质激素:用于有心脏炎者,泼尼松2mg/(kg·d)(最大量≤60mg/d),分次口服,2~4周后减量,总疗程8~12周;伴有充血性心力衰竭时可静脉注射氢化可的松10~30mg/kg,每日1次,共1~3次。

3. 清除链球菌感染 青霉素80万单位肌内注射,每日2次,连用2周,以彻底清除链球菌感染。青霉素过敏者换用其他有效抗生素,如红霉素等。

4. 其他治疗 配合治疗心力衰竭,可给予低盐饮食、利尿剂和血管扩张剂;慎用洋地黄制剂,以免发生洋地黄中毒。舞蹈病时可用苯巴比妥、地西泮等镇静剂。关节肿痛时可给予制动或使用解热镇痛剂缓解症状。

● 案例 13-3 分析

1. 患儿有上呼吸道感染病史，临床表现间断发热，有游走性多发性关节炎、心脏杂音，可初步诊断"风湿热"。

2. 为进一步明确诊断还需完善 ESR、CRP、ASO、心电图等检查。风湿热治疗主要包括合理休息、抗风湿治疗、清除链球菌感染及镇静、止痛等治疗。

七、预防

为预防风湿热复发，应用苄星青霉素（长效青霉素）120 万 U 肌内注射，每 3~4 周 1 次，不少于 5 年。有严重风湿性心脏病者，宜作终身药物预防。青霉素过敏者可改用红霉素口服，每次 0.25g，每日 2 次，每月口服 6~7 天，不少于 5 年。

风湿热的预后主要取决于心脏炎的严重程度、首次发作是否得到正确抗风湿热治疗及是否正规抗链球菌治疗。伴心脏炎者易于复发，预后较差，尤以严重心脏炎伴充血性心力衰竭的患儿为甚。

第五节　幼年特发性关节炎

幼年特发性关节炎（juvenile idiopathic arthritis，JIA）是儿童时期常见的风湿性疾病，以慢性关节滑膜炎为主要特征，伴全身多系统受累，是造成小儿致残或失明的主要原因。

幼年特发性关节炎的定义：儿童时期（16 岁以下）不明原因关节肿胀、疼痛持续 6 周以上者。男孩多于女孩。

一、病因与发病机制

病因至今尚未明确，可能与多种因素有关。

1. 感染因素　细菌（链球菌、耶尔森菌、志贺菌、空肠弯曲菌、沙门菌属等）、病毒（细小病毒 B19、风疹病毒、EB 病毒等）、支原体及衣原体感染可能与本病有关。

2. 免疫因素　目前许多研究证明 JIA 为自身免疫性疾病。

3. 遗传因素　有资料证实 JIA 有遗传学背景，具有人类白细胞抗原（HLA）DR4、DR8、DR5 位点者的人群易发病。

发病机制可能为：各种感染性微生物的特殊成分作为外来抗原，作用于具有遗传学背景的人群，激活免疫细胞。通过直接损伤或分泌细胞因子、自身抗体触发异常免疫反应，引起自身组织的损害和变性。

二、临床表现

（一）全身型关节炎

1. 任何年龄均可发生，5 岁以下多见，无明显性别差异。

2. 发热　弛张型高热是此型的特征，体温波动于 36~41℃，高热可伴寒战和全身中毒症状，热退后活动如常。发热可持续 2 周以上。

3. 关节症状　主要症状是关节炎或关节痛。常与发热相伴或在发热时加剧，热退后缓解。

膝关节最常受累，手指关节、腕关节、肘关节、肩关节、踝关节亦可受累。反复发作数年后，部分患儿可有关节强直。关节症状可为首发，也可在发病数月或数年后出现。

4. 其他伴随症状　患儿可在上述表现基础上，伴随以下一项或多项症状。

（1）皮疹：呈淡红色斑丘疹，以躯干及肢体近端为多。特点为随体温升降而出现或消退，是此型的典型表现之一，具有诊断意义。

（2）肝、脾及淋巴结肿大：半数患儿可有肝脾肿大，可伴有轻度肝功能异常。体温正常后肝脾缩小，多数患儿有全身淋巴结肿大。

（3）浆膜炎：如胸膜炎和心包炎。

（4）神经系统症状：部分患儿出现脑膜刺激征和脑病症状，如头痛、呕吐、抽搐、脑脊液改变等。

（二）多关节型关节炎

1. 多关节型（类风湿因子阴性）　任何年龄均可起病，但1～3岁和8～10岁是本病发生的两个高峰年龄。女孩多见。受累关节≥5个，多为对称性，大小关节均可受累，颈椎、下颌关节最易受累。颞颌关节受累时导致张口困难、小颌畸形。

2. 多关节型（类风湿因子阳性）　本型以年长的女孩多见。典型的关节表现为渐进性、对称性的多关节受累，多累及手的小关节。儿童通常表现为多个关节受累，后期可侵犯髋关节，最终约50%以上发生关节强直变形而影响功能。可出现类风湿结节。

（三）少关节型关节炎

少关节型关节炎多见于女孩，发病高峰在5岁前。好发部位为膝、踝、肘或腕等大关节，常为非对称性。关节炎反复发作，但很少致残。20%～30%患儿发生慢性虹膜睫状体炎而致视力障碍。

（四）与附着点炎症相关的关节炎

本型以男孩多见，好发于8～15岁儿童。四肢关节炎常为首发症状，以下肢大关节（髋关节、膝关节、踝关节）受累多见，表现为肿、痛和活动受限。骶髂关节病变典型症状为下腰部疼痛，需注意与其他骶髂关节或髋关节炎症相鉴别。

（五）银屑病性关节炎

儿童时期罕见。多见于女孩。表现为一个或几个关节受累，多为非对称性。关节炎可发生于银屑病发病之前或数月、数年后。

三 实验室检查和其他检查

1. 血液检查　在活动期可有轻或中度贫血，外周血白细胞总数和中性粒细胞增高，甚至出现中毒颗粒及核左移；ESR明显增快，CRP阳性。

2. 自身抗体　类风湿因子阳性提示严重关节病变。类风湿因子阴性不能排除JIA的诊断。40%的JIA患儿ANA可呈阳性。

3. 其他检查

（1）关节液分析和滑膜组织学检查：可鉴别化脓性关节炎、结核性关节炎、类肉瘤病和滑膜肿瘤等。

（2）X线检查：早期（病程1年左右）X线片仅显示软组织肿胀，关节周围骨质疏松。晚期才见关节面骨破坏，以手腕关节多见。

（3）其他影像学检查：骨关节同位素扫描、MRI、超声波均有助于发现早期骨关节损害。

四、诊断与鉴别诊断

（一）诊断

JIA 的诊断主要依据临床表现，采用排除诊断法。16 岁以下儿童不明原因的关节肿胀，持续 6 周以上者，并排除其他疾病后可诊断为 JIA。根据各型 JIA 的定义和临床表现进行分型。注意重型并发巨噬细胞活化综合征的诊断。

（二）鉴别诊断

以高热、皮疹等全身症状为主者，应与败血症、病毒感染、白血病、淋巴瘤和恶性组织细胞病等相鉴别。以关节症状为主者应与风湿热、化脓性关节炎、关节结核及创伤性关节炎相鉴别。还应与系统性红斑狼疮、过敏性紫癜、皮肤黏膜淋巴结综合征、脊髓肿瘤、腰椎感染、先天性髋关节病变等相鉴别。

> **链接**
>
> **巨噬细胞活化综合征**
>
> 巨噬细胞活化综合征是 JIA 的严重并发症。多发生于 JIA 全身型。临床表现为急性发病，进展迅速，主要以发热、肝脾淋巴结增大、全细胞减少、肝功能急剧恶化、凝血功能异常及中枢神经系统表现为特征，甚至发生急性肺损伤及多器官功能衰竭。实验室检查：ESR 降低、血清铁蛋白增高、氨基转移酶及肌酶增高、血脂增高、白蛋白降低等。骨髓穿刺可见吞噬血细胞。由于 T 淋巴细胞和巨噬细胞的活化和不可遏制的增生，导致细胞因子过度产生所致。死亡率高。

五、治疗

治疗原则为控制病变活动，消除关节肿痛，预防感染和关节炎症加重，预防关节功能不全和残疾，恢复关节功能及生活能力。

（一）一般治疗

急性期发热时应注意休息。重视心理治疗，帮助患儿克服因疾病造成的自卑心理，鼓励患儿参加适当的运动，尽可能像正常儿童一样生活和上学，使患儿身心得到健康成长。

（二）药物治疗

1. **非甾体抗炎药** 常用药物：①肠溶阿司匹林（ASP）：推荐剂量为 60~90mg/（kg·d），分 4~6 次口服，1~4 周内见效，病情缓解后逐渐减量，以最低临床有效剂量维持，可持续数月至数年。②萘普生：10~15mg/（kg·d），分 2 次口服。③布洛芬：50mg/（kg·d），分 2~3 次口服。

2. **缓解病情的抗风湿药** 为治疗 JIA 的二线药物，应用此类药物至出现临床疗效所需时间较长。在患儿尚未发生骨侵蚀或关节破坏时及早使用此类药物可以控制病情加重。常用药物：①羟氯喹：5~6mg/（kg·d）（不超过 0.25g/d），分 1~2 次口服。②柳氮磺吡啶：50mg/（kg·d），服药 1~2 个月。③青霉胺、金制剂等。

3. **糖皮质激素** 可减轻 JIA 关节炎症状，但不能阻止关节破坏，长期使用不良反应大，而一旦停药将会严重复发，故不作为首选或单独使用的药物。临床使用时必须严格掌握适应证。适用于应用非甾体抗炎药或其他药物治疗无效的全身型及多关节型患儿。常用泼尼松 0.5~1mg/（kg·d），一次顿服或分次口服，症状控制后即逐渐减量至停用。

4. **免疫抑制剂** ①甲氨蝶呤：10mg/m²，每周 1 次顿服。②环孢素、环磷酰胺、雷公藤总苷等。

5. **其他** IVIG 可试用于治疗难治性全身型 JIA，抗肿瘤坏死因子可用于治疗多关节型 JIA。中药提纯制剂白芍总苷治疗 JIA 有一定疗效。

（三）理疗

理疗对保持关节活动、肌力强度是为重要。应尽早开始保护关节及维持肌肉强度的锻炼，有利于防止肌肉挛缩和关节致残。

第六节 儿童艾滋病

艾滋病即获得性免疫缺陷综合征（AIDS），是由人类免疫缺陷病毒（HIV）感染所引起的一种慢性严重的感染性疾病。HIV 感染后主要引起 $CD4^+$ T 淋巴细胞的损伤和减少，同时导致其他免疫系统的损伤，从而引起各种机会性感染和肿瘤的发生，最终导致患者死亡。

一、病因与流行病学

HIV 属 RNA 反转录病毒，有两个亚型。该病毒对热敏感，56℃ 30 分钟能灭活，一般消毒剂如 50% 乙醇溶液、0.3% 过氧化氢溶液、0.2% 次氯酸钠溶液及 10% 漂白粉溶液，经 10 分钟能灭活。该病毒对紫外线不敏感。

艾滋病患者和无症状 HIV 携带状态的妊娠期妇女和哺乳期妇女是本病的重要传染源。病毒主要存在于感染者的血液、精液、生殖道分泌物中，其他体液如唾液、泪液和乳汁亦含有病毒，均具有传染性。

母婴传播是儿童艾滋病主要的传播途径，可发生在妊娠期、分娩过程中和哺乳期。其次为血源传播，如输血、注射、器官移植等。性接触传播主要发生在成年人。

二、发病机制与病理

HIV 进入人体后，与 $CD4^+$ T 淋巴细胞结合，从而使大量 $CD4^+$ T 淋巴细胞被破坏，造成细胞免疫功能缺陷，丧失辅助 B 淋巴细胞分化的能力，使体液免疫功能亦出现异常，表现为高免疫球蛋白血症，出现自身抗体和对新抗原反应性降低。抗体反应缺陷，使患儿易患严重化脓性病变；细胞免疫功能低下，引起各种机会性感染，如结核分枝杆菌、巨细胞病毒、卡氏肺囊虫、李斯特菌等的感染，常是致死的原因。

HIV 感染后早期表现是淋巴组织反应性增生，随后出现淋巴结和脾脏中淋巴细胞减少，表现为生发中心空虚，无生发中心甚至完全丧失淋巴成分。胸腺严重萎缩，缺少胸腺小体。部分病例还可出现肿瘤样改变如淋巴瘤和卡波西肉瘤。HIV 还常侵犯中枢神经系统，包括胶质细胞增生、灶性坏死、血管周围炎和脱髓鞘改变。

三、临床表现

儿童艾滋病潜伏期相对短，起病较急、病情进展快。艾滋病患儿的临床表现很大程度上取决于所发生的机会性感染的部位和种类。垂直传播的 HIV 感染主要临床表现有生长停滞、淋巴结肿大、慢性咳嗽、发热、反复发生肺部感染和持续的腹泻。新生儿期缺乏典型的临床表现，可见早产、低出生体重和畸形。出生后 AIDS 患儿常见的临床表现有以下几种。

1. 生长发育迟缓或停滞　多数出生后 4~8 个月出现。
2. 体重下降 20%~40%。
3. 间歇或持续性低热或高热。
4. 淋巴结肿大　表现为不明原因的全身淋巴结肿大，无触痛，持续数月至数年。
5. 肺部疾病　是儿童艾滋病发生并发症和死亡的主要原因。其中 34% 为卡氏肺孢子虫肺炎，28% 有淋巴细胞间质性肺炎和非淋巴样增生，多见于年长儿。
6. 反复细菌性感染　常为艾滋病患儿的首发症状，表现为急性细菌性肺炎、败血症、蜂窝织炎等。
7. 不明原因反复发作的腹泻　可能是机会性感染，也可能是 HIV 对胃肠黏膜的直接作用。
8. 神经系统损害　表现为反应迟钝、智力运动发育落后、运动异常、惊厥、失语和失明。
9. 原因不明的血小板减少　也可为艾滋病的首发症状。
10. 皮肤黏膜的反复感染　包括鹅口疮、口腔毛状白斑、单纯疱疹感染等。
11. 恶性肿瘤　多见淋巴瘤。

四　实验室检查和其他检查

1. HIV 抗体检测　是初筛试验的主要手段，包括初筛试验和确认试验。18 个月内的婴幼儿不能仅靠检测 HIV 抗体作出 AIDS 的诊断。
2. 抗原检测　主要是检测病毒核心抗原 P24，一般在感染后 1~2 周内即可检出。
3. 病毒核酸检测　利用 PCR 或连接酶链反应（LCR）技术，可检出微量病毒核酸。
4. 血淋巴细胞亚群分析　为免疫缺陷的实验诊断，包括 CD4+/CD8+ 倒置、自然杀伤细胞活性降低、皮肤迟发型变态反应减退或消失、抗淋巴细胞抗体和抗精子抗体及抗核抗体阳性。β_2 微球蛋白增高，尿中新蝶呤升高。

五　诊断

儿童 HIV 感染和 AIDS 的诊断标准（2002 年中华医学会制订）如下所述。

1. 无症状 HIV 感染
（1）流行病史：①HIV 感染的母亲所生的婴儿。②输入未经 HIV 抗体检测的血液或血液制品史。
（2）临床表现：无任何症状、体征。
（3）实验室检查：≥18 个月儿童，HIV 抗体阳性，经确认试验证实；患儿血浆中 HIV RNA 阳性。
（4）确诊标准：①≥18 个月儿童，具有相关流行病学史，实验室检查中任何一项阳性可确诊。②<18 个月儿童，具有相关流行病学史，2 次不同时间的血浆样本 HIV RNA 阳性可确诊。

2. 儿童 AIDS
（1）流行病史：同无症状 HIV 感染。
（2）临床表现：不明原因的持续性全身淋巴结肿大（直径>1cm）、肝脾肿大、腮腺炎；不明原因的持续发热超过 1 个月；慢性反复发作性腹泻；生长发育迟缓；体重下降明显（3 个月内>基线 10%）；迁延不愈的间质性肺炎和口腔真菌感染；常发生各种机会性感染等。与成人 AIDS 相比，儿童 AIDS 的特点：①HIV 感染后，潜伏期短、起病较急、进展快；②婴幼儿易发生脑病综合征，且发病早、进展快、预后差；③生长发育停滞是儿童 HIV 感染的一种特殊表现；④反复细菌感染表现突出，特别易感染多糖荚膜细菌；⑤慢性腮腺炎和淋巴细胞性间质性肺炎常见。

（3）实验室检查：HIV 抗体阳性并经确认试验证实，血浆中 HIV RNA 阳性；外周血 $CD4^+$ T 淋巴细胞总数减少，占淋巴细胞的百分比减少。

（4）确诊标准：患儿具有一项或多项临床表现，≥18 个月患儿 HIV 抗体阳性（经确认试验证实）或 HIV RNA 阳性可确诊；＜18 个月患儿 2 次不同时间的样本 HIV RNA 阳性可确诊。

六、治疗

目前的治疗方法对 HIV 感染有肯定疗效，但均不能根治。主要包括抗病毒、免疫学治疗、抗机会性感染及抗肿瘤等综合治疗措施。

1. 抗病毒治疗　常用抗 HIV 药物有三类：①核苷类反转录酶抑制剂：如齐多夫定（AZT）、二脱氧肌苷（DDI）、拉米夫定（STC）和司他夫定（d4T）。②非核苷类反转录酶抑制剂：如奈韦拉平（NVP）和地拉韦定（DLR）。③蛋白酶抑制剂：如沙奎那韦、奈非那韦和利托那韦等。因单用一种药物效果差，故提倡 2 种以上药物联合治疗。

2013 年 WHO 最新指南建议开始抗病毒治疗的指征为：①所有 5 岁以下 HIV 感染儿童不论其 $CD4^+$ T 淋巴细胞计数是多少，也不论其处于临床几期；②所有 5 岁及以上感染 HIV 且 $CD4^+$ T 淋巴细胞计数等于或低于 500 个 $/mm^3$ 的儿童；③所有 HIV 感染且出现严重或晚期症状性疾病的儿童，不论 $CD4^+$ T 淋巴细胞计数的多少；④任何临床初步诊断为 HIV 感染的 18 个月以下的婴幼儿。

2. 抗机会性感染和抗肿瘤治疗　应根据临床病原的种类，积极进行抗感染及必要的预防治疗。

3. 免疫学治疗　基因重组 IL-2 与抗病毒药物同时应用能改善免疫功能，增强免疫细胞杀伤被 HIV 感染细胞的能力。

4. 支持及对症治疗　包括输血及营养支持疗法，补充维生素。静脉注射人免疫球蛋白可减少 AIDS 患儿合并细菌感染的概率，缩短住院时间。

七、预防

儿童艾滋病大多是经母婴垂直传播而导致的，因此，预防的重点应是阻断母婴传播，其他尚需防止经输血、血液制品及医源性传播等。

对 HIV 感染的母婴传播，研究者已取得了不少经验。抗病毒药物阻断＋产科干预＋人工喂养的综合干预措施是预防母婴传播的最为有效的措施。

自测题

A_1 型题

1. 导致风湿热的病原菌是（　　）
    A. A 组乙型溶血性链球菌
    B. 大肠埃希菌
    C. 金黄色葡萄球菌
    D. 流感杆菌
    E. 肺炎链球菌

2. 下列哪一项是链球菌感染证据（　　）
    A. 抗"O"＞500U
    B. 红细胞沉降率增快

C. CRP 阳性
D. 扁桃体化脓
E. 白细胞增高

3. 风湿热的一般表现不包括（　　）
   A. 胃纳不佳　　　B. 面色苍白
   C. 发热、多汗　　D. 鼻出血
   E. 多发性关节炎

4. 儿童 HIV 感染最主要的传播途径是（　　）
   A. 静脉注射传播　B. 输血传播
   C. 母婴传播　　　D. 性传播
   E. 生活接触

5. 原发性免疫缺陷病最常见的感染部位是（　　）
   A. 呼吸道　　　　B. 胃肠道
   C. 皮肤　　　　　D. 骨关节
   E. 脑膜

6. 下列哪一项不是川崎病的常见症状（　　）
   A. 眼结膜充血，无脓性分泌物
   B. 化脓性淋巴结炎
   C. 持续高热
   D. 口腔黏膜弥漫充血和草莓舌
   E. 手足肿胀和脱皮

A₂ 型题

7. 患儿，女，6 岁，皮疹 3 天。1 周前患上呼吸道感染。体检发现四肢伸面散在紫红色斑丘疹、高出皮面、压之不褪色，可见风团，余无异常。血清 IgA 3.6g/L。初步考虑为（　　）
   A. 湿疹　　　　　B. 荨麻疹
   C. 药物性皮疹　　D. 过敏性紫癜
   E. 丘疹性荨麻疹

8. 患儿，女，6 岁。近半年反复患咽扁桃体炎，现发热 2 周，每日热退时，精神状态良好，面色渐苍白，肘关节、膝关节不固定痛，体查发现心音低钝，心尖区可听到吹风样收缩期杂音。提示该患儿可能患有（　　）
   A. 先天性心脏病　B. 二尖瓣狭窄
   C. 风湿性心肌炎　D. 发热所致
   E. 病毒性心肌炎

A₃/A₄ 型题

（9～11 题共用题干）

7 岁男童，2 周前咽痛，自服氨苄西林后好转，9 天前低热，近 3 日右肩和左膝疼痛，但无红肿。昨日感觉心累，心电图示 P—R 延长，ST—T 改变。体检发现咽红，无脓性渗出物，心尖区闻及 II 级收缩期杂音。胸部 X 线片示心影轻度扩大，搏动稍弱。未见关节红肿。

9. 应考虑为（　　）
   A. 风湿热
   B. 败血症
   C. 幼年型类风湿关节炎
   D. 川崎病
   E. 系统性红斑狼疮

10. 为进一步明确诊断，首先应进行（　　）
    A. 心脏彩色多普勒
    B. 红细胞沉降率
    C. 抗链球菌溶血素 O
    D. 咽培养
    E. 血培养

11. 该例的药物治疗是（　　）
    A. 阿司匹林
    B. 糖皮质激素
    C. 非激素类抗炎药物
    D. 甲氨蝶呤
    E. 羟基喹啉

（12～14 题共用题干）

2 岁男童，因发热 6 天、皮疹 3 天入院。发热为弛张热型，用退热药有暂时效果。皮疹为全身性淡红色斑丘疹，患儿烦躁不安。1 个月前邻居小孩患"麻疹"，8 个月时接种麻疹疫苗。体检发现：结膜充血，唇和口腔黏膜鲜红、干裂，未见科氏斑。左颈淋巴结 2 个，2cm×2cm，质硬，压痛；心肺无异常，肝脾不肿大。四肢远端硬性肿胀。WBC $12×10^9$/L，N 0.81，L 0.19。血培养：无细菌生长。

12. 该病例最可能的诊断是（　　）
    A. 急性风湿热
    B. 川崎病
    C. 全身型幼年特发性关节炎

D. 不典型麻疹
E. 败血症

13. 为了解本病例的预后，应检测（　　）
    A. 抗核抗体
    B. 类风湿因子
    C. C反应蛋白
    D. 心脏超声彩色多普勒
    E. 全身CT

14. 最理想的治疗方案是（　　）
    A. 糖皮质激素
    B. 糖皮质激素＋阿司匹林
    C. 静脉注射丙种球蛋白
    D. 静脉注射丙种球蛋白＋阿司匹林
    E. 糖皮质激素＋静脉注射丙种球蛋白

（洪　昆）

第十四章 感染性疾病

引言：感染性疾病泛指各种病原微生物寄生于人体所引起的局部或全身性炎症或器官功能障碍，具有不可预测性、遗传性、不同物种间交叉传播性等特点，有较高的发病率和死亡率。根据其传染性可以分为传染性感染病和非传染性感染病。感染性疾病是儿科常见的一类疾病，那么，儿童时期常见的感染性疾病都有哪些？我们应该如何防治呢？

第一节 麻 疹

麻疹（measles）是麻疹病毒所致的急性出疹性呼吸道传染病。临床以发热、上呼吸道炎（咳嗽、流涕）、结膜炎、口腔麻疹黏膜斑（又称科氏斑，Koplik spot）及皮肤特殊性斑丘疹为主要表现。肺炎、喉炎是其常见并发症，也是引起麻疹死亡的重要原因。

一、病因与流行病学

麻疹病毒为 RNA 病毒，属副黏病毒科，仅有一种血清型。人是唯一宿主。病毒不耐热，对日光和消毒剂均敏感，但在低温中能长期保存。随飞沫排出的病毒在室内可至少存活 32 小时。

麻疹患者是唯一的传染源。在前驱期和出疹期，患者口、鼻、咽、气管及眼部的分泌物中均含有麻疹病毒，经过患者的呼吸、咳嗽或喷嚏，通过飞沫形式直接传播，与患者密切接触或直接接触患者的鼻咽分泌物亦可传播。由衣物、玩具等间接传播甚少见。麻疹患者自出疹前 5 天至出疹后 5 天均有传染性，若合并肺炎，传染性可延长至出疹后 10 天。本病传染性极强，易感者接触后 90% 以上发病。在我国，以 8 个月至 5 岁儿童发病率最高。以冬、春季发病较多，2～5 月份为发病高峰。病后可获得终身免疫。

二、发病机制

麻疹病毒侵入上呼吸道和眼结膜上皮细胞内增殖，然后播散到局部淋巴组织，在感染后第 2～3 天病毒进入血液（初次病毒血症）；继之，病毒被单核-巨噬细胞系统吞噬并广泛增殖，在感染后 5～7 天大量病毒再次进入血液（第二次病毒血症）。在感染后 7～11 天，病毒播散至全身组织器官，以口、呼吸道、眼结膜、皮肤及胃肠道等部位为主，引起全身广泛性损害而出现一系列临床表现。至感染后 15～17 天，病毒血症逐渐消失，器官内病毒快速减少至消除。

多核巨细胞是麻疹的病理特征，主要分布于皮肤、淋巴组织、呼吸道和肠道黏膜、眼结膜真皮和黏膜下层毛细血管内皮细胞充血、水肿、增生、单核细胞浸润并有浆液性渗出而形成麻疹皮疹和麻疹黏膜斑。由于皮疹处红细胞裂解，疹退后形成棕色色素沉着。由于患者免疫反应受到抑制，呼吸道病变最明显，可表现为鼻炎、喉炎、支气管肺炎。肠道黏膜可有受累，严重时可并发脑炎。

三、临床表现

（一）典型麻疹

1. 潜伏期　大多数为6~18天（平均10天左右）。潜伏期可有低热、全身不适。
2. 前驱期　亦称出疹前期，一般3~4天。主要表现如下所述。

（1）发热：多为中度以上，热型不一。

（2）上呼吸道炎及结膜炎表现：在发热同时出现咳嗽、流涕、喷嚏、咽部充血等上呼吸道感染症状，以及结膜充血、流泪、畏光等表现。

（3）口腔麻疹黏膜斑：在出疹前1~2天出现。在下颌第二磨牙相对应的颊黏膜处，可见直径0.5~1.0mm灰白色斑点，外有红色晕圈，在1~2天内迅速增多，可累及整个颊黏膜甚至唇部黏膜，部分可融合，于出疹后2~3天迅速消失，是麻疹早期的特异性体征。

（4）其他：部分患儿可有一些非特异症状，如精神不振、食欲减退、头痛、呕吐、腹泻、腹痛等。偶见皮肤荨麻疹或猩红热样皮疹，在出现典型皮疹时消失。

3. 出疹期　于发热第3~4天开始出现皮疹。体温可突然升高至40~40.5℃，咳嗽加剧。皮疹始见于耳后、发迹、颈部，逐渐蔓延至额、面、躯干及四肢，最后达手掌与足底。皮疹初为淡红色斑丘疹，压之褪色，可融合成片，继而色加深呈暗红，不伴痒感。疹间皮肤正常。此期可有浅表淋巴结轻度肿大，肺部可闻及湿啰音，X线可见肺纹理增多或轻重不等的肺部浸润。

4. 恢复期　出疹3~4天后皮疹开始按出疹顺序消退。若无合并症发生，精神、食欲等其他症状也随之好转。疹退后，皮肤留有浅褐色色素沉着伴糠麸样脱屑。整个病程10~14天。

（二）非典型性麻疹

1. 轻型麻疹　多见于对麻疹具有部分免疫力者，如潜伏期内接受过人免疫球蛋白或8个月以下有母亲被动抗体的婴儿。前驱期较短，有一过性低热，轻度眼、鼻卡他症状，可无麻疹黏膜斑，皮疹稀疏，疹退后无色素沉着或脱屑，无并发症。

2. 重型麻疹　主要见于营养不良、免疫力低下继发严重感染者。起病急骤，持续高热，中毒症状重。皮疹可呈出血性，或皮疹出不透，或皮疹出而骤退，皮疹色暗淡。常伴有消化道出血、咯血、血尿及循环衰竭表现，以及肺炎、心力衰竭等并发症，死亡率高。

3. 异型麻疹　主要见于接种过麻疹灭活疫苗而再次感染麻疹野病毒株者。前驱期短，常无麻疹黏膜斑，有高热、头痛、乏力、肌痛等，皮疹不典型、呈多样性，出疹可从四肢远端开始，延及躯干、面部。易并发肺炎。本型临床少见。

四、并发症

1. 肺炎　是麻疹最常见的并发症，占麻疹死因的90%以上。多发生于出疹期。由麻疹病毒引起的肺炎多不严重，主要为继发肺部感染，常见病原体有金黄色葡萄球菌、肺炎链球菌、流感嗜血杆菌等，易并发脓胸或脓气胸。

2. 喉炎　发病率为1%~4%，多见于2~3岁以下儿童。麻疹患儿常有轻度喉炎表现。若为继发细菌感染所致的喉炎，则症状重，常表现为声音嘶哑、犬吠样咳嗽、吸气性呼吸困难及三凹征，重者可窒息死亡。

3. 心肌炎　常见于营养不良和并发肺炎的儿童。轻者仅有心音低钝、心率增快、一过性心电图改变，重者可出现心力衰竭、心源性休克。

4. 神经系统　极少数患儿可发生麻疹脑炎、亚急性硬化性全脑炎，病死率高，预后差。应予注意。

5. 其他　由于患儿免疫反应受抑制，可使体内原有的结核病灶恶化。也可发生维生素 A 缺乏。

五、实验室检查和其他检查

1. 血常规　血白细胞总数正常或减少，淋巴细胞相对增多。若淋巴细胞严重减少提示预后不佳。若白细胞数增加，以中性粒细胞为主，提示继发细菌感染。

2. 抗体检测　采用 ELISA 法检测血清特异性 IgM 抗体，出疹后 3 天 IgM 多呈阳性，2 周时达高峰。具有较高的敏感性和特异性。

3. 病原学检测　用免疫荧光法检测患儿鼻咽分泌物中的麻疹病毒抗原是一种早期快速的诊断方法。也可采用 PCR 法检测麻疹病毒 RNA。前驱期或出疹初期取血、尿或鼻咽分泌物可进行麻疹病毒分离。

4. 多核巨细胞检查　于出疹前 2 天至出疹后 1 天取患儿鼻、咽、眼分泌物涂片，瑞氏染色后直接镜检，可见多核巨细胞或包涵体细胞。

六、诊断与鉴别诊断

根据流行病学资料、麻疹接触史、前驱期出现麻疹黏膜斑、出疹顺序、皮疹形态、皮疹与发热的关系等，诊断不难。疹退后皮肤有脱屑及色素沉着等特点，可帮助作回顾性诊断。非典型麻疹难以确诊者，可做血清特异性抗体检测或病毒分离以确诊。

鉴别诊断主要与各种出疹性疾病相鉴别，见表 14-1。

表 14-1　小儿常见出疹性疾病的鉴别诊断

疾病名称	病原	全身症状及其他特征	皮疹特点	发热与皮疹关系
麻疹	麻疹病毒	呼吸道卡他性炎、结膜炎，发热第 2~3 天口腔麻疹黏膜斑	红色斑丘疹，皮疹自头面部→颈→躯干→四肢，疹退后有色素沉着及细小脱屑	发热 3~4 天后出疹，出疹期为发热高峰期
风疹	风疹病毒	全身症状轻，耳后、枕后淋巴结肿大伴触痛	面颈部→躯干→四肢，斑丘疹，疹间皮肤正常，疹退后无色素沉着及脱屑	发热后半天至 1 天出疹
猩红热	乙型溶血性链球菌	发热、咽痛、头痛、呕吐，环口苍白圈，杨梅舌，扁桃体炎，颈部淋巴结肿大	皮肤弥漫性充血，上有密集针尖大小丘疹，全身皮肤均可受累，持续 3~5 天退疹，疹退后伴脱皮	发热 1~2 天出疹，出疹时高热
幼儿急疹	人疱疹病毒 6 型	一般情况好，高热时可有惊厥，耳后、枕部淋巴结可肿大，常伴有轻度腹泻	红色细小密集斑丘疹，头面颈及躯干部多见，1 天出齐，次日开始消退	高热 3~5 天，热退疹出

七、治疗

主要是对症治疗，加强护理，预防并发症。

1. 一般治疗　卧床休息，保持室内安静、通风。保持眼、鼻、口腔清洁，避免强光刺激。

进食易消化富有营养的食物,补充足够的水分。

2. 对症处理　高热时可酌情使用小量退热剂,切忌退热过猛。若有烦躁、伴惊厥者或有惊厥病史者可给予镇静剂。频繁咳嗽者可用祛痰止咳药。

3. 并发症的治疗　有并发症者可给予相应治疗。继发细菌感染者可用抗生素。WHO推荐给予麻疹患儿补充高剂量维生素A,每次20万~40万单位,每日1次口服,连服2次,可减少并发症的发生。

八　预防

预防麻疹的关键是接种麻疹疫苗。

1. 控制传染源　对麻疹患儿早发现、早报告、早隔离、早治疗。一般隔离至出疹后5天,若合并肺炎,可延长至出疹后10天。对接触麻疹的易感儿应检疫观察3周,并给予被动免疫。

2. 切断传播途径　流行期间避免儿童到人群密集的场所。患儿曾住的房间应通风并用紫外线照射,其衣物应在阳光下暴晒。医护人员要做好消毒隔离工作。

3. 保护易感人群

(1) 主动免疫:采取麻疹减毒活疫苗接种(参见第二章第二节相关内容)。易感者在接触患者2天内接种,仍可防止发病或减轻病情。

(2) 被动免疫:接触麻疹后5天内立即给予免疫球蛋白0.25ml/kg肌内注射,可预防麻疹发病。免疫有效期为3~8周。

第二节　水　痘

水痘(chickenpox)是由水痘-带状疱疹病毒(VZV)引起的一种传染性极强的儿童出疹性疾病。临床以斑疹、丘疹、疱疹和结痂的皮疹共同存在为特征,全身症状轻微。感染后可获得持久的免疫力。冬、春季多发。

一　病因与发病机制

病原体是VZV,为双链DNA病毒,只有一个血清型。在体外抵抗力弱,不耐热、不耐酸,对乙醚敏感,在痂皮下不能存活。人是其唯一宿主。

水痘患者是本病的传染源。主要通过空气飞沫经呼吸道传播,也可通过接触患者疱疹浆液或被污染的用具感染。人群普遍易感,主要见于儿童,以2~6岁为高峰。

病毒经鼻咽部黏膜侵入人体,在局部黏膜和淋巴组织内繁殖,然后进入血液,形成病毒血症;若患者免疫力不能清除病毒,则病毒可到达单核-巨噬内再次增殖后入血,向全身扩散,引起各器官病变。主要损害部位在皮肤和黏膜。皮疹出现1~4天后,产生特异性细胞免疫和抗体,病毒血症消失,症状随之缓解。

水痘的皮肤病变主要在表皮棘细胞层,其上皮细胞发生气球样变和水肿,细胞裂解、液化后形成水痘疱疹,内含大量病毒,以后液体吸收、结痂。如有继发感染,可变为脓疱。最后上皮细胞再生,结痂后脱落,一般不留瘢痕。

二　临床表现

1. 潜伏期　大多数为12~21天(平均14天左右)。

2. 前驱期　仅 1 天左右，可无症状或症状轻微，如发热、全身不适、乏力、食欲减退等。

3. 出痘期　发热数小时至 24 小时出现水痘。始见于躯干和头部，继而扩展至面部及四肢，四肢末端稀少、手掌足底更少，呈向心性分布，是其特征之一。初为红色斑丘疹或斑疹，数小时后变为椭圆形水滴样小水疱，透明饱满，壁薄易破，周围有红晕；约 24 小时后疱液变混浊并呈中央凹陷，2~3 天迅速结痂。1 周左右痂皮脱落，一般不留瘢痕。皮疹分批出现，瘙痒感较重，可见斑疹、丘疹、透明疱疹和结痂同时存在，是水痘的另一重要特征。若继发感染则脱痂时间延长，甚至可留下瘢痕。黏膜也常受累，在口咽部、眼结膜、外阴及肛门等处可见痘疹。水痘多为自限性疾病，10 天左右自愈。

对于患有恶性疾病或免疫功能低下的儿童，可发生重症水痘。出现高热、全身中毒症状。皮疹多且易融合，形成大疱型或出血性皮疹，呈离心性分布。可继发感染或因伴血小板减少而发生暴发性紫癜。

> **链接**
>
> **先天性水痘**
>
> 母亲在妊娠期患水痘可累及胎儿。若发生在妊娠的前 4 个月，可发生先天性水痘综合征，表现为出生体重低、肢体萎缩、视神经萎缩、瘢痕性皮肤病变、智力低下等。若在产前 4 天患水痘，新生儿常于出生后 4~5 天发病，易形成播散性水痘，病死率为 20%~30%。

三、并发症

最常见的并发症是皮肤继发感染如脓疱疮、蜂窝织炎、丹毒，甚至由此导致败血症等；水痘肺炎主要发生在新生儿和免疫缺陷儿童；可发生水痘后脑炎、面神经瘫痪、横贯性脊髓炎、Reye 综合征；少数病例可发生心肌炎、肝炎、肾炎、关节炎等。

四、实验室检查和其他检查

1. 外周血象　白细胞总数正常或稍低。
2. 疱疹刮片　刮取新鲜疱疹基底组织涂片，瑞氏染色可见多核巨细胞，苏木精 - 伊红染色可见核内有包涵体，可快速确诊。
3. 血清学检测　血清水痘病毒特异性 IgM 抗体检测，可助早期诊断；双份血清特异性 IgG 抗体滴度升高 4 倍以上可明确诊断。
4. 病毒 DNA 检测　用 PCR 检测患者呼吸道上皮细胞或外周血白细胞中 VZV，是敏感快捷的早期诊断方法。

五、诊断与鉴别诊断

典型水痘依据流行病学及皮疹特点，如向心性分布、分批出现、不同形态皮疹同时存在等，不难诊断。非典型水痘，可借助于实验室检查以确诊。

水痘需与丘疹样荨麻疹相鉴别，后者主要发生于婴幼儿，是一种过敏性疾病，皮疹多见于四肢，为红色丘疹，可分批出现，顶端有小水疱，痒感显著，周围无红晕，不结痂。还需与虫咬性皮疹、药物和接触性皮炎、肠道病毒和金黄色葡萄球菌引起的疱疹性皮炎相鉴别。

治疗

1. **一般治疗**　水痘患儿应隔离，直到全部皮疹结痂为止。急性期卧床休息，供给足够的水分和易消化的饮食。加强护理，避免因抓伤而继发细菌感染。皮肤瘙痒可局部涂抹炉甘石洗剂，或少量给予镇静剂。水痘患儿避免使用阿司匹林，因该药与Reye综合征发生有关。

2. **抗病毒治疗**　首选阿昔洛韦（无环鸟苷）10～20mg/kg静脉滴注，每8小时一次，疗程5～7天。一般应在皮疹出现后48小时内使用。早期使用α-干扰素能较快抑制皮疹发展，加速病情恢复。

3. **防治并发症**　继发细菌感染时，可加用抗生素治疗。若脑炎出现脑水肿、颅内压增高者应脱水治疗。

 预防

控制传染源，隔离患儿至疱疹全部结痂或出疹后7天。对已接触的易感儿，应检疫3周。目前我国开始使用减毒活疫苗，接触水痘患儿后立即使用，其对易感者保护率可达85%～95%，并可持续10年以上。在接触水痘患儿72小时内，用水痘-带状疱疹免疫球蛋白肌内注射，可起预防作用。

第三节　流行性腮腺炎

流行性腮腺炎（epidemic parotitis）是由腮腺炎病毒所引起的急性呼吸道传染病。临床以腮腺非化脓性肿胀、疼痛为特征，可累及其他各种腺体及其他器官。以5～15岁儿童较为多见，可在幼儿园和学校中流行。

 病因与流行病学

腮腺炎病毒属副黏病毒科，为单链RNA病毒，仅有一个血清型。腮腺炎病毒抵抗力弱，加热至56℃ 20分钟即失去活力，紫外线、来苏水、甲醛均能迅速将其杀灭，但4℃能存活数天。人是该病毒唯一宿主。

患者及健康带病毒者均是传染源。主要通过呼吸道飞沫传播，亦可通过被唾液污染的食具和玩具直接接触传播。四季均可发病，以冬、春季为主。患者主要是学龄前儿童，感染后一般具有持久免疫力。

二　发病机制与病理

腮腺炎病毒经口鼻进入机体，在局部黏膜上皮细胞和淋巴组织中增殖，引起局部炎症反应和免疫反应，然后入血引起病毒血症，进而播散至腮腺和全身各器官。亦可经口腔沿腮腺管传播到腮腺。腮腺炎病毒对腺体组织和神经组织具有高度亲和性，可使多种腺体发生炎症改变；并可侵犯神经系统，导致脑膜炎，引起脑细胞变性、坏死和炎症细胞浸润等改变。该病的病理特征是受侵犯的腺体出现非化脓性炎症，腺体导管细胞肿胀，管腔中充满坏死组织及渗出物，使腺体排泌受阻，唾液中的淀粉酶经淋巴系统进入血液，使血、尿淀粉酶增高。

三、临床表现

潜伏期为14~25天（平均18天）。前驱期症状多较轻。腮腺肿大和疼痛常为首发症状。常先见于一侧，然后另一侧也相继肿大，一般以耳垂为中心，向前、后、下发展，边缘不清，表面发热但不红，触之有弹性、有触痛。腮腺肿大1~3天达高峰，局部疼痛、过敏，张口咀嚼及进酸性饮食时胀痛更重。持续1周左右逐渐消退。腮腺导管开口（位于上颌第二磨牙牙冠对应的颊黏膜上）早期常有红肿。颌下腺、舌下腺也可同时受累，可触及肿胀的椭圆形腺体。部分病例有发热、头痛、乏力、食欲减退等。不典型病例可无腮腺肿胀，或仅见颌下腺或舌下腺肿胀者。

流行性腮腺炎可引起以下并发症。

1. 脑膜炎　最常见，常在腮腺炎高峰时出现，表现为发热、头痛、呕吐，神经系统体征阳性，少有惊厥。脑脊液主要是淋巴细胞增高，糖和氯化物正常；早期可从脑脊液中分离出腮腺炎病毒。预后一般良好，常在2周内恢复正常，多无后遗症。少数可遗留耳聋和阻塞性脑积水。

2. 睾丸炎或卵巢炎　睾丸炎多为单侧，常发生于腮腺炎起病后的4~5天，睾丸明显肿胀、疼痛，大多数患者可有严重的全身反应，突发高热、寒战等，可并发附睾炎、鞘膜积液和阴囊水肿。部分患者可发生睾丸萎缩，一般不影响生育。卵巢炎主要见于青春期女性患者，表现为下腹疼痛及压痛、月经不调等，不影响受孕。

3. 其他　可发生胰腺炎、心肌炎、肾炎等，在腮腺炎发生前后出现。

四、实验室检查和其他检查

1. 血清和尿淀粉酶测定　淀粉酶活力与腮腺肿胀程度平行。90%患者发病早期其血清和尿淀粉酶增高，约2周恢复正常。

2. 血清学检测　ELISA测定血清中腮腺炎病毒特异性IgM抗体，可作早期快速诊断。双份血清特异性IgG抗体效价4倍以上增高有诊断意义。

3. 病毒检测　早期可在患者的血、尿、唾液或脑脊液中分离出病毒。亦可用聚合酶链反应（PCR）检测腮腺炎病毒RNA，有很高的敏感性。

五、诊断与鉴别诊断

依据流行病史、发热和以耳垂为中心的腮腺肿大，诊断一般不难。可疑病例，需借助相应的实验室检查以确诊。

需与化脓性腮腺炎及其他原因引起的腮腺肿大如白血病、淋巴瘤等相鉴别。化脓性腮腺炎主要是一侧腮腺肿大，局部红肿压痛明显，晚期有波动感，挤压腮腺时腮腺管口有脓液流出，不伴睾丸炎或卵巢炎。白细胞计数增高，以中性粒细胞增高为主。

六、治疗

1. 一般治疗　急性期避免进食刺激性及酸性食物，流质饮食，多饮水，保持口腔卫生。

2. 抗病毒治疗　早期可用利巴韦林10~15mg/（kg·d）静脉滴注，疗程5~7天。

3. 对症处理　高热者给予适当退热，头痛或并发睾丸炎者可用解热镇痛药。脑炎症状明显者可按乙型脑炎治疗。睾丸肿痛明显时可用丁字带托起。

4. 肾上腺皮质激素的应用　重症患者可短期使用肾上腺皮质激素。

5. **中药治疗** 多用清热解毒、软坚消痛法，如青黛散调醋局部外敷、普济消毒饮加减内服等。

七 预防

隔离患儿至腮腺肿胀完全消退。集体机构中有接触史的儿童应检疫3周。保护易感儿的措施：主动免疫主要是腮腺炎减毒活疫苗或麻疹-流行性腮腺炎-风疹联合疫苗；被动免疫可给予腮腺炎免疫γ球蛋白。

链接

麻疹-流行性腮腺炎-风疹联合疫苗接种程度

鉴于15月龄内的婴儿可从母体获得麻疹和风疹抗体，影响接种疫苗的效果，美国免疫实施咨询委员会（ACIP）推荐麻疹-流行性腮腺炎-风疹联合疫苗（MMR）对12月龄或以上的人群，以及育龄期进行接种。根据中国麻疹、流行性腮腺炎和风疹的流行情况，建议对以下人群进行接种：①对1~14岁的儿童进行普种。②在普种的基础上，每年对12~18月龄的儿童进行接种。对已在8月龄接种或未接种麻疹疫苗的儿童，此次接种可对原发性免疫失败和未接种儿童起到补种的作用。③有条件的地区，可对未妊娠育龄期妇女或新入学的大学生，或新入伍战士接种。

第四节 传染性单核细胞增多症

传染性单核细胞增多症（infectious mononucleosis，IM）是由EB病毒（EBV）感染所致的急性感染性疾病。临床以发热、咽喉痛、肝脾及淋巴结肿大、外周血中淋巴细胞增多并出现异型淋巴细胞为其特征。

一 病因与流行病学

EBV是一种嗜淋巴细胞的DNA病毒，属疱疹病毒属，主要侵犯B细胞。EBV有5种抗原成分，均能产生各自相应抗体。①衣壳抗原（VCA）：可产生IgM和IgG抗体，VCA-IgM早期出现，在1~2个月后消失，是新近EBV感染的标志；VCA-IgG出现稍迟于前者，可持续多年或终生。②早期抗原（EA）：EA-IgG于病后3~4周达高峰，持续3~6个月，是近期感染或EBV活跃增殖的标志。③核心抗原（EBNA）：EBNA-IgG于病后3~4周出现，持续终生，是既往感染的标志。④膜抗原（MA）是中和性抗原，可产生中和性抗体，其出现及持续时间与EBNA-IgG相同。⑤淋巴细胞决定的膜抗原（LYDMA）：为补体结合抗体，出现及持续时间与EBNA-IgG相同。

本病世界各地均可发病，多呈散发。四季均可发病，主要集中在秋末至初春。患者和EBV携带者是传染源。病毒大量存在于唾液腺和唾液中，可持续或间断排毒数周至数月不等。口-口传播是重要的传播途径，飞沫传播次之，偶可经输血传播。病后可获较稳固的免疫力。

二 发病机制与病理

EBV进入口腔后，先在咽部细胞中增殖，导致细胞破坏，继而入血导致病毒血症，累及周边淋巴系统。因B细胞表面有EBV抗体，故该病毒主要侵犯B细胞，使B细胞表面抗原改变，继而引起T淋巴细胞的强烈免疫应答（活化），转化为细胞毒性T细胞（CTL）。CTL直接破坏感染 EBV 的 B 细胞，同时侵犯许多组织器官而产生一系列临床表现。此时患儿血中出现大量的异型淋巴细胞，就是这种具有杀伤力的 T 淋巴细胞。EBV 可引起 B 细胞多克隆化，产生非特异性多克隆免疫球蛋白。该病发病机制除主要由于 B、T 细胞间的交互作用外，还有免疫复合物的沉积和病毒对细胞的直接损害等。本病发病，在 6 岁以下儿童多呈隐性或轻型感染，15 岁以上多呈典型症状。

本病的基本病理特征是淋巴细胞的良性增生。淋巴结非化脓性肿大，淋巴细胞及单核/巨噬细胞高度增生。肝、心、肾等重要器官均可有淋巴细胞、单核细胞及异型淋巴细胞浸润。脾脏水肿、充满异型淋巴细胞，致脾脏质脆、易破裂。

三 临床表现

潜伏期为 5~15 天。起病急缓不一，症状轻重不一。约 40% 有全身不适、头痛、食欲不佳、呕吐等前驱症状。典型表现有以下几项。

1. 发热　体温 38.5~40℃，热型不固定，持续 1~2 周。部分患儿有畏寒、寒战。

2. 咽峡炎　绝大多数患儿可有咽部、扁桃体、悬雍垂充血肿胀伴疼痛。若肿胀严重可出现吞咽及呼吸困难。

3. 淋巴结及肝脾肿大　约 70% 患儿有淋巴结肿大，在发病 1 周内出现，浅表淋巴结普遍累及，以颈部最为常见，腋下、腹股沟次之。肿大淋巴结直径一般不超过 3cm，硬度中等，无粘连及压痛，常于热退数周后消退。肠系膜淋巴结若受累可引起腹痛。部分患儿肝大，可有轻度黄疸及谷丙转氨酶升高。半数患者有轻度脾大，伴疼痛及压痛，偶可发生脾破裂。

4. 皮疹　约 1/10 患者在病程 1~2 周内出现皮疹，呈多形性，以斑丘疹、丘疹多见，躯干部位多见。持续 1 周左右消退，消退后不脱屑、无色素沉着。

本病多为自限性，预后大多良好。病程一般为 2~3 周，也可长达数月。

四 并发症

重症患者可并发吉兰-巴雷综合征、脑膜脑炎或周围神经炎等。在急性期可发生心肌炎、心包炎等。约 30% 患者出现咽部继发性细菌感染。还可有间质性肺炎、胃肠道出血、肾炎、血小板减少症等，较少见。

五 实验室检查和其他检查

1. 外周血象　血象改变是本病的重要特征。早期白细胞总数可正常或稍低，1 周后白细胞总数升高至 $10 \times 10^9/L$ 以上，甚至 $(30~50) \times 10^9/L$。白细胞分类早期中性粒细胞增多，以后单核细胞可高达 60% 以上，并出现异型淋巴细胞。异型淋巴细胞超过 10% 或其绝对值超过 $1.0 \times 10^9/L$ 具有诊断价值。部分患儿可有血红蛋白降低和血小板计数减少。

2. 血清学检测

（1）嗜异性凝集试验：患者血中出现 IgM 嗜异性抗体，能凝集马或绵羊红细胞，阳性率达 80%~90%。效价高于 1∶64 以上，经豚鼠肾吸收后仍阳性者，具有诊断意义。

（2）EBV 抗体检测：用免疫荧光法和酶联免疫法检测 EBV 特异性抗体。VCA-IgM 阳性或急性期及恢复期双份血清 VCA-IgG 抗体效价呈 4 倍以上增高，是诊断 EBV 急性感染最特异和最有价值的血清学试验。

（3）EBV-DNA 检测：用聚合酶链反应可快速、敏感、特异地检出患儿血清中含有高浓度的

EBV-DNA，提示存在病毒血症。

3. 其他 根据需要，测定心肌酶、肝功能及肾功能等，可有相应改变。

六 诊断与鉴别诊断

依据发热、咽痛、肝脾及浅表淋巴结肿大等典型临床表现，外周血异型淋巴细胞超过10%等，一般可作出临床诊断。临床诊断有困难时，应结合条件做相应的实验室检查。若嗜异性凝集试验阴性，可测EBV抗体。

需与巨细胞病毒、腺病毒、风疹病毒、肺炎支原体等所致的单核细胞增多相鉴别。其中，巨细胞病毒所致者最常见，约占一半，以肝脾肿大、气管炎、皮疹多见；而EBV所致者淋巴结炎、咽炎、扁桃体炎多见。需依据血清学及病毒学检测明确诊断。

七 治疗

主要是对症治疗。

急性期应卧床休息。轻微的腹部创伤即可能导致脾破裂，故应避免与腹部接触的运动。早期可口服阿昔洛韦 800mg/d，连用5天，有一定疗效。抗菌药物仅用于咽、扁桃体炎继发细菌感染者，对EBV无效。禁用阿莫西林或氨苄西林，以免引起皮疹，加重病情。静脉注射人免疫球蛋白可使症状改善、病程缩短，早期给药效果更好。α-干扰素有一定治疗作用。重症患者发生咽喉水肿、血小板减少性紫癜、心肌炎等并发症时，可短期内用糖皮质激素减轻症状。若发生脾破裂，应立即输血及手术治疗。

八 预防

除传染性单核细胞增多症以外，一些恶性疾病包括鼻咽癌、霍奇金淋巴瘤等也与EBV感染有关。近几年来，国内外正在研制EBV疫苗，除可预防本病外，尚可考虑用于与EBV感染相关的儿童恶性淋巴瘤和鼻咽癌的预防。

第五节 手足口病

手足口病（hand, foot and mouth disease，HFMD）是由肠道病毒引起的传染性疾病，主要通过消化道、呼吸道和密切接触等途径传播。好发于儿童，尤以3岁及以下儿童发病率最高。临床以发热、口腔和四肢末端的斑丘疹、疱疹为主要表现，重者可发生脑膜脑炎、脑脊髓炎、肺水肿和循环障碍。脑干脑炎及神经源性肺水肿是主要死因。

一 病因与流行病学

主要病原体是肠道病毒，我国以柯萨奇A组16型（Cox A 16）和肠道病毒71型（EV71）多见。肠道病毒属RNA病毒类的微小RNA病毒科，适合在湿热环境中生存，对外界有较强的抵抗力，不易被胃酸灭活，在4℃可存活1年。该病毒结构中无脂质，故对乙醚、氯仿、来苏水等消毒剂不敏感；不耐强碱；对紫外线及干燥敏感；在50℃可被迅速灭活；高锰酸钾、甲醛、碘酒等能使其灭活。

人是肠道病毒唯一宿主，患者及隐性感染者均是传染源。主要通过粪-口途径传播，亦可经呼吸道分泌物、疱疹液及污染的物品而感染。人群对肠道病毒普遍易感，多发生于学龄前儿童，尤以3岁及以下儿童发病率最高，易在托幼机构暴发流行。全年均可发生，夏、秋季为发病高峰。感染后可获得免疫力，但持续时间尚不明确。发病前数天，感染者咽部分泌物与粪便中可检测到病毒，粪便中排病毒时间可长达3~5周。

二、发病机制

肠道病毒经消化道或呼吸道侵入机体后，在局部黏膜或淋巴组织中增殖，并进入血液循环导致病毒血症，随血流播散至脑膜、脑、脊髓、心脏、皮肤、黏膜等靶组织继续复制，引发炎症性病变并出现相应的临床表现。机体的细胞屏障，主要是巨噬细胞和T淋巴细胞，在EV71感染的过程中起到重要的作用。目前肠道病毒导致重症的机制尚不完全清楚，EV71具有嗜神经性，对外周神经末梢和中枢神经系统发生直接感染和免疫损伤，并可导致神经源性肺水肿、肺出血而致患儿死亡。

三、临床表现

临床表现复杂而多样，根据病情轻重程度，分为普通病例和重症病例。

1. 普通病例　急性起病，初期有轻度上呼吸道感染症状，大多有发热，多在38℃左右，可伴有咳嗽、流涕、食欲缺乏等症状。口腔内舌、颊黏膜和硬腭等处可见散发性疱疹或溃疡，常伴疼痛、流涎、拒食。手、足及臀部可见斑丘疹和疱疹，疱疹周围可有炎性红晕，躯干及四肢偶见，呈离心性分布。皮疹消退后不留瘢痕或色素沉着，多在1周内痊愈，预后良好。

2. 重症病例　少数病例进展迅速，在发病1~5天出现脑膜炎、脑炎、脑脊髓炎、肺水肿、循环障碍等，极少数病例可致死亡，存活者可留有后遗症。

（1）神经系统表现：患儿持续高热，出现中枢神经系统损害表现，如精神萎靡、嗜睡或激惹、易惊、头痛、恶心、呕吐、食欲缺乏、谵妄甚至昏迷；肢体抖动、肌痉挛、眼球震颤、共济失调、眼球运动障碍；肌无力或急性弛缓性瘫痪、惊厥等。颈强直在1~2岁以上儿童较为明显，Kernig 征和 Brudzinski 征阳性，腱反射减弱或消失。

（2）呼吸系统表现：呼吸浅快、呼吸困难或呼吸节律改变，口唇发绀，咳嗽加重，咳白色、粉红色或血性泡沫样痰，肺部可闻及湿啰音或痰鸣音。

（3）循环系统表现：心率增快或减慢，面色灰白、皮肤花纹、四肢发凉、出冷汗，指（趾）端发绀；血压下降，毛细血管充盈时间延长。

四、实验室检查和其他检查

1. 血常规　白细胞总数可正常或稍低，病情重者白细胞总数可明显升高。

2. 血生化检查　部分患儿可有轻度谷丙转氨酶（ALT）、谷草转氨酶（AST）、肌酸激酶同工酶（CK-MB）升高；重者可有肌钙蛋白（cTnI）和血糖升高。

3. 血清学检查　急性期与恢复期血清 Cox A 16、EV71 等肠道病毒中和抗体升高4倍以上可确诊。

4. 病原学检查　鼻咽拭子、气道分泌物、疱疹液或粪便标本中 Cox A 16、EV71 等肠道病毒特异性核酸阳性或分离到肠道病毒可以确诊。

5. 胸部X线检查　可表现为双肺纹理增多，呈斑片状阴影，以单侧为主。

6. 其他　神经系统受累时可做脑脊液检查，脑脊液外观清亮，压力增高，细胞计数增高，以单核细胞为主，蛋白正常或轻度增高，糖和氯化物正常。必要时做MRI检查，了解脑干、脊髓灰质损害情况。呼吸系统受累时血气分析显示动脉血氧分压降低、血氧饱和度下降、二氧化碳分压升高和酸中毒。

五、诊断与鉴别诊断

依据流行病学资料、急性起病、发热（部分患儿可无发热）伴手、足、口、臀部皮疹可作出诊断。少数重症病例皮疹不典型，临床诊断困难，需结合病原学或血清学检查作出诊断。

鉴别诊断包括：

1. 其他引起儿童发热、出疹性疾病　见表 14-1。

2. 其他病毒所致的脑炎或脑膜炎　其他病毒（如呼吸道病毒、单纯疱疹病毒、巨细胞病毒、EB 病毒等）引起的脑炎或脑膜炎，临床表现与手足口病合并中枢神经系统损害的表现相似。应根据流行病学史尽快留取标本进行肠道病毒病原学检查，结合病原学或血清学检查作出诊断。

3. 肺炎　重症手足口病可发生神经源性肺水肿，需与肺炎鉴别。

4. 暴发性心肌炎　以循环障碍为主的重症手足口病需与暴发性心肌炎鉴别。后者多有严重的心律失常、心源性休克、阿斯综合征等表现，无皮疹。可根据病原学和血清学检测进行鉴别。

六、治疗

1. 普通病例　尚无特效抗病毒药物和特异性治疗手段，主要是对症治疗。注意隔离，避免交叉感染。适当休息，清淡饮食，作好口腔和皮肤护理。

2. 重症病例

（1）神经系统受累的治疗：①控制颅内高压：限制入量，给予甘露醇，每次 0.5~1.0g/kg，每 4~8 小时 1 次，20~30 分钟快速静脉注射。必要时加用呋塞米。②酌情使用糖皮质激素：甲泼尼龙 1~2mg/(kg·d)，或氢化可的松 3~5mg/(kg·d)，或地塞米松 0.2~0.5mg/(kg·d)，静脉滴注，病情稳定后，尽早减量或停用。③酌情静脉注射人免疫球蛋白：总量 2g/kg，分 2~5 天给予。

（2）呼吸、循环衰竭的治疗：①保持呼吸道通畅、吸氧；②监测呼吸、心率、血压和血氧饱和度；③保持重要器官的功能，维持内环境稳定；④其他有关治疗参见第十五章相关内容。

（3）恢复期治疗：促进各器官功能恢复；功能康复治疗；中西医结合治疗。

七、预防

加强监测、及时发现患者、做好疫情报告是控制本病流行的关键。医院应设立专门诊室，严防交叉感染。隔离患儿。本病流行期间不宜带儿童到人群聚集的公共场所，保持环境卫生，勤洗手，室内经常通风，勤晒衣被。

第六节　结　核　病

● 案例 14-1

患儿，男，1 岁 8 个月。近半个月来消瘦、乏力、食欲差，常有低热、呛咳。其父有结核病史。查体：双侧颈部淋巴结肿大，肺部未闻及啰音。X 线胸片示双侧肺门影增大。结核菌素试验强阳性。

问题：该患儿的诊断考虑什么？需进一步做哪些检查？本病最可靠的确诊依据是什么？治疗原则是什么？

一 概述

结核病（tuberculosis）是由结核分枝杆菌引起的慢性感染性疾病。本病可累及全身各个器官，但以肺结核最多见。儿童时期以原发型肺结核最为常见，其次为粟粒性肺结核和结核性脑膜炎，其中脑膜炎是儿童结核病的主要死因。

（一）病因与流行病学

病原体是结核分枝杆菌，简称结核杆菌，为需氧菌，具有抗酸性，抗酸染色呈红色，革兰氏染色阳性。分裂繁殖缓慢。结核杆菌分人型、牛型、鸟型、鼠型，前两型可对人类致病，其中人型是人类结核病的主要致病原。

开放性肺结核患者是主要传染源。呼吸道为主要传染途径，少数经消化道传染，经皮肤或胎盘传染者更少见。社会经济落后、生活贫困、居住拥挤、营养不良等是人群结核病高发的原因，新生儿对结核杆菌非常易感。

（二）发病机制

儿童对结核杆菌普遍易感，但是否发病，取决于结核菌的毒力与数量、机体免疫力（尤其是细胞免疫）的强弱和遗传因素。

结核杆菌是一种细胞内寄生菌，侵入人体4~8周产生细胞免疫，同时组织出现高敏反应。通过细胞免疫使T淋巴细胞致敏，若再次接触结核杆菌或其代谢产物后，可释放一系列细胞因子，从而使巨噬细胞聚集病灶并激活巨噬细胞。被激活的巨噬细胞具有细胞免疫功能，产生水解酶和杀菌素，吞噬和杀灭大部分结核杆菌。若细菌量少而组织敏感性高时，形成结核性肉芽肿；若细菌量多而组织敏感性低时，则感染不易局限，导致结核播散和局部组织破坏；若细菌量与组织敏感性均高时，导致组织坏死不完全而产生干酪样物质。

小儿初次感染结核菌后，在肺部形成渗出性炎症灶，同时结核菌被巨噬细胞吞噬经淋巴管带至肺门淋巴结，形成原发综合征；经淋巴可引起全身血行播散，可被单核-巨噬吞噬，临床无症状，但在肺、肺门淋巴结、骨髓等处可形成隐伏的转移病灶。

感染结核菌后机体可获得免疫力，90%可终身不发病；5%因机体免疫力低下时而发病，即为原发型肺结核；5%日后机体免疫力低下时发病，为继发性肺结核，是成人肺结核的主要类型。

（三）儿童结核病的特点

由于儿童机体反应性强，免疫功能不完善，导致儿童与成人的结核病有所差异。

（1）儿童原发型肺结核的特点：①临床表现不同。年龄越小，发病越急，病情进展越快，全身中毒症状重，易发生并发症，不经治疗短期内可恶化。若能早期发现、合理治疗，病情恢复亦快，多能痊愈，愈合方式以钙化为主。②对结核菌及其代谢产物敏感性高，结核菌素试验多呈阳性，临床上可出现疱疹性结膜炎、过敏性关节炎及结节性红斑等结核过敏现象。以上表现较肺内病变出现早。③易发生血型播散，故粟粒性肺结核及结核性脑膜炎多见。④淋巴系统广泛受累，全身淋巴结肿大，以颈、肺门、纵隔淋巴结肿大最为常见。

（2）儿童继发性肺结核的特点：①病变多位于肺尖部；病灶多局限于肺部，较少累及支气管及气管旁淋巴结。②病变演变较成人快，易恶化，病灶易溶解形成空洞，以青春期更明显。③呼吸道播散为主，其中排菌率较血行播散性肺结核高。

（四）诊断

应早期诊断，以利于及时治疗。诊断包括发现病灶、确定性质、是否排菌、是否活动等。

依据以下资料：

1. 病史

（1）中毒症状：有无长期发热、盗汗、乏力、消瘦等。

（2）结核病接触史：注意有无结核病密切接触史，尤其是家庭成员。年龄越小，意义越大。

（3）预防接种史：了解卡介苗接种情况，注意患儿双上臂有无卡介苗接种后瘢痕。

（4）急性传染病史：特别是麻疹、百日咳等可使机体免疫力下降，诱发潜在结核病。

（5）结核过敏表现：注意有无疱疹性结膜炎、过敏性关节炎等。

2. 结核菌素试验　儿童受结核感染4～8周后，作结核菌素试验即呈阳性反应，是早期判断结核感染的特异性诊断方法。

（1）试验方法：常用结核菌素纯蛋白衍生物（PPD）0.1ml（含5个结核菌素单位）在左前臂掌侧中下1/3交界处皮内注射，使之形成直径为6～10mm的皮丘，48～72小时后观测结果，测定局部硬结的直径（取纵横两者的平均值）来判断其反应强度（表14-2）。

表14-2　结核菌素试验结果判定

硬结直径（mm）	结核菌素试验反应强度	记录符号
<5	阴性	（-）
5～	阳性	（+）
10～	中度阳性	（++）
20～	强阳性	（+++）
局部除硬结外，有水疱、破溃等	极强阳性	（++++）

（2）临床意义

1）阳性反应见于：①接种卡介苗后。②年长儿无临床症状仅呈一般阳性反应，表示曾感染过结核杆菌。③婴幼儿，尤其是未接种过卡介苗者，阳性反应表示体内有新的结核病灶。年龄越小，活动性结核的可能性越大。④强阳性反应，提示体内有活动性结核病灶。⑤由阴性转为阳性反应或反应强度由小于10mm增至大于10mm，且增幅超过6mm，提示新近有感染。

接种卡介苗后结核菌素试验也呈阳性反应，但与自然感染的阳性反应有区别（表14-3）。

表14-3　接种卡介苗与自然感染阳性反应的区别

反应情况	接种卡介苗后	自然感染
硬结颜色	浅红	深红
硬结直径	多为5～9mm	多为10～15mm
硬结质地	较软，边缘不齐	较硬，边缘清楚
阳性反应持续时间	较短，2～3天消失	较长，7～10天以上
阳性反应的变化	有较明显的逐年减弱倾向，一般于3～5年内逐渐消失	短时间内无减弱倾向，可持续若干年，甚至终身

2）阴性反应见于：①未感染过结核。②结核变态反应前期（初次感染4～8周内）。③假阴性反应，当机体免疫功能受到抑制时可出现。④技术误差或结核菌素失效。

（五）实验室检查和其他检查

1. 结核杆菌检查　从痰、胃液（婴幼儿可抽取空腹胃液）、脑脊液或浆膜腔液中找到结核杆菌是重要的确诊手段。采用厚涂片法或免疫荧光法检查结核杆菌的阳性率较高。痰结核杆菌培养为结核病的诊断提供准确可靠的结果。

2. 红细胞沉降率 结核病活动期红细胞沉降率多增快，结合临床表现及 X 线检查可协助判断结核病的活动性；经有效治疗后红细胞沉降率逐渐下降，可判断疗效。

3. 免疫学诊断与分子生物学诊断 ELISA、PCR 技术、核酸杂交等检查，可快速检测结核杆菌抗体和核酸物质，但基层医院不易实现。

4. 影像学检查 胸部 X 线检查是筛查儿童肺结核的必备手段，可了解结核病的范围、性质、类型、病灶活动及进展情况。胸部 CT 对肺结核的诊断及鉴别诊断有意义，有助于发现肺部局部病变。

5. 其他检查 ①纤维支气管镜检查：有助于支气管淋巴结结核和支气管内膜结核的诊断。②周围淋巴结穿刺活检：可发现结核结节或干酪样坏死等特异性结核病变。③肺穿刺活检或胸腔镜取肺组织活检：对疑难病例的确诊有帮助。

链接

判断儿童结核病具有活动性的参考指标

①结核菌素试验硬结直径≥20mm；②3 岁以下，尤其是 1 岁以下婴儿未接种过卡介苗而 PPD 试验呈阳性者；③有发热及其他结核中毒症状者；④排出物中找到结核菌；⑤胸部 X 线检查显示原发性肺结核改变者；⑥红细胞沉降率加快而无其他原因解释者；⑦纤维支气管镜检有明显支气管结核病。

（六）治疗

1. 一般治疗 选用富含蛋白质和纤维素的食物，加强营养。有结核中毒症状应卧床休息。保持阳光充足、空气流通。避免传染麻疹、百日咳等疾病。原发型结核病可在门诊治疗，但应定期复查随诊。

2. 抗结核药物 治疗目的：杀灭病灶中的结核菌，防止血行播散。治疗原则：早期治疗，适宜剂量，联合、规律用药，坚持全程、分段治疗。

（1）目前常用的抗结核药物：分为杀菌药物和抑菌药物 2 类。

1）杀菌药物：①全杀菌药：如异烟肼（INH）和利福平（RFP）。对细胞内外处于生长繁殖期的细菌和干酪病灶内代谢缓慢的细菌均有杀灭作用，且在酸碱环境中均能起作用。②半杀菌药：如链霉素（SM）和吡嗪酰胺（PZA）。SM 能杀灭在碱性环境中生长、分裂、繁殖活跃的细胞外的结核菌；PZA 能杀灭在酸性环境中细胞内的结核菌及干酪病灶内代谢缓慢的结核菌。

2）抑菌药物：如乙胺丁醇（EMB）及乙硫异烟胺（ETH）。

（2）针对耐药菌株的几种新型抗结核药：①老药的复合型：如利福平异烟肼合剂（rifamate，内含 RFP 300mg、INH 150mg），卫非特（rifater，内含 RFP、PZA 和 INH）。②老药的衍生物：利福喷丁，是一种长效利福霉素的衍生物，对利福霉素以外的耐药结核菌有较强的杀菌作用。③新化学制剂：如帕司烟肼（pasiniazid 力排肺疾），是一种独立合成的药物，是耐药性较好的 INH 制剂。

（3）常用抗结核药的使用：见表 14-4。

表 14-4 小儿常用抗结核药物

药物	剂量 [mg/(kg·d)]	给药途径	主要副作用
异烟肼（INH 或 H）	10（≤300mg/d）	口服（可肌内注射、静脉滴注）	肝毒性、周围神经炎、过敏、皮疹和发热
利福平（RFP 或 R）	10（≤450mg/d）	口服	肝毒性、胃肠道症状和流感样症状

续表

药物	剂量[mg/(kg·d)]	给药途径	主要副作用
链霉素（SM或S）	20~30（≤750mg/d）	肌内注射	第Ⅷ脑神经损害、肾毒性、过敏、皮疹、发热
吡嗪酰胺（PZA或Z）	20~30（≤750mg/d）	口服	肝毒性、高尿酸血症、关节痛、过敏、发热
乙胺丁醇（EMB或E）	15~25	口服	视神经炎、皮疹
乙硫异烟胺（ETH）	10~15	口服	胃肠道反应、肝毒性、末梢神经炎、过敏、皮疹、发热

（4）化疗方案

1）标准疗法：一般用于无明显症状的原发型肺结核。每日服用INH、RFP和（或）EMB，疗程9~12个月。

2）两阶段疗法：用于活动性原发型肺结核、急性粟粒性肺结核及结核性脑膜炎。①强化治疗阶段：目的是迅速杀灭敏感菌及生长繁殖活跃的结核菌，减少耐药菌株的产生，是化疗的关键阶段，联用3~4种杀菌药物，一般短程2个月、长程3~4个月。②巩固治疗阶段：目的在于杀灭持续存在的结核菌，以巩固疗效、防止复发。联用包括INH在内的2种抗结核药物。此阶段一般短程4个月、长程12~18个月。

3）短程疗法：是WHO治愈结核的重要策略。其目的是快速杀灭处于不同繁殖速度的细胞内外的结核菌，使痰菌早期转阴、病变快速吸收，减少远期复发。可选用以下6个月短程化疗方案：① 2HRZ/4HR（数字为月数，字母代表抗结核药。以下同）；② 2SHRZ/4HR；③ 2EHRZ/4HR。若无PZA，则将疗程延长至9个月。

● 案例14-1分析

①诊断考虑为结核病。②需进一步查结核杆菌、红细胞沉降率，做ELISA、PCR技术等免疫学检查。③本病最可靠的确诊依据是从痰、胃液、脑脊液或浆膜腔液中找到结核杆菌。④治疗原则是早期治疗，适宜剂量，联合、规律用药，坚持全程、分段治疗。

（七）预防

1. 接种卡介苗　接种卡介苗是预防儿童结核病的有效措施。

2. 控制传染源　结核菌涂片阳性患者是儿童结核病的主要传染源，早期发现及合理治疗此类患者是预防结核病的根本措施。

3. 预防性化疗

（1）目的：预防儿童活动性肺结核；预防肺外结核病的发生；预防青春期结核病的复燃。

（2）适应证：①与家庭内开放性肺结核密切接触者；② PPD试验新近由阴转阳；③ 3岁以下婴幼儿未接种卡介苗而PPD试验阳性者；④ PPD试验阳性，新患麻疹或百日咳患儿；⑤ PPD试验阳性，伴结核中毒症状者；⑥ PPD试验阳性，仍需较长时间使用肾上腺皮质激素或其他免疫抑制剂者。

（3）方法：INH 10mg/(kg·d)，口服，1天1次，疗程6~9个月。或INH联合RFP各10mg/(kg·d)，口服，1天1次，疗程3个月。

二、原发型肺结核

原发型肺结核是结核杆菌初次侵入肺部后发生的原发感染，是儿童肺结核的主要类型，包括原发综合征和支气管淋巴结结核。前者由肺原发病灶、局部淋巴结病变及两者相连的淋巴管炎组成；后者以胸腔内肿大的淋巴结为主。

（一）临床表现

症状轻重不一。轻者可无症状，一般起病缓慢，可有低热、盗汗、纳差等结核中毒症状。婴幼儿及重症患儿可急性起病，发热达39~40℃，但一般情况尚好，持续2~3周转为低热，并伴结核中毒症状，干咳和轻度呼吸困难是最常见的症状。婴儿可表现为体重不增或生长发育障碍。当胸腔内淋巴结明显肿大时，可产生一系列压迫症状：气管分叉处受压可出现类似百日咳样痉挛性咳嗽；支气管受压可产生喘鸣及呼吸困难；喉返神经受压可致声音嘶哑。部分患儿可有高度过敏状态，出现疱疹性结膜炎、皮肤结节性红斑或一过性关节炎。

查体可见周围淋巴结可不同程度肿大。肺部体征多不明显，与肺内病变不一致。如原发病灶较大，叩诊呈浊音，听诊呼吸音减弱或有少量干湿啰音。婴儿可伴肝大。

（二）影像学表现

1. X线表现

（1）原发综合征：肺内原发病灶大小不一。多位于右侧、肺上叶底部和下叶上部、近胸膜处。局部炎症淋巴结相对较大而肺部的初染灶相对较小是原发型肺结核的特征。婴幼儿病灶范围较广，可占据一肺段甚至一肺叶；年长儿病灶周围炎症较轻，阴影范围不大，多呈小圆形或小片状影。部分病例可见局部胸膜病变。

（2）支气管淋巴结结核：是小儿原发型肺结核X线胸片最为常见者。分三种类型：①炎症型：呈现从肺门向外扩展的密度增高阴影，边缘模糊，此为肺门肿大的淋巴结。②结节型：表现为肺门区域圆形或卵圆形致密阴影，边缘清楚，突向肺野。③微小型：肺纹理紊乱，肺门形态异常，肺门周围呈小结节状及小点片状模糊阴影。

2. CT扫描 在显示小的原发灶、淋巴结肿大、胸膜改变和空洞方面优于X线检查。对疑诊原发综合征但胸部平片正常的病例有助于诊断。

（三）诊断与鉴别诊断

应结合病史、临床表现、PPD试验、肺部影像学检查及其他实验室检查进行综合分析。

需与支气管炎、各种肺炎、百日咳、支气管异物、支气管扩张、纵隔良恶性肿瘤等相鉴别。

（四）治疗

1. 一般治疗 见概述。抗结核药物应用如下所述。

2. 抗结核治疗

（1）无明显症状的原发型肺结核：选用标准疗法，每日服用INH、RFP和（或）EMB，疗程9~12个月。

（2）活动性原发型肺结核：采用直接督导下短程化疗（DOTS）。强化治疗阶段用3~4种杀菌药：INH、RFP、PZA或SM，2~3个月后以INH、RFP或EMB巩固维持治疗。常用方案2HRZ/4HR。

三 急性粟粒性肺结核

急性粟粒性肺结核是结核杆菌经血行播散而引起的肺结核，亦称为急性血行播散性肺结核。常是原发综合征发展的结果，多在原发感染后3~6个月以内发生。主要见于小儿时期，尤其是婴幼儿，且常并发结核性脑膜炎。患麻疹、百日咳或营养不良时，机体免疫力低下，易诱发本病。

（一）临床表现

起病多急骤，婴幼儿突然高热，可达39~40℃，呈弛张热或稽留热，部分患儿体温不高，呈规则或不规则发热，常持续数周或数月，多伴寒战、盗汗、咳嗽、食欲缺乏、气促、发绀等。肺部可闻及湿啰音，易误诊为肺炎。一半以上的患儿早期可出现脑膜炎征象。部分患儿伴有肝脾及浅表淋巴结肿大。

6个月以下患儿特点为发病急，症状重而不典型，多个器官受累，伴发结核性脑膜炎者居多，进展快，病死率高。

（二）诊断与鉴别诊断

根据结核接触史、临床表现、PPD试验阳性、胸部X线检查可进行诊断，有条件者应进行细菌学检查、血清抗结核抗体检测以进一步确诊。

胸部X线检查对诊断起决定性作用。早期因粟粒阴影细小而不易查出，在起病后2~3周方可发现大小一致、均匀分布的粟粒状阴影，密布于两侧肺野。肺部CT扫描可见肺影显示大小、密度、分布一致的粟粒影，部分病灶有融合。眼底检查在视网膜中心动脉分支周围发现脉络膜结核结节，是全身粟粒性结核的表现，对于诊断急性粟粒性肺结核有帮助。

临床上应与肺炎、伤寒、败血症及肺含铁血黄素沉着症等相鉴别。

（三）治疗

1. 一般治疗　见本节概述。
2. 抗结核治疗　主张分为强化治疗与维持治疗两个阶段进行。强化阶段开始时即给予强有力的四联杀菌药物如INH、RFP、PZA、SM。开始治疗越早，杀菌效果越好，以后产生耐药菌的概率越小。维持治疗阶段宜联用包括INH在内的2种抗结核药物，短程4个月、长程12~18个月。
3. 糖皮质激素　有呼吸困难及严重中毒症状者，在足量抗结核药物治疗的同时，可用泼尼松1~2mg/（kg·d），口服1~2个月。

四、结核性脑膜炎

结核性脑膜炎（tuberculous meningitis，TBM）是由结核杆菌侵犯脑膜所引起，是小儿结核病中最严重的类型，常在结核原发感染1年内发生，最易发生于初染结核3~6个月。多见于3岁以下婴幼儿。病死率及后遗症的发生率较高，故早期诊断和合理治疗是改善本病预后的关键。

（一）临床表现

典型的结核性脑膜炎起病多较缓慢，病程大体可分为3期。

1. 早期（前驱期）　1~2周。主要症状为不明原因的性格改变，如少言、懒动、烦躁、易怒等。可有发热、盗汗、纳差、呕吐、便秘（婴儿可为腹泻）等。年长儿可诉头痛，婴儿表现为蹙眉皱额、凝视、嗜睡或发育迟滞等。

2. 中期（脑膜刺激期）　1~2周。因颅内压增高致剧烈头痛、喷射性呕吐、嗜睡或烦躁不安、惊厥等。体检可见明显脑膜刺激征，幼婴则表现为前囟膨隆、颅缝裂开。可出现脑神经障碍，面神经瘫痪最常见，其次为动眼神经和展神经瘫痪。部分患儿出现脑炎体征，如运动障碍、语言障碍或定向障碍。眼底检查可见视乳头水肿、视神经炎或脉络膜粟粒状结核结节。

3. 晚期（昏迷期）　1~3周。以上症状继续加重，意识由朦胧、半昏迷继而昏迷，惊厥频繁发作。患儿极度消瘦，见舟状腹。常出现水、电解质紊乱。最终因脑疝致使呼吸及心血管运动中枢麻痹而死亡。

不典型结核性脑膜炎表现：①起病急，进展快，有时仅以惊厥为主诉；②早期出现脑实质损害，可出现舞蹈病或精神障碍；③早期出现脑血管损害，可表现为肢体瘫痪；④合并脑结核瘤者可似颅内肿瘤表现。

（二）实验室检查和其他检查

1. 血液检查　白细胞总数早期可增高，以中性粒细胞增高为主，红细胞沉降率增快。

2. PPD试验　阳性反应有助于诊断。

3. 脑脊液检查　对本病的诊断极为重要。脑脊液压力增高，外观清亮或呈毛玻璃样，蛛网膜下腔阻塞时可呈黄色，静置12～24小时后，脑脊液可有蜘蛛网状薄膜形成，取之涂片进行抗酸染色可检出结核杆菌。白细胞计数多在（50～500）×10^6/L，以淋巴细胞为主。但在急性进展期，脑膜新病灶或结核瘤破溃时，白细胞计数可达1000×10^6/L以上，其中1/3患儿分类以中性粒细胞增高为主。糖和氯化物均降低为结核性脑膜炎的典型改变。蛋白增高，一般多为1.0～3.0g/L。

4. 胸部X线检查　如发现有活动性结核病灶或粟粒性肺结核有助于结核性脑膜炎的诊断。但X线检查阴性不能排除结核性脑膜炎。

5. 脑CT　早期可正常，随病情进展可出现基底核阴影增强、脑池密度增高、模糊、钙化、脑室扩大、脑水肿或早期局灶性梗死征。

（三）诊断及鉴别诊断

根据病史（结核接触史、卡介苗接种史、既往结核病史等）、临床表现、典型脑脊液改变、PPD试验阳性及有关实验室检查即可诊断。凡有结核接触史的患儿出现性格改变、头痛、不明原因的呕吐、嗜睡或烦躁不安相交替及顽固性便秘时，即应考虑本病的可能。脑脊液中查到结核杆菌是诊断的最可靠依据。眼底检查发现脉络膜粟粒结节对诊断有帮助。

需与以下疾病相鉴别：

1. 化脓性脑膜炎（化脑）　起病较急。重要鉴别点是脑脊液检查。脑脊液检查：外观混浊，似米汤样，白细胞计数多>1000×10^6/L，以中性粒细胞为主；糖含量明显降低，蛋白含量显著增高。涂片或培养可找到致病菌。但治疗不彻底时化脑的脑脊液改变不典型，单靠脑脊液难以与结核性脑膜炎鉴别，应结合病史、临床表现及其他检查综合分析。

2. 病毒性脑膜炎　起病较急，早期脑膜刺激征较明显。脑脊液检查：外观无色透明，白细胞计数（50～200）×10^6/L，以淋巴细胞为主，蛋白质一般不超过1.0g/L，糖和氯化物含量正常。

3. 脑肿瘤　婴幼儿常见的髓母细胞瘤可经蛛网膜下腔播散转移，易导致脑神经功能障碍、脑膜刺激征、脑脊液改变。但脑肿瘤一般无发热史，少见抽搐、昏迷，颅高压症状与脑膜刺激征不相平行，PPD试验阴性，脑脊液改变轻微，脑部CT或MRI有助于诊断。

（四）并发症及后遗症

脑水肿、脑实质损害、脑出血及脑神经障碍是最常见的并发症，其中前3种是导致结核性脑膜炎死亡的主要病因。脑积水、肢体瘫痪、智力低下、失明、失语、癫痫等是严重后遗症。晚期约2/3患者发生后遗症。

（五）治疗

主要是抗结核治疗与降低颅内压治疗。

1. 一般治疗　卧床休息，加强护理。对昏迷者可给予鼻饲或肠外营养，以保证足够热量。经常变换体位，防止坠积性肺炎和压疮的发生。做好口腔、眼睛及皮肤的清洁护理。

2. 抗结核治疗　联合应用易透过血-脑屏障的抗结核杀菌药物，分阶段治疗。

强化治疗阶段：疗程3～4个月，联合应用INH、RFP、PZA及SM，其中INH 15～

25mg/（kg·d），RFP 10～15mg/（kg·d）（＜450mg/d），PZA 20～30mg/（kg·d）（＜750mg/d），SM 15～20mg/（kg·d）（＜750mg/d）。开始治疗的1～2周，将INH全日量的一半加入10%葡萄糖溶液中静脉滴注，余量口服，待病情好转后改为全日量口服。

巩固治疗阶段：继续用INH、RFP或EMB。RFP或EMB 9～12个月。抗结核药物总疗程不少于12个月，或待脑脊液正常后继续治疗6个月。早期患者可采用9个月短程治疗方案（3HRZS/6HR）。

3. 降低颅内压

（1）脱水剂：常用20%甘露醇溶液，每次0.5～1g/kg，于30分钟内快速静脉滴注，4～6小时一次。脑疝时可加大剂量至每次2g/kg，2～3天后逐渐减量，7～10天后停用。

（2）利尿剂：乙酰唑胺，一般于停用甘露醇前1～2天应用，剂量20～40mg/（kg·d）（＜0.75g/d），口服，根据病情可服用1～3个月或更长时间，每日服或间歇服（服4日、停3日），该药可减少脑脊液的产生，降低颅内压。

（3）侧脑室穿刺引流：适用于急性脑积水而其他降低颅内压措施无效或疑有脑疝发生者。引流量根据脑积水的严重程度而定，一般每日50～200ml，持续引流1～3周。如有室管膜炎可行侧脑室注药。需防止继发感染。

（4）腰椎穿刺减压及鞘内注药：适应于，①颅内压较高，应用甘露醇及激素效果不佳，但不具备侧脑室引流条件者；②脑膜炎控制不佳以致颅内压难以控制者；③脑脊液蛋白含量＞3.0g/L。根据颅内压情况，适当放出一定量的脑脊液以减轻颅内压；＞3岁每日注入INH 20～50mg及地塞米松2mg，＜3岁以下剂量减半，开始为每日1次，1周后酌情改为隔日1次、1周2次、1周1次。2～4周为1个疗程。

（5）分流手术：若由于脑底脑膜粘连梗阻发生梗阻性脑积水时，经侧脑室引流等无效，可考虑做脑室小脑延髓池分流术。

4. 糖皮质激素 是抗结核药物有效的辅助疗法，早期使用效果较好，能抑制炎症渗出，降低颅内压，减轻中毒症状及脑膜刺激症状，从而减轻或防止脑水肿的发生。常用泼尼松1～2mg/（kg·d）（＜45mg/d），1个月后逐渐减量，疗程8～12周。

5. 对症处理

（1）供氧：对频繁惊厥或有呼吸困难者，应给予间歇吸氧。

（2）控制惊厥：地西泮每次0.3～0.5mg/kg（每次≤10mg），静脉注射；或苯巴比妥钠5～10mg/kg，肌内注射。

（3）纠正水、电解质紊乱：①稀释性低钠血症：由于下丘脑视上核和室旁核受结核炎症渗出物刺激，使垂体分泌抗利尿激素增多，导致远端肾小管重吸收水增加，造成稀释性低钠血症。治疗宜用3%氯化钠溶液静脉滴注，每次6～12ml/kg，同时控制入水量。②脑性失盐综合征：因间脑或中脑发生损害，调节醛固酮的中枢失灵，使醛固酮分泌减少；或因促尿钠排泄激素过多，大量钠离子由肾排出，同时带出大量水分，造成脑性失盐综合征。应及时发现，用2：1等张含钠液补充部分体液后，酌情补以3%氯化钠溶液。③低钾血症：宜用含0.2%氯化钾溶液静脉滴注，或口服补钾。

6. 随访观察 复发病例全部发生在停药后4年内，绝大多数在2～3年内。停药后随访观察至少3～5年，凡临床症状消失、脑脊液正常、疗程结束后2年无复发者，方可认为治愈。

（六）预后

预后与下列因素有关：①年龄越小，脑膜炎发展越快越严重，病死率越高；②早期、浆液型预后好，晚期、脑膜脑炎型预后差；③结核杆菌耐药性；④早期病例无死亡，中期死亡率为 3.3%，晚期病死率高达 24.9%，治疗越晚病死率越高；⑤治疗不当可使病程迁延，易出现并发症。

五 潜伏结核感染△

潜伏结核感染是指由结核杆菌感染引起的结核菌素试验阳性（排除卡介苗接种后反应），X 线胸片或临床无活动性结核病证据者。

（一）诊断要点
1. 病史　多有结核病接触史。
2. 临床表现　有或无结核中毒症状，查体无阳性体征。
3. PPD 试验　阳性。
4. 胸部 X 线检查　正常。
5. 应注意与慢性扁桃体炎、反复上呼吸道感染、泌尿系统感染及风湿热相鉴别。

（二）治疗
下列情况按预防性抗结核感染治疗：①接种过卡介苗，但 PPD 试验最近 2 年内硬结直径增大≥10mm 者，可认定为自然感染；② PPD 试验新近由阴性转为阳性的自然感染者；③ PPD 试验呈阳性反应的婴幼儿和少年；④ PPD 试验呈阳性反应，并有以下情况之一者，伴有早期结核中毒症状者；同时因其他疾病需应用糖皮质激素或其他免疫抑制剂者；新患麻疹或百日咳小儿；艾滋病感染者及艾滋病患儿。

治疗方法：多单用 INH 10mg/（kg·d），疗程 6～9 个月。

第七节　寄生虫病△

寄生虫病是儿童时期的多发病，对小儿危害较大，轻者出现消化不良、营养不良等症状，重者可致生长发育障碍，甚至致残或致命。

一 蛔虫病

蛔虫病是儿童最常见的寄生虫病之一。儿童由于食入感染期虫卵而被感染，多数患者无明显症状，部分患者可有不同程度的临床表现，甚至发生胆道蛔虫病、蛔虫性肠梗阻等严重并发症，危及生命。

（一）病因与流行病学
蛔虫是人体最大的寄生线虫。成虫形似蚯蚓，呈圆柱形，活虫呈粉红色，寄生于人体小肠，以宿主半消化食物为营养。雌虫平均每日产卵 20 万个，分受精卵与未受精卵，后者不能发育。受精卵随粪便排出，在适宜环境下发育成熟即具感染性。虫卵若被吞食，幼虫破卵而出，侵入肠黏膜和黏膜下层通过门静脉系统循环移行至肝脏，经右心入肺，沿气管、支气管逆行至咽部又重新被吞咽，进入小肠逐渐发育至成虫。成虫有向别处移行和钻孔的习性，可引起胆道蛔虫症、蛔虫性肠梗阻、蛔虫性胰腺炎等。

蛔虫病患者是主要的传染源。人是蛔虫的唯一终末宿主。蛔虫虫卵对外界理化因素抵抗力强，可在泥土中生存数月，在 5～10℃可生存 2 年仍具感染力。感染性虫卵经口吞入（生吃未经洗净且附有感染虫卵的食物）是主要的传染途径。人对蛔虫卵普遍易感，农村感染率高于城市，儿童高于成人。儿童中以学龄前儿童感染率高。

（二）临床表现

1. 幼虫移行引起的症状　①少量幼虫移行至肺可无明显症状。但大量幼虫在肺部移行，使支气管上皮细胞脱落，肺部出血造成肺蛔虫病，表现为发热、咳嗽、咳血丝痰或哮喘样症状，血嗜酸性细胞增高；肺部可闻及干啰音；X线胸片示肺部点状、片状或絮状阴影，病灶易变或很快消失，称为蛔幼性肺炎。②严重感染时，可侵入脑、肝、脾、肾等器官，引起相应的临床表现。

2. 成虫引起的症状　成虫主要寄生于空肠。大多无症状。少数因大量的蛔虫感染可引起食欲缺乏或多食易饥，异食癖；常有脐周腹痛、喜按揉。部分患儿有烦躁易惊、夜间磨牙；严重者可造成营养不良、生长发育障碍。虫体的异种蛋白可引起荨麻疹等过敏症状。

（三）并发症

在机体不适（发热、胃肠病变等）或食入大量辛辣食物或服用驱虫药物剂量不当等因素刺激下，蛔虫可钻入开口于肠壁的各种管道，引起胆道蛔虫症、蛔虫性肠梗阻、蛔虫性胰腺炎或阑尾炎等并发症，甚至引发肠穿孔及腹膜炎。亦可上窜阻塞气管、支气管造成窒息死亡。

1. 胆道蛔虫症　是最常见的并发症。表现为阵发性右上腹剧烈绞痛，患儿屈体弯腰，恶心、呕吐，可吐出胆汁或蛔虫。腹部无阳性体征或仅有右上腹压痛。当发生胆道感染时，可出现发热、黄疸、外周血白细胞增高。极少数患儿，蛔虫可直接窜入肝脏、胆囊、胰腺，造成肝脓肿、胆道出血、胆囊破裂、急性出血性坏死性胰腺炎等重症。

2. 蛔虫性肠梗阻　2岁以下儿童发病率最高。蛔虫在肠道内扭结成团，部分或完全堵塞肠道，造成肠梗阻。表现为脐周或右下腹阵发性剧痛、呕吐、腹胀，可见肠型和蠕动波、扪及条索状包块等肠梗阻体征。

（四）诊断

根据临床症状与体征、有排蛔虫或呕吐蛔虫史、粪便涂片查到蛔虫卵即可确诊。若出现上述并发症，需与外科其他急腹症鉴别。

（五）治疗

1. 驱虫治疗　①苯咪唑类药物：是广谱、高效、低毒的驱虫药，其中甲苯咪唑（安乐士）是首选药物，>2岁驱蛔剂量为每次100mg，每日2次，连用3天，或每日200mg顿服，连服3天。虫卵转阴率为90%～100%。②枸橼酸哌嗪：适用于有并发症的患儿。剂量为150mg/（kg·d）（最大剂量不超过3g），睡前顿服，连服2天。③左旋咪唑：为广谱驱肠虫药，驱蛔效果达90%～100%。剂量2～3mg/（kg·d），睡前1次顿服或空腹顿服。④阿苯达唑（肠虫清），>2岁驱蛔剂量为400mg，睡前1次顿服。

2. 并发症的处理

（1）胆道蛔虫症：给予解痉止痛、驱虫、控制感染及纠正脱水、酸中毒、电解质紊乱。驱虫应选用虫体肌肉麻痹驱虫药（如枸橼酸哌嗪），剂量、用法同上。内科治疗无效者需手术治疗。

（2）蛔虫性肠梗阻：不完全性肠梗阻可采用禁食、胃肠减压、解痉止痛及补液等处理，疼痛缓解后给予驱虫治疗。完全性肠梗阻需及时手术治疗。

二　蛲虫病

蛲虫病是由蠕形住肠线虫（蛲虫）寄生于人体肠道而引起的常见寄生虫病。尤以幼儿期儿童多见。临床以夜间会阴部和肛门附近瘙痒为主要特征。

（一）病因与流行病学

蛲虫的成虫细小，呈线头样，乳白色，寄生于人体的盲肠、结肠及回肠下段，雌雄异体，雄虫在交配后即死亡而被排出体外；雌虫向肠腔下段移行，当人熟睡时，肛门括约肌松弛，雌虫从肛门爬出，产卵于肛门周围和会阴皮肤皱褶处。雌虫产卵后大多死亡，少数返回肠腔，亦可误入阴道、尿道等部位，引起异位损害。虫卵在肛周约 6 小时发育成为感染性卵，感染性卵抵抗力强，在室内可存活 3 周。蛲虫患者是唯一的传染源，主要经粪-口传播，当虫卵污染患儿手指，或虫卵散落在衣裤、玩具、食物上，经吞食或空气吸入等方式而引起传播。人群普遍易感。蛲虫病经常在儿童及托幼机构和家庭中传播流行。感染率城市高于农村，儿童高于成人，尤其集体生活的儿童感染率更高。

（二）临床表现

蛲虫病可引起局部和全身症状，最常见的症状为肛门周围和会阴部强烈瘙痒，夜间尤甚，常影响睡眠。局部皮肤由于搔抓可发生皮炎和继发感染。全身症状有恶心、呕吐、腹痛、腹泻、食欲缺乏，还可有夜惊、易激动、注意力不集中等精神症状。外周血见嗜酸性粒细胞增多。

（三）诊断

凡有肛门周围及会阴瘙痒者均应考虑蛲虫病的可能，若检出成虫或虫卵则可明确诊断。根据雌虫的生活习性，于患儿睡后 1~3 小时，可在其肛周、会阴、内衣等处查找成虫，反复检查大多可以明确诊断。也可用棉签拭子法及透明胶纸粘贴法，于清晨排便或洗澡前在肛周收集虫卵，以明确诊断。因蛲虫一般不在肠道内产卵，故粪便直接涂片法不易检出虫卵，必须在肛门周围皮肤皱褶处直接采集标本。

（四）治疗

1. 驱虫治疗　甲苯咪唑和阿苯达唑是驱蛲虫的首选药物。甲苯咪唑剂量及用法与驱蛔虫治疗相同，2 周后重复 1 次。阿苯达唑 200~400mg 睡前 1 次顿服，2 周后可再服 1 次，剂量为 100~200mg。还可用恩波吡维铵（扑蛲灵），5mg/kg 睡前 1 次顿服，2~3 周后重复治疗 1 次。

2. 外用药物　每晚临睡前清洗会阴及肛周，局部涂擦蛲虫软膏（含百部浸膏 30%、甲紫 0.2%）杀虫止痒；或用噻嘧啶栓剂塞入肛门，连用 3~5 天。

自 测 题

A₁ 型题

1. 麻疹的检疫期是（　　）
   A. 7 天　　　　　B. 18 天
   C. 21 天　　　　D. 28 天
   E. 32 天

2. 水痘皮疹的特点是（　　）
   A. 皮疹初见于耳后发迹
   B. 疹间无正常皮肤
   C. 呈向心性分布
   D. 恢复期大片脱皮
   E. 皮疹退后留有色素沉着

3. 手足口病最常见的病原体是（　　）
   A. 肠道病毒 71 型　　B. 单纯疱疹病毒
   C. 柯萨奇 B 组病毒　D. 腺病毒
   E. 轮状病毒

4. PPD 试验（＋＋＋）为（　　）
   A. 硬结直径 20mm 以上
   B. 红斑直径 15mm 以上
   C. 硬结直径 10~20mm 以上
   D. 红斑直径 20mm 以上

E. 红斑直径 20mm 以上伴水疱及局部坏死
5. 观察 PPD 试验结果的时间为（　　）
 A. 12 小时内　　　B. 12～24 小时
 C. 24～48 小时　　D. 48～72 小时
 E. 72 小时后
6. 判断小儿结核病的最可靠指标是（　　）
 A. 持续发热
 B. 排出物中找到结核菌
 C. X 线检查示肺内钙化灶
 D. PPD 试验阳性的年长儿
 E. 以上均不是
7. 活动性原发型肺结核的用药首选（　　）
 A. INH＋PAS
 B. INH＋RFP＋EMB
 C. INH＋RFP＋PZA＋SM
 D. INH＋RFP＋泼尼松
 E. INH＋PZA

A$_2$ 型题

8. 患儿，2 岁，高热 4～5 天，1 天来全身出现红色粟粒样大小斑丘疹，疹间皮肤正常，精神食欲差，伴有流涕、畏光，咳嗽较重，最可能的诊断是（　　）
 A. 幼儿急疹　　　B. 水痘
 C. 手足口病　　　D. 猩红热
 E. 麻疹
9. 患儿，女，3 岁。低热 2 月余，伴有咳嗽，精神欠佳，食欲差，夜间多汗，体温 38℃，颈部淋巴结肿大，质硬，无压痛，心肺听诊无异常。最可能的诊断是（　　）
 A. 传染性单核细胞增多症
 B. 原发型肺结核
 C. 支气管肺炎
 D. 淋巴瘤
 E. 风疹

A$_3$/A$_4$ 型题

（10、11 题共用题干）

患儿，女，4 岁。因发热、头痛 2 周入院。伴呕吐，2 天来头痛呕吐加剧，惊厥 1 次。半年前患原发型肺结核，曾服异烟肼 3 个月，症状好转后自行停药。查体：精神不振，嗜睡，颈强直，心肺无异常，脑膜刺激征（＋）。

10. 该患儿最可能的诊断是（　　）
 A. 原发型肺结核
 B. 支气管淋巴结结核
 C. 结核性脑膜炎
 D. 粟粒性肺结核
 E. 潜伏结核感染
11. 该患儿的治疗措施是（　　）
 A. 观察病情 2 个月
 B. 给予预防性结核治疗 6～12 个月
 C. 给予结核短程疗法
 D. 给予结核标准疗法
 E. 给予抗结核两阶段疗法

（颜　婷）

第十五章 儿科急症

引言：儿科急症是由各种原发疾病引起的危重症候，严重威胁着小儿的生命安全。掌握儿科急症的处理原则，学会基本的急救技术，是儿科医生一项基本的、重要的能力要求。那么，儿科临床上常见的急症有哪些呢？我们应该如何防治呢？

第一节 急性呼吸衰竭

呼吸衰竭（简称呼衰）是指累及呼吸中枢和（或）呼吸器官的各种疾病导致的呼吸功能障碍，出现低氧血症或低氧血症与高碳酸血症并存，从而引起一系列的生理功能变化和代谢紊乱的临床综合征。儿童呼吸衰竭多为急性呼吸衰竭（acute respiratory failure），主要表现为呼吸困难（窘迫）、意识改变，是儿科危重症之一，病死率较高。

一、病因与分类

（一）按原发病变部位分类

按原发病变部位分为中枢性呼吸衰竭和周围性呼吸衰竭。

1. 中枢性呼吸衰竭　因呼吸中枢病变导致呼吸运动发生障碍，主要表现为限制性通气功能障碍，如颅内感染（脑炎、脑膜炎）、颅内出血、脑损伤、脑肿瘤、颅内压增高等。

2. 周围性呼吸衰竭　因呼吸器官严重病变或呼吸肌麻痹，表现为限制性或阻塞性通气障碍或换气功能障碍，如急性喉炎、异物梗阻、肺炎、哮喘、肺气肿、支气管异物、胸廓病变、气胸、血胸、脊髓灰质炎伴呼吸肌麻痹、重症肌无力等。

（二）按血气分析指标分类

1. 低氧血症型呼吸衰竭　又称Ⅰ型呼吸衰竭。主要为换气功能障碍，其病理生理改变为肺泡和血液间气体弥散障碍，通气与血流比例（V/Q）失调，自肺泡进入肺毛细血管的氧不足，动脉血氧分压（PaO_2）下降、二氧化碳分压（$PaCO_2$）降低或正常。

2. 高碳酸血症型呼吸衰竭　又称Ⅱ型呼吸衰竭。主要为通气功能障碍或换气通气障碍，缺氧伴 CO_2 潴留，即 $PaO_2<60mmHg$、$PaCO_2>500mmHg$，多因呼吸泵功能异常及气道梗阻所致。

二、临床表现

呼吸衰竭可突然发生，也可逐渐出现。除原发疾病的症状和体征外，主要是呼吸系统症状及低氧血症和高碳酸血症引起的多器官功能紊乱。

（一）呼吸系统症状

1. 中枢性呼吸衰竭　由呼吸中枢受损所致。主要表现为呼吸节律的改变，呼吸快慢深浅不均，可出现潮式呼吸、下颌呼吸、比奥呼吸和呼吸暂停等。

2. 周围性呼吸衰竭　多由于呼吸器官或呼吸肌病变所致。主要表现为呼吸困难，出现鼻翼扇动、三凹征、点头呼吸、张口呼吸、呻吟等。早期呼吸加快、加深，严重时呼吸减慢、变浅，直至呼吸停止。

（二）低氧血症

1. 发绀　为缺氧的典型表现。当 PaO_2 低于 50mmHg 时，即可出现发绀，以唇、口周、甲床等处为明显，但重度贫血时可不出现发绀。

2. 循环系统　早期可出现血压升高、心率增快、心排血量增加，严重时可出现心率减慢、心排血量减少、心律失常，甚至出现心源性休克。

3. 神经系统　早期出现烦躁不安、易激惹、头疼、视物模糊，继而出现神志淡漠、嗜睡、意识模糊等中枢抑制症状，严重者出现颅内压增高、惊厥、脑疝。

4. 肾功能障碍　出现少尿或无尿，尿中可有蛋白、红细胞、白细胞、管型；严重缺氧可引起急性肾衰竭。

5. 消化系统　可有食欲减退、恶心、腹胀，严重时可出现肠麻痹，亦可出现肝功能异常和消化道出血。

（三）高碳酸血症

主要表现为多汗、摇头、烦躁不安、四肢温暖、皮肤潮红、瞳孔缩小、脉速、血压升高等。严重时发生脑水肿，出现肢体颤动、视乳头水肿、昏迷、惊厥等。

三　诊断

主要依据原发病、临床表现和血气分析进行诊断。

（一）病史

了解引起呼吸衰竭的原发疾病和诱因，特别是呼吸道感染史和神经系统疾病史。

（二）低氧血症和高碳酸血症的临床表现

在原发疾病的基础上，患儿出现呼吸浅速或浅慢，吸氧后仍有发绀、面色发灰或苍白，极度烦躁或嗜睡、意识模糊、双眼凝视等神经系统表现时，应及早配合血气分析进行诊断。

（三）血气分析

根据动脉血进行血气分析，是诊断呼吸衰竭的最可靠指标。

1. Ⅰ型呼吸衰竭　即低氧血症型呼吸衰竭。$PaO_2<60mmHg$、$PaCO_2$ 正常或降低，多因肺实质病变引起，主要为换气功能不足。

2. Ⅱ型呼吸衰竭　即高碳酸低氧血症型呼吸衰竭。$PaCO_2>50mmHg$，同时有不同程度低氧血症。多因呼吸泵功能异常及气道梗阻所致，主要为肺泡通气功能不足。在儿童，许多呼吸衰竭常是两种类型混合存在。

四　治疗

基本原则是积极治疗原发疾病和去除诱因，保持呼吸道通畅，改善呼吸功能，防治感染，纠正酸碱失衡及电解质紊乱，维持器官功能，同时使并发症减少到最小程度。

（一）一般治疗

将患儿置于舒适体位，以利于肺分泌物排出；定期翻身、拍背、吸痰，必要时雾化吸入，使气道保持通畅。注意给予适当的营养支持、合理的液体平衡，对促进原发病恢复、气道分泌物排出和保证呼吸肌正常做功有重要意义。

（二）原发疾病的治疗

应尽快治疗诱发呼吸衰竭的原发疾病，如先天性心脏病、心力衰竭、肺水肿所致的呼吸功能不全，应采用强心剂和利尿剂；对于哮喘持续状态，应用抗炎、解除气道痉挛等措施；对于肺部感染，选用合理的抗感染治疗等。

（三）氧疗与呼吸支持

1. 无创性通气支持　低氧血症较高碳酸血症危害更大，而用氧相对较安全，故呼吸衰竭早期应给予吸氧。

（1）鼻导管法：氧流量新生儿 0.3～0.5L/min、婴幼儿 0.5～1L/min、儿童 1～2L/min；氧浓度以 30%～40% 为宜，适用于病情较轻患儿。

（2）面罩给氧：氧流量新生儿 1～2L/min、婴幼儿 2～5L/min、儿童 6～8L/min；氧浓度以 40%～60% 为宜，适用于病情较重患儿。

（3）持续气道正压通气（CPAP）：适用于患儿存在自主呼吸、但肺内分流增加引起的低氧血症，如急性呼吸窘迫综合征（ARDS）、肺水肿、重症肺炎等。压力范围初设为 2～5cmH$_2$O，每次调高 1～2cmH$_2$O，一般不超过 10～12cmH$_2$O。压力过大可影响循环功能和 CO_2 排出。

2. 人工机械通气　严重的呼吸衰竭常需要机械通气，机械通气是目前呼吸衰竭治疗的主要手段。适应证常根据患儿有持续或进行性的气体交接障碍、呼吸暂停、以及呼吸衰竭严重影响其他器官功能等考虑。多用常频机械通气。

（四）特殊的呼吸支持

对重症呼吸衰竭，在常规呼吸支持无效的情况下，有条件时可给予特殊的呼吸支持。

1. 体外膜氧合（ECMO）　其原理是通过插管将体内非氧合血引出体外，通过膜氧合器进行氧合，再进入患者循环，起到人工肺的作用。

2. 液体通气　以全氟化碳液体（对 O_2 和 CO_2 高度溶解）进行气体交换或部分液体通气，能增加肺顺应性、改善氧合、降低 CO_2 分压、增加 pH。

3. 高频通气　用于急性呼吸衰竭，在某些情况下（如 ARDS），效果明显优于常规呼吸机。

4. 吸入 NO　可选择性扩张肺血管，降低肺血管阻力，改善氧合。

5. 吸入氦气　有助于改善气道异常所致的呼吸衰竭，如急性喉炎。

第二节　儿童心肺复苏

心肺复苏（cardiopulmonary resuscitation，CPR）是针对心跳、呼吸骤停患者所采取的一系列急救措施，其目的是使心、肺恢复正常功能，使生命得以维持。

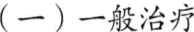

一、儿童心跳、呼吸骤停的病因

引起儿童心跳、呼吸骤停的原因可分为两大类，一类是疾病所致，另一类是意外伤害。

（一）疾病状态下出现心跳、呼吸骤停

1. 呼吸系统疾病　急性气道阻塞所致的窒息；严重肺部疾病如重症肺炎、严重哮喘、喉炎、

肺透明膜病；火灾中或其他化学物质引起的气道烧伤；呼吸衰竭；胸廓损伤或张力性气胸等。

2. **心血管系统疾病** 病毒性心肌炎、心肌病、先天性心脏病、严重心律失常、完全性房室传导阻滞、心力衰竭、大量失血等。

3. **神经系统疾病** 惊厥、颅脑外伤、脑水肿、脑疝、颅内占位或颅内感染等。

4. **电解质紊乱和酸碱平衡紊乱** 血钾过高或过低、低钙喉痉挛、严重酸中毒等。

5. **各种治疗、操作和麻醉意外** 心包穿刺、心导管等检查、心血管造影术、气管插管或切开、纤维支气管镜、药物过敏和麻醉等。

6. 婴儿猝死综合征等。

（二）意外伤害

意外伤害主要包括外伤、车祸、溺水、烧伤、触电、雷击、各种药物或毒物中毒等。意外伤害是导致年长儿童死亡的常见原因，应注意开展安全教育，防止意外发生。

二、儿童心跳、呼吸骤停的诊断

心跳、呼吸骤停的诊断并不困难，一般患儿突然昏迷或大动脉血管搏动消失即可诊断。但在紧急情况下，触诊不确定有无大血管搏动亦可拟诊（10秒），而不必反复触摸脉搏或听心音，以免延误抢救时机。

诊断要点：①突然昏迷，部分有一过性抽搐；②呼吸停止；③面色灰暗或发绀，瞳孔散大、对光反应消失；④大动脉（颈动脉、股动脉、肱动脉）搏动消失；⑤听诊心音消失；⑥心电图检查可见等电位线、电机械分离或心室颤动等。

三、儿童心跳、呼吸骤停的处理

> **链接**
>
> **儿童生存链**
>
> 生存链（chain of survival）是指在CPR中提高患者存活率的一系列措施（环节），特别强调时间对复苏成功的极端重要性。1992年，美国心脏协会正式提出"生存链"的概念，并于1997年得到了国际复苏，联络委员会的认可。其主旨为获得心跳、呼吸骤停后最佳的生存率和生命质量。儿童生存链（pediatric chain of survival）包括5个环节：防止心跳呼吸骤停、尽早进行心肺复苏、迅速启动急救医疗服务系统、快速高级生命支持、综合的心搏骤停后治疗。

（一）心肺复苏

心跳、呼吸骤停的现场抢救十分重要，必须争分夺秒，尽早进行CPR，以保证心、脑等重要器官的血液灌注和氧气供应。迅速有效的CPR，对于自主循环恢复和避免复苏后神经系统后遗症至关重要。婴儿和儿童CPR程序为C-A-B法。

1. **胸外按压（chest compressions/circulation，C）** 当发现患儿无反应、没有自主呼吸或只有无效的喘息样呼吸时，应立即实施胸外按压，建立人工循环。

按压方法与要求：将患儿置于硬板上。对于新生儿和婴儿，多采用双手环抱拇指按压法，即将两手掌及四指托着患儿两侧背部，用双手大拇指按压胸骨下1/3处（图15-1）；也可采用双指按压法，施救者一手放在小儿背后轻轻抬起胸廓，另一只手进行胸外按压。对于儿童，可采用单掌按压法，即用一只手固定患儿头部，另一只手的手掌根部置于患儿胸骨下半段，垂直向患儿脊柱方向挤压（图 15-2）。年长儿可采用双掌按压法（与成人按压方法相同），即将一手掌根部重叠放在另一手背上，十指相扣，使下面的手指抬起，手掌根部垂直按压胸骨下半部（图 15-3）。注意不要按压到剑突和肋骨。按压深度为胸部前后径的 1/3（新生儿为 1.5~2cm，婴儿约为 4cm，儿童约为 5cm），按压频率为 100~120 次/分，每次按压后让胸廓充分回弹以保障心脏血流充盈。应保持连续按压，其中断时间应少于 10 秒。

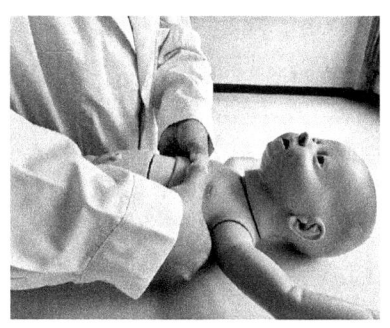
图 15-1　双手环抱拇指按压法

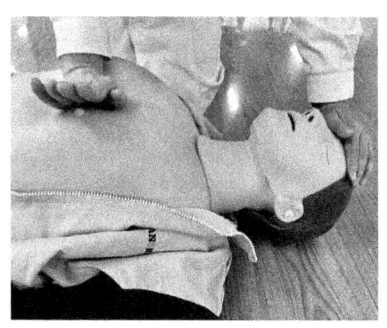
图 15-2　单掌按压法

2. 开放气道（airway，A）　首先应清除口、咽、鼻腔分泌物、呕吐物和异物，然后采取仰头抬颏法（用一只手的手掌外侧缘部位放于患儿前额，另一只手的示指和中指置于下颏将下颌骨上提，使下颌角与耳垂的连线和地面垂直）使头后仰并抬高下颌，保持气道通畅（图 15-4）。

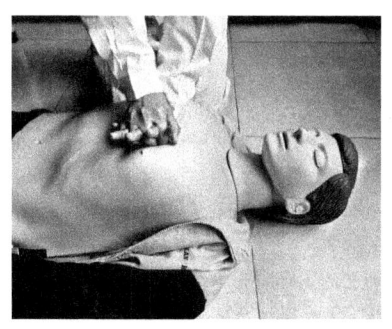
图 15-3　双掌按压法

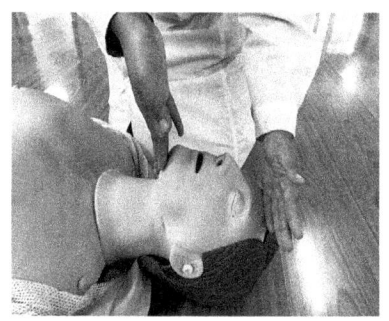
图 15-4　仰头抬颏法开放气道

3. 建立呼吸（breathing，B）　与胸外按压同时进行，胸外按压和人工呼吸比例为新生儿 3∶1；婴儿和儿童，若单人复苏为 30∶2，双人复苏为 15∶2；年长儿复苏与成人相同，为 30∶2。

（1）口对口人工呼吸：此法适于现场急救。置患儿于平卧位，肩背部稍垫高，头后倾，以保持气道平直；操作者一手托起患儿下颌，另一手捏住其鼻孔，深吸气后对准患儿口腔将气吹入，可见患儿胸廓抬起；停止吹气，放松患儿鼻孔，让肺内气体自然排出。重复上述操作，频率为婴儿 30~40 次/分、儿童 18~20 次/分。注意避免过度通气。

（2）复苏囊面罩通气：为有条件时或医院内急救时应采用的辅助呼吸方法。常用的通气装置为自膨胀气囊和配有贮氧装置的气囊，分别可递送 30%~80%（氧流量为 10L/min）、60%~95% 浓度（氧流量为 10~15L/min）的氧气。气囊常配有压力限制活瓣装置，压力水平在 35~40cmH$_2$O。选择合适的面罩，紧密盖在面部，覆盖住患儿口鼻，保持气道通畅，所用力量和潮气量应以能使胸部明显抬起为宜。避免过度通气，同时防止胃肠胀气。

（3）气管插管通气：为有条件和医院内急救时采用的辅助呼吸方法，也是最安全、可靠的方法。插管后接呼吸机，加压给氧，通气频率为新生儿30~40次/分、婴幼儿20~30次/分、年长儿16~20次/分。需要长时间人工呼吸、气道狭窄和插管困难者，也可行气管切开术。

4. 除颤（defibrillation，D） 推荐采用自动体外除颤器或手动除颤仪。儿童出现心室颤动、心室停搏、电机械分离，应尽早除颤。院外发生的心搏骤停应先给予5个周期的CPR（约2分钟），然后除颤。其电极涂以导电胶，一极置于胸骨右缘第2肋间，另一极置于左腋中线第5肋间（于心尖部）。初始除颤能量用2J/kg，若需要第二次除颤，则电击能量至少为4J/kg，但不超过10J/kg。每次除颤后应立即行新一轮CPR，尽可能缩短电击前后胸外按压的中断时间（<10秒）。

5. 药物治疗 在CPR同时，应尽快建立静脉输液通道，给予药物治疗，以发挥抗心律失常、纠正休克、纠正电解质和酸碱失衡、维持心排血量和复苏后稳定等作用。静脉通路不能迅速建立（>90秒），应建立骨髓内通路（IO）。IO适用于任何年龄患儿，快速、安全、有效。必要时可气管导管内给药。儿科常用复苏药物见表15-1。

表15-1 儿科常用复苏药物

药物	适应证	用法和剂量	备注
肾上腺素	心肺复苏首选药物	静脉（IV）或骨髓（IO）给药；浓度1:10 000，0.1ml（0.01mg）/kg；3~5分钟可重复一次	不能与碱性溶液在同一管道输注
5%碳酸氢钠溶液	抢救中毒、高血钾所致心搏骤停及较长时间心搏骤停（数分钟）可使用	3~5ml/kg，稀释后静脉滴注，也可骨髓给药	不常规使用；用量依据血气分析结果而定
阿托品	心动过缓、房室传导阻滞伴室率缓慢患儿，无脉性心电活动/心脏停搏	静脉（IV）或骨髓（IO）给药；每次0.01~0.02mg/kg，单次最小剂量0.1mg，单次最大剂量0.5mg	不常规使用
利多卡因	复发性室性心动过速、室颤和频发性室性期前收缩	静脉（IV）或骨髓（IO）给药；负荷剂量1mg/kg，可重复；维持剂量为20~50μg/（kg·min）	治疗难治性室颤，疗效不如胺碘酮
胺碘酮	多种心律失常尤其室性心动过速、对于室颤经CPR、2~3次电除颤、注射肾上腺素无效者	静脉（IV）或骨髓（IO）给药；剂量为5mg/kg，可重复给药2次至总剂量达15mg/kg；单次最大剂量为300mg	注意检测心电图和血压，心脏停搏时可快速负荷，慎与其他延长QT间期的药物合用

此外，应注意监测患儿的血糖浓度，指导治疗。CPR期间宜用无糖液。CPR后常出现应激性、一过性高血糖。CPR后伴高血糖的患儿预后差。但儿童的糖原储备有限，当机体能量需要增加时，又会导致低血糖。

（二）复苏后处理

CPR仅是抢救的第一步，CPR后任何环节的疏忽，均可导致抢救的失败。因此应继续监护，加强复苏后的支持治疗，避免继发性多器官功能损伤。

1. 改善心功能 监测心率、心律、血压。在补充血容量、纠正酸中毒的基础上，选择血管活性药物如多巴胺5~10μg/（kg·min）、多巴酚丁胺、酚妥拉明等，以增强心肌收缩力，加快心率，增加心排血量，改善组织器官的血液供应；心动过缓者也可给予山莨菪碱（654-2）以提高心率、改善微循环。

2. 维持呼吸功能 监测血氧浓度；继续供氧，维持有效的通气；定期吸痰，保持呼吸道通畅；积极防治肺部感染等。

3. 积极进行脑复苏　脑部完全缺血、缺氧超过4~6分钟，可导致不可逆损害，因此应尽早进行脑复苏，加强脑功能的保护。

（1）氧疗：常规吸氧，必要时高压氧治疗。

（2）亚低温疗法：如人工冬眠疗法（注意防止寒战）或头部戴冰帽降温等，使体温维持在33~34℃，以降低脑代谢，减少脑氧耗。

（3）维持脑血流灌注：使用钙通道阻滞剂如尼莫地平、硝苯地平等降低血管阻力，维持正常血压，增加脑血流，保证脑细胞有充足的氧和能量供应。

（4）减轻脑水肿：心跳、呼吸骤停所致缺氧和二氧化碳增加，可导致脑水肿、颅内高压和脑细胞死亡，因此积极防治脑水肿是心肺复苏成功的关键之一。常用20%甘露醇，必要时加用呋塞米；同时也可使用促进脑细胞恢复制剂，如细胞色素C、辅酶A、ATP等。

（5）其他：积极治疗原发疾病；维持水、电解质与酸碱平衡；纠正代谢紊乱；加强支持疗法等。

第三节　心力衰竭

● 案例15-1

患儿，男，1岁半。主因发热、咳嗽、呼吸急促3天，呼吸困难、喘憋半天而急诊入院。曾在当地诊所按"急性支气管炎"治疗，用药情况不详。查体：T 38℃，R 60次/分，P 180次/分，BP 80/52mmHg，患儿面色青灰，烦躁不安。眼睑轻度水肿，鼻翼扇动，口唇发绀。可见颈静脉轻度怒张，未见颈动脉搏动。胸廓无畸形，叩诊心界在第4肋间左锁骨中线外1~2cm，心率180次/分，律整，第一心音低钝，未闻及奔马律，呼吸动度两侧相等，触诊语颤一致，叩诊呈清音，双肺中下野可闻及干啰音和中小水泡音。腹部膨隆，肝于右肋缘下触及3cm，肝颈静脉回流征阳性，叩鼓音，肠鸣音正常。脊柱四肢无畸形。生理反射存在，病理反射未引出。血常规：WBC 20×10^9/L，N 0.8，L 0.2，可见核左移和中毒颗粒。

问题：该患儿的诊断和诊断依据是什么？还应做哪些检查？如何进行治疗？

心力衰竭（congestive heart failure）简称心衰，是指心肌收缩和（或）舒张功能障碍，使心排血量绝对或相对不足，不能满足全身组织代谢需要的临床综合征，是儿童时期常见的危重急症之一，婴儿期发病率最高。儿童多表现为充血性心力衰竭。

一　病因

引起心力衰竭的原因很多。大致可分为两类。

（一）心血管因素

先天性心脏病引起者最多见，还可见于病毒性心肌炎、心肌病、风湿性心脏病、心内膜弹力纤维增生症、川崎病、心糖原累积症等。

（二）非心血管因素

支气管肺炎、毛细支气管炎是婴幼儿时期心衰的最主要原因。其他如重度贫血、营养不良、电解质紊乱和缺氧、严重感染、甲状腺功能亢进症、支气管哮喘、急性肾炎、维生素B_1缺乏等，均可引起心力衰竭。

二 发病机制

心功能从正常发展到心力衰竭，经历两个过程：①心功能代偿期。此期出现心肌肥厚、心脏扩大和心率增快。因心肌纤维伸长和增厚，使心肌收缩力增强，心排血量增多。②心功能失代偿期。此期因诱发心力衰竭的病因持续存在，代偿性改变相应发展，心肌能量消耗增多，冠状动脉供血相对不足，心肌收缩速度减慢、收缩力减弱；同时，心率增快超过一定限度时，舒张期缩短，心排血量反而减少。当心排血量通过代偿不能满足机体代谢需要时，即出现心力衰竭。

心力衰竭时，由于心室收缩期排血量减少，心室内残余血量增多，使舒张期充盈压力增高，故可同时出现组织缺氧、心房和静脉淤血。组织缺氧，使交感神经活性增加，引起皮肤、内脏血管收缩，血液重新分布，以保证重要器官的血供。肾血管收缩后，使肾血流量减少，肾小球滤过率降低，继而肾素、醛固酮分泌增多，使肾小管对钠的重吸收增多，体内水钠潴留。同时，心力衰竭时心排血量减少，通过交感神经激活肾素-血管紧张素-醛固酮系统，使外周血管收缩，加剧水钠潴留，促使心室负荷过重、心力衰竭恶化。心室负荷过重包括心室容量负荷（前负荷）过重和心室阻力负荷（后负荷）过重。

三 临床表现

（一）年长儿心力衰竭

症状与成人相似。主要有：

1. 心排血量不足表现　心慌、乏力、烦躁、活动后气急、多汗、食欲低下、呼吸急促等。
2. 体循环淤血（右心衰竭）表现　颈静脉怒张，肝脏进行性增大，可有肝区疼痛或压痛、腹痛，肝颈静脉回流征阳性，尿少、下肢和身体下垂部位水肿等。
3. 肺循环淤血（左心衰竭）表现　发绀，呼吸困难不能平卧，频率增快，严重者伴有吸气性三凹征；咳嗽，咳粉红色泡沫痰；肺部可闻及湿啰音或哮鸣音，有心尖区第一心音低钝、奔马律等。

（二）婴幼儿心力衰竭

临床表现不典型，常起病急、病情重、进展快。常见呼吸快速、表浅，频率可达50~100次/分，喂养困难，体重增长缓慢，烦躁、多汗、哭闹，哭声低弱，肺部可闻及干啰音或哮鸣音。水肿首先见于颜面、眼睑等部位，严重时鼻唇三角区呈现青紫。可有脉搏无力、奇脉、四肢发凉等末梢循环障碍。

四 实验室检查和其他检查

1. 胸部X线检查　心影呈普遍性扩大，心尖搏动减弱，肺纹理增多，肺淤血。
2. 超声心动图检查　可见心室和心房内径扩大，心室收缩期延长、射血分数降低。
3. 心电图检查　主要提示心房、心室肥厚、心律变化等，对寻找心力衰竭的病因和指导洋地黄使用有重要价值。
4. 动脉血气分析　用于判断酸碱平衡、氧分压和二氧化碳分压等。

5. 其他 心脏 CT 扫描或 MRI，有助于心力衰竭的诊断。

五、诊断

儿童心力衰竭的临床诊断依据包括以下几项。

1. 安静时心率增快，婴儿心率＞180 次/分，幼儿心率＞160 次/分，不能用发热或缺氧解释。
2. 呼吸困难，青紫突然加重，安静时呼吸达 60 次/分以上。
3. 肝肋下 3cm 以上，或在密切观察下短时间内较前增大，而不能用横膈下降等原因解释。
4. 心音明显低钝，或出现奔马律。
5. 突然出现烦躁不安，面色苍白或发灰，而不能用原发病解释。
6. 尿少、下肢水肿，除外营养不良、肾炎、维生素 B_1 缺乏等原因所致。

以上前 4 项为临床诊断的主要依据，尚可结合其他几项及 1～2 项辅助检查进行综合分析。

六、治疗

儿童心衰的处理原则是祛除病因，改善心功能，消除水钠潴留，降低耗氧和纠正代谢紊乱。主要措施是休息、镇静、吸氧、强心、利尿、扩血管等。

（一）一般治疗

1. 休息 充分休息和睡眠可减轻心脏负担和心肌耗氧量。应卧床休息，取头高足低位或半卧位，避免患儿烦躁、哭闹，必要时可适当应用苯巴比妥钠等镇静剂。
2. 饮食 应给予富有营养、易消化的食物，少量多餐，饮食中钠盐应减少。
3. 维持水电解质和酸碱平衡 根据病情限制入液量和输液速度，总液量≤60ml/(kg·d)。电解质入量应根据生理需要及血中电解质浓度而定，于 24 小时内匀速输入。心衰常伴有酸中毒、低血糖和低血钙，应予以及时纠正。
4. 吸氧 有气促和发绀的患儿应及时给予吸氧，以鼻导管或面罩吸入湿化的 40%～50% 氧气。

（二）药物治疗

1. 洋地黄类药物 作用为增强心肌收缩力，增加心排血量，抑制传导功能，减慢心率，有效改善心功能。

（1）用药原则：基本原则是首先达到洋地黄化量，然后根据病情需要继续用维持量。常用洋地黄类药物剂量和用法见表 15-2。

（2）用法：①洋地黄化法：一般采用快速饱和量法，即首次给予洋地黄化量的 1/2，余量分两次，每隔 4～6 小时给完，多数患儿在 8～12 小时内达到洋地黄化。②维持量法：即洋地黄化后 12 小时开始给维持量，维持量为饱和量的 1/4。对轻度慢性心力衰竭者，也可连续口服地高辛维持量 5～7 天，进行缓慢洋地黄化。维持量使用时间依病情而定。

（3）使用洋地黄类药物注意事项：①用药前应了解患儿在 2～3 周内的洋地黄使用情况，以防药物过量引起中毒。②肝肾功能障碍、电解质紊乱（高钙、低钾）、心肌炎及大剂量利尿之后对洋地黄耐受性差，一般按常规剂量减去 1/3，且饱和时间不宜过快。③未成熟儿和＜2 周的新生儿因肝肾功能不完善，易引起洋地黄中毒，可按婴儿剂量减少 1/3～1/2。④不能与钙剂同时使用。

表 15-2　常用洋地黄类药物剂量和用法

洋地黄类制剂	给药方法	洋地黄化总量（mg/kg）	每日维持量	显效时间	效力最大时间	毒性消失时间	药效消失时间
地高辛	口服	<2岁 0.05~0.06 >2岁 0.03~0.05（总量不超过1.5mg）	1/5 洋地黄化量，分两次	2小时	4~8小时	1~2天	4~7天
	静脉	口服量的 1/3~1/2		10分钟	1~2小时		
毛花苷C（西地兰）	静脉	<2岁 0.03~0.04 >2岁 0.02~0.03	1/4 化量	10~30分钟	1~2小时	1天	2~4天

（4）洋地黄中毒：洋地黄治疗量约为中毒量的60%，故心力衰竭越严重、心功能越差者，其治疗量和中毒量越接近，故易发生中毒。洋地黄中毒最常见的表现为心律失常，包括阵发性心动过速、房室传导阻滞、室性期前收缩等；其次为恶心、呕吐等胃肠道症状；嗜睡、头晕、色弱等神经系统症状较少见。一旦发现洋地黄中毒应立即停用洋地黄制剂和利尿剂，同时补充钾盐等。

2. 利尿剂　正确使用利尿剂，能促进水、钠排出，减轻心脏负荷，有利于心功能的改善。当使用洋地黄类药物而心力衰竭仍未完全控制，或伴有明显水肿者，应加用利尿剂。对急性心力衰竭或肺水肿者宜选用快速强力利尿剂，如呋塞米每次 1~2mg/kg；对慢性心力衰竭一般可联合使用排钾利尿剂噻嗪类（如氢氯噻嗪）和保钾利尿剂（如螺内酯），并以间歇疗法维持疗效，防止脱水和电解质紊乱。

3. 血管扩张剂　小静脉和小动脉扩张可降低心脏的前、后负荷，增加心排血量，减轻肺淤血等。常用药物：①卡托普利，为血管紧张素转换酶抑制剂，能减少循环中血管紧张素Ⅱ的浓度。初始剂量为 0.5mg/(kg·d)，以后根据病情逐渐加量，最大耐受剂量为 5mg/(kg·d)，分3~4次口服。②硝普钠，可扩张小动脉、静脉的血管平滑肌，作用强、起效快、持续时间短。剂量为 0.5~8μg/(kg·min)，持续静脉滴注。③酚妥拉明，为 α 受体阻滞剂，主要扩张小动脉。剂量为 2~6μg/(kg·min)，以 5% 葡萄糖溶液稀释后静脉滴注。④硝酸甘油，1~5μg/(kg·min)，持续静脉滴注。

4. β受体激动剂　主要用于心力衰竭伴血压下降者。常用药物有多巴胺、多巴酚丁胺、肾上腺素等。

（三）病因治疗

积极寻找导致心力衰竭的原因和诱因，并予以及时治疗。

● 案例 15-1 分析

①该患儿诊断为急性支气管肺炎合并心力衰竭。肺炎诊断依据：临床表现为发热、咳嗽、呼吸急促、呼吸困难，肺部听诊可闻及中小水泡音和血常规检查等；心力衰竭诊断依据：该患儿心率180次/分；呼吸60次/分；肝脏在右肋缘下3cm，肝颈静脉回流征阳性；面色青灰，口唇发绀，烦躁不安；心脏听诊可闻及心音低钝等（五项指标达到诊断心力衰竭的标准）。②该患儿还应做胸部X线检查、心电图、超声心动图、血气分析等检查。③治疗原则为镇静、吸氧、抗感染、强心、利尿、扩血管等。

第四节 惊 厥

惊厥（convulsion）俗称抽风或惊风，是指脑大量神经元一过性同步化放电导致的所涉及随意肌的不可控制的抽搐或肌张力改变，可以是局灶性，也可以是全身性。惊厥是儿科常见急症，发生率高，以婴幼儿多见，反复发作可引起脑组织缺氧性损害。

一、病因分类及特点

引起惊厥的病因分为感染性和非感染两大类。

（一）感染性因素

1. 颅内感染　主要是由细菌、病毒、真菌、原虫、寄生虫等引起的脑炎、脑膜炎、脑脓肿等。常表现为反复而严重的惊厥发作，伴有不同程度的意识障碍和颅内压增高表现。脑脊液检查对诊断与鉴别诊断有很大帮助。

2. 颅外感染

（1）热性惊厥（febrile convulsion，FC）：是儿科最常见的急性惊厥，发病年龄为3个月至5岁，体温在38℃以上时突然出现惊厥，无中枢神经系统感染证据及导致惊厥的其他原因，既往也没有无热惊厥病史。

（2）中毒性脑病：严重的急性感染过程中可出现类似脑炎的表现，但不是病原体直接侵入脑组织，而与感染和细菌毒素导致的急性脑水肿有关。多见于中毒性细菌性痢疾、败血症、重症肺炎等。一般在原发病极期出现反复惊厥、意识障碍与颅内压增高表现。脑脊液检查除发现压力增高外，常规、生化等指标均正常。

（3）其他：如破伤风等，因破伤风杆菌产生的痉挛毒素引起全身肌肉强烈持续收缩。多有明确的病因，如新生儿破伤风多由脐带不严格消毒引起；儿童多由被破伤风杆菌污染的物品损伤引起（如锈刀割伤、锈钉子扎伤等）。惊厥时常出现牙关紧闭、苦笑面容和角弓反张等破伤风典型表现。

（二）非感染性因素

1. 颅内因素

（1）癫痫：各种原因导致的局灶性和全面性癫痫发作。脑电图检查可协助诊断，80%～90%癫痫患儿经诱发实验和反复检查的脑电图都有癫痫波形如棘波、尖波、棘-慢复合波等。

（2）颅内占位性病变：如肿瘤、囊肿等。除反复惊厥外，伴颅内压增高和神经定位体征，病情进行性加重，头颅影像学检查对诊断起决定性作用。

（3）颅脑损伤与出血：如产伤、颅脑外伤、血肿、颅内出血等。伤后立即起病，反复惊厥伴意识障碍和颅内压增高，颅脑CT对诊断有重要价值。

（4）先天发育畸形：如小头畸形、脑血管畸形、脑积水等。大多为惊厥反复发作，常伴有智力和运动发育落后。

（5）其他：脑白质营养不良、脱髓鞘病等。

2. 颅外因素

（1）代谢性疾病：①水、电解质紊乱：重度脱水、低血钙、低血镁、低血钠、高血钠、低血糖等。②中毒：如杀鼠药、农药、中枢神经兴奋药中毒等。多有顽固性惊厥发作，伴有意识障碍及肝肾功能损伤等，注意寻找中毒病史。③遗传代谢性疾病：如苯丙酮尿症、半乳糖血症等，表现为进行性加重的惊厥发作，有异常代谢相关的特异体征，血、尿生化检查有助于诊断。④肝、肾衰竭：常有顽固惊厥。

（2）缺氧缺血性疾病：窒息、严重心肺疾病（如急性心源性脑缺氧综合征、法洛四联症、克山病）等，除反复惊厥外，患儿常有基础病因和原发疾病的临床表现特点。

二 临床表现

（一）惊厥

1. 典型表现　惊厥发作时表现为突然意识丧失，头向后仰，眼球固定、上翻或斜视，面部、四肢肌肉呈强直性或阵挛性抽搐，口吐白沫，牙关紧闭。由于喉肌痉挛、气道不畅，故可有屏气或青紫，部分患儿有大小便失禁。惊厥持续时间数秒至数分钟或更长时间，继而入睡或转入嗜睡或昏迷状态。常见于癫痫大发作、热性惊厥、药物中毒、中毒性脑病等。

2. 不典型表现　惊厥发作时表现为局限性抽搐，多见于新生儿或小婴儿。如呼吸暂停、眼球震颤或双眼凝视、反复眨眼、一侧面肌及眼肌抽动、咀嚼动作、一侧肢体抽搐等。一般神志清楚。如抽搐部位固定而局限，常有定位意义。

（二）惊厥持续状态

惊厥持续状态是指惊厥持续发作30分钟以上，或两次发作间歇意识不能完全恢复者。为惊厥的危重型，多表现为强直-阵挛性发作。由于惊厥时间长，可引起高热、缺氧性脑损害、脑水肿甚至脑疝，死亡率很高。

（三）热性惊厥

热性惊厥的儿童期患病率为2%～5%，18～22个月为发病高峰期。其病因及生物学机制不明，多认为与儿童期脑功能不成熟、感染和遗传易感性有关。热性惊厥分为两型：单纯型热性惊厥和复杂型热性惊厥，其临床特点见表15-3。

表15-3　单纯型热性惊厥和复杂型热性惊厥的临床特点

类别	单纯型热性惊厥	复杂型热性惊厥
占热性惊厥的比率	70%	30%
起病年龄	0.5～5.0岁	<6个月、0.5～5.0岁、>5.0岁
惊厥发作形式	全面性发作	局限性或全面性发作
每次惊厥持续时间	多短暂，<10分钟	时间长，>10分钟
惊厥发作次数	一次热程中仅1次，偶尔2次	24小时内可反复多次
神经系统表现	正常	可有异常
惊厥持续状态	少有	较常见

> **链接**
>
> **关于热性惊厥**
>
> 首次热性惊厥后再次患病发热致惊厥复发率为29%～55%，其危险因素包括起病早（<6个月）；发作时体温<38.5℃；有惊厥家族史。长程热性惊厥易出现反复。绝大多数5岁后不再发作。由热性惊厥发生癫痫者为单纯型热性惊厥2%，复杂型热性惊厥4%～12%。对复杂型热性惊厥患儿，若EEG中新出现癫痫波形，则可能提示癫痫发生的危险性。

三、实验室检查和其他检查

根据病情需要做有关实验室检查，如血、尿、大便常规、血糖、血钙、血磷、尿素氮及脑脊液检查，必要时做眼底、脑电图、心电图、头颅 X 线平片、超声、CT、MRI 等检查，有助于诊断。

四、治疗

（一）一般治疗

保持安静，禁止一切声、光、电等不必要的刺激。保持呼吸道通畅，头偏向一侧，及时去除口、鼻、咽喉部分泌物，同时避免患儿将呕吐物、分泌物吸入气道引起窒息或吸入性肺炎。

（二）控制惊厥

1. 地西泮 常为首选药物，对各型惊厥均有效，尤其适合惊厥持续状态，起效快，大多在 1~3 分钟内止惊，较安全。剂量为每次 0.3~0.5mg/kg（最大剂量≤10mg，婴幼儿≤2mg），缓慢静脉注射。必要时 15~30 分钟可重复一次，每日可重复 2~4 次。

2. 氯硝西泮 对惊厥持续状态有较好疗效，作用较地西泮强 5~10 倍，维持时间可达数小时。剂量：每次 0.02~0.08mg/kg，缓慢静脉注射，6 小时以后可重复应用。

3. 苯巴比妥钠 为新生儿惊厥的首选药物，显效慢，用药后 15~20 分钟起效，但维持时间长。新生儿：每次 15~30mg/kg 静脉注射，无效时可再用 10mg/kg；12~24 小时后开始维持量 3~5mg/（kg·d），每日 2 次。其他年龄组小儿：首次给 5~10mg/kg，肌内注射；以后每日可给 3~5mg/kg，口服维持。

4. 苯妥英钠 适用于癫痫持续状态。首次负荷量为 15~20mg/kg，用 0.9% 氯化钠溶液稀释后静脉滴注，速度为不超过每分钟 1mg/kg，做好心电监护；24 小时后开始静脉维持，每日 3~5mg/kg。避免肌内注射，且静脉注射速度不宜过快，否则会引起血压下降、心率减慢甚至心搏骤停。

5. 10% 水合氯醛 每次 0.5ml/kg，加等量 0.9% 氯化钠溶液稀释后保留灌肠，止惊快，作用时间短，必要时 30 分钟后可重复。

6. 无抗惊厥药物时可选择针刺人中、合谷等穴位止惊。

（三）病因治疗

积极寻找和治疗原发疾病，给予相应治疗。如热性惊厥，应在控制惊厥的同时，积极采用物理和化学方法降温、抗感染和相应的对症处理，同时注意及时处理因惊厥时间过长而导致的脑水肿等。

（四）热性惊厥的预防

对于发作次数少、非长程发作的热性惊厥，无须使用药物预防；对于长程热性惊厥或反复多次的热性惊厥，需要药物预防。通常采用间歇预防法：在每次发热开始即使用地西泮 1mg/（kg·d），分 3 次口服，连服 2~3 天。间歇预防无效者，可采用长期预防法：丙戊酸 10~20mg/（kg·d），分 2 次口服，或苯巴比妥 3~5mg/（kg·d），分 1~2 次口服，应用 1~2 年。

第五节 急性中毒

急性中毒（acute poisoning）是指有毒性作用的物质通过不同的途径进入人体后，与体液和组织细胞发生生化或生物物理作用，破坏机体正常的生理功能，在短期内引起器官或组织功能性和器质性损害，从而出现一系列中毒表现，甚至危及生命。儿童急性中毒多发生在婴幼儿和学龄前期，是儿科急诊的常见疾病之一。

一、中毒途径

（一）口服中毒

口服中毒是最常见的中毒形式。毒物包括有毒食物、药物、灭鼠药、杀虫剂、化学消毒剂或有毒动植物、强酸、强碱等。通过口腔黏膜、胃肠道吸收，小肠是主要吸收部位。

（二）接触中毒

1. 皮肤接触 儿童皮肤较薄，表面脂质较多，脂溶性毒物易于吸收；此外，毒物也可经皮脂腺、汗腺吸收。常见的有穿农药污染的衣服、蜂蛰、虫咬和动物咬伤等。

2. 黏膜接触 毒物或药物与儿童眼结膜和鼻黏膜等接触后可快速吸收引起中毒，如萘甲唑啉（滴鼻净）中毒等。

3. 经创皮损或创面吸收 如大面积创伤或大面积皮疹而用药不当，可经创面或皮损处吸收中毒。

（三）吸入中毒

由于儿童肺泡表面积大，血管丰富，有毒气体通过呼吸道吸入后，经过肺泡被快速吸收，从而引起急性中毒，如一氧化碳中毒、有机磷吸入中毒等。

（四）注入中毒

注入中毒主要为误注引起，毒物、过量药物等直接经直肠、静脉或肌肉注入，被机体快速吸收而引起急性中毒。

二、中毒的诊断

（一）病史

应详细询问病史，包括发病经过、病前摄入食物和药物、活动范围、生活环境中有无毒物和药品、接触哪些人、父母职业、患儿同伴中有无相同病情者等。如家长或年长患儿能告诉中毒经过，诊断不难；否则由于儿童中毒症状和体征无明显特异性，且患儿大多不能正确陈述病情，而使诊断较为困难。对过去一向健康而突然出现恶心、呕吐、腹痛、青紫或皮肤潮红、昏迷、惊厥等症状而原因不明，或家中、儿童机构中有多人同时发病等，应考虑急性中毒的可能。

（二）体格检查

要注意一般情况和神志、呼吸、脉搏、血压、体温等，以判断病情轻重；同时更要注意是否有重要诊断意义的中毒特征，如呼气、呕吐物有无特殊气味，口唇、甲床是否发绀或呈樱红、皮肤色泽、出汗情况及口鼻分泌物情况等。呼气或呕吐物有蒜臭味，见于有机磷、无机磷、砷、硒等中毒；皮肤潮红、瞳孔扩大见于颠茄类、乙醇、阿司匹林、利血平等中毒；皮肤发绀、瞳孔缩小见于亚硝酸盐、二氧化碳、氰化物、有机磷、巴比妥类等中毒。

（三）毒物调查和检查

注意现场检查患儿周围是否留有剩余毒物，如衣服口袋、可疑食物、散落的药片、敞开的药瓶等，尽可能保留患儿饮食和用具，以备鉴定；仔细收集和检查呕吐物、胃液、排泄物中有无毒物残渣。若症状符合某种中毒而问不出中毒史时，可试用该种中毒的特效解毒药作为诊断性治疗。有条件时，针对患儿特异性临床表现，做有关特异性实验室检查，如怀疑有机磷农药中毒可做胆碱酯酶活力测定，怀疑一氧化碳中毒可做血液碳氧血红蛋白含量测定；也可采集患儿的血液、尿液、粪便、呕吐物或可疑含毒物品进行毒物鉴定，这是诊断中毒的最可靠方法。

三 中毒的处理

急性中毒的处理原则是立即治疗，争取抢救时机；对毒物性质不明者，按一般的中毒治疗原则抢救患儿，以排出体内毒物为首要措施，尽快减少毒物对机体的损害；采取各种措施减少毒物的吸收，促进毒物的排泄；维持呼吸、循环等生命器官的功能。

（一）急救处理

使患儿稳定，密切观察病情，监测患儿神志、呼吸、心率、血压、体温和末梢循环等，以判断中毒轻重。注意保持患儿呼吸道通畅、呼吸有效和良好的血液循环。边检查边抢救，对于病情危重的患儿应及时给予处理；有条件时立即建立静脉输液通路，以利于治疗。

（二）尽快清除毒物

将进入体内尚未吸收和已经吸收的毒物，采用相应的排毒方式通过不同的途径消除，以防止中毒症状进一步加重。

1. 口服毒物中毒的处理　可采用催吐、洗胃、洗肠和导泻等方法清除毒素。

（1）催吐：是排出胃内容物、减少毒物吸收的最好方法。适用于食入毒物时间在4~6小时内，毒物未完全吸收，神志清楚且能够合作的年龄较大的患儿。可用手指、筷子、压舌板等刺激患儿咽部引起其反射性呕吐。催吐前也可先口服1:5000高锰酸钾溶液催吐，按不同年龄每次100~300ml，这样既可催吐又可氧化各种生物碱。注意：年龄<6个月、有严重心脏病、意识障碍、食管静脉曲张、消化道溃疡、强酸、强碱或各种油剂等中毒的患儿不能采用催吐。

（2）洗胃：一般于摄入毒物后4~6小时内进行。最适用于流质或水溶性毒物中毒。经鼻或经口插入胃管后，用温开水或鞣酸、0.9%氯化钠溶液、1:10 000高锰酸钾溶液等洗胃，直到洗出液清澈为止，及时将首次抽出物送毒物鉴定。洗胃后可将活性炭加水灌入或吞服，可吸附毒物。注意：强酸、强碱中毒切忌洗胃，因可致胃穿孔，但可用牛奶中和；油剂中毒或昏迷患者洗胃可引起吸入性肺炎，应谨慎。

（3）导泻：可在催吐和洗胃后或口服活性炭后及时给予泻药，以清除进入肠道的毒物，使其尽快排出。常用的泻药有硫酸钠或硫酸镁，可口服或由胃管灌入。例如，以硫酸镁0.25g/kg配成20%溶液口服，可1~2小时一次，直到出现肠鸣或排便。注意：强酸或强碱中毒及严重腹泻者忌用；中枢抑制药（如苯巴比妥）中毒时不宜使用硫酸镁导泻，以防加重中枢抑制；较小儿童，导泻同时应防止脱水和电解质紊乱。

（4）全肠灌洗：适用于毒物食入4小时以上、尚存留于小肠和大肠者。对于一些缓慢吸收的毒物如铁中毒或某些抑制肠蠕动的毒物如苯巴比妥或重金属中毒，洗肠非常必要。常用大量液体行高位连续灌洗（儿童用1500~3000ml），直至洗出液变清晰为止。常用洗肠液有温1%氯化钠溶液或清水，也可加入活性炭。注意强酸、强碱中毒或患儿极度虚弱时，禁止全肠灌洗。

2. 接触中毒的处理　立即脱去已污染的衣物，用大量清水冲洗毒物接触部位。强酸或强碱污染皮肤时，先用干布轻轻抹干，然后选用适当的拮抗剂冲洗。强酸可用3%~5%碳酸氢钠溶液、淡的肥皂水或牛奶等冲洗；强碱可用3%~5%乙酸或使用淡醋、果汁等冲洗；有机磷可用肥皂水（敌百虫除外）或温水冲洗。毛发、指甲最易残留毒物，应反复冲洗。有毒动物咬伤应在肢体近心端扎止血带，阻止毒物经静脉或淋巴管弥散。注意止血带松紧适度，10~30分钟放松一次。若剧毒品注入，应立即切开吸引和反复冲洗，减少毒素吸收。

3. 吸入中毒的处理　应立即将患儿移离现场，放置在通风良好、空气新鲜的环境，清理呼吸道分泌物，保持呼吸道通畅。必要时吸氧。

4. 注入中毒的处理　应根据毒物或药物的性质，采取相应措施排出毒物。

（三）促进毒物排泄

1. 利尿　大多数毒物吸收后由肾脏排泄，故利尿是加速毒物排出的重要措施。大量饮水或静脉输注 5%～10% 葡萄糖溶液，可稀释体内毒物，增加尿量，促使毒物排泄。必要时可用利尿剂，如呋塞米 1～2mg/kg 静脉注射，保证尿量每小时在 6～9ml/kg。利尿时应注意保持水、电解质平衡。当患儿苏醒、中毒症状减轻或血药浓度低于中毒水平时，则可停止利尿。

2. 碱化或酸化尿液　弱酸类毒物如水杨酸和苯巴比妥可通过碱化尿液加速排出，常用碳酸氢钠溶液 1～2ml/kg 静脉注射 1～2 小时，在此期间检查尿 pH，以维持尿 pH 7.5～8.0 为标准。弱碱性毒物可用维生素 C 1～2g 加于 500ml 溶液中静脉滴入，使尿液呈酸性，促进毒物排出。

3. 血液净化排毒　危重的急性中毒患儿伴有肾功能不全者，可采用腹膜透析、血液透析、持续肾脏替代治疗（CRRT）、血液灌流法、血浆置换等方法，加速毒物排出。

4. 高压氧的应用　一氧化碳、硫化氢、氰化物、氨气等中毒，可使用高压氧治疗，能增加血中氧溶解度，促使氧进入组织细胞中，从而纠正组织缺氧。

（四）特效解毒剂应用

针对不同的毒物，采用不同的特效解毒剂（见书末附录 7）。

（五）其他处理

及时处理各种中毒引起的严重症候，如控制惊厥、呼吸困难和循环衰竭等。在中毒原因不明或无特效治疗时，对症治疗尤为重要。

四 中毒的预防

1. 管好药品　药品服用或存放不当是造成药物中毒的主要原因。家长切勿擅自给儿童用药，更不可把成人药随便给儿童服用。家庭中一切药品应妥善存放，不让儿童随便取到，内服药和外用药不可混装。儿科医师开处方时，应认真计算不同年龄儿童的用药量，切忌过量，并耐心向家长说明用药方法和注意事项；对儿童实施医院治疗时，应细心核对药量和剂型，严格按规定应用。

2. 管好农药　农村或家庭日常用的灭虫、灭蚊蝇、灭鼠等剧毒药品应妥善放置，防止儿童接触。各种农药务必按规定方法使用。

3. 管好危险器具　安放好火炉、煤气灶具和燃气热水器等，定期进行安全检查。冬季用燃气热水器洗澡时，应注意保持房间空气流通。禁止儿童玩耍、使用含有毒性物质的用具或器皿。

4. 加强安全教育　做好识别有毒物质的教育工作。防止儿童随便采食野生植物。加强儿童看护，避免发生动物咬伤等事故。

第六节　感染性休克

感染性休克（septic shock），是因病原体感染而引起的以组织灌注不足和氧供缺乏为特征的一种全身性病理过程。临床主要表现为面色苍白、皮肤发绀花纹、血压下降、脉压缩小、脉搏细速、四肢湿冷、精神烦躁或萎靡、尿量减少等。

一、病因

细菌、病毒、真菌、支原体、立克次体等多种病原体感染均可引起。临床以细菌感染所致者较多见,尤其是革兰氏阴性菌感染所致者最常见;其次为金黄色葡萄球菌、溶血性链球菌及肺炎链球菌等。在儿科,革兰氏阴性杆菌败血症、中毒性细菌性痢疾、暴发型流行性脑脊髓膜炎、重症肺炎和急性出血坏死性小肠炎等,常易并发感染性休克。

二、发病机制

发病机制尚未完全明确,目前公认以下学说:

1. 微循环障碍　病原体及毒素进入机体后,激活体内交感-肾上腺髓质系统、补体系统、激肽释放系统、凝血-纤溶系统等,产生多种生物活性物质,使微循环相继发生痉挛—扩张—麻痹三个阶段的病理变化,有效循环血量显著减少,组织细胞缺血缺氧,发生代谢紊乱、细胞膜受损、溶酶体酶释放,细胞自溶,诱发DIC和多器官功能衰竭。

2. 炎性免疫反应失控　严重感染激活单核/巨噬细胞及中性粒细胞,导致各种炎性介质大量释放,引起白细胞活化、血管通透性增加和组织损伤,发生全身炎性反应综合征(SIRS)和多器官功能障碍综合征。

3. 机体代谢与功能异常　由于微循环障碍和组织缺氧,脂肪和蛋白质分解代谢加强,合成代谢减弱;无氧酵解增强,出现代谢性酸中毒,后期出现混合性酸中毒;钠泵运转失灵,导致细胞内钠水潴留、细胞外高钾血症。

三、临床表现

儿童感染性休克的临床特点为起病急、进展快、早期症状不典型。典型病例除有原发疾病的临床症状和体征外,同时有休克的表现。

临床分为两期:休克早期(休克代偿期)和休克晚期(休克失代偿期)。

1. 早期(休克代偿期)　主要表现为神志清楚,但表情淡漠,反应迟钝,对周围环境不感兴趣。有时兴奋、烦躁不安。口周和甲床轻度发绀,皮肤轻度发花,出冷汗,肢端凉,毛细血管再充盈时间正常(正常<1秒),血压正常或略低、脉压缩小,脉搏细速,心率加快。呼吸多深而快。尿量减少(婴儿5~10ml/h、儿童10~20ml/h),眼底检查以小动脉痉挛为主,小动脉与小静脉之比为1:2或1:3(正常2:3)。

2. 晚期(休克失代偿期)　主要表现为嗜睡、昏迷、谵妄和惊厥,面色灰暗,口周和甲床明显发绀,皮肤明显苍白、发花,四肢厥冷,毛细血管再充盈时间>3秒,血压明显下降或测不出,心率明显增快,心音低钝,脉搏细弱甚至触不到。呼吸深长、浅慢或不规则。少尿(婴儿<5ml/h,儿童<10ml/h)或无尿。眼底检查可见小动脉痉挛,小静脉曲张,部分病例出现视乳头水肿。休克晚期常合并肺水肿、呼吸窘迫综合征、脑水肿、DIC、肾衰竭等多器官功能衰竭。

四、实验室检查和其他检查

1. 血常规、尿常规、大便常规　对分析病因有意义。血常规中白细胞计数大多增高,在$(10～30)×10^9$/L,中性粒细胞增多伴核左移和中毒颗粒;血细胞比容和血红蛋白增高表示血液浓缩。尿常规中尿比重降低且固定,提示肾衰竭;大便常规中出现红细胞、白细胞可协助判断有无胃肠道感染和出血等。

2. 病原学检查　在抗感染药物使用前，结合病情对血液、脓液、渗出液、体腔液、大便等进行细菌培养（包括厌氧菌培养），并做药敏试验，有助于明确感染的病原。

3. 血清电解质和乳酸测定　休克时血钠血氯多偏低，血钾可高可低。休克时血乳酸含量常升高（正常1.10~2.2mmol/L）。乳酸水平反映休克时微循环和代谢情况，升高程度与病死率密切相关，对判断预后有意义。

4. 血气分析　有助于呼吸功能和酸中毒性质的判断。

5. 肝肾功能、心肌酶谱检查　血中肌酐、尿酸、尿素氮、血清胆红素、白蛋白、谷丙转氨酶、肌酸磷酸激酶、乳酸脱氢酶同工酶等测定，可反映组织器官的损害情况。

6. DIC的检查　发生DIC时，血小板计数进行性降低、纤维蛋白原减少、凝血酶原时间和凝血活酶时间延长，提示消耗性凝血障碍；血浆鱼精蛋白副凝试验（3P试验）阳性、凝血酶时间延长，提示纤溶亢进。

7. 其他　根据病情选择心电图、超声心动图、X线等检查。

五、诊断

诊断主要依赖临床症状与体征，神志、尿量和周围循环灌注的改变在休克的表现中出现最早。目前沿用2006年国内制定的《儿科感染性休克（脓毒性休克）诊疗推荐方案》的诊断标准。

1. 休克代偿期（早期）　临床表现符合下列6项中3项。

（1）意识改变：烦躁不安或萎靡，表情淡漠，意识模糊，甚至昏迷或惊厥。

（2）皮肤改变：面色苍白或发灰，唇周、指（趾）端发绀，皮肤花纹，四肢凉。如有面色潮红、四肢温暖、皮肤干燥为暖休克。

（3）心率、脉搏：增快，外周动脉搏动减弱。

（4）毛细血管再充盈时间：≥3秒（需除外环境因素影响）。

（5）尿量：≤1ml/（kg·h）。

（6）代谢性酸中毒（除外其他缺血缺氧及代谢因素）。

2. 休克失代偿期（晚期）　代偿期临床表现加重（如意识障碍加重，出现昏迷、惊厥）伴血压下降，收缩压降低：1~12个月<70mmHg，1~10岁<（年龄×2）+70（mmHg），≥10岁<90mmHg。

3. 临床分型　根据血流动力学改变，分为以下两种类型。

（1）高动力性休克（暖休克）：主要表现为面色潮红、四肢温暖、脉搏无明显减弱，毛细血管再充盈时间无明显延长。可有意识改变、尿量减少、代谢性酸中毒等。容易漏诊，如不及时诊治，很快转为冷休克。

（2）低动力性休克（冷休克）：在儿科最多见，主要表现为皮肤苍白、发花，四肢凉，脉搏快、细弱，血压下降，毛细血管再充盈时间延长等。

六、治疗

病情危急，治疗须争分夺秒。治疗措施主要包括积极消除休克病因或诱因，恢复正常灌注和血压，维护正常循环功能等。

1. 保证有效通气和氧合　保持合适体位，注意吸痰，使患儿气道通畅。给予鼻导管等吸入高浓度氧，维持 PaO_2 在 95% 以上。必要时气管插管、应用 CPAP 或机械通气。

2. 容量复苏　目的是恢复血管内容量，是逆转病情、降低病死率的最关键措施。需迅速建立静脉通道或骨髓输液通道。

（1）第 1 小时快速输液：常用 0.9% 氯化钠溶液，首剂 20ml/kg，10 分钟内静脉快速输注。注意观察循环及组织灌注情况（心率、血压、脉搏、毛细血管再充盈时间等）。若休克无改善，可再予第 2 剂、第 3 剂，每次均为 10～20ml/kg。可补充血浆、白蛋白等胶体液。第 1 小时内补液量可达 40～60ml/kg。快速输液时，应注意心肺功能（肺部啰音、奔马律、肝大等），条件允许应做中心静脉压检测。此阶段不宜用含糖液，血糖应控制在正常范围，若有低血糖，可用葡萄糖 0.5～1g/kg 纠正。

（2）后续输液：待患儿血压回升、微循环改善后，可根据情况减慢输液速度，降低液体张力。可给予 1/2～2/3 张液体，输液速度为 5～10ml/（kg·h），6～8 小时内输完；用 1/3 张液体维持输液。根据血气分析结果给予 1.4% 碳酸氢钠纠正酸中毒。仍需动态观察循环状态，评估液体量是否恰当，随时调整输液方案。

3. 控制感染　应尽可能确定病原微生物，针对病原菌选用有效抗生素。确定病原有困难时，应尽早经验性选用抗生素。抗感染疗程为 7～10 天，必要时可延长。IVIG 可考虑配合应用。

4. 血管活性药物　对容量复苏效果不佳者，应及时给予血管活性药物以改善器官灌注。

（1）多巴胺：5～10μg/（kg·min）持续静脉泵入，根据血压调整剂量，最大量不宜超过 20μg/（kg·min）。

（2）肾上腺素：冷休克或有多巴胺抵抗时首选。0.05～2μg/（kg·min），持续静脉泵入。

（3）去甲肾上腺素：暖休克或有多巴胺抵抗时首选，0.1～2.0μg/（kg·min），持续静脉泵入。本药收缩血管和升压作用较强，但对心、肾等器官副作用大，可使肾血管痉挛致肾衰竭，故使用剂量要个体化并注意观察。

（4）莨菪类药物：主要有山莨菪碱（654-2）、东莨菪碱和阿托品等，其中山莨菪碱为首选，每次 1～3mg/kg，每 10～15 分钟静脉注射 1 次，待病情好转后，逐渐减量并停用。暖休克或青光眼者禁用。

（5）多巴酚丁胺：正性肌力药物，休克伴心功能障碍、疗效欠佳时可使用。用法：2～20μg/（kg·min），持续静脉泵入，最大量不宜超过 20μg/（kg·min）。

（6）硝普钠：血管扩张剂，一般用于心功能严重障碍且有高外周阻力的患儿。在液体复苏和应用正性肌力药物的基础上使用。1～8μg/（kg·min）静脉泵入，从小剂量开始，注意避光。

5. 肾上腺皮质激素　可选用氢化可的松 3～5mg/（kg·d），分 2～3 次静脉滴注，一般用 1～3 天，可用至 7 天。

6. 纠正凝血障碍　早期可给予肝素 5～10U/kg 静脉滴注，每 6 小时 1 次。如已明确有 DIC，则按常规治疗。

7. 营养支持　应保证能量和营养供应。胃肠功能尚可者，给予丰富营养，少量多餐；胃肠不耐受者应行胃肠外营养。

七　疗效评价

感染性休克治疗目的是维持正常心肺功能，恢复正常灌注和血压，因此治疗有效的标准是毛细血管再充盈时间<2 秒；外周及中央动脉搏动均正常；意识状态良好；四肢温暖；血压正常；尿量>1ml/（kg·h）。

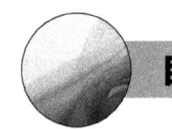

自 测 题

A₁ 型题

1. 婴幼儿时期最常见惊厥的原因是（ ）
   A. 热性惊厥　　B. 癫痫
   C. 中毒性脑病　D. 脑炎和脑膜炎
   E. 低血糖

2. 惊厥发作时不妥的处理措施是（ ）
   A. 立即大声呼叫，抱紧患儿
   B. 防止受伤　　C. 针刺或指压人中
   D. 去除诱因　　E. 防止窒息

3. 为心跳、呼吸骤停患儿实施心肺复苏时最关键的是（ ）
   A. 大声呼救　　B. 口对口人工呼吸
   C. 清理呼吸道　D. 心脏按压
   E. 心电监护

4. 抢救有机磷中毒患儿时，有效解毒剂不包括（ ）
   A. 解磷定　　　B. 阿托品
   C. 双复磷　　　D. 氯解磷定
   E. 乙酰胺

5. 洋地黄中毒表现不包括（ ）
   A. 室性期前收缩
   B. 恶心、呕吐等消化道症状
   C. 黄视、绿视
   D. 突然意识丧失、口唇发绀
   E. 头晕、嗜睡等神经系统症状

6. 心力衰竭患儿在使用洋地黄制剂时，下列哪项措施不妥（ ）
   A. 可以同时补钾　B. 同时补钙
   C. 输入葡萄糖溶液　D. 纠正酸中毒
   E. 关注脉搏变化

7. 治疗感染性休克中，哪项措施是最关键的（ ）
   A. 快速扩充血容量
   B. 血管活性药物应用
   C. 维护器官功能

   D. 使用肾上腺皮质激素
   E. 纠正酸中毒

8. 急性严重呼吸衰竭最常用给氧方式是（ ）
   A. 鼻导管给氧　B. 面罩给氧
   C. 氧气头罩　　D. 持续正压给氧
   E. 人工机械通气

A₂ 型题

9. 患儿，男，10个月。因发热、咳嗽、惊厥来院就诊。查体：体温39.8℃，咽部充血，前囟平，神经系统检查无异常。问该患儿惊厥的最可能的原因是（ ）
   A. 癫痫发作　　B. 热性惊厥
   C. 低钙惊厥　　D. 中毒性脑病
   E. 化脓性脑膜炎

10. 患儿，7岁，突然发生惊厥，全身肌肉强直性痉挛，眼球上翻，口吐白沫，牙关紧闭，呼吸不规则，发绀，大小便失禁，惊厥发作持续30分钟以上，最可能的诊断是（ ）
    A. 热性惊厥　　B. 癫痫
    C. 惊厥持续状态　D. 中毒性脑病
    E. 手足搐搦症

A₃/A₄ 型题

患儿，男，7岁，因严重外伤大出血入院。入院后突然神志丧失，呼吸、心搏骤停。护士见状后立即行心肺复苏。

11. 该患儿胸外按压的部位是（ ）
    A. 胸骨上段　　B. 胸骨中段
    C. 胸骨下半部　D. 胸骨下段
    E. 胸骨中点

12. 胸外按压时使胸骨下陷（ ）
    A. 1～2cm　　　B. 2～3cm
    C. 3～4cm　　　D. 4～5cm
    E. 5～6cm

（左学军）

实训指导

实训1 体格生长常用指标测量

概述：衡量儿童体格生长常用的指标有体重、身高（长）、头围、胸围等。定期测量体格发育指标可以了解儿童发育情况，早期发现异常并加以矫正，有效防止有关疾病的发生。

● 案例设计

8月龄男孩，体重8.1kg，身长67cm，头围41cm，胸围39cm。家长咨询：该小儿生长状况如何、有否异常？应如何回答家长比较恰当？

讨论：1. 如何正确测量体重、身长、头围、胸围？
　　　2. 有何临床意义？

[实训目的] 学会体重、身长、头围、胸围的测量方法，对测量结果进行分析，作出正确的判断。

[实训准备]

1. 用物准备　体重计、身长测量仪、软尺、擦手消毒液、记录本、笔，尿布。
2. 操作者准备　衣帽整洁，洗手，戴口罩；评估患儿。
3. 被检者准备　3岁以下小儿采用卧位或坐位；3岁以上小儿采用坐位或站立位。

[操作流程]

（一）体重的测量

1. 测量者立于被测者的前方或右方。
2. 新生儿和婴儿采用婴儿杠杆秤称量。
3. 测量者将小儿平躺于秤的卧板上；6~7个月以后的小儿如果能坐，也可坐在磅秤的座凳上进行测量（注意看护，以防跌伤），减去衣被的重量，精确到10g。
4. 儿童体重测量采用卧式杠杆秤，也可用身高体重计与身高一并测量，精确到50g。

（二）身长的测量

3岁以下儿童：

1. 测量者位于儿童右侧。
2. 将小儿仰卧于量床底板中线上，头扶正，头顶接触量板顶端。

3. 测量者左手握住小儿双膝，使双腿伸直，右手推动量板至接触两足跟，当量板两侧的读数一致后读出刻度，精确读数至 0.1cm。

3 岁以上儿童：

1. 儿童站立在立位身高计上，两眼直视正前方，胸部稍挺起，腹部稍收紧，两臂自然下垂，手指并拢，脚跟靠拢，脚尖分开约成 60°。

2. 测量者使儿童足跟、臀部和两肩胛间几个点同时紧靠立柱，头部保持正直位置，然后测量。

3. 使顶板与颅顶切点接触，读出立柱上的数字，精确读数至 0.1cm。

（三）头围的测量

1. 协助小儿取坐位或立位，婴儿可坐于其母亲腿上，由其母固定小儿头部。

2. 测量者立于被测者的前方或右方。

3. 测量者用左手拇指将软尺零点固定于小儿头部右侧眉弓上缘。

4. 右手使软尺紧贴头皮顺时针绕枕骨结节最高点及左侧眉弓上缘回至零点。

5. 左手掌协助固定小儿头部，并使软尺固定于枕骨粗隆，收紧软尺。

6. 读出头围厘米数，精确读数至 0.1cm。

（四）胸围的测量

1. 协助小儿取坐位或立位。

2. 被测者两手自然平放或下垂，两眼平视。

3. 测量者立于被测者的前方或右方；用左拇指将软尺零点固定于乳头下缘（乳腺已经发育女孩固定于胸骨中线第 4 肋间）。

4. 右手将软尺紧贴皮肤经右侧水平绕背部，以两肩胛下角下缘为准，经左侧面回至零点。

5. 取平静呼气和吸气时的中间读数，精确读数至 0.1cm。

［注意事项］

1. 测量体重前应空腹、排空大小便，在合适室温下裸体或仅穿内衣，如果不能脱去衣裤，则应设法扣除衣服重量；避免其他人接触测量工具。

2. 测量 3 岁以内儿童的身长时要脱去帽、鞋、袜，穿单衣；测量 3 岁以上儿童的身长时要脱去帽、鞋、袜。

3. 测量头围时软尺应贴紧头皮，左右对称，头发长者应先将头发在软尺经过处向上下分开，软尺下缘位于眉毛上缘。

4. 测量胸围时软尺应贴紧皮肤，左右对称，取吸气和呼气时的平均值。

5. 软尺测量的结果应精确读数至 0.1cm。

［实训评价］

1. 动作熟练，方法正确，小儿安全、舒适、无损伤。

2. 与患儿家属沟通有效，患儿及家属积极配合。

［实训作业］为幼儿园小朋友进行体格测量。

实训 2　儿科病史采集和体格检查

概述：儿科的病史采集、记录和体格检查在内容、程序、方法及分析判断等方面都具有自身的特点，熟练掌握有关的方法和技巧，是开展儿科临床诊疗工作的基础，是儿科医师的基本功。

［实训目的］熟悉儿科病史采集和体格检查内容，掌握儿科病史采集和体格检查方法，书写儿科病历 1 份。

［实训准备］

1. 用物准备　软尺、体温计、血压计、叩诊锤、压舌板、体重计、身高（长）测量仪、听诊器、擦手消毒液、记录本、笔、钟表（时钟或手表），尿布等。

2. 操作者准备　着工作衣，衣帽整洁，洗手，戴口罩；评估患儿。

［操作流程］

1. 在实训室模拟医患情景，分组进行儿科病史采集和体格检查训练；或在医院儿科病房分组进行儿科病史采集和体格检查训练。

2. 对采集的病史内容，随时准确记录。

3. 对体格检查的实际情况，随时准确记录。

［注意事项］

1. 病史询问过程中态度要和蔼亲切，语言要通俗易懂，注重与家长的沟通，关心家长与孩子，以取得家长和孩子的信任。

2. 遇到危重患儿应边检查边询问，及时抢救，待患儿病情稳定后再详细采集病史并完善体格检查的内容。

3. 体格检查顺序可根据患儿当时的情况灵活掌握，容易观察的部位随时查，安静时进行心肺听诊，患儿不易接受或疼痛的部位最后检查。对急症或危重抢救病例，应先重点检查生命征或与疾病有关的部位，全面的体格检查在病情稍稳定后进行，也可边抢救边检查。

4. 检查过程中，检查者应态度和蔼、动作轻柔、手要温暖，检查过程中既要全面仔细，又要注意保暖。

［实训评价］

1. 与患儿家属沟通有效，患儿及家长积极配合。

2. 病史采集全面、准确、详实。

3. 体格检查全面，动作熟练，方法正确，小儿安全、舒适。

［实训作业］书写儿科病历 1 份。

实训 3　光 照 疗 法

概述：临床上，新生儿病理性黄疸既有高非结合胆红素血症，又有高结合胆红素血症，如果处理不及时，将会造成全身多器官损伤，甚至发生胆红素脑病。光照疗法（简称光疗）是治疗高非结合胆红素血症的有效方法，应当掌握其方法要领。

● 案例设计

患儿，女，5 天。因出生后胎粪排出延迟而出现明显黄疸。

讨论：1. 此为哪种高胆红素血症？

　　　2. 如何施行光照疗法？

　　　3. 光照疗法有何注意事项？

[实训目的] 掌握光照疗法的操作方法,并熟悉其并发症的处理。

[实训准备]

1. 物品准备　光疗设备(光疗箱、光疗灯、蓝光床等),光疗箱以单面光 160W、双面光 320W 为宜;保暖设备,黑色眼罩,丁字形尿布,温度计,湿度计,心电监护仪等。

2. 操作者准备　着工作衣,衣帽整洁,洗手,戴口罩。

[操作流程]

1. 选择适当的光疗箱设备、保暖设备。检查并清洁光疗箱,保证设备状态良好。

2. 接通电源,使箱温升至患儿中性温度,相对湿度达 55%~65%。

3. 在患儿置于光疗箱之前,应脱去患儿衣服,尽量暴露皮肤,情况较好的患儿可先给予沐浴。

4. 给患儿戴眼罩,用尿布遮盖其会阴部,将患儿置于透明光疗暖箱内;灯管应置于暖箱顶部,调节灯管高度距患儿皮肤 35~50cm(专用光疗箱不需调整高度)。

5. 根据黄疸程度确定光疗时间。光疗可连续或间断照射,间隔时间视病情而定,持续照射时间以不超过 4 天为宜。

6. 光疗时需进行心电、氧饱和度监护,护理人员应巡回观察患儿的精神、反应、呼吸、脉搏变化。

7. 每 2~4 小时测体温 1 次,如患儿体温>38℃,应采取降温措施。如患儿有烦躁不安、皮肤发花、高热、呼吸暂停、青紫、惊厥等情况,应查找原因,及时处理。

8. 单面照光一般应每 2 小时更换 1 次体位,可仰卧、侧卧、俯卧交替。俯卧位照射时要有专人看护,以免口鼻受压而影响呼吸。

9. 每隔 6~8 小时监测 1 次血清胆红素水平,光疗后即时查血清胆红素水平。

[注意事项]

1. 严格把握光疗指征:①足月儿血清总胆红素>205μmol/L(12mg/dl)者;②有窒息、低蛋白血症、感染、酸中毒等情况的高危新生儿;③早产儿;④极低和超低出生体重儿。

2. 光疗会增加患儿体液丢失,光疗过程中应注意适当增加补液量。

3. 注意光疗的副作用:光疗过程中可出现发热、腹泻、皮疹及青铜症等副作用,但多不严重,可继续光疗;光疗可使皮肤呈青铜色即青铜症,此时应停止光疗,青铜症可自行消退。

4. 光疗仪的蓝光可分解体内维生素 B_2,甚至加重溶血,故光疗时应补充维生素 B_2(5mg/次,光疗时每日 3 次;光疗后每日 1 次,连服 3 日)。

[实训评价]

1. 态度严肃认真,操作正确、符合规范。

2. 动作敏捷、熟练迅速,连贯性好。

3. 关爱新生儿观念强。

[实训作业] 在实训室模拟操作光照疗法。

实训 4　腹　　泻

概述:腹泻是婴幼儿最常见的疾病之一,以大便次数增多、性状改变为特点,易发生水、电解质及酸碱平衡紊乱。通过腹泻案例教学,学生在教师引导下,以医生角色对腹泻患儿的病案资料进行综合分析,以培养学生理论联系实际能力和临床思维能力。

● 案例设计

患儿,女,10个月,11月份入院。发育营养正常,人工喂养,3天来腹泻,大便15~20次/日,蛋花汤样,伴低热,偶有呕吐。1天来尿少,近6小时无尿。查体:T 38.5℃,精神萎靡,口干,眼窝及前囟凹陷,皮肤弹性差,四肢湿冷,血钠132mmol/L。

讨论:1. 该患儿最可能的诊断是什么?
    2. 对该患儿如何施行液体疗法?

[实训目的]
1. 了解腹泻患儿的辅助检查,并能进行结果分析,了解其诊断及治疗要点。
2. 熟悉腹泻病的病因、临床表现,熟悉液体疗法中常用溶液的组成及应用。
3. 掌握液体疗法计算方法及其应用价值。

[实训准备]
1. 用物准备 教学案例,腹泻视频资料。
2. 输液用常用液体 5%或10%葡萄糖溶液,0.9%氯化钠溶液,5%碳酸氢钠溶液。

[操作流程]
1. 归纳分析本病例特点,提出初步诊断,列出诊断依据。
2. 还需要进一步询问哪些情况或者采取哪些实验室检查?
(如应询问既往病史、喂养史,尤其是人工喂养使用乳品的量和次数等;实验室检查如大便常规、大便培养及病毒分离、血常规、血电解质检测等)
3. 分析判断引起该患儿腹泻的可能原因,提出相应治疗措施。
4. 教师示范液体疗法方案的制订过程,阐明液体疗法使用中的注意事项。
5. 学生练习液体疗法方案的制订。

[实训评价]
1. 初步学会对病例特点进行归纳和分析。
2. 通过病例讨论,能对社区儿童提出较好的关于本病健康指导意见。
3. 在病例分析过程中,能表现出对"患儿"的尊重、关心与爱护,表现出与同行良好的协作关系。

[注意事项]
1. 注意培养细致认真的病情观察能力及良好的人际沟通能力。
2. 充分应用影像学资料,使学生建立小儿脱水程度正确判断的感性认识。

[实训作业] 试为一个10kg婴儿、中度低渗性脱水、低钾血症患儿制定第一个24小时的静脉补液方案。

实训5 缺铁性贫血

概述:缺铁性贫血是儿童最常见的一种贫血,以一般贫血表现、小细胞低色素性贫血、血清铁蛋白减少和铁剂治疗有效为特点。因其发病率仍较高,严重危害儿童健康,是我国重点防治的儿童常见疾病之一。重点掌握缺铁性贫血的发病特点、诊断和治疗,是儿科教学的重要目标。

● 案例设计

患儿，女，8个月。面色苍白、懒动1个月入院。近1个月来家长发现患儿面色逐渐苍白，不爱活动，食欲不佳，出生后单纯牛乳喂养，未添加辅食。患儿为第1胎1产，孕34周顺产，出生体重2.2kg，体检：神志清，精神欠佳，双颈部触及数枚黄豆大小淋巴结，活动度好，无压痛及粘连，皮肤黏膜苍白，两肺呼吸音清，心率130次/分，心音有力，节律规整，肝脏右肋缘下2.5cm，质软，脾肋下1cm，质软。血常规：血红蛋白65g/L，红细胞3.15×10^{12}/L，白细胞9.5×10^9/L，血小板285×10^9/L，红细胞平均容积68fl，红细胞平均血红蛋白25pg，红细胞平均血红蛋白浓度0.29，外周血涂片可见红细胞大小不等，以小细胞为多，中央淡染区扩大。

讨论：1. 该患儿的诊断及诊断依据是什么？
2. 确诊还需进一步做那些实验室检查？
3. 如何治疗？

[实训目的]
1. 了解缺铁性贫血的辅助检查，并能进行结果分析。
2. 熟悉缺铁性贫血的病因、临床表现。
3. 掌握缺铁性贫血的诊断及治疗要点。
[实训准备] 教学案例、PPT，实训室常规准备等。
[操作流程]
1. 展示案例，分组进行案例分析、讨论。
2. 每组派一名学生向全班学生汇报讨论结果。
3. 教师归纳分析本病例特点，提出初步诊断，列出诊断依据。
4. 教师综合学生分组讨论情况，归纳出病案所列第二个问题。
5. 共同分析判断引起该患儿发病的原因，提出相应治疗措施。
6. 选2~3名学生进行案例讨论总结，其他学生进行评价，最后教师作总结。
[实训评价]
1. 临床思维分析合理，案例分析全面。
2. 准确完成案例问题。
[注意事项]
1. 教师应给学生充分讨论的空间，鼓励学生各抒己见，不要暗示和先期引导学生。
2. 在归纳分析时，要循循善诱，力求让学生掌握相关知识。
[实训作业] 如何预防小儿缺铁性贫血。

实训6 腰椎穿刺术

概述：腰椎穿刺术对神经系统疾病的诊断和治疗有重要价值，简便易行，操作也较为安全；但如操作不熟练，或没有严格执行无菌操作流程，则可造成继发感染、出血或加重病情等后果。因此，应加强腰椎穿刺的练习，达到熟练掌握。

● 案例设计

患儿,男,4岁。发热、头痛、呕吐2天,突发抽搐1小时入院。入院时查体:T 39.2℃,P 124次/分,R 36次/分,嗜睡,双瞳孔正大等圆,对光反射灵敏。咽充血,颈软,无抵抗。双肺及心腹未见异常。双膝腱反射活跃,左侧Babinski征阳性,余未见异常。

讨论:1. 为明确诊断,目前该患儿最需要的检查项目是什么?
　　　2. 腰椎穿刺在临床工作中有何意义?如何正确进行腰椎穿刺操作?

[实训目的]

1. 掌握腰椎穿刺术的适应证、禁忌证。
2. 初步掌握腰椎穿刺术的操作步骤、要领和注意事项。
3. 学会如何根据脑脊液检查结果分析颅内感染情况。

[实训准备]

1. 用物准备　腰椎穿刺包、无菌手套、胶布、2%利多卡因溶液、75%乙醇溶液、2%碘酒或碘伏,5ml注射器,消毒棉签、胶布;或准备一次性穿刺包,并检查无菌包标签,核对内容物和有效日期。

2. 操作者准备　着工作衣,衣帽整洁,洗手,戴口罩;评估患儿。

3. 患者准备　年长儿侧卧于硬板床上,背部与床面垂直,头向前屈曲,两手抱膝紧贴腹部,使躯干呈弓形。婴幼儿腰椎穿刺时,助手应协助摆好体位。

[操作流程]

1. 对案例进行简短讨论,明确最需要检查的项目及腰椎穿刺的必要性(临床意义)。
2. 使患儿摆好穿刺体位(见上)。
3. 确定穿刺点:以髂嵴连线与后正中线交会处为穿刺点,相当于第3~4腰椎棘突间隙。
4. 常规消毒皮肤,以穿刺点为中心,向周边环行扩展至少15cm,消毒3次,消毒不留空隙,每次范围小于前一次。打开穿刺包、手套包。
5. 术者戴无菌手套,铺洞巾,抽取2%利多卡因溶液在穿刺处自皮肤到椎间隙韧带行局部麻醉。
6. 术者用左手拇示指固定穿刺点皮肤,右手拇指、中指及环指握住针柄,针尖斜面向上,与中线皮肤垂直或略偏向头端慢慢刺入,进针深度为2~4cm,边进针边仔细感觉,待有阻力感或落空感时,缓慢拔出针芯,观察有无脑脊液滴出;如无脑脊液,可将穿刺针略微旋转,再进针少许。
7. 穿刺成功后,接上测压管测量压力,正常侧卧位脑脊液压力为70~180mmH$_2$O。
8. 撤去测压管,留脑脊液2~5ml,分置于3个无菌试管(或小瓶中),送检。
9. 术闭插入针芯,拔出穿刺针,覆盖消毒纱布,用胶布固定。
10. 嘱患儿去枕平卧4~6小时。测量血压、脉搏。注意观察生命体征。术后穿刺点局部清洁干燥3天。

[注意事项]

1. 腰椎穿刺的禁忌证有颅内压明显增高,病情危重,穿刺部位有感染,颅后窝有占位病变。

2. 穿刺过程中，患儿如出现呼吸、脉搏、血压、面色异常应立即停止操作，并做相应处理。

3. 如病情需要进行鞘内给药时，先放出等量的脑脊液，然后注入药物。

［实训评价］

1. 操作熟练，方法正确，无菌观念强；态度认真，关心体贴患儿。
2. 完成操作时间 10～15 分钟（从选择体位至脑脊液流出）。
3. 物品整理及时、有序。
4. 通过操作，进一步掌握脑脊液检查的临床意义和结果分析。

［实训作业］在教师床边指导下，独立正确完成腰椎穿刺术。

实训 7　结核菌素试验

概述：小儿受结核分枝杆菌感染 4～8 周后，结核菌素试验即呈阳性反应。结核菌素试验属于迟发型变态反应。通过结核菌素试验，可以帮助判断小儿体内是否有结核感染，对结核病的诊断有重要价值。

● 案例设计

患儿，男，3 岁。1 个月来消瘦、乏力、进食不佳，常有低热，呛咳，其父有肺结核病史。查体：颈部淋巴结肿大，肺部未闻及啰音。X 线胸片示双侧肺门影增大。怀疑肺结核。

讨论：1. 如何正确进行结核菌素试验？
　　　2. 结核菌素试验有何临床意义？

［实训目的］

1. 掌握结核菌素试验的方法。
2. 对结核菌素试验结果会观察、会判断、会分析。

［实训准备］

1. 用物准备　结核菌素纯蛋白衍生物（PPD）、注射器、碘伏、棉棒、医用棉球、胶布，软尺或硬尺。
2. 操作者准备　着工作衣，衣帽整洁，洗手，戴口罩；评估患儿。

［操作流程］

1. 向患儿简要说明试验的必要性，取得患儿配合，嘱患儿取坐位。3 岁以下小儿可由家长怀抱坐于其膝上。

2. 用碘伏消毒患儿左前臂掌侧皮肤。3 岁以下小儿可由其家长协助暴露注射部位。

3. 用注射器抽取 PPD 0.1ml（含 5 个结核菌素单位），在左前臂掌侧中下 1/3 交界处作皮内注射，使之形成直径为 6～10mm 的皮丘。

4. 嘱患儿（或家长）不要搔抓或蹭伤注射部位。

5. 待 48～72 小时后观测结果，观察注射部位反应，用软尺测量局部硬结直径（取纵横两者的平均值）。

6. 判断结核菌素试验的反应强度（实训表 7-1）。

实训表 7-1　结核菌素试验的结果判定

红肿硬结直径（mm）	结核菌素试验反应	记录符号
<5	阴性	(−)
5～	阳性	(+)
10～	中度阳性	(++)
20～	强阳性	(+++)
局部有水疱、破溃等	极强阳性	(++++)

7. 讨论结核菌素试验的临床意义

（1）阳性反应：①接种卡介苗后，为人工免疫所致。②年长儿无临床症状，仅呈一般阳性反应，表示曾感染过结核杆菌。③婴幼儿，尤其是未接种过卡介苗者，阳性反应表示体内有新的结核病灶。年龄越小，活动性结核的可能性越大。④强阳性反应，提示体内有活动性结核病。⑤由阴性转为阳性反应或反应强度由小于 10mm 增至大于 10mm，且增幅超过 6mm，提示新近有感染。

需要进一步弄清结核菌自然感染与接种卡介苗后阳性反应的区别。

（2）阴性反应：①未感染过结核。②结核变态反应前期（初次感染 4～8 周内）。③假阴性反应，当机体免疫功能受到抑制时可出现。④技术误差或结核菌素失效。

8. 对提供的案例进行简要分析。

［注意事项］

1. 操作要正确，注射的液量、部位要准确。
2. 观测结果要细心、认真，杜绝主观因素的影响。

［实训评价］

1. 动作熟练，方法正确，小儿安全、舒适、无损伤。
2. 与患儿家属沟通有效，患儿及家长积极配合。

［实训作业］对结核菌素试验作出正确判断。

实训 8　心肺复苏术

概述：小儿心跳、呼吸骤停是儿科危急重症，必须争分夺秒，立即进行心肺复苏抢救，以保证心、脑等重要器官的血流灌注和氧气供应，否则很快会危及患儿生命。现场心肺复苏是整个抢救环节中最关键的。

● 案例设计

患儿，男，5 岁。因溺水被救出后心跳、呼吸骤停，应如何给患儿进行现场复苏急救？

讨论：1. 心肺复苏的程序是什么？最关键步骤是什么？如何进行操作？
　　　2. 心肺复苏、重建循环的有效标志是什么？

［实训目的］掌握心肺复苏的操作方法。

［实训准备］

1. 用物准备　婴儿模拟人、儿童模拟人、过滤纱布、手电筒、听诊器等。

2. 操作者准备　着工作衣，衣帽整洁，洗手，戴口罩；评估患儿。
3. 患者准备　意识不清，无须特殊准备。

〔操作流程〕

1. 判断病情　①突然意识丧失：轻摇、轻拍、呼喊患者无反应。②颈动脉搏动消失：用示指和中指的指尖触摸患儿气管正中部（相当于喉结位置）旁开1~2cm胸锁乳突肌前缘凹陷处。③呼吸停止：在触摸颈动脉同时，观察胸廓起伏并感觉鼻孔外气流情况。

2. 大声呼救　"来人啊"，请人帮忙打"120"，准备除颤器。同时记录抢救时间。

3. 胸外心脏按压　将患儿置于硬板床或地面，解开衣物，暴露胸部，开始心外按压。①按压方法：新生儿或婴儿多采用双手环抱拇指按压法即将两手掌及四指托住患儿背部，双手大拇指按压胸骨下1/3处；儿童采用双掌按压法，即将一手的掌根重叠放于另一手手背上，十指紧扣，使下面的手指抬起，手掌根部垂直按压胸骨下半部。②按压深度（胸骨下陷深度）：新生儿为1.5~2cm，婴儿为4cm，儿童为5cm。③按压频率：至少100次/分，新生儿120次/分。

4. 通畅呼吸道　①头偏向一侧，清除口腔内分泌物或异物，头回正。②采取仰头抬颏法即抢救者一手抬起患儿颈部，另一手以小鱼际侧下按患儿前额，使头后仰，使下颌角和耳垂连线与地面垂直（头颈部有损伤者禁用）。③口对口人工呼吸。1岁以下婴儿，可将嘴覆盖口和鼻；儿童可用口对口人工呼吸。操作者将过滤纱布覆盖患儿口唇部，一手托起患儿下颌，另一手捏住其鼻孔，深吸气后对准患儿口腔吹气，可见患儿胸廓抬起，然后放松鼻孔，让肺内气体自然排出。

5. 建立呼吸　人工呼吸与胸外按压同时进行，胸外按压和人工呼吸比例为新生儿3∶1；婴儿和儿童，若单人复苏为30∶2，双人复苏为15∶2；年长儿复苏与成人相同，为30∶2。

6. 观察复苏效果　随时观察患儿循环和缺氧改善情况。

7. 整理　安置患儿呈平卧位，头偏向一侧；安慰患儿；整理用物等。

〔注意事项〕

1. 判断意识丧失、心脏停搏和呼吸停止时间要快，不能超过10秒，共计30秒。复苏时间越早，存活率越高。

2. 胸外按压位置、手法要正确，用力适宜；按压时手臂应伸直，按压至深处要稍做停顿，抬手时不可移位。

3. 注意保持胸外按压的连续性，尽量减少胸外按压的中断（<10秒）。

4. 人工呼吸时，要确保呼吸道通畅，吹气后应转头看向患儿胸部，观察胸廓起伏情况。

5. 遇到头颈部、脊椎外伤者，不宜抬颈或搬动，以免损伤脊髓。

6. 实施心肺复苏过程中，要注意评估患儿情况如意识状态、大动脉搏动、自主呼吸、皮肤口唇颜色、心音变化、瞳孔变化等，并及时做好后续抢救工作。

〔实训评价〕

1. 评价患儿心肺复苏指征。按压有效的标准：①可扪及颈、股动脉搏动；②听到心音，心律失常转为窦性心律；③口唇、甲床颜色转红；④瞳孔缩小，对光反射恢复。

2. 评价患儿有无血气胸、肋骨和胸骨等损伤；胃肠胀气等并发症发生。

3. 整个操作熟练、正确，并体现对患儿的同情和人文关怀。

〔实训作业〕同学们相互进行心肺复苏模拟操作。

参 考 文 献

崔明辰,王振敏. 2011. 儿科学. 第2版. 西安:第四军医大学出版社
崔焱. 2006. 儿科护理学. 第4版. 北京:人民卫生出版社
杜翠琼,王建国. 2010. 儿科学. 北京:人民军医出版社
顾学范,王治国. 2004. 中国580万新生儿苯丙酮尿症和先天性甲状腺功能减低症的筛查. 中华预防医学杂志,38(2)
桂永浩,薛辛东. 2015. 儿科学. 第3版. 北京:人民卫生出版社
何方,赵行汉,穆瑞光. 2016. 儿科学. 北京:科学技术文献出版社
江载芳,申昆玲,沈颖. 2015. 诸福棠实用儿科学. 第8版. 北京:人民卫生出版社
李炳照,湛建祥,赵家彬,等. 2009. 实用临床儿科学. 北京:科学技术文献出版社
李廷玉,李秋,符州. 2012. 儿科学习题精选. 北京:人民卫生出版社
李雍龙. 2004. 人体寄生虫学. 第6版. 北京:人民卫生出版社
林素芳,秦炯,周水珍,等. 2013. 长期生酮饮食治疗儿童难治性癫痫的前瞻性多中心研究. 中华儿科杂志,51(4)
刘鹏飞,任贺. 2017. 精准医疗在感染性疾病中的应用. 生物医学工程与临床,21(1)
罗小平,刘铜林. 2014. 儿科疾病诊疗指南. 第3版. 北京:科学出版社
潘岗,周水珍. 2016. 类固醇激素治疗在难治性癫痫中的应用. 中国实用儿科杂志,31(1)
彭文伟. 2004. 传染病学. 第6版. 北京:人民卫生出版社
申昆玲. 2016. 儿科临床操作技能. 北京:人民卫生出版社
申昆玲,黄国英. 2016. 儿科学. 北京:人民卫生出版社
沈晓明,王卫平. 2008. 儿科学. 第7版. 北京:人民卫生出版社
石淑华,戴耀华. 2014. 儿童保健学. 第3版. 北京:人民卫生出版社
唐建华. 2017. 儿科学. 第4版. 北京:科学出版社
王卫平. 2013. 儿科学. 第8版. 北京:人民卫生出版社
杨宝峰. 2005. 药理学. 第6版. 北京:人民卫生出版社
杨锡强,易著文. 2006. 儿科学. 第6版. 北京:人民卫生出版社
张玉兰. 2014. 儿科护理学. 第3版. 北京:人民卫生出版社
赵祥文. 2010. 儿科急诊医学. 第3版. 北京:人民卫生出版社
郑惠,黄华. 2014. 儿科学. 第7版. 北京:人民卫生出版社
左启华. 2002. 小儿神经系统疾病. 第2版. 北京:人民卫生出版社

附录

附录1 儿童血液一般检验正常值

项目	年龄	正常值
红细胞	新生儿	$(5.2\sim6.4)\times10^{12}$/L
	婴儿	$(4.0\sim4.3)\times10^{12}$/L
	儿童	$(4.0\sim4.5)\times10^{12}$/L
血红蛋白	新生儿	180~190g/L
	婴儿	110~120g/L
	儿童	120~140g/L
血细胞比容	1天	0.48~0.69
	2天	0.48~0.75
	3天	0.44~0.72
	~2个月	0.28~0.42
	6~12岁	0.35~0.45
白细胞	新生儿	20×10^9/L
	婴儿	$(11\sim12)\times10^9$/L
	儿童	$(8\sim10)\times10^9$/L
白细胞分类		
中性粒细胞比例	新生儿~婴儿	0.31~0.40
	儿童	0.50~0.70
淋巴细胞比例	新生儿~婴儿	0.40~0.60
	儿童	0.20~0.40
单核细胞比例	2~7天	0.12
	其后	0.01~0.08
嗜酸性粒细胞比例		0.005~0.050
嗜酸性粒细胞计数		$(50\sim300)\times10^6$/L
嗜碱性粒细胞		0~0.0075
网织红细胞比例	新生儿	0.03~0.06

续表

项目	年龄	正常值
网织红细胞比例	儿童	0.005~0.015
血小板		(100~300)×10⁹/L
HbA		>0.95
HbA$_2$		<0.02
HbF	1 天	0.63~0.92
	5 天	0.65~0.88
	3 周	0.55~0.85
	6~9 周	0.31~0.75
	3~4 个月	<0.02~0.59
	6 个月	<0.02~0.09

附录 2　儿童常用血液生化检验正常值

项目	标本	正常值	项目	标本	正常值
钾	血清	4.1~5.6mmol/L	铜蓝蛋白	血清	1.53~3.34μmol/L
钠	血清	136~146mmol/L	胆红素总量	血清	2~19μmol/L
氯	血清	100~106mmol/L	直接胆红素	血清	0~6.8μmol/L
钙	血清	2.10~2.55mmol/L	总胆固醇	血清	3.12~5.20mmol/L
镁	血清	0.8~1.2mmol/L	甘油三酰	血清	0.39~1.10mmol/L
磷	血清	0.87~1.45mmol/L	尿素氮	血清	1.78~8.92mmol/L
铜	血清	10.9~21.98μmol/L	肌酐	血清	27~132μmol/L
锌	血清	7.65~22.95μmol/L	肌酸（男）	血清	2.9~7.1mmol/L
氨	全血	5.9~35.2mmol/L	肌酸（女）	血清	88~177μmol/L
铁（男）	血清	8.95~28.64μmol/L	乳酸脱氢酶	血清	50~240U/L
铁（女）	血清	7.16~26.85μmol/L	肌酸激酶	血清	25~200U/L
总铁结合力	血清	44.75~71.60μmol/L	肌酸激酶同工酶（CK-MB）	血清	0~25U/L
转铁蛋白（成人）	血清	2.20~4.0g/L	α$_1$-抗胰蛋白酶	血清	0.78~2.00g/L
葡萄糖（空腹）	全血	3.9~5.6mmol/L	碱性磷酸酶（King-Armstrong 法）	血清	20~220U/L
丙酮酸	全血	45~140μmol/L	C 反应蛋白	血清	68~8200μg/L
丙酮	血清	0.05~0.34mmol/L	抗核抗体（免疫荧光滴度法）	血清	<1：160
蛋白总量	血清	60~80g/L	免疫球蛋白		
清蛋白（A）	血清	35~55g/L	IgA		760~3900mg/L
球蛋白（G）	血清	20~30g/L	IgD		1~4mg/L
肌红蛋白	血清	6~80μg/L	IgE		0.1~0.9mg/L
巨球蛋白（放射免疫法）	全血	1.50~3.55g/L	IgG		6~16g/L
			IgM		400~3450mg/L

附录3　儿童血气分析正常值

项目	标本	正常值
pH	动脉血	7.35～7.45
氧饱和度	动脉血	0.9～1.0
	静脉血	0.64～0.88
氧分压	动脉血	80～100mmHg
氧含量	动脉血	150～220ml/L
	静脉血	100～160ml/L
二氧化碳分压	动脉血	（男）35～48mmHg
		（女）32～45mmHg
二氧化碳总量	血清	23～31mmol/L
二氧化碳结合力	血浆	23～31mmol/L
缓冲碱	动脉血	45～55mmol/L
碱剩余	全血	-3～+3mmol/L
实际碳酸氢盐	血浆	（25±3）mmol/L
标准碳酸氢盐	动脉血	（25±3）mmol/L

附录4　儿童体重与体表面积的对应值

体重（kg）	体表面积（m^2）	体重（kg）	体表面积（m^2）
2	0.12	15	0.62
3	0.20	20	0.79
4	0.23	25	0.93
5	0.25	30	1.07
6	0.29	35	1.20
7	0.33	40	1.32
8	0.36	45	1.43
9	0.40	50	1.53
10	0.44	55	1.62

附录5　几种常量和微量元素的推荐摄入量和适宜摄入量

年龄（岁）	钙（mg/d）	铁（mg/d）	锌（mg/d）	碘（μg/d）
0～	300	0.3	1.5	50
0.5～	400	10	8.0	50
1～	600	12	9.0	50
4～	800	12	12.0	90

续表

年龄（岁）	钙（mg/d）	铁（mg/d）		锌（mg/d）		碘（μg/d）
7～	800	12		13.5		90
		男	女	男	女	
11～	1000	16	18	18.0	15.0	120
14～	1000	20	25	19.0	15.5	150
18～	800	15	20	15.0	11.5	150

附录6 新生儿抗菌药物的选择和使用方法

抗菌药物	每次剂量（mg/kg）	每日次数		主要病原菌
		<7天	>7天	
青霉素	5万～10万U	2	3	肺炎链球菌、链球菌、青霉素敏感的葡萄球菌、革兰氏阴性球菌
氨苄西林	50	2	3	流感嗜血杆菌、革兰氏阴性杆菌、革兰氏阳性球菌
苯唑西林	25～50	2	3～4	耐青霉素葡萄球菌
羧苄西林	100	2	3～4	铜绿假单胞菌、变形杆菌、大肠埃希菌、沙门菌
哌拉西林	50	2	3	铜绿假单胞菌、变形杆菌、大肠埃希菌、肺炎链球菌
头孢拉定	50～100	2	3	金黄色葡萄球菌、链球菌、大肠埃希菌
头孢噻肟	50	2	3	革兰氏阴性杆菌、革兰氏阳性菌、需氧菌、厌氧菌
头孢曲松	50～100	1	1	革兰氏阴性菌、耐青霉素葡萄球菌
头孢他啶	50	2	3	铜绿假单胞菌、脑膜炎双球菌、革兰氏阴性杆菌、革兰氏阳性厌氧球菌
红霉素	10～15	2	3	革兰氏阳性球菌、衣原体、支原体、螺旋体、立克次体
万古霉素	10～15	2	3	金黄色葡萄球菌、链球菌
美罗培南	20	2	2	对绝大多数革兰氏阴性菌、革兰氏阳性需氧菌和厌氧菌有强大的杀菌作用
甲硝唑	7.5	2	2	厌氧菌

附录7 常用毒物的解毒剂、剂量及用法

种类	有效解毒剂	剂量、用法、注意事项
砷、汞、金、锑、铋、铜、镍、钨、锌	二巯丙醇	每次3～5mg/kg，深部肌内注射，每4小时1次，5～10天为1个疗程
	二巯丙磺钠	每次5%溶液0.1ml/kg，皮下或肌内注射，第1天3～4次，第2天2～3次，第3天以后每日1～2次，共用3～7日，总剂量30～50ml
	二巯丁酸	10mg/kg，口服，每8小时1次，共5天。再给予每12小时1次，共14天
	硫代硫酸钠	每次10～20mg/kg，配成5%～10%溶液，静脉注射或肌内注射，每日1次，用3～5天。或10～20ml口服，b.i.d.。口服仅用于清除胃肠道未吸收毒物
铅、锰、铀、镭、钒、钴、铁、硒、镉、铜、铬、汞	依地酸二钠	1～1.5g/（m²·d），每12小时1次，肌内注射，共5天
	五醋三胺钙（DTPA，促排灵）	配成5%～25%溶液，每次15～25mg/kg，肌内注射，或用生理盐水稀释成0.2%～0.5%溶液静脉注射，每日2次，3天为1个疗程，隔3天再用第2疗程
	去铁胺	用于急性铁中毒。口服或鼻饲管给予8g，之后改为肌内注射1g，继而每4小时1次，每次0.5g，用2次后改为每4～12小时1次。一般不用于3岁以下儿童
	青霉胺	100mg/（kg·d），分4次口服，5～7天为1个疗程。用于慢性铅、汞中毒的治疗

续表

种类	有效解毒剂	剂量、用法、注意事项
高铁血红蛋白血症（亚硝酸盐、苯胺、非那西丁、硝基苯、安替比林、氯酸盐类、磺胺类等）	亚甲蓝（美蓝）	配成1%溶液，每次1~2ml/kg，静脉注射，或每次2~3mg/kg，口服。若症状不消失或重现，0.5~1.0小时后可再重复
	维生素C	0.5~1.0g/d加入5%~10%葡萄糖溶液内静脉滴注，或1~2g/d口服。作用较亚甲蓝慢
氢氰酸及氰酸化合物（桃仁、杏仁、李仁、樱桃仁、枇杷仁、亚麻仁、木薯）	亚硝酸异戊酯	吸入剂（用时压碎），每1~2分钟吸入15~30秒，反复吸至亚硝酸钠注射为止
	亚硝酸钠	6~10mg/kg，配成1%溶液静脉注射，3~5分钟注入，每次注射前要准备好肾上腺素。当血压急剧下降时，立即注射肾上腺素
	亚甲蓝	1%溶液每次10mg/kg，静脉缓慢注射。注射时注意观察口唇，至口唇变暗紫色时即停止注射
	硫代硫酸钠	25%溶液，每次0.25~0.50g/kg，静脉缓慢注射（10~15分钟内注完）。硫代硫酸钠最好在先注射亚硝酸钠或亚甲蓝之后使用，重复时剂量减半，注意血压明显下降时应注射肾上腺素
有机磷化合物类（1605、1059、3911、敌百虫、敌敌畏、乐果、其他有机磷农药）	碘解磷定、氯解磷定	配成2.5%溶液，每次15~30mg/kg（成人0.5~1.0g/kg）静脉缓慢注射或静脉滴注，严重患儿2小时后可重复使用，并与阿托品同时应用，至肌肉颤动停止、意识恢复。氯解磷定可肌内注射
	双复磷	成人每次0.50~0.75g，皮下、肌内或静脉注射，儿童酌减。注意本品必须与阿托品合用；忌与碱性药物共用；碘过敏者不能使用
	阿托品	严重中毒：首次剂量0.05~0.10mg/kg，静脉注射，以后每次0.05mg/kg，5~10分钟1次，至瞳孔开始散大、肺水肿消退，改为每次0.02~0.03mg/kg，皮下注射，15~30分钟1次，至意识恢复，改为每次0.01~0.02mg/kg，皮下注射，30~60分钟1次 中度中毒：每次0.02~0.03mg/kg，皮下注射，15~30分钟1次，减量标准同上 轻度中毒：每次0.02~0.03mg/kg，口服或皮下注射，必要时重复。以上治疗均为瞳孔散大后停药，严密观察24~48小时，必要时重复给药。同时合用碘解磷定比单用阿托品效果好，合用时阿托品剂量应减少
烟碱、毛果芸香碱、新斯的明、毒扁豆碱、槟榔碱、毒蕈	碘解磷定、氯解磷定或双复磷	对烟碱、新斯的明、毒扁豆碱中毒有效，剂量同上
	阿托品	每次0.03~0.05mg/kg，皮下注射，必要时15~30分钟1次
阿托品、莨菪碱类、曼陀罗颠茄碱类	毛果芸香碱（匹罗卡品）	每次0.1mg/kg，皮下或肌内注射，15分钟1次。本品能对抗阿托品类引起的副交感神经作用，但对中枢神经中毒症状无效，故应加用短效巴比妥类药物如戊巴比妥钠或异戊巴比妥等
	水杨酸毒扁豆碱	重症患儿用每次0.5~2.0mg缓慢静脉注射，至少2~3分钟；如不见效，2~5分钟后再重复1次，一旦见效立即停药。复发者缓慢减至最小剂量，每30~60分钟1次。能逆转阿托品类中毒引起的中枢神经系统及周围神经系统症状
氟乙酰胺	乙酰胺（解氟灵）	0.1~0.3g/（kg·d），分2~4次肌内注射，可连续注射5~7天；危重病例第1次可注射0.2g/kg，与解痉药和半胱氨酸合用效果更好
氯化物	氯化钙	3%溶液10~20ml加等量5%~25%葡萄糖溶液静脉缓慢注射
四氯化碳、草酸盐、氟化物	葡萄糖酸钙	10%溶液10~20ml加等量5%~25%葡萄糖溶液静脉缓慢注射

续表

种类	有效解毒剂	剂量、用法、注意事项
异烟肼	维生素 B_6	与异烟肼等量
麻醉剂和镇静剂（阿片、吗啡、可待因、海洛因、哌替啶、美沙酮、水合氯醛、苯巴比妥类等）	纳洛酮	每次 0.01mg/kg 静脉注射，如无效可增至 0.1mg/kg，可重复使用，可静脉滴注维持
	烯丙吗啡	每次 0.1mg/kg，静脉、皮下或肌内注射，必要时隔 10～15 分钟再注射 1 次
氯丙嗪、奋乃静	苯海拉明	每次 1～2mg/kg，口服或肌内注射，只对抗肌肉震颤
苯丙胺（安非他明）	氯丙嗪	每次 0.5～1.0mg/kg，6 小时 1 次，若已用巴比妥类，剂量应减少
鼠药（敌鼠）	维生素 K_1	10mg/kg 肌内注射，每天 2～3 次
β 受体拮抗剂或钙通道阻滞剂	胰高血糖素	首剂 0.15mg/kg 静脉滴注，后给予 0.05～0.10mg/（kg·h）静脉滴注维持。监测心率、心律、血压和心电图
阿司匹林	乙酰唑胺	每次 5mg/kg 口服或肌内注射，必要时 24 小时可重复 2～3 次
	碳酸氢钠	纠正脱水后仍有严重酸中毒，可用 5% 碳酸氢钠溶液每次 6ml/kg，静脉滴注，之后必要时可重复 1 次；治疗开始后每半小时查尿 pH 1 次（维持碱性尿），若尿液变酸时，应静脉滴注 1.4% 碳酸氢钠 10ml/kg
	乳酸钠	用 1/6mol 浓度的乳酸钠溶液代替上述 1.4% 碳酸氢钠，但效果不如碳酸氢钠
	维生素 K_1	20～50mg 肌内注射，预防出血
一氧化碳（煤气）、硫化氢、氨气等	氧气	100% 氧气吸入，高压氧舱
肉毒	多价抗肉毒血清	1 万～2 万单位，肌内注射
河豚	半胱氨酸	成人剂量为 0.1～0.2g 肌内注射，每日 2 次，儿童酌情减量

（崔明辰）

教学基本要求

一、课程性质和课程任务

"儿科学"是临床医学专业的核心课程。本课程是研究儿童生长发育、卫生保健和疾病防治的一门综合性医学学科。涉及范围广,涵盖领域多,年龄特点突出,并呈现逐步细化、向多学科衍生的趋势,与其他基础与临床学科有着密切的关系。

本课程的教学任务是使学生掌握儿童生长发育规律及评价,儿科病史采集与体格检查方法,儿童常见病的诊断治疗、危急重症抢救的基础知识与基本技能;掌握儿童预防保健措施;培养学生关心爱护儿童的职业道德和细心、严谨、认真的工作作风,最终使学生能够顺利通过国家执业(助理)医师资格考试,达到基层卫生工作岗位的能力和素质要求。

二、课程教学目标

(一)职业素养目标

1. 具有良好的职业道德、人文素养和伦理观念,尊重儿童,关爱儿童。
2. 具有较强的医疗安全与法律意识,能够自觉遵守医疗卫生相关法律法规。
3. 具有良好的心理素质、认真负责的职业态度和细心严谨的工作作风,能够始终体现对儿童的人文关怀。
4. 具有终身学习的理念,具有良好的团队协作和人际沟通能力。

(二)专业知识和技能

1. 掌握儿童年龄分期、生长发育特点及评价方法、儿童营养与喂养等儿科基础知识。
2. 掌握儿童保健措施、儿科病史采集和体格检查、儿科疾病诊治原则。
3. 掌握儿科常见病、多发病的诊断、防治知识,具备对儿科常见病、多发病进行正确诊断、治疗及预防能力,具备急危重症的初步处置能力和适时转诊能力。
4. 具备规范进行儿科常用诊疗技术操作的能力。
5. 具有对儿童、家长及社区群体进行儿童保健指导和健康宣教的能力。

三 教学内容和要求

教学内容	教学要求			教学活动参考	教学内容	教学要求			教学活动参考
	了解	熟悉	掌握			了解	熟悉	掌握	
绪论					二、体格检查			√	
第一节 儿科学的任务和范围		√			第二节 儿科疾病治疗原则				
第二节 儿科学的特点			√	理论讲授；多媒体	一、儿科护理		√		
第三节 儿科学的发展与展望	√				二、饮食治疗		√		
第一章 儿科基础					三、药物治疗			√	
第一节 小儿年龄分期及各期特点			√		四、心理治疗	√			
第二节 生长发育				1. 理论讲授；多媒体	第三节 儿童液体疗法				3. 实训作业（可与第七章实训合并）：练习液体疗法的应用
一、生长发育规律		√			一、儿童体液平衡特点		√		
二、生长发育的影响因素	√			2. 实训1：(1)体格生长常用指标测量。(2)见习：在老师指导下在儿童保健门诊见习儿童生长发育情况。（2学时）	二、水与电解质平衡失调		√		
三、体格生长			√		三、常用溶液及其配制		√		
四、神经心理发育	√				四、液体疗法		√		
五、心理行为问题		√			五、儿科常见的几种液体疗法		√		
第三节 儿童营养与喂养					第四章 营养性疾病				
一、儿童营养基础			√		第一节 蛋白质-能量营养障碍				
二、婴儿喂养			√		一、蛋白质-能量营养不良			√	
三、幼儿营养与膳食			√		二、儿童单纯性肥胖			√	
第二章 儿童保健					第二节 维生素D缺乏症				理论讲授；多媒体
第一节 各年龄期儿童保健重点		√			一、维生素D缺乏性佝偻病			√	
第二节 儿童保健原则				理论讲授；多媒体	二、维生素D缺乏性手足搐搦症			√	
一、生活管理		√			三、维生素D中毒△		√		
二、计划免疫			√		第三节 锌缺乏症		√		
三、体格锻炼	√				第五章 新生儿及新生儿疾病				
四、定期健康检查		√			第一节 新生儿概述		√		1. 理论讲授；多媒体
五、意外伤害的预防		√			第二节 正常足月儿和早产儿的特点及护理		√		
六、儿童心理卫生	√								
第三章 儿科疾病诊治概论				1. 理论讲授；多媒体 2. 实训2：模拟病房或床边教学：儿科病史采集和体格检查。（2学时）					
第一节 儿科病史采集和体格检查									
一、病史采集和记录			√						

续表

教学内容	教学要求 了解	教学要求 熟悉	教学要求 掌握	教学活动参考	教学内容	教学要求 了解	教学要求 熟悉	教学要求 掌握	教学活动参考
第三节 新生儿窒息			√		第二节 先天性心脏病				
第四节 新生儿缺氧缺血性脑病			√		一、概述		√		
第五节 新生儿颅内出血			√		二、室间隔缺损		√		
第六节 新生儿呼吸窘迫综合征		√		2. 实训3：光照疗法（也可根据情况安排在医院NICU见习蓝光箱的使用）。（1学时）	三、房间隔缺损		√		理论讲授；多媒体
					四、动脉导管未闭		√		
					五、法洛四联症		√		
第七节 新生儿黄疸			√		第三节 病毒性心肌炎		√		
第八节 新生儿感染性肺炎			√		第九章 泌尿系统疾病				
第九节 新生儿败血症			√		第一节 儿童泌尿系统解剖生理特点	√			
第十节 新生儿破伤风△					第二节 急性肾小球肾炎			√	理论讲授；多媒体
第十一节 新生儿寒冷损伤综合征		√			第三节 肾病综合征			√	
第六章 呼吸系统疾病					第四节 泌尿道感染			√	
第一节 儿童呼吸系统解剖生理特点	√				第十章 血液系统疾病				
第二节 急性上呼吸道感染			√		第一节 儿童造血和血液特点		√		1. 理论讲授；多媒体
第三节 急性感染性喉炎		√		理论讲授；多媒体	第二节 小儿贫血				
第四节 急性支气管炎		√			一、概述		√		2. 实训5：缺铁性贫血案例教学（或到医院进行见习和床边教学）。（1学时）
第五节 肺炎			√		二、缺铁性贫血			√	
第六节 支气管哮喘			√		三、营养性巨幼细胞性贫血			√	
第七章 消化系统疾病					第三节 免疫性血小板减少症			√	
第一节 儿童消化系统解剖生理特点	√			1. 理论讲授，多媒体	第四节 急性白血病△				
第二节 口炎		√		2. 实训4：腹泻病案例教学（2学时）	第十一章 神经系统疾病				1. 理论讲授；多媒体
第三节 腹泻病			√		第一节 儿童神经系统解剖生理特点	√			
第四节 胃炎和消化性溃疡△					第二节 化脓性脑膜炎			√	2. 实训6：腰椎穿刺（也可根据情况，安排医院门诊或病房见习腰椎穿刺术操作）。（1学时）
第八章 循环系统疾病					第三节 病毒性脑炎			√	
第一节 儿童心血管系统解剖生理特点	√				第四节 癫痫			√	
					第五节 脑性瘫痪			√	

续表

教学内容	了解	熟悉	掌握	教学活动参考	教学内容	了解	熟悉	掌握	教学活动参考
第十二章 遗传代谢内分泌疾病				理论讲授；多媒体	第十四章 感染性疾病				1. 理论讲授；多媒体 2. 实训7：结核菌素试验（也可根据情况安排门诊见习手足口病等）。（1学时）
第一节 唐氏综合征	√				第一节 麻疹		√		
第二节 苯丙酮尿症	√				第二节 水痘		√		
第三节 先天性甲状腺功能减退症	√				第三节 流行性腮腺炎		√		
第四节 儿童糖尿病△					第四节 传染性单核细胞增多症		√		
第十三章 免疫性疾病				理论讲授；多媒体	第五节 手足口病		√		
第一节 概述	√				第六节 结核病		√		
第二节 过敏性紫癜		√			第七节 寄生虫病				
第三节 皮肤粘膜淋巴结综合征		√			第十五章 儿科急症				1. 理论讲授；多媒体 2. 实训8：心肺复苏术（在实训室练习操作）。（2学时）
第四节 风湿热		√			第一节 急性呼吸衰竭		√		
第五节 幼年特发性关节炎		√			第二节 儿童心肺复苏		√		
第六节 儿童艾滋病△					第三节 心力衰竭			√	
					第四节 惊厥			√	
					第五节 急性中毒		√		
					第六节 感染性休克		√		

注：标△内容为自学内容，不做教学要求。

四 学时分配建议（72学时）

教学内容	学时数		
	理论	实践	小计
绪论	1	0	1
第一章 儿科基础	3	2	5
第二章 儿童保健	3	0	3
第三章 儿科疾病诊治概论	4	2	6
第四章 营养性疾病	4	0	4
第五章 新生儿及新生儿疾病	6	1	7
第六章 呼吸系统疾病	4	0	4
第七章 消化系统疾病	3	2	5
第八章 循环系统疾病	4	0	4
第九章 泌尿系统疾病	4	0	4
第十章 血液系统疾病	4	1	5
第十一章 神经系统疾病	3	1	4

续表

教学内容	学时数		
	理论	实践	小计
第十二章 遗传代谢内分泌疾病	2	0	2
第十三章 免疫性疾病	4	0	4
第十四章 感染性疾病	6	1	7
第十五章 儿科急症	5	2	7
合计	60	12	72

五 教学基本要求的说明

1. 儿科学教学基本要求，结合《高等职业学校专业教学标准（试行）·医药卫生大类》有关要求制订，在教学模式上倡导"以学生为中心"，强化实践能力，体现与职业岗位对接，以培养具有良好职业道德、专业知识素养和职业能力，适合基层医疗卫生服务要求的高素质应用型人才为目标。

2. 本教学基本要求难免会有不足之处。由于各校自主制定的教学计划有异，在教学过程中，儿科学教师可以结合本校的教学计划对教学基本要求进行修正、完善和提升，凸显自身特色。

自测题选择题参考答案

第一章
1. D 2. E 3. E 4. A 5. A
6. D 7. A 8. A 9. B 10. B
11. C

第二章
1. C 2. D 3. B 4. C 5. D
6. B 7. E

第三章
1. C 2. C 3. D 4. C 5. C
6. C 7. C 8. B 9. C 10. C

第四章
1. C 2. C 3. A 4. C 5. A
6. C 7. C 8. E 9. C

第五章
1. D 2. D 3. A 4. B 5. D
6. D 7. A 8. C 9. B 10. D
11. D 12. C 13. E 14. A 15. B
16. E

第六章
1. C 2. B 3. D 4. A 5. C
6. C 7. D 8. B 9. D 10. B
11. D 12. A

第七章
1. E 2. B 3. E 4. D 5. B
6. D 7. A 8. D 9. B 10. B

第八章
1. D 2. A 3. B 4. E 5. C
6. E 7. B 8. D 9. C

第九章
1. A 2. B 3. D 4. B 5. A
6. D 7. A 8. D 9. C 10. C
11. E 12. B

第十章
1. D 2. C 3. B 4. B 5. D
6. D 7. A 8. A 9. C 10. E
11. C 12. B

第十一章
1. C 2. D 3. B 4. D 5. E
6. B 7. B 8. A 9. E 10. E
11. E 12. A 13. A 14. D 15. D
16. D

第十二章
1. C 2. C 3. D 4. C 5. C
6. C 7. B 8. B 9. D 10. C
11. C

第十三章
1. A 2. A 3. E 4. C 5. A
6. B 7. D 8. C 9. A 10. C
11. B 12. B 13. D 14. D

第十四章
1. C 2. C 3. A 4. A 5. D
6. B 7. B 8. E 9. B 10. C
11. E

第十五章
1. A 2. A 3. D 4. E 5. D
6. B 7. A 8. E 9. B 10. C
11. C 12. D